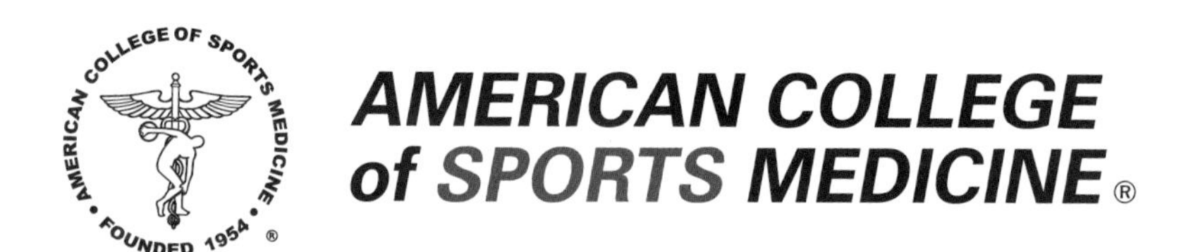

Manual completo de CONDICIONAMENTO FÍSICO E SAÚDE

INSTITUTO PHORTE EDUCAÇÃO
PHORTE EDITORA

Diretor-Presidente
Fabio Mazzonetto

Diretora Financeira
Vânia M. V. Mazzonetto

Editor-Executivo
Fabio Mazzonetto

Diretora Administrativa
Elizabeth Toscanelli

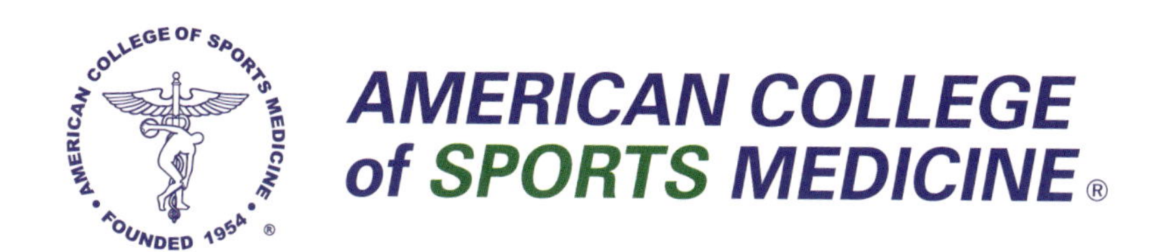

Manual completo de CONDICIONAMENTO FÍSICO E SAÚDE

Barbara Bushman, Ph.D.
Organizadora

Tradução: Samantha Stamiu
Revisão científica: Mauro Guiselini

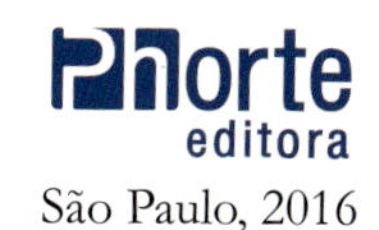

São Paulo, 2016

Título do original em inglês:
ACSM's complete guide to fitness & health

Manual completo de condicionamento físico e saúde do ACSM

Rua Rui Barbosa, 408
Bela Vista – São Paulo – SP
CEP: 01326-010
Tel./fax: (11) 3141-1033
Site: www.phorte.com.br
E-mail: phorte@phorte.com.br

CIP-BRASIL. CATALOGAÇÃO-NA-FONTE
SINDICATO NACIONAL DOS EDITORES DE LIVROS, RJ

M251

Manual completo de condicionamento físico e saúde do ACSM / organização Barbara Bushman ; tradução Samantha Stamiu. - 1. ed. - São Paulo : Phorte, 2016.
416 p. : il. ; 24 cm.

Tradução de: ACSM's complete guide to fitness & health
Inclui bibliografia e índice
ISBN 978-85-7655-568-1

1. Exercício. 2. Aptidão física. 3. Saúde. I. American College of Sports Medicine. II. Bushman, Barbara.

15-21911 CDD: 613.7
CDU: 613.7

---

ph2193.1

Este livro foi avaliado e aprovado pelo Conselho Editorial da Phorte Editora.
(www.phorte.com.br/conselho_editorial.php)

Impresso no Brasil
Printed in Brazil

A Tobin, marido maravilhoso, melhor amigo, fiel parceiro de exercícios e minha verdadeira inspiração. Sem seu incentivo constante e firme, seu apoio, seu amor e sua compreensão, eu não teria finalizado este projeto.

– B.B.

Sumário

Prefácio

Se você abriu este livro e está lendo esta página, significa que tem interesse em melhorar sua saúde. Parabéns pela iniciativa! Independentemente do seu nível de condicionamento físico, este livro o conduzirá a obter uma saúde melhor, pois traz recomendações com base científica. O *Manual Completo de Condicionamento Físico e Saúde do ACSM* difere de outros livros de saúde e de condicionamento físico ao contar com uma sólida base científica e com as mais recentes pesquisas em atividade física e em nutrição. Atividade física e dieta saudável são dois fatores importantes no estilo de vida. O *Manual Completo* fornecerá a você as etapas para melhorar suas atividades, assim como tomar decisões nutricionais ideais.

Este livro está dividido em quatro partes: as duas primeiras são a estrutura para as duas últimas, que fornecem recomendações específicas para a faixa etária, bem como comentários para condições especiais médicas e de saúde. A Parte I faz a introdução ao fornecer informações básicas sobre como ficar em forma, ativo e saudável. O Capítulo 1 discute as *Physical Activitiy Guidelines for Americans* (*Normas de Atividade Física para Americanos*), que são a linha de pensamento ao longo do livro. O Capítulo 2 explica como iniciar um programa de exercícios de maneira segura e traz algumas indicações simples de como avaliar seu nível atual de condicionamento físico. Os condicionamentos aeróbio e muscular e a flexibilidade são os três componentes de um programa de exercícios equilibrado. No Capítulo 3, você aprenderá sobre cada um desses elementos e como poderá incorporar mais atividade física à sua rotina diária. Nutrição e alimentação saudável podem fazer grandes diferenças na sua saúde como um todo. As *Dietary Guidelines for Americans* (*Diretrizes Alimentares para Americanos*), abordadas no Capítulo 4, fornecem a base para escolhas nutricionais positivas. Bem-estar é um conceito multifuncional influenciado por muitos fatores relativos ao estilo de vida. O Capítulo 5 explica como fazer escolhas saudáveis em muitas áreas de sua vida. Ao longo dos capítulos da Parte I, você descobrirá seu *Fitness ID* (código de identificação de condicionamento) conforme verifica como seu conhecimento e condicionamento físico atual se comparam às normas e aos padrões de avaliação.

A Parte II tem como foco os três componentes de um programa completo de atividades – condicionamento aeróbio (Capítulo 6), condicionamento muscular (Capítulo 7) e flexibilidade e equilíbrio (Capítulo 8). Você obterá informações a respeito dos benefícios de incluir atividades específicas em seu plano semanal, assim como exercícios específicos entre os quais poderá escolher. Em uma visão prática, não basta apenas ouvir "seja ativo" ou "exercite-se mais". Em vez disso, a Parte II inclui programas específicos de atividade, além de imagens e de descrições das atividades que você pode incluir no seu planejamento pessoal. Você verá como desenvolver seu *Fitness ID* dentro do seu modo de vida, de maneira que reflita seus interesses pessoais. Seja você iniciante ou esteja você em busca de caminhos para progredir mais, esses capítulos lhe oferecerão as informações de que precisa.

Estilo de vida fisicamente ativo e escolhas alimentares sensatas têm benefícios documentados. A Parte III fornece recomendações específicas por faixa etária, tanto relacionadas à atividade física quanto destinadas à nutrição de crianças e adolescentes (Capítulo 9), adultos (Capítulo 10) e indivíduos da terceira idade (Capítulo 11). Esses capítulos ilustram claramente como você pode beneficiar-se da atividade física, independentemente de sua idade. Questões nutricionais específicas aos diversos grupos etários estão incluídas para ajudar você a fazer as melhores escolhas alimentares. A Parte III lhe ajudará a desenvolver seu *Fitness ID* conforme você cria um programa de condicionamento físico equilibrado que se adeque à sua faixa etária, bem como seu nível atual de condicionamento físico e seus objetivos.

A Parte IV evidencia condições especiais médicas e de saúde. Esses capítulos são para aqueles cujo *Fitness ID* pode ser afetado por uma condição especial. Cada capítulo fornece informações relacionadas a uma condição específica médica ou de saúde, e, depois, orienta os aspectos nutricionais e os exercícios para melhorar a saúde. Se você tem doenças cardíacas, pressão arterial alta ou colesterol alto (abordados nos Capítulos 12, 15 e 16), poderá beneficiar-se da atividade física e de uma dieta saudável. Da mesma maneira, peso corporal e diabetes (abordados nos Capítulos 13 e 14) podem ser controlados por meio de exercícios e de dieta. Outras condições especiais referidas na Parte IV são artrite (Capítulo 17), gestação (Capítulo 18) e osteoporose (Capítulo 19).

Muitos especialistas contribuíram para a elaboração deste livro. Como organizadora, sinto-me empolgada em fornecer orientações com embasamento científico de como iniciar ou melhorar seu programa pessoal de exercícios. Além disso, informações claras e concisas sobre o valor da boa alimentação têm a intenção de encorajar você a encontrar, a cada dia, opções para fazer escolhas alimentares mais saudáveis. Seu *Fitness ID* é exclusivamente seu. Este livro lhe ajudará a descobrir, a desenvolver, a melhorar e a personalizar essa identidade. Cada pessoa tem as mesmas 24 horas diárias. Embora as agendas sejam repletas de compromissos, não caia na armadilha de negligenciar sua saúde. Ao ler este livro, considere como um investimento ativo em seu condicionamento físico e em sua saúde hoje tornará sua vida melhor do que se pode imaginar amanhã e em todo seu futuro.

Qual é seu *Fitness ID*?

Agradecimentos

O tempo e o esforço para fazer deste livro o melhor foram significativos. Eu gostaria de agradecer a todos os autores de cada capítulo, que contribuíram com sua *expertise*. Sinto-me honrada com o nível de conhecimento desses especialistas e espero que os leitores sintam a paixão que eles têm por suas áreas de pesquisa. Além disso, agradeço a contribuição feita por muitos dos profissionais do American College of Sports Medicine (ACSM – Colégio Americano de Medicina Esportiva) que revisaram os capítulos deste livro para garantir que o material se baseasse nas mais recentes pesquisas. As críticas foram meticulosas e, como resultado, este livro é exceção entre tantos outros, que contam com opiniões ou impressões pessoais. Um agradecimento especial para a doutora Rebecca Battista, que encabeçou o processo de revisão tão eficiente e efetivamente.

Gostaria de agradecer a Andy Hayes, que trabalhou atentamente comigo em busca de artigos científicos de apoio, assim como na revisão dos capítulos e na sessão de fotos. A todos os modelos envolvidos, um enorme agradecimento pela paciência e bom humor durante as rigorosas sessões para cada atividade. Em especial, quero agradecer a Vic Pardue, por sua assistência ao verificar as fotos e obter acessórios para a produção sempre num piscar de olhos. Ao Springfield Greene County Park Board Chesterfield Family Center e ao Cox Health Fitness Center, agradeço enormemente por proporcionar-nos abertura e permissão para utilizarmos seus espaços nas sessões de fotografia.

Também quero agradecer ao apoio e à assistência oferecidos por diversos profissionais do ACSM, em especial, a Kerry O'Rourke e a Angela Chastain. Além disso, agradeço por todo o trabalho da equipe da Human Kinetics envolvida neste livro. Em particular, agradecimentos especiais à editora de aquisição Laurel Plotzke Garcia, à editora de desenvolvimento Laura Floch e ao fotógrafo Neil Bernstein. Este projeto reflete o trabalho de tantos indivíduos e, mesmo àqueles não mencionados, meus sinceros agradecimentos por suas contribuições.

Barbara Bushman

Créditos

Fotografia de Andres Rodriguez/fotolia.com, na página 20.

Fotografia de iStockphoto/Alistair Scott, na página 30.

Fotografia de Tomasz Trojanowski/fotolia.com, na página 60.

Fotografias de Monkey Business/fotolia.com, nas páginas 69, 74, 110, 132, 201, 203, 320 e 331.

Fotografia de GOL/fotolia.com, na página 92.

Fotografia de Kapu/fotolia.com, na página 116.

Fotografia de Susan Rae Tannenbaum/fotolia.com, na página 122.

Fotografia de Forgiss/fotolia.com, na página 168.

Fotografia de Felix Mizioznikov/fotolia.com, na página 213.

Fotografia de Joanna Zielinska/fotolia.com, na página 214.

Fotografia de © Elke Dennis/fotolia.com, na página 222.

Fotografia de Wojciech Gajda/fotolia.com, na página 229.

Fotografia de iofoto/fotolia.com, na página 241.

Fotografia de falkjohann/fotolia.com, na página 243.

Fotografia de Photodisc/GettyImages, na página 270.

Fotografia de Alan Reed/fotolia.com, na página 289.

Fotografia de © Comstock/Corbisna, na página 298.

Fotografia de Junial Enterprises/fotolia.com, na página 305.

Fotografia de bilderbox/fotolia.com, na página 317.

Fotografia de Xavier Lanier, na página 328.

Fotografia de Marcel Mooij/fotolia.com, na página 337.

Fotografia de Flashon Studio/fotolia.com, na página 359.

Fotografia de Bananastock, na página 385.

Figura 2.1 – Fonte: Physical Activity and Readiness Questionnaire (PAR-Q) © 2002. Usada com permissão de Canadian Society for Exercise Physiology: www.csep.ca.

Figura 2.2 – Reimpressa com permissão de American College of Sports Medicine, 2010, *ACSM's Guidelines for Exercise Testing and Prescription*, 8. ed. Philadelphia: Lippincott Williams & Wilkins, página 24.

Figura 2.3 – Adaptada com permissão de American College of Sports Medicine, 2010, *ACSM's Guidelines for Exercise Testing and Prescription*, 8. ed. Philadelphia: Lippincott Williams & Wilkins, página 28.

Figura 2.6 – Reimpressa de U.S. Department of Health and Human Services, National Heart, Lung, and Blood Institute, 1998, *Clinical Guidelines on the Identification, Evaluation, and Treatment of Overweight and Obesity in Adults: The Evidence Report. [On-line]*. Disponível em: www.nhlbi.nih.gov/guidelines/obesity/bmi_tbl.pdf [Acesso em: 13 dez. 2010].

Figura 3.2 – Adaptada com permissão de B. Bushman e J.C. Young, 2005, *Action Plan for Menopause* (Champaign, IL: Human Kinetics), página 188.

Figura 4.1 – Reimpressa de U.S. Department of Health and Human Services, U.S. Food and Drug Administration, 2009, *How to Understand and Use the Nutrition Facts Label. [On-line]*. Disponível em: www.fda.gov/Food/LabelingNutrition/ConsumerInformation/ucm078889.htm [Acesso em: 13 dez. 2010].

Figura 4.2 – Reimpressa de U.S. Department of Health and Human Services, U.S. Food and Drug Administration, 2009, *How to Understand and Use the Nutrition Facts Label. [On-line]*. Disponível em: www.fda.gov/Food/LabelingNutrition/ConsumerInformation/ucm078889.htm [Acesso em: 13 dez. 2010].

Figura 4.3 – U.S. Department of Agriculture.

Figura 6.1 – Reimpressa com permissão de B. Bushman e J.C. Young, 2005, *Action Plan for Menopause* (Champaign, IL: Human Kinetics), página 35.

Figura 9.1(a-b) – Reimpressa por Centers for Disease Control and Prevention (2009), Individual Growth Charts. [*On-line*]. Disponível em: www.cdc.gov/growthcharts/charts.htm [Acesso em: 13 dez. 2010]. Desenvolvida por National Center for Health Statistics com a colaboração de National Center for Chronic Disease Prevention and Health Promotion (2000).

Figura 9.2 – U.S. Department of Agriculture.

Figura 9.7 – Reimpressa de *Journal of Pediatrics*, 146(6), W.B. Strong, R.M. Malina, C.J.R. Blimkie, et al., "Evidence based physical activity for school-age youth", páginas 732-737. Copyright 2005, com permissão de Elsevier.

Figura 10.1 – Fonte: Centers for Disease Control and Prevention Wide-ranging Online Data for Epidemiologic Research. [*On-line*]. Disponível em: http://wonder.cdc.gov/data2010 [Acesso em: 21 abr. 2010].

Figura 11.3 – Adaptada com permissão de: R.E. Rikli e C.J. Jones, 2001, *Senior Fitness Test Manual* (Champaign, IL: Human Kinetics), página 65.

Figura 15.1– Adaptada de S. Lewington, R. Clarke, N. Qizilbash, et al., 2002, "Age-specific relevance of usual blood pressure to vascular mortality: A meta-analysis of individual data forone million adults in 61 prospective studies", *The Lancet* 360:1903-1913.

Tabela 2.1 – Adaptada de G.A. Bray, 2004, "Don't throw the baby out with the bath water", *American Journal of Clinical Nutrition* 79(3):347-349, com permissão de American Society for Nutrition.

Tabela 2.2 – Adaptada com permissão de The Cooper Institute, Dallas, Texas, *Physical Fitness Assessments and Norms for Adults and Law Enforcement.* Disponível em: www.cooperinstitute.org.

Tabela 2.3 – Fonte: *Standards for Healthy Fitness Zone*, Revisão 8.6 e 9.x. © 2010, The Cooper Institute, Dallas, Texas. Usada com permissão.

Tabela 2.4 – Adaptada com permissão de The Cooper Institute, Dallas, Texas, *Physical Fitness Assessments and Norms for Adults and Law Enforcement.* Disponível em: www.cooperinstitute.org.

Tabela 2.5 – Adaptada de Institute for Aerobics Research, Dallas, 1994. Usada com permissão de The Cooper Institute, Dallas, Texas. A amostra populacional para os dados obtidos foi, predominantemente, de brancos e com ensino superior. Um aparelho Universal DVR foi utilizado para medir 1 RM.

Tabela 2.6 – Fonte: Canadian Physical Activity, Fitness & Lifestyle Approach: CSEP-Health & Fitness Program's Health-Related Appraisal and Counselling Strategy, 3. ed. © 2003. Adaptada com permissão de Canadian Society for Exercise Physiology.

Tabela 2.7 – Fonte: Canadian Physical Activity, Fitness & Lifestyle Approach: CSEP-Health & Fitness Program's Health-Related Appraisal and Counselling Strategy, 3. ed. © 2003. Adaptada, com permissão, de Canadian Society for Exercise Physiology.

Tabela 2.8 – Fonte: Standar*ds for Healthy Fitness Zone*, Revisão 8.6 e 9.x. © 2010, The Cooper Institute, Dallas, Texas. Usada com permissão.

Tabela 2.9 – Reimpressa com permissão de *YMCA Fitness Testing and Assessment Manual*, 4. ed. © 2000 por YMCA dos EUA, Chicago. Todos os direitos reservados.

Tabela 4.1 – Adaptada com permissão de M.H. Williams, 2007, *Nutrition for Health, Fitness & Sport*. 8. ed. New York: McGraw-Hill, página 404. © The McGraw-Hill Companies, Inc.

Tabela 4.2 – Adaptada de U.S. Department of Agriculture, Agricultural Research Service, 2010, USDA National Nutrient Database for Standard Reference, Release 23. Nutrient Data Laboratory Home Page. Disponível em: www.ars.usda.gov/ba/bhnrc/ndl [Acesso em:13 jul. 2010].

Tabela 4.3 – Adaptada de U.S. Department of Agriculture, Agricultural Research Service, 2010, USDA National Nutrient Database for Standard Reference, Release 23. Nutrient Data Laboratory Home Page. Disponível em: www.ars.usda.gov/ba/bhnrc/ndl [Acesso em: 13 jul. 2010].

Quadro 4.1 – Adaptado de U.S. Department of Health and Human Services e U.S. Department of Agriculture, 2005, *Dietary Guidelines for Americans*. 6. ed. (Washington, DC: U.S. Government Printing Office), página 32. Fonte: Agricultural Research Service (ARS) Nutrient Database for Standard Reference, Release 17.

Quadro 4.2 – Fonte: U.S. Department of Health and Human Services e National Institutes of Health, U.S. National Library of Medicine, 2010, Medline Plus. [*On-line*]. Disponível em: www.nlm.nih.gov/medlineplus, e Institute of Medicine, National Academy of Science, *Dietary Reference Intakes for calcium, phosphorous, magnesium, vitamin D, and fluoride,*

1997; Dietary reference intakes forthiamin, riboflavin, niacin, vitamin B6, folate, vitamin B12, pantothenic acid, biotin, and choline (1998); Dietary reference intakes for vitamin C, vitamin E, selenium, and carotenoids (2000); Dietary reference intakes for vitamin A, vitamin K, arsenic, boron, chromium, copper, iodine, iron, manganese, molybdenum, nickel, silicon, vanadium, and zinc (2001); Dietary reference intakes for water, potassium, sodium, cloride, and sulfate (2005); e Dietary reference intakes for calcium and vitamin D (2011). Washington, DC: National Academies Press.

Tabela 6.1 – Adaptada com permissão de American College of Sports Medicine (2010), *ACSM's Guidelines for Exercise Testing and Prescription*. 8. ed. Philadelphia: Lippincott Williams & Wilkins, páginas 166-167.

Quadro 6.2 – Adaptado com permissão de American College of Sports Medicine, 2010, *ACSM's Guidelines for Exercise Testing and Prescription*. 8. ed. Philadelphia: Lippincott Williams & Wilkins, página 164.

Tabela 6.2 – Fonte: B.E. Ainsworth, W.L. Haskell, A.S. Leon, et al., 1993, "Compendium of physical activities: Classification of energy costs of human physical activities", *Medicine & Science in Sports & Exercise* 25(1):71-80.

Tabela 9.1 – Reimpressa com permissão. *Circulation* 2005;112:2061-2075. © American Heart Association, Inc.

Quadro 9.1 – Adaptado de U.S. Department of Health and Human Services, 2008, 2008 *Physical Activity Guidelines for Americans [On-line]*. Disponível em: www.health.gov/paguidelines [Acesso em: 13 dez. 2010].

Quadro 9.2 – Adaptado de U.S. Department of Health and Human Services, 2008, 2008 *Physical Activity Guidelines for Americans [On-line]*. Disponível em: www.health.gov/paguidelines [Acesso em: 13dez. 2010].

Quadro 10.1 – Adaptado de U.S. Department of Health and Human Services e U.S. Department of Agriculture, 2005, *Dietary Guidelines for Americans*, 6. ed. Washington, DC: U.S. Government Printing Office, páginas 56-65. Fonte: Agricultural Research Service (ARS) Nutrient Database for Standard Reference, Release 17.

Tabela 11.1 – Adaptada com permissão de R.E. Rikli e C.J. Jones, 2001, *Senior Fitness Test Manual*. Champaign, IL: Human Kinetics, página 87.

Tabela 11.2 – Adaptada com permissão de R.E. Rikli e C.J. Jones, 2001, *Senior Fitness Test Manual*. Champaign, IL: Human Kinetics, página 87.

Tabela 13.2 – Reimpressa de U.S. Department of Agriculture, 2005, *My Pyramid Food Intake Pattern Calorie Levels* [*On-line*]. Disponível em: www.mypyramid.gov/downloads/MyPyramid_Calorie_Levels.pdf [Acesso em: 13 dez. 2010].

Quadro 14.1 – Adaptado com permissão de American College of Sports Medicine, 2010, *ACSM's Resource Manual for Guidelines for Exercise Testing and Prescription*. 6. ed. Philadelphia: Lippincott Williams & Wilkins, página 605.

Quadro 14.2 – Adaptado com permissão de American College of Sports Medicine, 2010, ACSM's Resource Manual for Guidelines for Exercise Testing and Prescription. 6. ed. Philadelphia: Lippincott Williams & Wilkins, página 607.

Quadro 14.3 – Adaptado com permissão de American College of Sports Medicine, 2010, *ACSM's Resource Manual for Guidelines for Exercise Testing and Prescription*. 6. ed. Philadelphia: Lippincott Williams & Wilkins, página 607.

Tabela 15.1 – Adaptada de U.S. Department of Health and Human Services, National Institutes of Health e National Heart, Lung, and Blood Institute, 2004, *The Seventh Report of the Joint National Committee on Prevention, Detection, Evaluation, and Treatment of High Blood Pressure*, página 12 [*On-line*]. Disponível em: www.nhlbi.nih.gov/guidelines/hypertension/jnc7full.pdf [Acesso em: 13 dez. 2010].

Quadro 15.1 – Adaptado de U.S. Department of Health and Human Services, National Institutes of Health e National Heart, Lung, and Blood Institute, 2004, *The Seventh Report of the Joint National Committee on Prevention, Detection, Evaluation, and Treatment of High Blood Pressure*, página 26 [*On-line*]. Disponível em: www.nhlbi.nih.gov/guidelines/hypertension/jnc7full.pdf [Acesso em: 13 dez. 2010].

Tabela 15.2 – Adaptada de U.S. Department of Health and Human Services, National Institutes of Health e National Heart, Lung, and Blood Institute, 2006, *Your Guide to Lowering Your Blood Pressure with DASH*, página 10. [*On-line*]. Disponível em: www.nhlbi.nih.gov/health/public/heart/hbp/dash/new_dash.pdf [Acesso em: 13 dez. 2010].

Quadro 15.2 – Adaptado de L.S. Pescatello, B.A. Franklin, R. Fagard, et al., 2004, "American College of Sports Medicine position stand: Exercise and hypertension", *Medicine & Science in Sports & Exercise* 36(3):533-553.

Tabela 16.1 – Adaptada de National Institutes of Health e National Heart, Lung, and Blood Institute, 2001, *Third report of the National Cholesterol Education Program Expert Panel on Detection, Evaluation, and Treatment of High Blood Cholesterol in Adults: Adult Treatment Panel III: Executive Summary*, páginas 3 e 16 [On-line]. Disponível em: www.nhlbi.nih.gov/guidelines/cholesterol/atp3xsum.pdf [Acesso em: 13 dez. 2010].

Quadro 16.2 – Adaptado de W.C. Willett, F. Sacks, A. Trichopoulou, et al., 1995, "Mediterranean diet pyramid: A cultural model for healthy eating", *American Journal of Clinical Nutrition* 61(6):1402S-1406S.

Quadro 16.3 – Adaptado com permissão de S. Roach, 2005, *Pharmacology for Health Professionals*. Philadelphia: Lippincott Williams & Wilkins, páginas 244-254.

Quadro 16.4 – Adaptado de B. Fletcher, K. Berra, P. Ades, et al., 2005, "AHA scientific statement: Managing abnormal blood lipids: A collaborative approach", *Circulation* 112(20):3184-3209.

Tabela 18.1 – Fonte: Institute of Medicine and National Research Council of the National Academies. *Weight Gain During Pregnancy: Reexaminining the Guidelines*. Adaptada com permissão de National Academies Press. Copyright 2009, National Academy of Sciences.

Quadro 18.1– Adaptado, com permissão, de J.M. Pivarnik e L. Mudd (2009). "Oh baby! Exercise during pregnancy and the postpartum period", *ACSM's Health & Fitness Journal* 13(3):8-13.

Tabela 19.1 – Adaptada de Institute of Medicine, National Academy of Science (1997). *Dietary reference intakes for calcium, phosphorous, magnesium, vitamin D, and fluoride*. Washington, DC: National Academies Press, páginas 94, 99, 105, 111, 115.

Texto do boxe, cálculo para estimar a capacidade aeróbia, página 32 – Adaptado, com permissão, de K.J.Cureton e S.A. Plowman, 2008, Aerobic Capacity Assessments. In: G.J. Welke M.D. Meredith (Ed.). *Fitnessgram/Activitygram Reference Guide* (Internet Resource). Dallas, TX: The Cooper Institute.

Boxe, "Principais fontes de SoFAS", página 202 – Adaptado de U.S. Department of Agriculture e U.S. Department of Health and Human Services, 2010, *Report of the Dietary Guidelines Advisory Committee on the Dietary Guidelines for Americans* [*On-line*]. Disponível em: www.cnpp.usda.gov/DGAs2010-DGACReport.htm [Acesso em: 13 dez. 2010].

Boxe, "Implementando as Dietary Guidelines para os jovens", página 203 – Adaptado de S.S. Gidding, B.A. Dennison, L.L. Birch, et al. (2005). "Dietary Recommendations for Children and Adolescents: A Guide for Practitioners: Consensus Statement from the American Heart Association", Circulation 112(13):2061-2075.

Boxe, "Maneiras de diminuir a ingestão de sódio", página 321 – Adaptado de U.S. Department of Health and Human Services, National Institutes of Health e National Heart, Lung, and Blood Institute (2006). *Your Guide to Lowering Your Blood Pressure with DASH*, página17. [*On-line*]. Disponível em: www.nhlbi.nih.gov/health/public/heart/hbp/dash/new_dash.pdf [Acesso em: 13 dez. 2010].

Boxe, "Contraindicações absolutas para exercício aeróbio durante a gestação" e "Contraindicações relativas para exercício aeróbio durante a gestação", páginas 363-364 – Exercise During Pregnancy and Postpartum Period. ACOG Committee Opinion, n. 267. American College of Obstetricians and Gynecologists. *Obstet Gynecol* 2002;99:171-173. Reimpresso com permissão.

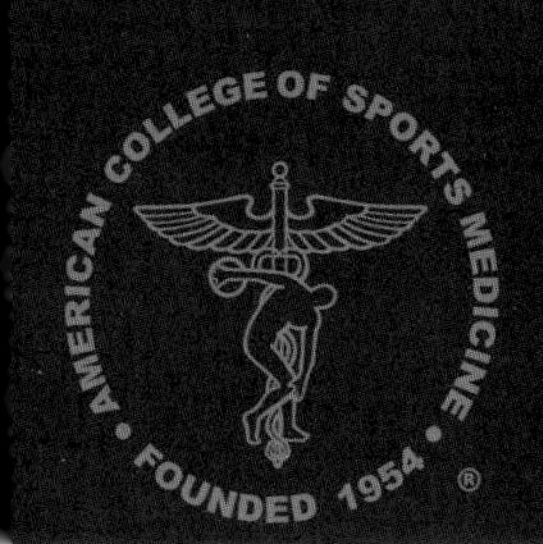

parte I

Em forma, ativo e saudável

Compreender o significado de estar em forma, ser ativo e saudável é o primeiro passo em direção à descoberta de seu *Fitness ID*. Atividade física e nutrição são dois fatores de estilo de vida que podem ter um grande impacto no seu condicionamento físico e na sua saúde. Os capítulos desta parte trazem orientações em ambas as áreas, de modo que você possa otimizar seu programa de exercícios físicos, assim como sua dieta alimentar. Avaliações específicas são fornecidas para ajudá-lo a identificar seu condicionamento físico atual. Você pode utilizar as avaliações para mapear seu desenvolvimento no futuro. Além disso, você encontrará sugestões para estabelecer objetivos, lidar com o estresse, melhorar suas noites de sono e muitos outros aspectos da vida que influenciam seu bem-estar geral.

capítulo 1

Conhecendo e ultrapassando as diretrizes para a atividade física

Comprometer-se com uma atividade física é um dos passos mais importantes que pessoas de todas as idades podem dar para melhorar sua saúde.[18] Por que o exercício físico é tão importante para seu bem-estar? Crianças ativas têm maior probabilidade de atingir um peso corporal saudável, de ter melhor desempenho na escola e maior autoestima. Elas também têm menos possibilidade de desenvolver fatores de risco para doenças cardíacas, incluindo obesidade.[2] Adultos que se exercitam são mais propensos a lidar com o estresse e evitar a depressão, a desempenhar tarefas diárias sem limitação física e a manter um peso corporal saudável; além disso, há a diminuição do risco de desenvolver inúmeras doenças.[18] O exercício físico continua sendo importante para pessoas da terceira idade, pois garante qualidade de vida e independência. O exercício regular impulsiona a imunidade, combate a perda óssea, melhora o movimento e o equilíbrio, auxilia no bem-estar psicológico e diminui o risco de doenças.[1]

O condicionamento físico tem componentes relacionados à saúde e às capacidades. Embora os componentes de condicionamento físico relacionados às capacidades (por exemplo: agilidade, coordenação, equilíbrio, tempo de reação, força e velocidade) estejam envolvidos em suas atividades rotineiras, eles são tipicamente incluídos em programas de treinamento relacionados ao esporte e à competição, ou quando surge um problema, como a perda de equilíbrio, frequentemente observada com o avanço da idade. O foco deste livro recai sobretudo nos componentes de condicionamento físico relacionados à saúde, incluindo condicionamento aeróbio, condicionamento muscular, flexibilidade e composição corporal, conforme será visto a seguir.[1]

Atividade física e exercício são a mesma coisa?

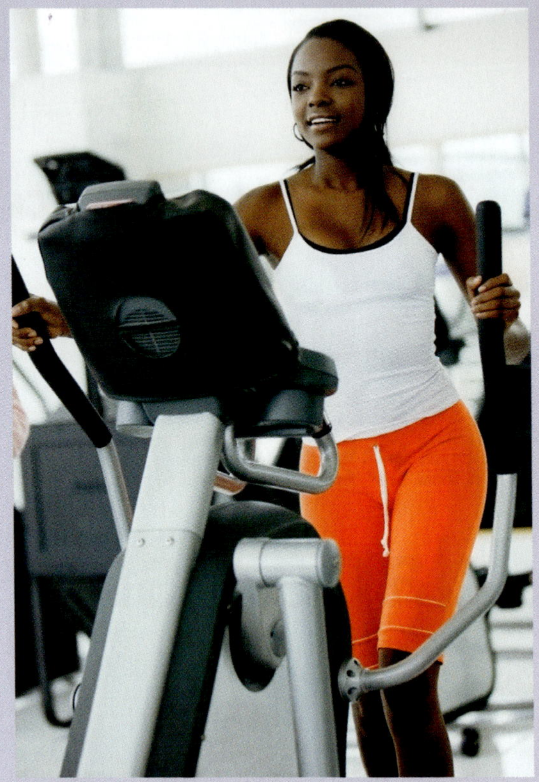
O exercício é uma forma mais específica de atividade física.

Atividade física refere-se a qualquer movimento do corpo que envolva esforço, e, portanto, exige energia além daquela necessária em repouso.[1] Tarefas do dia a dia, como jardinagem simples, afazeres domésticos e subir as escadas no trabalho são exemplos da atividade física básica. Incluir essa atividades em sua rotina diária é útil, mas as pessoas que praticam somente esse tipo de atividade são consideradas sedentárias.[18] Exercício físico é uma forma mais direcionada, ou específica, de atividade física para melhora da saúde. Tanto a atividade física como o exercício incluem movimentos que exigem energia, mas a finalidade do exercício é melhorar ou manter o condicionamento físico. O condicionamento físico relacionado à saúde inclui condicionamento aeróbio e muscular, como a flexibilidade. Exemplos de exercícios de condicionamento físico relacionados à saúde são a caminhada rápida ou o *jogging*, a musculação e o alongamento. O foco deste livro é o exercício, mas tenha em mente que exercício é um tipo de atividade física e que os dois termos são frequentemente usados de modo intercambiável.

Condicionamento aeróbio

A resistência cardiorrespiratória refere-se ao funcionamento do seu coração, dos vasos sanguíneos e dos pulmões para fornecer oxigênio necessário aos músculos e aos órgãos durante uma atividade. Portanto, a resistência cardiorrespiratória refere-se frequentemente à capacidade aeróbia ou ao condicionamento aeróbio. A palavra aeróbia significa "com oxigênio". Seu corpo requer oxigênio para desempenhar exercícios aeróbios. Exemplos de exercícios cardiorrespiratórios, ou aeróbios, são: caminhada, *jogging*, corrida, ciclismo, natação, dança, trilha e esportes, como tênis e basquete. O Capítulo 6 fornecerá detalhes sobre os exercícios que melhoram sua resistência cardiorrespiratória e explicará como esses exercícios beneficiam sua saúde e seu condicionamento físico.

Condicionamento muscular

O condicionamento muscular refere-se ao modo como os músculos se contraem para permitir que você levante, puxe, empurre e segure objetos, incluindo tanto força como resistência muscular. Considere força e resistência muscular como duas extremidades do *continuum* de condicionamento físico. A força tem como foco uma atividade física de esforço único, como movimentar uma caixa pesada ou levantar um halter. Na outra extremidade do *continuum*, está a resistência muscular, que envolve múltiplas contrações ao longo do tempo ou contrações sustentadas. Exemplos de resistência muscular incluem levantar uma criança repetidamente ou segurar uma criança de modo que ela possa enxergar acima da multidão em um desfile. Contrações repetidas ou sustentadas em outras atividades, como ioga ou escalada em montanha, também requerem resistência muscular. O condicionamento muscular pode ser melhorado com treinamento de força, incluindo musculação, uso de bandas ou cordas elásticas e praticando exercícios com o peso corporal, como flexões de braços e abdominais. O Capítulo 7 traz detalhes sobre os vários tipos e modos de atividade que podem ajudar você a fortalecer seus músculos, além de exercícios e fotografias de "como fazer", para ajudá-lo a iniciar ou a melhorar seu atual programa de treinamento de força.

Flexibilidade

Flexibilidade refere-se à amplitude de movimento de uma articulação. Manter a flexibilidade é importante, seja seu foco o *swing* do golfe ou os aspectos mais práticos do dia a dia, como alcançar uma prateleira mais alta no seu guarda-roupa. A perda de flexibilidade como resultado de lesão, da falta de uso ou do envelhecimento pode limitar sua capacidade para realizar as atividades diárias. A flexibilidade pode ser mantida ou melhorada por meio de um programa abrangente de alongamento. O Capítulo 8 descreverá alongamentos para todos os grupos musculares e discutirá os benefícios da inclusão de atividades focadas na estabilidade e no equilíbrio.

Composição corporal

A composição corporal refere-se à constituição do seu corpo. O corpo é composto de tecido magro (incluindo músculo) e tecido adiposo. Normalmente, o foco da composição do seu corpo são as quantidades relativas de músculo *versus* gordura. Embora a balança no banheiro possa ajudar você a acompanhar seu peso corporal total, esse tipo de medição é generalizado e não revela a quantidade de gordura comparada à de músculo. Quantidades excessivas de gordura corporal são relacionadas com resultados fracos de saúde, e isso é especialmente verdadeiro em se tratando da camada de gordura na região abdominal. O Capítulo 13 discute o controle de peso.

Dos quatro componentes de condicionamento físico relacionado à saúde, os três primeiros são parte de um programa de exercícios completo e o quarto, que é a composição corporal, sofre influência dos exercícios aeróbios e de condicionamento muscular. Este livro fornece exemplos de atividades relacionadas tanto ao condicionamento aeróbio e muscular quanto à flexibilidade, de modo que você possa criar uma programação que se adeque a seus objetivos e suas aspirações, independentemente de sua faixa etária ou de condicionamento físico atual. Se você está em busca de um programa de exercícios ou quer aprimorar o tempo que já tem investido em exercício, os capítulos seguintes lhe mostrarão o que você pode incluir, bem como acompanhar seu desenvolvimento. Este livro vai auxiliá-lo a equilibrar os componentes de condicionamento físico relacionados à saúde, para que você maximize os benefícios por meio de seu programa pessoal de exercícios.

BENEFÍCIOS DO EXERCÍCIO

Os benefícios de um programa regular de exercícios se estendem para diversas áreas da vida. O exercício físico é uma intervenção simples e barata, e pode trazer muitas vantagens para a vida. Há muitos relatos de melhorias na função corporal como consequência do exercício físico. Além das vantagens fisiológicas, benefícios psicológicos também podem ser alcançados. Exercício físico é a melhor prescrição médica! Nenhum outro "produto" pode fornecer tantas mudanças positivas com tão poucos efeitos colaterais. Para uma lista completa dos benefícios à saúde relacionados à atividade física para todas as faixas etárias, desde as crianças até a terceira idade, *vide* o Quadro 1.1.[18] Os cientistas que trabalham para o U.S. Department of Health and Human Services avaliaram as evidências disponíveis como fortes, moderadas ou fracas, com base no tipo, no número e na qualidade dos estudos de pesquisa. Somente os benefícios à saúde com evidências, pelo menos, moderadas são incluídos no Quadro 1.1, a seguir.

Como leitor deste livro, você mesmo pode aproveitar esses benefícios. Anime-se! Independentemente do seu nível atual de atividade física, as informações fornecidas nos próximos capítulos o auxiliarão a criar um planejamento realista e viável, com potencial para mudar sua vida para melhor. É chegada a hora de levantar-se e movimentar-se!

Quadro 1.1 **Benefícios à saúde associados à atividade física regular[18]**

CRIANÇAS E ADOLESCENTES (IDADES ENTRE 6 E 17 ANOS)	
Evidências fortes	• Melhora cardiorrespiratória e do condicionamento muscular • Melhora da saúde óssea • Melhora cardiovascular e dos biomarcadores metabólicos de saúde • Composição corporal favorável
Evidência moderada	• Redução dos sintomas de depressão
ADULTOS E TERCEIRA IDADE (18 ANOS OU MAIS)	
Evidências fortes	• Baixo risco de morte precoce • Baixo risco de doenças cardíacas • Baixo risco de AVC • Baixo risco de pressão alta • Baixo risco de perfil lipídico • Baixo risco de diabetes tipo 2 • Baixo risco de síndrome metabólica • Baixo risco de câncer no cólon • Baixo risco de câncer de mama • Prevenção de ganho de peso • Perda de peso, especialmente quando combinada com ingestão reduzida de calorias • Melhora cardiorrespiratória e do condicionamento muscular • Prevenção de quedas • Redução da depressão • Melhor funcionamento cognitivo (para a terceira idade)
Evidências moderadas a fortes	• Melhor saúde funcional (para a terceira idade) • Redução da obesidade abdominal
Evidências moderadas	• Baixo risco de fratura do quadril • Baixo risco de câncer no pulmão • Baixo risco de câncer endometrial • Manutenção do peso após perda de peso • Aumento da densidade óssea • Melhora da qualidade do sono

Benefícios fisiológicos

A fisiologia trata do modo como o corpo funciona. A fim de manter um bom funcionamento, o corpo deve ser exposto a esforços positivos, tais como o exercício físico. Considere um programa de exercícios completo, incluindo três componentes: condicionamento aeróbio, condicionamento muscular e flexibilidade. Cada componente contribui para garantir que seu corpo opere e esteja em excelente nível. Isso influencia sua capacidade não somente no desempenho do exercício, mas também nas atividades diárias.

Condicionamento aeróbio

Quando se exercita a ponto de seus batimentos cardíacos e de sua respiração aumentarem de frequência, você está fornecendo uma tensão positiva ao seu sistema cardiorrespiratório e, também, ao seu corpo todo. Um estilo de vida inativo não cria essa tensão positiva e, portanto, conduz a doenças relacionadas ao sedentarismo, como as cardíacas. Estilo de vida sedentário e obesidade foram descritos como "epidemias paralelas e inter-relacionadas nos Estados Unidos", com relação à sua contribuição para o risco de doenças cardíacas.[9] É de vital importância encontrar meios de adaptar a atividade física à rotina. Atividade regular é associada à diminuição de fatores de risco relacionados a doenças cardíacas, como pressão arterial alta e níveis prejudiciais de colesterol. Se você já é uma pessoa um pouco ativa, pode reduzir ainda mais seu risco ao iniciar uma nova atividade física. A saúde do coração é discutida em mais detalhes no Capítulo 12; o controle do peso, no Capítulo 13; a pressão arterial alta, no Capítulo 15; e o colesterol alto, no Capítulo 16.

A atividade física também reduz o risco de diabetes tipo 2.[4] A progressão do pré-diabetes (níveis elevados de glicose no sangue que aumentam o risco de desenvolver diabetes no futuro) até o diabetes pode ser adiado ou, até mesmo, evitado com a perda de peso e o aumento da atividade física.[4] Modificações no modo de vida podem ter um impacto definitivo. Além de ajudar as pessoas a evitar o diabetes tipo 2, a atividade física também pode ajudar a controlar os níveis de glicose no sangue em pessoas diagnosticadas com diabetes do tipo 1 ou do tipo 2.[18] O Capítulo 18 exibe mais detalhes sobre os benefícios do exercício para aqueles com diabetes.

Existe uma relação dose-efeito entre atividade física e saúde. Isso simplesmente significa que praticar alguma atividade é melhor do que ser totalmente sedentário e que quanto mais atividade, até certo ponto, melhor do que menos atividade. Em outras palavras, mais exercício físico reduzirá a probabilidade de quadros não saudáveis como doenças cardíacas, sobrepeso, obesidade e diabetes tipo 2.[1] Quanto mais você inclui atividade física em sua vida, menor risco terá. Seja iniciante ou praticante assíduo de esportes, uma carga extra de exercício físico traz recompensas à saúde e melhor condicionamento físico. O Capítulo 6 explicará integralmente as recomendações de atividade aeróbia, assim como de que maneira você pode progredir ao longo do tempo.

Condicionamento muscular

Ao pensar sobre condicionamento muscular, a primeira imagem que vem à mente provavelmente é um atleta com músculos enormes. Embora o aumento no tamanho dos músculos seja possível com o treinamento de força, para a maioria das pessoas, uma razão mais relevante para incluir o treinamento de força é melhorar a função muscular, a fim de lidar com as atividades diárias com menos estresse. Por exemplo, ter bom condicionamento físico muscular permitirá que você suba as escadas mais facilmente ou complete seu trabalho no jardim ou, ainda, no quintal, com esforço relativamente menor.

Certamente, a melhora do condicionamento muscular tornará os esportes recreativos e o esforço atlético mais agradáveis e fornecerá uma vantagem competitiva.

O treinamento de força é importante para todas as pessoas ao longo da vida. Crianças beneficiam-se das atividades que fortalecem os músculos, como escalar e pular, além de calistenia e de treinamento de força mais organizado.[10] Os adultos têm uma necessidade real de manter o treinamento de força, porque, geralmente, ao longo da vida adulta, a quantidade de músculos diminui, ao passo que a quantidade de gordura corporal aumenta![2] Além disso, o treinamento de força melhora a qualidade de vida e limita as perdas muculares típicas do envelhecimento.

Outro aspecto da sua saúde que se beneficia com o treinamento de força é o fortalecimento ósseo.[2] Conforme os músculos se contraem para levantar, empurrar ou puxar um objeto muito pesado, uma tensão é colocada nos ossos por meio das conexões entre músculos e ossos, chamados tendões. Quando um osso é exposto a essa força, ele responde, aumentando sua massa.[2] Isso fortalece os ossos ao longo do tempo. A saúde óssea será tratada mais detalhadamente no Capítulo 19.

Não se deve ignorar a maneira pela qual o treinamento de força afeta sua aparência e a forma de você se sentir. Músculos firmes e tonificados inspiram confiança. Músculos mais fortes podem fornecer a você um verdadeiro encorajamento para cumprir suas atividades diárias com mais facilidade e ter êxito em esportes competitivos. Por todas essas razões, o treinamento de força é parte importante de seu planejamento semanal de atividade. O Capítulo 7 descreverá ferramentas para fortalecer seus músculos para alcançar efeitos positivos relevantes à saúde e ao condicionamento físico.

Flexibilidade

Muitas pessoas consideram a flexibilidade como uma característica que o indivíduo apresenta ou não. Embora seja correto afirmar que algumas pessoas têm naturalmente um nível mais alto de flexibilidade do que outras, todos têm potencial para melhorar a flexibilidade, mesmo que não seja uma flexibilidade de ginasta.

A flexibilidade pode variar muito entre as pessoas, mas, também, entre as várias articulações do corpo. A capacidade de movimento completo na articulação, também referida como amplitude total de movimento, é influenciada por lesão, falta de uso e idade. Quando uma articulação não é inteiramente utilizada, seu alcance completo do movimento normal ou potencial é perdido ao longo do tempo. O valor da flexibilidade pode ser visto em atividades diárias, como curvar-se para amarrar os calçados, olhar por cima dos ombros para verificar os outros carros no trânsito, fechar um zíper nas costas, ou em atividades recreativas, como natação ou golfe. Para informações mais detalhadas e exemplos de exercícios específicos de alongamento, *vide* o Capítulo 8.

Condições como artrite e dor nas articulações podem resultar em dificuldades para movimentar as articulações em seu raio normal de movimento. Embora a atividade física seja benéfica no tratamento da artrite, 44% das pessoas com artrite relatam não fazer atividades no tempo livre (comparando-se a 36% de pessoas que não têm artrite).[4] Informações completas sobre flexibilidade, bem como exercícios musculares e cardiorrespiratórios para pessoas com artrite e dor nas articulações são encontradas no Capítulo 17.

Benefícios psicológicos

Além dos já mencionados benefícios físicos do exercício, existem muitos benefícios psicológicos ou à saúde mental. O exercício parece aliviar sintomas da depressão e da ansiedade; além disso, melhora a autoestima, propicia um sono melhor e promove uma recuperação mais rápida de estressores psicossociais.[6] O exercício também tem o potencial de aumentar o bem-estar emocional e melhorar o humor.[14]

A depressão é marcada por um sentimento melancólico e triste, acompanhado de autocrítica e baixa autoestima.[2] Os U.S. Centers for Disease Control (CDC – Centros dos EUA de Controle de Doenças) relataram que, durante qualquer período de duas semanas, mais de 1 em 20 americanos experimenta a depressão. Daqueles que relataram depressão, cerca de 80% também vivenciaram algum tipo de deficiência funcional e 27% tiveram dificuldades no trabalho e em casa.[4] Tanto o exercício aeróbio quanto o treinamento de força demonstraram ser benéficos para tratar os sintomas de depressão leve a moderada.[13] O exercício físico pode reduzir os sintomas depressivos e, até mesmo, reduzir potencialmente o risco de desenvolvimento da depressão.[5] Ainda mais estimulante, o exercício aparenta ter nível semelhante de efetividade que a psicoterapia tradicional, porém sem os potenciais efeitos colaterais dos medicamentos.[13] Para aqueles diagnosticados com depressão profunda, o exercício físico, unido ao tratamento com medicação específica, tem demonstrado resultados benéficos.[15] Considere as vantagens do exercício sobre as terapias medicinais tradicionais: é relativamente barato, traz melhorias físicas e psicológicas, além de não ter nenhum dos efeitos colaterais causados pelos medicamentos.[3] Como cada caso é único, você deve consultar um profissional qualificado em saúde mental para um tratamento otimizado.

Ansiedade é um estado emocional marcado por preocupação e antecipação excessivas, além de tensão.[2] Relaciona-se exercício à redução da ansiedade – tanto a ansiedade aguda, a condição ansiosa, como a ansiedade crônica, característica.[7] Para aqueles que vivenciam altos níveis de estresse (por exemplo, ambientes de trabalho irritantes), o exercício pode ser ainda mais benéfico na redução da ansiedade do que para aqueles com níveis de estresse mais baixos.[7]

O estresse é a sensação que o indivíduo sente ao estar sobrecarregado ou esmagado, ao ponto de sentir-se incapaz para enfrentar os desafios da vida. Ao enfrentar um estresse crônico e constante, você pode chegar ao ponto de ser incapaz de reagir a situações da vida. Além disso, o estresse é associado a uma série de riscos à saúde, incluindo enfraquecimento do sistema imunológico, comer em excesso e alterações adversas nos níveis de lipídios no sangue.[2] Felizmente, o exercício e a atividade física têm demonstrado efeitos positivos sobre o estresse.

Como exemplo dos efeitos benéficos do exercício em relação ao estresse, considere as doenças cardíacas. Sabe-se que o fumo e a pressão alta aumentam o risco de ataques cardíacos, mas a depressão e o estresse também aumentam esse risco.[8] A hostilidade também é considerada um fator de risco para doenças cardíacas. Treinamento físico reduz a depressão, o estresse e a hostilidade entre 50% e 70%, reduzindo, assim, o risco de doenças cardíacas.

Você pode estar perguntando: como o exercício pode trazer tantos benefícios à saúde mental? Pesquisadores continuam buscando a resposta para esse aparentemente simples questionamento. Na sequência, alguns dos principais benefícios que o exercício propicia ao bem-estar mental:[7]

- Aumenta a autoconfiança.
- Distrai.
- Melhora o humor.
- Induz ao relaxamento físico.
- Melhora a autoestima.
- Promove imagem corporal positiva.

Essa lista mostra como o exercício pode ajudar você a lidar com situações difíceis e, assim, melhorar sua saúde física e mental.

Benefícios sociológicos

Como sugere a música *Lean on me* ("Apoie-se em mim"), de Bill Withers, "*We all need somebody to lean on*" ("Todos nós precisamos de alguém para nos apoiar"). O apoio estrutural (referindo-se a redes [ou grupos] sociais) em nossa vida é provido pelos amigos e pela família, assim como a participação em grupos religiosos ou em organizações comunitárias.[2] O apoio funcional tem como foco sua própria percepção de apoio. Isso reflete ter alguém para auxiliar-nos quando necessário ou, até mesmo, alguém para conversar, em quem acreditamos, que se importa conosco.[2]

O apoio social é importante para a saúde e o bem-estar.[2] Ao envolver sua família, seus amigos e seus colegas de trabalho em seu programa de atividades, vocês podem ajudar uns aos outros a fazer do exercício um hábito. Ao tomar essa atitude, você está buscando benefícios à saúde e ao bem-estar para si enquanto ajuda aqueles que estão ao seu redor a fazer a mesma coisa. Além disso, você pode encontrar oportunidades para expandir sua vida social com outros já envolvidos em atividades do seu interesse, como participar de um grupo de corrida ou tornar-se membro de um clube de dança.

DIRETRIZES PARA A ATIVIDADE FÍSICA

As recomendações para atividade física não são novidade, embora a mensagem tenha sido esclarecida recentemente. Em 1996, o U.S. Surgeon General's Report on Physical Activity and Health (Relatório do Cirurgião Geral sobre Atividade Física e Saúde)[17] foi considerado referência em paridade com o U.S. Surgeon General's Report on Smoking and Health (Relatório do Cirurgião Geral sobre Tabagismo e Saúde). Na época do seu lançamento, a Secretária de Saúde e Serviços Humanos, Donna Shalala, descreveu o documento como "um passaporte para a boa saúde para todos os americanos".[17] Ela ainda sugeriu que a atividade física faça parte da estrutura do dia a dia das pessoas.[17] As principais mensagens ao leitor do Relatório do Cirurgião Geral incluíram (para as oito principais conclusões, *vide* o boxe *Principais conclusões do Relatório do Cirurgião Geral sobre Atividade* Física e *Saúde*):

- Os americanos podem melhorar substancialmente sua saúde e sua qualidade de vida incluindo quantidades moderadas de atividade física em suas rotinas.
- Para aqueles que já alcançaram um nível regular e moderado de atividade física, mais benefícios podem ser obtidos com aumento dos níveis de atividade.
- Os benefícios da atividade física à saúde são alcançáveis para a maioria dos americanos.

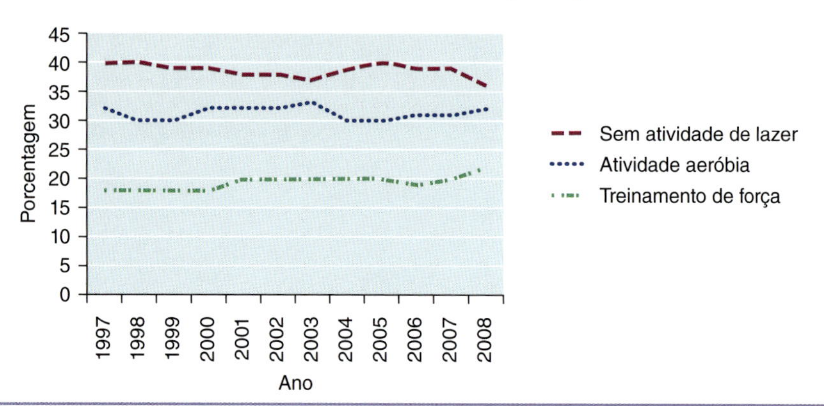

Figura 1.1 Porcentagem de americanos atingindo várias metas em atividades físicas.[16]

Principais conclusões do Relatório do Cirurgião Geral sobre Atividade Física e Saúde[17]

1. Pessoas de todas as faixas etárias, tanto homens quanto mulheres, beneficiam-se da prática de atividades físicas regulares.
2. Importantes benefícios à saúde podem ser obtidos por meio da inclusão de quantidades moderadas de atividade física na maioria dos dias da semana, senão em todos. Com um modesto aumento da atividades diárias, os americanos podem melhorar sua saúde e sua qualidade de vida.
3. Benefícios adicionais à saúde podem ser obtidos mediante maior quantidade de atividade física. Pessoas que conseguem manter um regime regular de atividade física com maior duração e intensidade vigorosa têm maior probabilidade de obter mais benefícios.
4. A atividade física diminui o risco de morte precoce, em geral, e de doenças cardíacas, hipertensão, câncer do cólon e diabetes melito, em particular. A atividade física também melhora a saúde mental, além de ser importante para a saúde dos músculos, dos ossos e das articulações.
5. Mais que 60% dos americanos adultos não são regularmente ativos. Na verdade, 25% de todos os adultos não praticam atividade nenhuma.
6. Aproximadamente metade dos jovens americanos entre 12 e 21 anos de idade não são vigorosamente ativos de modo contínuo. Além disso, a atividade física declina drasticamente durante a adolescência.
7. A participação diária em aulas de Educação Física tem diminuído entre os alunos do ensino médio de 42%, em 1991, para 25%, em 1995.
8. Pesquisas sobre a compreensão e a promoção de atividade física estão em estágios iniciais, porém algumas intervenções para promover a atividade física em escolas, locais de trabalho e ambientes de saúde têm sido avaliadas e comprovadamente bem-sucedidas.

Embora o Relatório do Cirurgião Geral tenha dado muita atenção à importância da atividade física, ele acaba não incentivando o aumento da atividade física desejado e necessário. *Vide* a Figura 1.1 para as tendências em atividades aeróbias (resistência) e treinamento de força entre 1997 e 2008.[16] Nesse período de tempo, pouco mudou. Além disso, perceba a linha que mostra a porcentagem de pessoas que estão sedentárias em seu tempo de lazer.[16] Idealmente, um declínio constante seria percebido em comportamento sedentário, mas, infelizmente, não houve diminuição significativa em sedentarismo.

Suprido com a crescente conscientização do valor da atividade física fornecido pelo Relatório do Cirurgião Geral, o U.S. Department of Health and Human Services (Departamento de Saúde e Serviços Humanos dos EUA) forneceu recomendações sobre atividade física em seu *2008 Physical Activity Guidelines for Americans* (*Diretrizes de Atividades Físicas para Americanos de 2008*).[18] Esse documento inclui informações sobre atividades para pessoas de todas as idades, incluindo aquelas com necessidades especiais. Os capítulos seguintes refletem essas diretrizes baseadas em pesquisas, fornecendo mais detalhes sobre os componentes de um programa equilibrado de exercícios e o papel que a atividade física e a nutrição desempenham na promoção de saúde e condicionamento físico ao longo da vida, assim como diante de condições especiais de saúde.

Os benefícios da atividade física são reais para cada pessoa ao longo de suas vidas. Aos adultos, pede-se que verifiquem sua categoria por faixa etária na Figura 1.2. O grupo mais ativo é o mais jovem; infelizmente, a atividade física diminui e o sedentarismo aumenta conforme a idade avança.

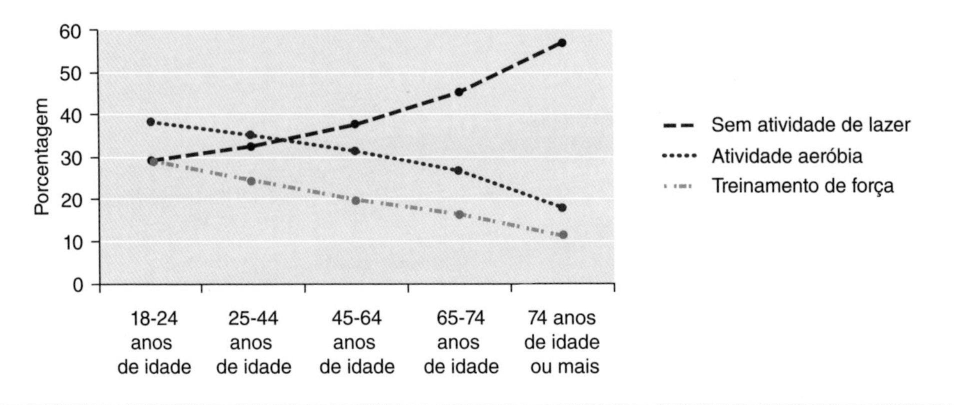

Figura 1.2 Porcentagem de americanos participantes de atividade física aeróbia, de treinamento de força e que estão sedentários em seu tempo livre.[16]

Em um cenário perfeito, 100% das pessoas se exercitariam (exercícios aeróbios e treinamento de força) e seriam ativas em seu tempo livre. Atualmente, as porcentagens estão longe do ideal. É chegado o momento de *todo mundo* aumentar sua atividade física e encontrar maneiras divertidas de ser mais ativo.

Crianças e adolescentes

Jovens regularmente ativos (entre 6 e 17 anos) demonstram ter mais chance de se tornarem adultos saudáveis.[18] Doenças crônicas, como as do coração, a pressão arterial alta, o diabetes tipo 2 e a osteoporose podem ter suas origens nos primeiros anos de vida.[18] Atividades físicas regulares diminuem o risco de desenvolver essas doenças. É, também, uma ferramenta na prevenção da obesidade. Embora as pesquisas embasem os benefícios da atividade física, infelizmente, os níveis de atividade geralmente diminuem a partir da adolescência.[1] Para combater essa redução na atividade, adultos devem dar oportunidade para a atividade física, pavimentando o caminho para hábitos que envolvam atividades físicas por toda a vida.

Crianças e adolescentes não são pequenos adultos, portanto, as recomendações para atividade física diferem ligeiramente. As crianças devem fazer, pelo menos, uma hora e até, no máximo, sete horas, de atividades físicas adequadas à idade diariamente. Atividades aeróbias, como andar de bicicleta e de *skate*, pular corda e jogar futebol (ou outros esportes em equipe), são recomendadas.[18] Além disso, as crianças devem incluir atividades de fortalecimento muscular, como flexões de braços, barra, cabo de guerra, balançar no parquinho, além de atividades de fortalecimento ósseo, como amarelinha, queimada, saltar, ginástica, bem como outros esportes e atividades (por exemplo, basquete, vôlei, tênis).[18]

A programação de atividade física deve ser direcionada para a idade específica e os níveis de maturidade das crianças e dos adolescentes.[18] Incluir uma variedade de atividades que os jovens consideram divertidas é a chave para que a atividade física continue na vida adulta. Uma discussão mais aprofundada sobre atividade e recomendações de exercícios para crianças e adolescentes se encontra no Capítulo 9.

Adultos

Os benefícios de um programa regular e equilibrado de exercícios para adultos (18 a 64 anos) são muito claros. Adultos fisicamente ativos são geralmente mais saudáveis e têm menor chance de desenvolver doenças crônicas, se comparados aos sedentários.[18] Além disso, um estilo de vida fisicamente ativo, com boas práticas alimentares, ajuda a manter o peso e a composição corporal em uma escala saudável. Conforme mostra a Figura 1.2, a fase adulta é, tipicamente, a época de diminuição da atividade física. Para combater essa tendência, o Capítulo 10 destaca como os adultos podem desenvolver um plano para expandir os níveis de atividade física, para incluir exercícios aeróbios, assim como de fortalecimento muscular, regularmente. Da mesma forma como os adultos objetivam atingir estabilidade financeira durante os anos de foco na carreira por meio de economias e de investimentos, eles também devem considerar exercícios regulares e alimentação adequada como investimento para sua saúde.

Terceira idade

O termo *idoso* refere-se a adultos com 65 anos ou mais.[18] A saúde e o condicionamento físico tendem a apresentar mais diversidade nas pessoas nessa faixa etária do que em adultos mais jovens. Pessoas da terceira idade de mesma idade cronológica podem diferir muito com relação ao seu estado de saúde.[1] Ao mesmo tempo que uma pessoa de 75 anos de idade passa o dia jogando golfe e fazendo jardinagem, outra pode passar a maior parte do dia relativamente sedentária. Assim, os efeitos do envelhecimento são potencialmente compostos por descondicionamento.[1] Apesar dos conhecidos benefícios do exercício para a saúde, adultos americanos mais velhos estão entre os menos ativos. Cerca de metade dos americanos com mais de 65 anos não participa de qualquer atividade física nas horas de lazer[4] (*vide* Figura 1.2).

Resumo de *Physical Activity Guidelines for Americans*

O documento *Physical Activity Guidelines for Americans* fornece um resumo de centenas de estudos de pesquisa conduzidos para examinar os efeitos da atividade física na saúde. A seguir, algumas das principais descobertas:[18]

- A atividade física regular reduz o risco de ter muitas doenças, além de resultados indesejados na saúde. Verifique novamente a lista no Quadro 1.1 para recordar os inúmeros benefícios.
- Alguma atividade física é melhor do que nenhuma. O maior risco para a saúde está em ser totalmente sedentário. Levantar-se e movimentar-se é importante para começar a reduzir o risco de doenças e receber benefícios. Alguns benefícios à saúde foram identificados com apenas 60 minutos de atividade por semana.
- Ter uma meta de 150 minutos por semana de atividade de intensidade moderada fornece benefícios significativos à saude (lembre-se de que benefícios adicionais são resultado de quem pratica mais). Um exemplo de atividade de intensidade moderada é a caminhada rápida.
- Se você já é uma pessoa ativa, benefícios adicionais são possíveis para a maioria dos resultados de saúde se você aumentar a quantidade de atividade física ao exercitar-se com mais intensidade, mais frequentemente e por um período mais longo.
- Ao considerar riscos *versus* benefícios, os benefícios da atividade física sempre ultrapassam possíveis resultados adversos.
- A meta é o exercício regular, semana após semana, ano após ano. Manter tal programação produzirá benefícios em curto e longo prazos. O mais recomendado é começar o quanto antes e continuar ao longo da vida.

Além das atividades aeróbias regulares e de fortalecimento muscular, pessoas da terceira idade devem incorporar exercícios que mantenham ou melhorem o equilíbrio. Quedas acidentais afetam aproximadamente 30% das pessoas da terceira idade a cada ano.[4] Para prevenir as quedas, pessoas da terceira idade devem trabalhar na melhora da força, do equilíbrio e da flexibilidade, assim como verificar medicamentos que possam afetar o equilíbrio. Detalhes de como desenvolver uma programação de exercícios para pessoas da terceira idade podem ser encontrados no Capítulo 11.

Mulheres (gestação e pós-parto)

A gestação é um momento de grandes mudanças, incluindo transformações dentro do corpo. Mulheres saudáveis podem continuar a beneficiar-se da atividade física durante a gestação. A gestante que tem estabelecido um regime regular de atividade física vigorosa pode continuar em alto nível de atividade durante a gestação e no pós-parto, desde que permaneça saudável e converse com um profissional da área da Saúde para ajustar seus níveis de atividade, quando necessário, ao longo do tempo.[1,18] Detalhes sobre atividade física e nutrição durante a gestação serão fornecidos no Capítulo 18.

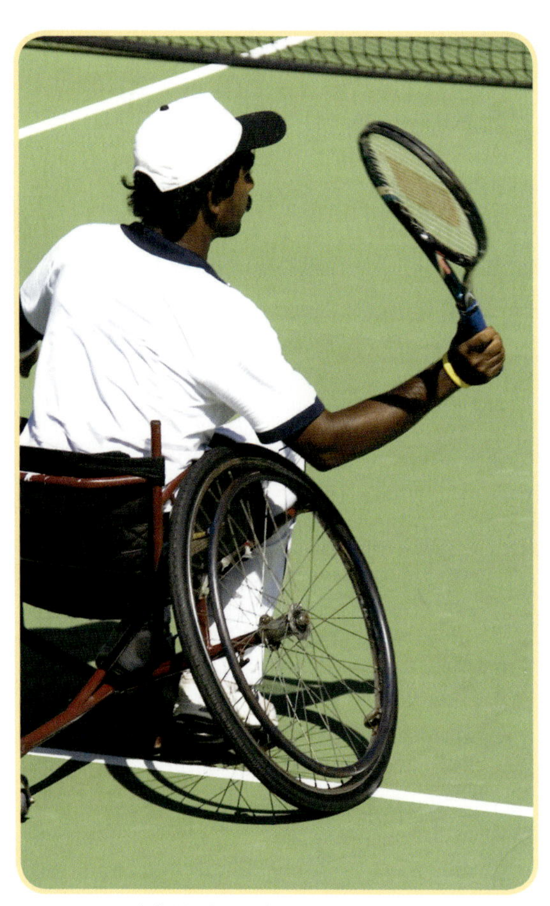

Pessoas com deficiência também podem beneficiar-se de atividades físicas regulares.

Adultos com necessidades especiais

Deficiências, conforme definidas no documento *Physical Activity Guidelines*, incluem AVCs, lesão da medula espinal, esclerose múltipla, mal de Parkinson, distrofia muscular, paralisia cerebral, trauma cranioencefálico, membro amputado, doença mental, incapacidade intelectual e demência.[18] Embora essa seja uma definição um tanto ampla, pesquisas apontam os benefícios à saúde para aqueles que são fisicamente ativos. Recomendações para atividade aeróbia e atividade de fortalecimento muscular são as mesmas para adultos sem necessidades especiais, conforme mencionado anteriormente e discutido no Capítulo 10.[18] Adultos incapacitados que não conseguem alcançar esse nível de atividade devem acatar a importância de evitar o sedentarismo e se tornarem o mais regularmente ativos quanto possível, dentro de suas possibilidades.[18] Um nível adequado de atividade física deve ser determinado em consulta com um profissional da área da Saúde.[18]

Pessoas com condições médicas crônicas

Pessoas com condições médicas crônicas devem consultar-se com um profissional da área da Saúde com relação aos tipos adequados e à quantidade de atividade a ser praticada.[18] Condições médicas crônicas abrangem uma ampla gama de situações, incluindo artrite, diabetes tipo 2 e câncer. Dentro das limitações de sua capacidade, adultos com condições médicas crônicas podem obter benefícios à saúde ao praticarem atividades físicas regulares.[18]

De acordo com o National Institute on Aging (NIA – Instituto Nacional do Envelhecimento), "Juntos, a falta de exercício e uma dieta pobre em nutrientes são a segunda causa de morte nos Estados Unidos".[12] Ressalta-se que o fumo é a causa número um. Que animador descobrir que melhorar dois fatores do estilo de vida (exercício e nutrição) e evitar outro comportamento voluntário (fumo) são atitudes que podem ter um grande impacto na sua saúde! Nos próximos capítulos, você aprenderá mais detalhadamente sobre o exercício e a nutrição. O programa de exercícios ideal inclui atividades aeróbias e de condicionamento muscular com exercícios de flexibilidade. Manter o foco em um planejamento nutricional equilibrado complementará seu programa de atividade conforme você busca melhorar sua saúde. É discutível se realmente existe uma saúde "perfeita". Em vez de tentar atingir a perfeição, atente-se em como você pode fazer pequenas mudanças a cada dia para melhorar continuamente sua saúde. Ao longo do tempo, você colherá seus frutos!

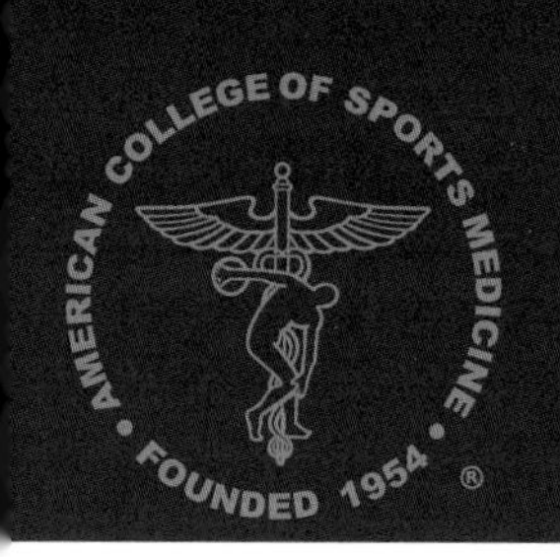

capítulo 2

Avaliando o condicionamento físico pessoal

No Capítulo 1, você aprendeu que atividades físicas e exercícios podem melhorar sua saúde e seu condicionamento físico. Em razão dos muitos atributos ao condicionamento físico, uma ampla gama de testes estão disponíveis para que você avalie seu nível pessoal de condicionamento.[1] Muitos desses testes requerem a assistência de um profissional em condicionamento, mas outros, não. Este capítulo apresenta alguns testes simples, que você mesmo pode aplicar. A finalidade deste capítulo é mostrar como você pode avaliar seu condicionamento físico e utilizar os resultados do teste de condicionamento para estimar seu nível hoje e seu progresso no futuro.

O processo de avaliação de condicionamento inclui três etapas: triagem de pré-participação e avaliação de risco; a avaliação de condicionamento, ou desempenho do próprio teste; e uma interpretação dos resultados do teste.[1] Cada etapa fornece informações sobre você que podem ser usadas para desenvolver um programa seguro e efetivo.

TRIAGEM DE PRÉ-PARTICIPAÇÃO E AVALIAÇÃO DE RISCO

A triagem de pré-participação é uma parte importante do processo de avaliação física. Essa é a primeira etapa para conhecer sua saúde pessoal e ter uma compreensão do que os exercícios podem fazer para melhorar seu condicionamento físico. O acompanhamento de pré-participação consiste em questionários autoadministrados e conduzidos por profissionais, e podem, também, incluir questões para o profissional de Saúde de sua confiança, para garantir que você possa iniciar o teste de condicionamento físico e de atividade física.

A maioria dos testes de condicionamento físico é muito segura. Antes de iniciar, contudo, você deve refletir sobre seu estado de saúde atual, utilizando o acompanhamento de pré-participação, como o que está nesta seção do livro. Caso tenha questões ou preocupações em relação à sua capacidade para completar o teste, é recomendado consultar um profissional da área da Saúde.

UM OLHAR MAIS ATENTO

George

Para compreender melhor o acompanhamento de pré-participação, reflita sobre George, um senhor de 65 anos de idade que, nos últimos anos, tem praticado somente atividades leves, de curta duração. O perfil de George permeia este capítulo para destacar os benefícios do acompanhamento, a classificação de risco e o teste de exercícios. George considera que tem boa saúde para sua idade, embora saiba que está um pouco acima do peso. Pensando em fazer algo em relação ao seu peso, ele comprou uma bicicleta para pedalar até o trabalho todos os dias. Será que George está pronto para isso?

Acompanhamento de pré-participação

A Figura 2.1 mostra o Physical Activity Readiness Questionnaire (Questionário de Prontidão para Atividade Física), mais conhecido pela sigla PAR-Q. Esse questionário é muito simples e pode ajudar você a avaliar seu preparo físico para o exercício. Leia atentamente as duas páginas. Se responder "sim" a qualquer uma das sete questões na primeira página do PAR-Q, você deve verificar com seu médico antes de iniciar o exercício ou de participar de qualquer teste de exercício descrito neste capítulo.

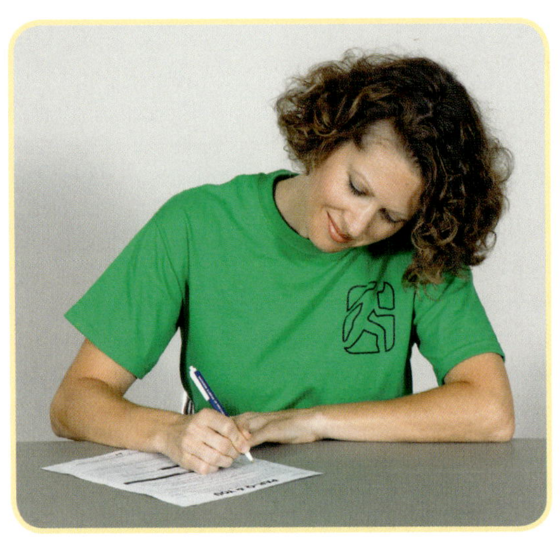

O acompanhamento de pré-participação é o primeiro passo importante para avaliar seu condicionamento físico.

Outros questionários de acompanhamento publicados ao longo dos anos são mais adequados para serem administrados pelo seu médico. Geralmente, eles são mais detalhados ou focados em certos grupos ou condições específicas, como atletas ou gestantes. Todos, porém, têm a mesma finalidade: avaliar o preparo para o exercício regular, para o teste de exercícios ou para ambos. Se você tem alguma dúvida, verifique com seu médico.

Avaliação de risco

Seja preenchendo um questionário autoadministrado ou consultando-se com seu médico, o objetivo do acompanhamento de pré-participação é verificar seu preparo físico para o teste de exercício ou futura atividade física. Além de determinar prontidão para a atividade física, o acompanhamento de pré-participação também fornece uma classificação de risco. Embora soe intimidador, o termo classificação de risco nada mais é do que uma identificação do seu risco para doenças que possam afetar sua capacidade de exercitar-se.[1]

Physical Activity Readiness Questionnaire – PAR-Q (revisado em 2002)

PAR-Q & VOCÊ

(Questionário para pessoas de 15 a 69 anos)

Praticar atividades físicas regulares é algo divertido e saudável, e cada vez mais pessoas têm se tornado mais ativas diariamente. Ser mais ativo é muito saudável para a maioria das pessoas. No entanto, algumas devem verificar com seus médicos antes de começar a se tornarem muito mais fisicamente ativas.

Se você está planejando tornar-se muito mais ativo do que é agora, comece respondendo às sete questões no quadro abaixo. Se você tem entre 15 e 69 anos, o PAR-Q irá dizer-lhe se você deve consultar-se com um médico antes de começar. Se você tem mais de 69 anos e não é uma pessoa muito ativa, verifique com seu médico.

Bom senso é seu melhor guia ao responder estas perguntas. Por favor, leia atentamente e responda a cada uma com honestidade: use SIM ou NÃO.

SIM	NÃO		
☐	☐	1.	**Seu médico já disse que você tem algum problema cardíaco e que você só deve praticar atividade física com recomendação médica?**
☐	☐	2.	**Você sente dor no peito quando faz alguma atividade física?**
☐	☐	3.	**No último mês, você teve dor no peito quando não estava fazendo atividade física?**
☐	☐	4.	**Você perde o equilíbrio por vertigem ou você já perdeu a consciência?**
☐	☐	5.	**Você tem algum problema ósseo ou na articulação (por exemplo, costas, joelhos ou quadril) que pode piorar com uma mudança na sua atividade física?**
☐	☐	6.	**Seu médico prescreveu ultimamente medicamentos (por exemplo, diuréticos) para sua pressão sanguínea ou problema cardíaco?**
☐	☐	7.	**Você sabe de qualquer outra razão pela qual não deve praticar atividades físicas?**

Se você respondeu

SIM para uma ou mais questões

Fale com seu médico por telefone ou pessoalmente ANTES de tornar-se muito mais ativo fisicamente ou ANTES de submeter-se a uma avaliação de condicionamento. Converse com seu médico sobre o PAR-Q e as questões às quais você respondeu "SIM".

- Você é capaz de fazer qualquer atividade que quiser – desde que inicie lentamente e evolua gradualmente. Ou você pode precisar restringir suas atividades para aquelas que são seguras para você. Converse com seu médico a respeito das atividades que deseja praticar e siga suas prescrições.

NÃO para todas as questões

Se você respondeu NÃO honestamente para todas as questões do PAR-Q, certa e sensatamente, você pode:

- Começar a tornar-se muito mais ativo – inicie lentamente e evolua gradualmente. É a maneira mais segura e fácil.
- Participar de uma avaliação física – é um modo excelente de determinar seu condicionamento físico básico, de modo que você possa planejar a melhor maneira para viver ativo. É altamente recomendado que você avalie sua pressão arterial. Se a leitura estiver acima de 144/94, converse com seu médico antes de começar a tornar-se mais ativo fisicamente.

AGUARDE PARA TORNAR-SE MUITO MAIS ATIVO:

- Se você não está se sentindo bem por causa de uma enfermidade, como gripe ou febre, espere até sentir-se melhor.
- Se você já está grávida ou pretende engravidar, converse com seu médico antes de tornar-se uma pessoa mais ativa.

POR FAVOR, OBSERVE: caso sua saúde mude a ponto de você responder "SIM" para qualquer uma das questões anteriores, fale com seu treinador ou médico antes de tornar-se mais ativo.

OBSERVAÇÃO: caso o PAR-Q esteja sendo aplicado antes da pessoa participar de um programa de atividade física ou de uma avaliação física, esta seção pode ser usada para fins legais ou administrativos.

"Eu li, compreendi e completei este questionário. Todas as dúvidas que eu tive foram completamente sanadas."

NOME: ______________________ DATA: ______________

ASSINATURA: ______________________ TESTEMUNHA: ______________

ASSINATURA DO PAI
OU DO RESPONSÁVEL (Para participantes menores de idade): ______________________

Observação: Este documento de atividade física é válido por um prazo máximo de 12 meses a partir da data em que foi preenchido e se tornará inválido caso sua condição mudar a ponto de qualquer uma das sete respostas mudar para "SIM".

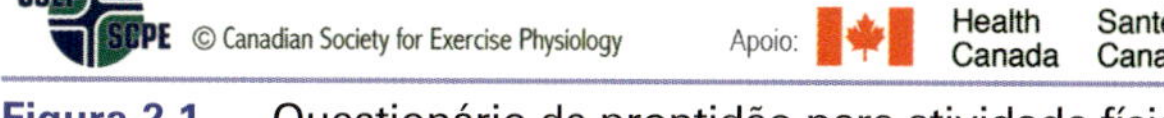

Continua...

Figura 2.1 Questionário de prontidão para atividade física (parte 1)

Fonte: Physical Activity Readiness Questionnaire © 2002. Usado com permissão da Canadian Society for Exercise Physiology. www.csep.ca.

...Continuação

PAR-Q & VOCÊ

Physical Activity Readiness Questionnaire – PAR-Q (revisado em 2002)

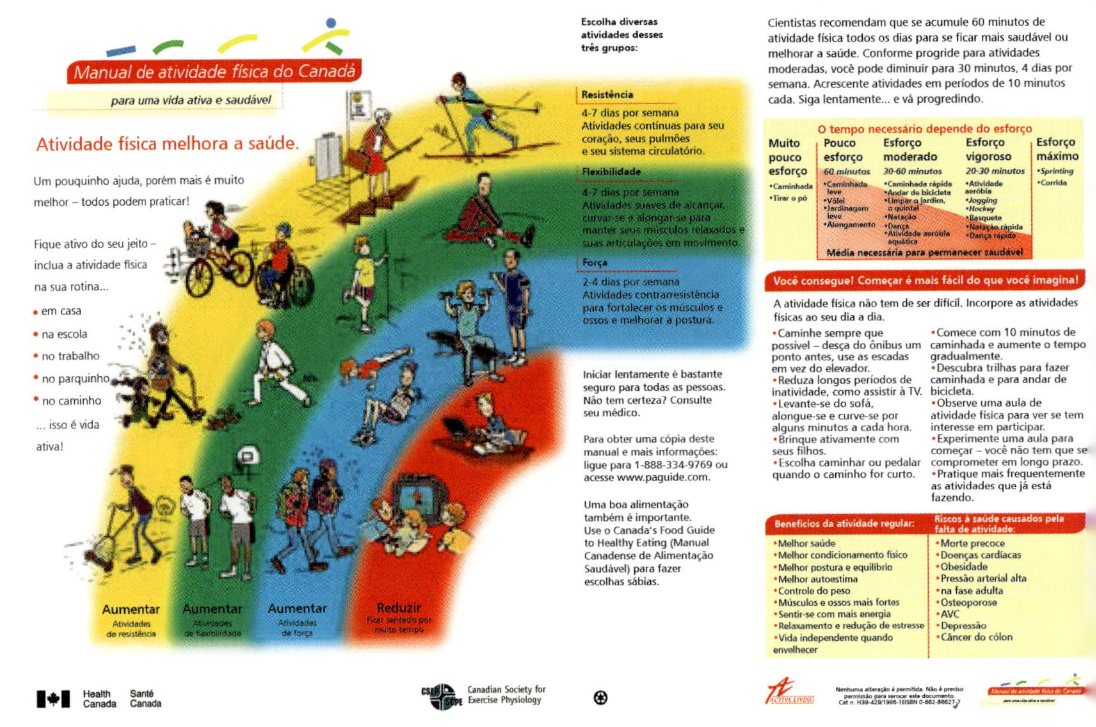

Manual de atividade física do Canadá

para uma vida ativa e saudável

Atividade física melhora a saúde.

Um pouquinho ajuda, porém mais é muito melhor – todos podem praticar!

Fique ativo do seu jeito – inclua a atividade física na sua rotina...

- em casa
- na escola
- no trabalho
- no parquinho
- no caminho

... isso é vida ativa!

Aumentar – Atividades de resistência

Aumentar – Atividades de flexibilidade

Aumentar – Atividades de força

Reduzir – Ficar sentado por muito tempo

Escolha diversas atividades desses três grupos:

Resistência
4-7 dias por semana
Atividades contínuas para seu coração, seus pulmões e seu sistema circulatório.

Flexibilidade
4-7 dias por semana
Atividades suaves de alcançar, curvar-se e alongar-se para manter seus músculos relaxados e suas articulações em movimento.

Força
2-4 dias por semana
Atividades contrarresistência para fortalecer os músculos e ossos e melhorar a postura.

Iniciar lentamente é bastante seguro para todas as pessoas. Não tem certeza? Consulte seu médico.

Para obter uma cópia deste manual e mais informações: ligue para 1-888-334-9769 ou acesse www.paguide.com.

Uma boa alimentação também é importante. Use o Canada's Food Guide to Healthy Eating (Manual Canadense de Alimentação Saudável) para fazer escolhas sábias.

Cientistas recomendam que se acumule 60 minutos de atividade física todos os dias para se ficar mais saudável ou melhorar a saúde. Conforme progride para atividades moderadas, você pode diminuir para 30 minutos, 4 dias por semana. Acrescente atividades em períodos de 10 minutos cada. Siga lentamente... e vá progredindo.

O tempo necessário depende do esforço

Muito pouco esforço	Pouco esforço	Esforço moderado	Esforço vigoroso	Esforço máximo
	60 minutos	*30-60 minutos*	*20-30 minutos*	
•Caminhada •Tirar o pó	•Caminhada leve •Vôlei •Jardinagem leve •Alongamento	•Caminhada rápida •Andar de bicicleta •Limpar o jardim, o quintal •Natação •Dança •Atividade aeróbia aquática	•Atividade aeróbia •*Jogging* •*Hockey* •Basquete •Natação rápida •Dança rápida	•*Sprinting* •Corrida

Média necessária para permanecer saudável

Você consegue! Começar é mais fácil do que você imagina!

A atividade física não tem de ser difícil. Incorpore as atividades físicas ao seu dia a dia.

- Caminhe sempre que possível – desça do ônibus um ponto antes, use as escadas em vez do elevador.
- Reduza longos períodos de inatividade, como assistir à TV.
- Levante-se do sofá, alongue-se e curve-se por alguns minutos a cada hora.
- Brinque ativamente com seus filhos.
- Escolha caminhar ou pedalar quando o caminho for curto.
- Comece com 10 minutos de caminhada e aumente o tempo gradualmente.
- Descubra trilhas para fazer caminhada e para andar de bicicleta.
- Observe uma aula de atividade física para ver se tem interesse em participar.
- Experimente uma aula para começar – você não tem que se comprometer em longo prazo.
- Pratique mais frequentemente as atividades que já está fazendo.

Benefícios da atividade regular:	Riscos à saúde causados pela falta de atividade:
•Melhor saúde •Melhor condicionamento físico •Melhor postura e equilíbrio •Melhor autoestima •Controle do peso •Músculos e ossos mais fortes •Sentir-se com mais energia •Relaxamento e redução de estresse •Vida independente quando envelhecer	•Morte precoce •Doenças cardíacas •Obesidade •Pressão arterial alta •na fase adulta •Osteoporose •AVC •Depressão •Câncer do cólon

Health Canada Santé Canada

Canadian Society for Exercise Physiology

Active Living

Nenhuma alteração é permitida. Não é preciso permissão para xerocar este documento. Cat n. H39-429/1998-1EISBN 0-662-86627-7

Fonte: Canada's Physical Activity Guide to Healthy Active Living, Health Canada, 1998. http://www.hc-sc.gc.ca/hppb/paguide/pdf/guideEng.pdf. © Reproduzido com permissão do Minister of Public Works and Government Services, Canadá, 2002.

PROFISSIONAIS DE EDUCAÇÃO FÍSICA E DE SAÚDE PODEM INTERESSAR-SE PELA INFORMAÇÃO ABAIXO:

Os formulários a seguir estão disponíveis para uso médico, basta entrar em contato com a Canadian Society for Exercise Physiology (endereço abaixo):

Physical activity readiness medical examination (PARmed-X – Exame médico para prontidão para atividade física) – para ser utilizado por médicos com pessoas que responderam "SIM" a uma ou mais questões do PAR-Q.

Physical activity readiness medical examination for pregnancy (PARmed-X for pregnancy – Exame médico para prontidão para atividade física para gestantes) – para ser utilizado por médicos com pacientes gestantes que desejam se tornar mais ativas.

Referências:

Arraix GA, Wigle DT, Mao Y. Risk assessment of Physical Activity and Physical Fitness in the Canada Health Survey Follow-Up Study. **J. Clin. Epidemiol**. 1992;45(4):419-428.

Mottola M, Wolfe LA. Active Living and Pregnancy, In: Quinney A, Gauvin L, Wall T (eds.). **Toward Active Living: Proceedings of the International Conference on Physical Activity, Fitness and Health**. Champaign, IL: Human Kinetics; 1994.

PAR-Q Validation Report, British Columbia Ministry of Health; 1978.

Thomas S, Reading J, Shephard RJ. Revision of the Physical Activity Readiness Questionnaire (PAR-Q). **Can. J. Spt. Sci**. 1992;17(4):338-345.

Para mais informações, contatar:

Canadian Society for Exercise Physiology
202-185 Somerset Street West
Ottawa, ON K2P 012
Tel.: 1-877-651-3755 • Fax: (613) 234-3565
Site: www.csep.ca

O PAR-Q original foi desenvolvido pelo British Columbia Ministry of Heath (Ministério da Saúde da Columbia Britânica). Foi revisado por um comitê de especialistas da Canadian Society for Exercise Physiology, presidido pelo doutor N. Gledhill (2002).

Disponvível em francês com o título Questionnaire sur l'aptitude à l'activité physique – Q-AAP (revisé 2002).

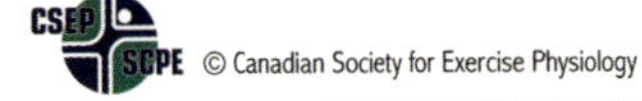

Apoio:

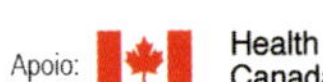

Figura 2.1 Questionário de prontidão para atividade física (parte 2)

Fonte: Physical Activity Readiness Questionnaire © 2002. Usado com permissão da Canadian Society for Exercise Physiology. www.csep.ca.

Três tipos de doenças são comumente considerados durante a classificação de risco: cardiovascular, pulmonar e metabólica.[1] Como você verá em outros capítulos, doenças nessas categorias podem afetar seu condicionamento físico, mas não necessariamente impedem que você se exercite. De fato, muitas pessoas teriam menos riscos de certas doenças, caso se exercitassem regularmente.

Após completar o acompanhamento de pré-participação, a próxima etapa é determinar se a presença dessas doenças ou seu risco de desenvolvê-las pode impactar nos seus planos de tornar-se mais fisicamente ativo.[1] Para garantir a segurança, pessoas em grupos de alto risco devem passar pelo teste de exercício sob a supervisão de um médico antes de iniciar um programa de exercícios. Pessoas do grupo de risco moderado devem ser supervisionadas por um médico, caso os testes envolvam níveis máximos de execução. Em contrapartida, pessoas aparentemente saudáveis, do grupo de baixo risco, não requerem a presença de um médico durante os testes.

Para determinar seu nível de risco, siga as três etapas esquematizadas na Figura 2.2, conforme segue:

1. Verifique doenças preexistentes.
2. Verifique se há sinais ou sintomas de doenças.
3. Conte o número de fatores de risco de doenças cardiovasculares.

Em parte, você já abordou as duas primeiras etapas quando completou seu acompanhamento de pré-participação. Para uma avaliação mais completa, verifique seu *status*, comparando-o à lista de doenças preexistentes, assim como sinais e sintomas presentes na Figura 2.2. Se você tem uma dessas doenças ou apresenta qualquer um dos sinais ou sintomas dessas doenças, pode considerar-se do grupo alto risco.

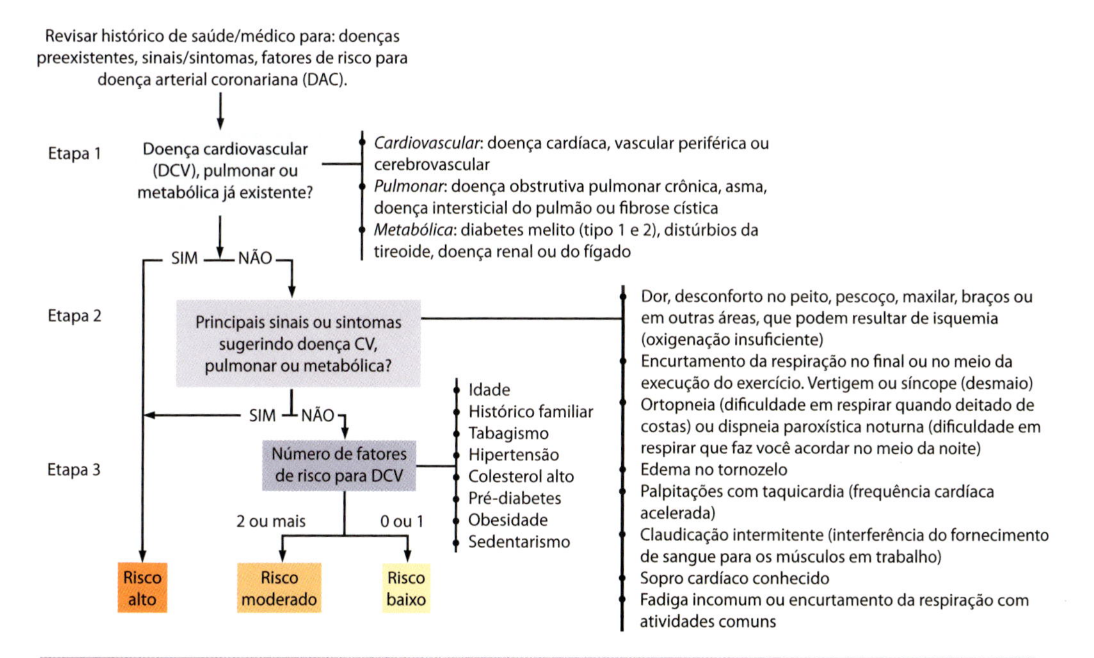

Figura 2.2 Passo a passo do processo de classificação de risco.
Fonte: reproduzida com a permissão do American College of Sports Medicine, 2010, p.24.

Em razão da enorme importância do sistema cardiovascular para a fisiologia do exercício e a atividade física, o risco de doenças cardiovasculares é cuidadosamente avaliado na terceira etapa. Observe que a lista de oito fatores de risco, na Figura 2.2, inclui fatores sobre os quais não temos controle (por exemplo, idade, histórico familiar), bem como aqueles que você pode controlar (por exemplo, tabagismo, sedentarismo). O número de fatores de risco determina se é considerado do grupo de risco baixo ou moderado para desenvolver uma doença cardíaca.[1] Para avaliar seu *status*, verifique os oito fatores de risco na Figura 2.3 e marque "Sim" ou "Não" na coluna "Você corre risco?".

Em resumo, se você respondeu "não" a todas as perguntas no PAR-Q e não há doenças ou sinais e sintomas, você está no grupo de risco baixo ou moderado, dependendo do número de fatores de risco cardiovasculares que você identificou na Figura 2.3. Pessoas com baixo risco podem fazer qualquer teste de condicionamento deste capítulo. Pessoas do grupo de risco moderado devem evitar níveis máximos de execução de exercício (salvo sob a supervisão de um médico). Por exemplo, uma pessoa com baixo risco pode completar o teste de corrida de 1,5 milha (2,4 km), ao passo que a pessoa com risco moderado deve selecionar o teste de caminhada de 1 milha (1,6 km), que tem nível mais leve de execução. Quando completar as avaliações de condicionamento ou iniciar seu programa de exercícios, sempre tenha bom senso e não force além do que seu nível de condicionamento físico atual permite.

Se você respondeu "sim" a qualquer uma das questões do PAR-Q ou já sabe que tem uma doença cardiovascular, metabólica ou pulmonar, ou, ainda, identificou que tem sinais ou sintomas específicos, conforme a Figura 2.2 mostrou, deve procurar seu especialista antes de participar de avaliações de condicionamento propostas neste capítulo ou antes de iniciar um programa de exercícios. A recomendação para buscar ajuda de um profissional não necessariamente significa que você não possa se exercitar; na realidade, o exercício pode muito bem ser parte do seu plano de tratamento.

O processo de classificação de risco, algumas vezes, tem efeito reverso – isto é, se você está no grupo de alto risco, em vez de evitar que você faça o teste de exercícios ou se torne fisicamente ativo, seu médico pode indicá-lo a um profissional de Educação Física para fazer o teste e prescrever exercícios como parte do seu tratamento. Você deve aceitar a prescrição de exercícios como uma oportunidade agradável e de baixo custo para melhorar sua saúde. Você simplesmente se surpreenderá com os resultados que obterá em um curto período de tempo!

UM OLHAR MAIS ATENTO

George

Para determinar sua prontidão para o exercício físico, George respondeu às questões no PAR-Q. Embora tenha respondido "não" para todas, suas respostas às questões na Figura 2.3 afirmam que ele é, de fato, sedentário, mas não obeso. Certamente, aos 65 anos, George tem outro fator de risco: a idade. Assim, ele tem dois fatores de risco para uma doença cardiovascular (estilo de vida sedentário e idade). Observando o mapa de classificação de risco na Figura 2.2, George é classificado no grupo de risco moderado. Ele decide consultar seu médico sobre seus novos planos de exercícios. O especialista o incentiva a executar diversos testes descritos neste capítulo, mas recomenda que ele não faça a corrida de 1,5 milha (2,4 km), mais vigorosa. Em vez disso, ele sugere que George avalie sua capacidade aeróbia fazendo o teste de caminhada, que é de intensidade moderada.

FIGURA 2.3

Checklist de pontuação para fatores de risco

Fatores de risco	Definição	Você corre risco?
Idade	45 anos ou mais para homens; 55 anos ou mais para mulheres.	___Sim ___Não
Histórico familiar	Ataque cardíaco, cirurgia vascular ou morte repentina provocada por problema cardíaco antes dos 55 anos para pai, irmão ou filho ou antes dos 65 anos para mãe, irmã ou filha	___Sim ___Não
Tabagismo	Fumante ou parou nos últimos 6 meses	___Sim ___Não
Pressão arterial alta[a]	Pressão sistólica acima de 140 mmHg *ou* pressão diastólica acima de 90 mmHg, confirmada em duas ocasiões separadas *ou* com medicação para diminuir a pressão arterial	___Sim ___Não
Colesterol ruim[b]	LDL 130 mg/dl ou acima *ou* HDL menor que 40 mg/dl *ou* colesterol total de 200 mg/dl ou acima *ou* com medicação para diminuir o colesterol. (*Observação*: você deve subtrair 1 da pontuação total abaixo, caso o colesterol HDL for 60 mg/dl ou mais.)	___Sim ___Não
Pré-diabetes[c]	Glicemia em jejum (açúcar) entre 100 e 126 mg/dL *ou* anomalia da tolerância à glicose confirmada em duas ocasiões separadas	___Sim ___Não
Obesidade	IMC[d] de 30 kg/m² ou circunferência da cintura acima de 120 cm (40 pol.) para homens e 88 cm (35 pol.) para mulheres	___Sim ___Não
Estilo de vida sedentário	Qualquer pessoa que não participe de atividade física de intensidade moderada por no mínimo 30 minutos 3 dias por semana nos últimos três meses	___Sim ___Não
Some o número de questões marcadas com "sim" e, depois, subtraia 1 da sua pontuação, caso seu colesterol HDL seja de 60 mg/dL ou mais. Abaixo, o risco com base na pontuação: • Risco baixo: 1 ou menor • Risco moderado: 2 ou maior • Risco alto: doenças preexistentes ou sinais ou sintomas de doenças (*vide* Figura 2.2)		___Pontuação de risco

[a] Pressão sanguínea inclui dois números. O número do alto é a pressão sistólica e o número de baixo é a pressão diastólica.

[b] O colesterol é registrado com graus variados de especificidade. Você saberá seu nível de colesterol total e isso pode ser útil para determinar o risco. O colesterol LDL é o "ruim" com relação à doença arterial coronariana (DAC), fazendo que altos valores sejam preocupantes. O colesterol HDL é o "bom", e, dessa forma, será preocupante se estiver baixo, mas estará em boa situação se estiver alto.

[c] As medidas de glicose no sangue requerem acompanhamento médico, pois envolvem testes mais avançados. Altos níveis de glicose são preocupantes.

[d] Na página 42, você encontra uma descrição do índice de massa corporal (IMC). Esse índice incorpora altura e peso corporal em um único valor expresso em unidades de quilogramas por metros ao quadrado (kg/m²).

Fonte: adaptada com permissão do American College of Sports Medicine, 2010, p. 28.

AVALIAÇÃO FÍSICA

O Capítulo 1 identificou os componentes do condicionamento físico tanto relacionados à saúde como à habilidade. O condicionamento físico relacionado à habilidade é, de fato, importante, mas geralmente relacionado aos esportes. Por exemplo, um treinador pode desejar avaliar a agilidade e a velocidade de seus jogadores de futebol. Este capítulo fornece avaliações de condicionamento físico ligados à saúde, incluindo aqueles relacionados à frequência cardíaca, à composição corporal, ao condicionamento cardiorrespiratório, ao condicionamento muscular e à flexibilidade. O equipamento necessário para esses testes é mínimo e você não precisa executá-los num só dia.

Se você quiser fazer mais de um teste em um só dia, deve seguir a ordem dos testes apresentada nesta seção, para maior exatidão.[1] Quando verificar seu desenvolvimento após alguns meses, faça o teste da mesma maneira que na avaliação inicial. Manter a mesma ordem dos testes garante que qualquer alteração nos resultados seja atribuída a seu novo programa de atividades.

Avaliando a frequência cardíaca

É provável que a mais simples avaliação de condicionamento seja a frequência cardíaca, que é medida por batimentos por minuto. Durante o exercício físico, ela aumenta. Quanto maior a intensidade, mais rápidos serão seus batimentos, a fim de levar oxigênio e nutrientes para os músculos que estão trabalhando. Conforme aumenta seu condicionamento físico, contudo, sua frequência cardíaca será mais baixa durante o repouso, bem como em resposta a determinado nível de exercício. Seu coração pode, agora, fazer o mesmo trabalho com batimentos mais lentos, porque é capaz de enviar mais sangue a cada batimento. Isso é uma evidência do seu corpo se adaptando ao exercício e à melhora das artérias no corpo. A frequência cardíaca pode ser medida de qualquer artéria do corpo (*vide* o boxe *Onde encontrar seu batimento cardíaco* para uma explicação dos dois locais mais comuns).

Onde encontrar seu batimento cardíaco

Você pode determinar sua frequência cardíaca ao encontrar uma região no seu corpo em que uma artéria (vaso sanguíneo carregando sangue do coração para o resto do corpo) estiver perto da superfície da pele, de modo que você possa sentir sua pulsação, que é uma ondulação suave no fluxo sanguíneo que ocorre quando o coração se contrai. Os locais mais comuns são a artéria radial no pulso (*vide* Figura 2.4*a*) e a artéria carótida no pescoço (*vide* Figura 2.4*b*). Use as pontas do dedo indicador e do meio para sentir a pulsação. Se preferir a carótida, mantenha uma leve pressão. Muita pressão nessa região pode alterar sua frequência cardíaca artificialmente.

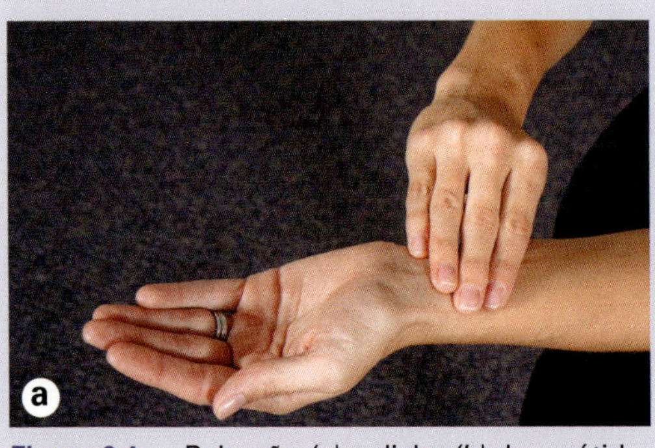

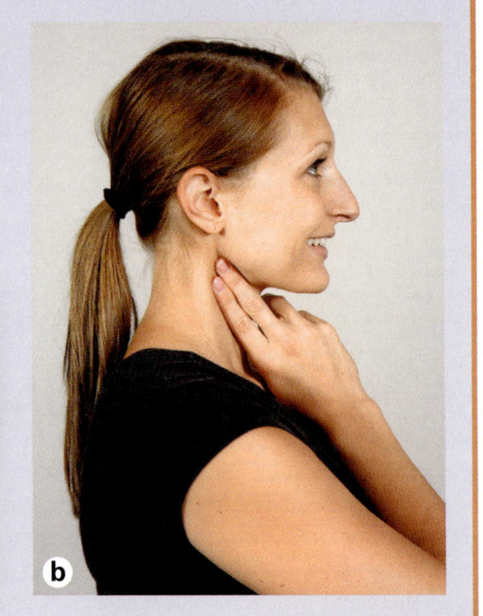

Figura 2.4 Pulsação *(a)* radial e *(b)* da carótida.

A frequência cardíaca de repouso é mais bem verificada pela manhã, assim que sair da cama. Tenha por perto um cronômetro ou um relógio que mostre o tempo em segundos. Localize uma das artérias descritas no boxe anterior e simplesmente conte o número de batimentos (pulsações) que sentir durante um minuto. Para a maioria dos adultos, o resultado fica entre 60 e 100, porém, caso sua frequência cardíaca seja menor do que 60 e maior que 100 após diversas medições de descanso, você deve mencionar isso a seu médico.

Verificar a frequência cardíaca de exercício é tão fácil quanto a de descanso, mas você deve agir rapidamente para obter uma medida precisa. Uma vez que você interrompe a atividade física, sua frequência cardíaca retorna à frequência de repouso, por isso, deve encontrar sua pulsação e iniciar a contagem imediatamente após parar a atividade. Tome seu pulso por 15 segundos e multiplique o resultado por 4. A resposta será sua frequência cardíaca de exercício em batimentos por minuto.

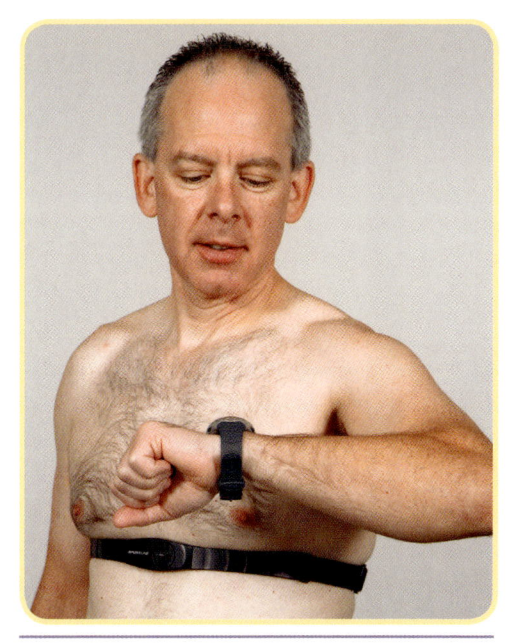

Figura 2.5 Monitor de frequência cardíaca.

Caso seja muito difícil verificar sua pulsação manualmente, invista em um monitor de frequência cardíaca (um exemplo pode ser encontrado na Figura 2.5). Esse aparelho permite uma leitura constante em tempo real. Ele inclui um transmissor usado ao redor do peito que se comunica eletronicamente com um receptor, que parece um relógio de pulso, no qual a frequência cardíaca é mostrada em batimentos por minuto. O custo desses monitores varia muito, dependendo de suas características (por exemplo, zonas de frequência programáveis, memória para baixar em um computador após o exercício, funções de tempo). Os modelos mais simples, que somente mostram a frequência cardíaca, geralmente custam U$ 25. São muito duráveis e permitem fácil verificação da frequência cardíaca durante o exercício.

Avaliando a composição corporal

Muitas das técnicas para avaliação da composição corporal disponíveis requerem equipamento e treinamento especiais. Embora as avaliações mais técnicas forneçam um *insight* mais completo, para uma medida total da sua saúde pessoal, duas medições poderão fornecer dados valiosos: o IMC e a circunferência da cintura.

Índice de massa corporal

O índice de massa corporal (IMC) é um teste simples, que você mesmo pode completar. Os resultados são úteis para que você monitore seu progresso em direção à melhora do seu condicionamento físico. O IMC reflete seu peso corporal em relação à sua altura e é expresso pela medida do peso (em quilogramas) dividido pela altura (em metros) ao quadrado (kg/m^2).

Para determinar seu IMC, *vide* a Figura 2.6. Após encontrar sua altura em polegadas na coluna mais à esquerda, siga a linha na horizontal, até encontrar a coluna correspondente a seu peso em libras. Veja, no topo dessa coluna, seu IMC em kg/m^2, bem como uma interpretação simples desse número. Observe que, idealmente, o IMC deve ser

FIGURA 2.6

Calculador de índice de massa corporal (IMC)*

	Normal						Acima do peso					Obesidade										Obesidade extrema														
IMC	19	20	21	22	23	24	25	26	27	28	29	30	31	32	33	34	35	36	37	38	39	40	41	42	43	44	45	46	47	48	49	50	51	52	53	54
Altura (pol.)	Peso corporal (libras)																																			
58	91	96	100	105	110	115	119	124	129	134	138	143	148	153	158	162	167	172	177	181	186	191	196	201	205	210	215	220	224	229	234	239	244	248	253	258
59	94	99	104	109	114	119	124	128	133	138	143	148	153	158	163	168	173	178	183	188	193	198	203	208	212	217	222	227	232	237	242	247	252	257	262	267
60	97	102	107	112	118	123	128	133	138	143	148	153	158	163	168	174	179	184	189	194	199	204	209	215	220	225	230	235	240	245	250	255	261	266	271	276
61	100	106	111	116	122	127	132	137	143	148	153	158	164	169	174	180	185	190	195	201	206	211	217	222	227	232	238	243	248	254	259	264	269	275	280	285
62	104	109	115	120	126	131	136	142	147	153	158	164	169	175	180	186	191	196	202	207	213	218	224	229	235	240	246	251	256	262	267	273	278	284	289	295
63	107	113	118	124	130	135	141	146	152	158	163	169	175	180	186	191	197	203	208	214	220	225	231	237	242	248	254	259	265	270	278	282	287	293	299	304
64	110	116	122	128	134	140	145	151	157	163	169	174	180	186	192	197	204	209	215	221	227	232	238	244	250	256	262	267	273	279	285	291	296	302	308	314
65	114	120	126	132	138	144	150	156	162	168	174	180	186	192	198	204	210	216	222	228	234	240	246	252	258	264	270	276	282	288	294	300	306	312	318	324
66	118	124	130	136	142	148	155	161	167	173	179	186	192	198	204	210	216	223	229	235	241	247	253	260	266	272	278	284	291	297	303	309	315	322	328	334
67	121	127	134	140	146	153	159	166	172	178	185	191	198	204	211	217	223	230	236	242	249	255	261	268	274	280	287	293	299	306	312	319	325	331	338	344
68	125	131	138	144	151	158	164	171	177	184	190	197	203	210	216	223	230	236	243	249	256	262	269	276	282	289	295	302	308	315	322	328	335	341	348	354
69	128	135	142	149	155	162	169	176	182	189	196	203	209	216	223	230	236	243	250	257	263	270	277	284	291	297	304	311	318	324	331	338	345	351	358	365
70	132	139	146	153	160	167	174	181	188	195	202	209	216	222	229	236	243	250	257	264	271	278	285	292	299	306	313	320	327	334	341	348	355	362	369	376
71	136	143	150	157	165	172	179	186	193	200	208	215	222	229	236	243	250	257	265	272	279	286	293	301	308	315	322	329	338	343	351	358	365	372	379	386
72	140	147	154	162	169	177	184	191	199	206	213	221	228	235	242	250	258	265	272	279	287	294	302	309	316	324	331	338	346	353	361	368	375	383	390	397
73	144	151	159	166	174	182	189	197	204	212	219	227	235	242	250	257	265	272	280	288	295	302	310	318	325	333	340	348	355	363	371	378	386	393	401	408
74	148	155	163	171	179	186	194	202	210	218	225	233	241	249	256	264	272	280	287	295	303	311	319	326	334	342	350	358	365	373	381	389	396	404	412	420
75	152	160	168	176	184	192	200	208	216	224	232	240	248	256	264	272	279	287	295	303	311	319	327	335	343	351	359	367	375	383	391	399	407	415	423	431
76	156	164	172	180	189	197	205	213	221	230	238	246	254	263	271	279	287	295	304	312	320	328	336	344	353	361	369	377	385	394	402	410	418	426	435	443

* Para saber seu peso em libras, multiplique seu peso em kg por 2,2; e para saber sua altura em polegadas, divida sua altura em cm por 2,54.

Fonte: reproduzida do U.S. Department of Health and Human Services, National Heart, Lung and Blood Institute, 1998.

menor que 25. Para mais informações sobre o IMC no que diz respeito ao controle do peso, *vide* o Capítulo 13. Levando-se em conta as diferenças nos padrões de crescimento, jovens entre 2 e 20 anos, geralmente, não usam o IMC, mas, sim, os mapas de IMC por idade (*vide* o Capítulo 9 para obter informações de como interpretar os resultados).

Preocupações com a saúde são relacionadas ao IMC igual ou maior do que 25; um IMC maior ou igual a 30 é associado com pressão arterial alta, níveis de colesterol preocupantes e doenças cardíacas.[1] Em razão do IMC não levar em consideração a quantidade de gordura corporal comparada ao músculo, ele não pode ser considerado um instrumento que prevê os riscos perfeitamente. Por exemplo, um atleta magro e musculoso não estaria em alto nível de risco mesmo que o IMC estivesse mais alto do que o de uma pessoa comum de mesma altura.

Circunferência da cintura

As pessoas têm diferentes padrões de distribuição de gordura corporal e esses padrões correspondem a diferentes níveis de risco de doenças. A localização do acúmulo de gordura corporal influencia seu risco para a saúde.[1] O risco é mais baixo para aqueles que têm a gordura distribuída em volta dos quadris e das coxas (chamada de obesidade ginoide e comumente referida como físico com formato de pera) do que para aqueles que têm a gordura no tronco ou na região abdominal (chamada de obesidade androide, comumente conhecida como físico em formato de maçã). Em razão da preocupação com a obesidade abdominal, a circunferência da cintura por si só pode ajudar a identificar se sua saúde corre riscos.

A circunferência da cintura é medida com uma fita métrica. Você também pode usar uma linha ou um cinto e, depois, deitá-los sobre uma régua comum ou graduada. *Vide* a Figura 2.7 para orientar-se sobre o posicionamento correto da fita. Você pode contar com a ajuda de alguém para manter a fita no lugar, mas verificar a medida é fácil. Relaxe, fique na posição em pé e respire normalmente.

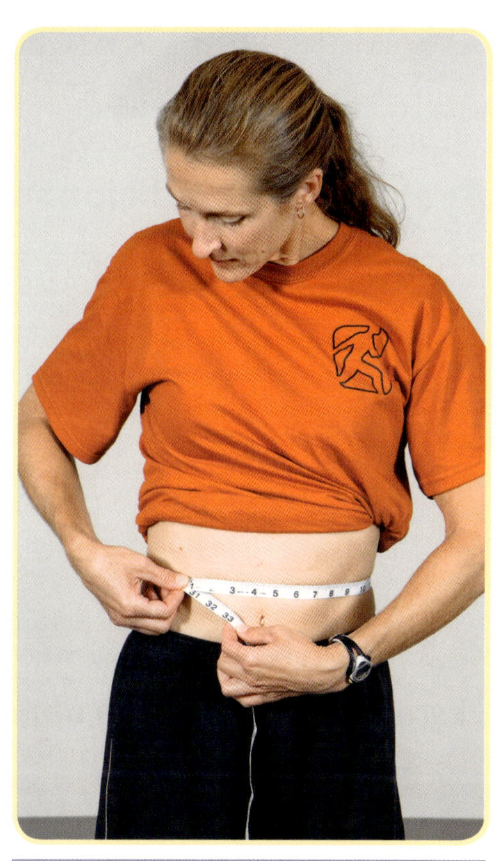

Figura 2.7 Região correta para medir a circunferência da cintura.

Tabela 2.1 **Interpretação da circunferência da cintura para adultos**

Categoria do risco	CIRCUNFERÊNCIA DA CINTURA (EM POLEGADAS E EM CENTÍMETROS)	
	Homens	**Mulheres**
Muito baixo	Menos de 31,5 pol. (80 cm)	Menos de 27,5 pol. (70 cm)
Baixo	31,5-39,0 pol. (80-99 cm)	27,5-35 pol. (70-89 cm)
Alto	39,5-47,0 pol. (100-120 cm)	35,5-43,0 pol. (90-109 cm)
Muito alto	Acima de 47,0 pol. (120 cm)	Acima de 43,0 pol. (110 cm)

Fonte: adaptada com permissão de Bray, 2004, p. 348.

Tire uma medida da parte mais estreita do seu torso acima do seu umbigo e abaixo da costela. Utilize os valores na Tabela 2.1 para interpretar suas medidas em centímetros ou em polegadas. Mulheres com circunferência de 35 polegadas (89 cm) ou menos e homens com circunferência de 39 polegadas (99 cm) ou menos são o grupo que apresenta baixo risco de doenças.[1]

O IMC e a medida da circunferência fornecem uma ideia indireta, porém rápida, da composição corporal. Outras formas de medição mais avançadas também estão disponíveis, mas exigem consulta com um profissional de Educação Física. Um método, por exemplo, é a medida da dobra cutânea, que envolve "pinçadas" da camada de gordura logo abaixo da pele em diversas regiões do corpo, para calcular a quantidade total de gordura no corpo. Outro método é o de bioimpedância elétrica, que estima a quantidade de gordura no corpo utilizando a medida de resistência ao fluxo elétrico por meio dos tecidos do corpo. Esses dois métodos fornecem informações mais precisas da composição corporal, mas, infelizmente, além de exigirem equipamento especial, podem ser influenciados pelo nível de hidratação.

Avaliando o condicionamento aeróbio

O condicionamento aeróbio é geralmente avaliado pelo consumo máximo de oxigênio, também chamado de $\dot{V}O_2$máx. O $\dot{V}O_2$máx é um marcador da capacidade do corpo de ingerir e de utilizar o oxigênio. Quanto mais alto o valor, melhor é o condicionamento físico. Testes complexos de laboratório podem determinar com mais exatidão seu $\dot{V}O_2$máx, mas você pode obter uma estimativa razoável por meio de testes simples, como o Rockport One-Mile Fitness Walking Test (teste caminhada de uma milha de Rockport) ou o teste de corrida de 1,5 milha, ambos descritos nesta seção do livro.

Selecione um desses testes com base na sua atividade atual e seu nível de condicionamento físico percebido. O teste de caminhada é mais adequado se você está planejando iniciar um programa de exercícios após um período de inatividade ou está em curso com níveis mais moderados de exercício. Para os mais saudáveis e ativos, o teste de corrida é a melhor opção. Cada teste e os cálculos associados produzirão uma estimativa de sua capacidade aeróbia. Utilize o resultado e os números fornecidos na Tabela 2.2 para determinar seu nível de condicionamento físico por idade e sexo.

Teste de caminhada de uma milha de Rockport

O teste de caminhada de uma milha (1.609 m) de Rockport é uma maneira de calcular o $\dot{V}O_2$máx. Para completar esse teste, você deve ter a capacidade de caminhar uma milha continuamente. Escolha um dia sem vento para o teste. É ideal que você escolha uma trilha ao ar livre ou um ambiente interno nos quais tenha certeza de que não há nem mais, nem menos do que uma milha. Uma trilha de um quarto de milha é ideal (quatro voltas completas na pista interna), porém muitas trilhas indicam o quanto medem. Se uma pista de 400 metros é a que está disponível, então, você precisa fazer quatro voltas completas na pista interna, mais um adicional de 9,3 metros. Se não houver trilha disponível, qualquer trajeto com medidas funcionará, desde que a superfície seja lisa e plana. Utilize tênis confortáveis e um cronômetro. Caminhe o mais rápido que puder sem fazer *jogging* nem corrida, e registre o tempo que leva para que complete uma milha. Você também deve verificar sua pulsação, conforme descrito anteriormente, imediatamente após completar a caminhada.

Registrar seus resultados do teste caminhada de uma milha de Rockport é um pouco trabalhoso, mas a matemática é muito simples quando você utiliza as fórmulas mostradas aqui (os números em negrito são constantes na equação, por isso são predeterminados).

Homens

139.168
MENOS (**0,1692** × ___ peso em quilogramas)
MENOS (**0,3877** × ___ idade em anos)
MENOS (**3,2649** × ___ tempo em minutos)
MENOS (**0,1565** × ___ frequência cardíaca em batimentos por minuto)
= ___ CAPACIDADE AERÓBIA

Mulheres

132.853
MENOS (**0,1692** × ___ peso em quilogramas)
MENOS (**0,3877** × ___ idade em anos)
MENOS (**3,2649** × ___ tempo em minutos)
MENOS (**0,1565** × ___ frequência cardíaca em batimentos por minuto)
= ___ CAPACIDADE AERÓBIA

Para obter seu peso em quilogramas, multiplique seu peso em libras por 0,454. Para o fator tempo, você deve levar em conta o número de segundos. Por exemplo, supondo que você completou a caminhada em 14 minutos e 25 segundos. O tempo de 25 segundos precisa ser expresso como uma fração (número decimal) de um minuto. Para isso, divida o número por 60 (porque há 60 segundos em 1 minuto). Neste caso, 25 segundos são equivalentes a 0,42 de um minuto, então, você utiliza o número 14,42 em seu cálculo de capacidade aeróbia.

A resposta do seu cálculo é sua capacidade aeróbia e refere-se à quantidade de oxigênio que seu corpo pode utilizar a cada minuto – mais especificamente, o número de mililitros de oxigênio que seu corpo utiliza por unidade de peso corporal a cada minuto (mL/kg/min.). Quanto mais oxigênio seu corpo utiliza, melhor seu nível de condicionamento aeróbio. Uma vez determinada sua capacidade aeróbia, encontre seu nível de classificação na Tabela 2.2.

Teste de corrida de 1,5 milha

Da mesma maneira que o teste de caminhada de uma milha de Rockport é usado para calcular a capacidade aeróbia, o teste de corrida de 1,5 milha (2.414 m) é utilizado com a mesma finalidade. Em razão da alta intensidade e da longa distância, ele é apropriado para iniciantes, pessoas com sintomas de alguma condição ou doença preexistente ou qualquer um que apresente fatores de risco ou outros problemas de saúde determinados pelo mapeamento de saúde ou pelo médico.

Para esse teste, escolha um dia sem vento e utilize uma pista de corridas ao ar livre ou em ambiente interno. Se você estiver em uma pista de quarto de milha, o teste envolverá seis voltas completas na pista interna. Se você estiver em uma pista de 400 metros, o teste envolverá seis voltas completas mais um adicional de 14 metros para completar a distância de 1,5 milha. Utilize um par de tênis confortáveis e um cronômetro. Já que esse teste exige que você corra 1,5 milha o mais rápido possível, caminhe uma ou duas voltas completas antes, para aquecer-se. Na pista, corra 1,5 milha o mais rápido que puder, cronometrando seu tempo até o último segundo. Para esse teste, não é necessário registrar sua frequência cardíaca. Esse teste é desafiador, então, caminhe uma ou duas voltas completas para desaquecer após completá-lo e hidrate seu corpo novamente, conforme for necessário, em seguida.

Teste de corrida de uma milha para jovens

O FITNESSGRAM é uma avaliação que enfatiza o condicionamento físico pessoal direcionado para a saúde em vez de fazer comparações entre as crianças.[3] Com essa filosofia em mente, são estabelecidos limites saudáveis em vez de categorias de condicionamento físico. Os jovens são classificados na zona "saudável aptidão física" (ZSAF) ou na zona "precisa melhorar". Para garotos e garotas entre 10 e 17 anos de idade, é utilizado o teste de corrida de uma milha (se a criança não conseguir correr o percurso completo, recomenda-se que ela ande rapidamente). Para o teste de corrida de uma milha, o cálculo para estimar a capacidade aeróbia ($\dot{V}O_2$máx) leva em consideração o IMC, assim como o tempo para completar esse teste. Acesse: www.cooperinstitute.org/youth/fitnessgram/hfz-tables.cfm.

Garotos

108,94
MAIS (0,21 × ___ idade, em anos)
MENOS (0,84 × ___ IMC)
MENOS (8,41 × ___ tempo de milha, em minutos)
MAIS (0,34 × ___ tempo de milha, em minutos × ___ tempo de milha, em minutos)
= ___ $\dot{V}O_2$MÁX ESTIMADO

Meninas

108,94
MENOS (0,84 × ___ IMC)
MENOS (8,41 × ___ tempo de milha, em minutos)
MAIS (0,34 × ___ tempo de milha, em minutos × ___ tempo de milha, em minutos)
= ___ $\dot{V}O_2$MÁX ESTIMADO

Fonte: cálculo adaptado com permissão de Cureton e Plowman, 2008.

Observe que essa estimativa só pode ser usada para tempos de corrida de 13 minutos ou menos. Se a criança precisa de mais do que 13 minutos para completar a corrida de uma milha, basta acrescentar "13" na fórmula para o tempo de milha. Veja a Tabela 2.3 para a ZSAF para garotos e garotas entre 10 e 17 anos de idade.[3]

Tabela 2.3 **Diretrizes do FITNESSGRAM para capacidade aeróbia com base na corrida de uma milha***

Idade (anos)	Meninos	Meninas
10	40,2 ou mais	40,2 ou mais
11	40,2 ou mais	40,2 ou mais
12	40,3 ou mais	40,1 ou mais
13	41,1 ou mais	39,7 ou mais
14	42,5 ou mais	39,4 ou mais
15	43,6 ou mais	39,1 ou mais
16	44,1 ou mais	38,9 ou mais
17	44,2 ou mais	38,8 ou mais

* Os valores listados representam a ZSAF e indicam que a criança tem nível suficiente de aptidão física para alcançar importantes benefícios à saúde. Estar abaixo dos valores indicados significa necessidade de aprimoramento.

Fonte: Standards for Health Fitness Zone, Revision 8.6 and 9.x. © 2010, The Cooper Institute, Dallas, Texas. Usada com permissão.

sua RM levantando um peso diversas vezes (após um aquecimento geral), e fazendo alguns cálculos matemáticos,[2] que seguem:

- Multiplique o número de repetições que você consegue executar para determinado exercício por 2,5 (*Observação*: se você consegue levantar um peso específico por mais de 20 vezes, seria mais preciso repetir a avaliação com um peso maior após 10 minutos de repouso).
- Subtraia esse número de 100. O número resultante reflete o percentual de sua 1 RM hipotética.
- Pegue esse número e divida-o por 100 para produzir um valor decimal.
- Divida o peso que você levantou pelo valor decimal. O peso resultante é o seu peso estimado para 1 repetição máxima.

Para comparar-se a outros de sua idade e de seu sexo, utilize seu peso estimado por RM e divida-o pelo peso do seu corpo. Você pode usar o número resultante para interpretar seu condicionamento muscular em conjunção com as Tabelas 2.4 e 2.5. Observe que o coeficiente de peso levantado em relação ao peso corporal é o mesmo utilizando libras ou quilogramas.

Para uma abordagem mais geral sobre avaliação de força muscular, você também pode, simplesmente, acompanhar seu progresso ao longo do tempo dentro do seu programa de treinamento de força. Conforme você ganha força, um peso que, inicialmente, você levantaria apenas 10 vezes, poderá ser levantado mais vezes antes de sentir fadiga, ou você pode levantar um peso mais pesado pelas mesmas 10 repetições. De uma maneira ou de outra, você estará melhorando em força.

Tabela 2.4 **Interpretações de força na parte superior do corpo para homens e mulheres***

	IDADE (anos)					
Homens	**20 ou menos**	**20-29**	**30-39**	**40-49**	**50-59**	**60 ou mais**
Superior	1,76 ou mais	1,63 ou mais	1,35 ou mais	1,20 ou mais	1,05 ou mais	0,94 ou mais
Excelente	1,34-1,75	1,32-1,62	1,12-1,34	1,00-1,19	0,90-1,04	0,82-0,93
Bom	1,19-1,33	1,14-1,31	0,98-1,11	0,88-0,99	0,79-0,89	0,72-0,81
Satisfatório	1,06-1,18	0,99-1,13	0,88-0,97	0,80-0,87	0,71-0,78	0,66-0,71
Fraco	0,89-1,05	0,88-0,98	0,78-0,87	0,72-0,79	0,63-0,70	0,57-0,65
Muito fraco	0,88 ou menos	0,87 ou menos	0,77 ou menos	0,71 ou menos	0,62 ou menos	0,56 ou menos
	IDADE (anos)					
Mulheres	**20 ou menos**	**20-29**	**30-39**	**40-49**	**50-59**	**60 ou mais**
Superior	0,88 ou mais	1,01 ou mais	0,82 ou mais	0,77 ou mais	0,68 ou mais	0,72 ou mais
Excelente	0,77-0,87	0,80-1,00	0,70-0,81	0,62-0,76	0,55-0,67	0,54-0,71
Bom	0,65-0,76	0,70-0,79	0,60-0,69	0,54-0,61	0,48-0,54	0,47-0,53
Satisfatório	0,58-0,64	0,59-0,69	0,53-0,59	0,50-0,53	0,44-0,47	0,43-0,46
Fraco	0,53-0,57	0,51-0,58	0,47-0,52	0,43-0,49	0,39-0,43	0,38-0,42
Muito fraco	0,52 ou menos	0,50 ou menos	0,46 ou menos	0,42 ou menos	0,38 ou menos	0,37 ou menos

* Coeficiente do peso no *bench press* = peso levantado dividido pelo peso do corpo.

Fonte: adaptada com permissão do Cooper Institute, Dallas, Texas, de Physical Fitness Assessments and Norms for Adults and Law Enforcement. Disponível em: www.cooperinstitute.org.

Tabela 2.5 Interpretações de força na parte inferior do corpo para homens e mulheres*

Homens	IDADE (anos)				
	20-29	30-39	40-49	50-59	60 ou mais
Bem acima da média	2,27 ou mais	2,07 ou mais	1,92 ou mais	1,80 ou mais	1,73 ou mais
Acima da média	2,05-2,26	1,85-2,06	1,74-1,91	1,64-1,79	1,56-1,72
Média	1,91-2,04	1,71-1,84	1,62-1,73	1,52-1,63	1,43-1,55
Abaixo	1,74-1,90	1,59-1,70	1,51-1,61	1,39-1,51	1,30-1,42
Bem abaixo da média	1,73 ou menos	1,58 ou menos	1,50 ou menos	1,38 ou menos	1,29 ou menos
Mulheres	**IDADE (anos)**				
	20-29	**30-39**	**40-49**	**50-59**	**60 ou mais**
Bem acima da média	1,82 ou mais	1,61 ou mais	1,48 ou mais	1,37 ou mais	1,32 ou mais
Acima da média	1,58-1,81	1,39-1,60	1,29-1,47	1,17-1,36	1,13-1,31
Média	1,44-1,57	1,27-1,38	1,18-1,28	1,05-1,16	0,99-1,12
Abaixo da média	1,27-1,43	1,15-1,26	1,08-1,17	0,95-1,04	0,88-0,98
Bem abaixo da média	1,26 ou menos	1,14 ou menos	1,07 ou menos	0,94 ou menos	0,87 ou menos

* Coeficiente do peso no *leg press* = peso levantado dividido pelo peso do corpo.

Fonte: adaptada do Institute for Aerobics Research, Dallas,1994. Os indivíduos que compõem os dados são predominantemente brancos com nível superior de ensino. Um aparelho Universal DVR foi utilizado para medir 1 RM. Utilizada com permissão do The Cooper Institute, Dallas, Texas.

UM OLHAR MAIS ATENTO

George

George quis saber se estava em forma o suficiente para ir ao trabalho de bicicleta durante a semana. Embora pensasse estar razoavelmente em boa forma aeróbia, ainda assim queria saber se teria condicionamento muscular para as pedaladas. Acontece que a estrada que o leva até o trabalho é relativamente plana e a distância é de apenas 2 milhas (3,2 km), porém ele ainda tinha curiosidade sobre sua força e sua capacidade para usar seus músculos ao longo dessas 2 milhas. Esses atributos compõem o condicionamento muscular.

Para descobrir sua RM real, George necessitaria do auxílio de um profissional de Educação Física. Além disso, esse teste seria muito cansativo, porque exige esforço máximo, resultando em dor. Alternativamente, George decidiu estimar sua RM por meio das etapas descritas na página 49. Ele descobriu que conseguia fazer o *bench press* com 120 libras (54,5 kg) por seis vezes (mas não sete). Para estimar sua RM a partir desse valor, ele seguiu as seguintes etapas:

1. Multiplicar por 2,5 o número de repetições: $6 \times 2,5 = 15$.
2. Subtrair esse valor de 100 para determinar o percentual de sua RM hipotética: $100 - 15 = 85$.
3. Dividir esse resultado por 100 para produzir um valor decimal: $85 \div 100 = 0,85$.
4. Dividir o peso levantado pelo valor decimal para determinar a RM estimada: $120 \div 0,85 = 141$.

George estimou sua RM em 141 libras (64 kg). A fim de comparar-se a outros de sua idade e sexo, ele dividiu esse valor pelo seu peso corporal (141 ÷ 179 = 0,79). Esse valor pode ser verificado na Tabela 2.4, na qual se vê sua força da parte superior do corpo na categoria "Bom". Para o *leg press*, o procedimento foi idêntico ao do *bench press*. Para saber em qual posição George se classificaria se sua RM fosse de 270 libras (123 kg), verifique a Tabela 2.5. Se o peso levantado (270 lb) for dividido pelo peso de George (179 lb), o resultado é 1,5. Para um homem do grupo "60 anos ou mais" de idade, esse resultado se encontra na categoria "Média".

Resistência muscular

Resistência muscular é a capacidade de um músculo ou grupo muscular de exercer uma força rotineiramente ao longo do tempo ou de manter uma contração por um período de tempo. Considere um trabalhador de uma linha de montagem que deve mover objetos de um local para outro; o movimento dessa pessoa não exige esforço máximo, porém os músculos devem responder repetidamente. Outro exemplo de resistência muscular é carregar uma sacola de mantimentos; a contração muscular deve ser mantida, para evitar que os produtos caiam e rolem rua abaixo. Contrações repetidas ou sustentadas são encontradas em muitas atividades recreacionais, como *mountain biking*, ioga e artes marciais. Como a força, a resistência muscular pode ser diferente para cada grupo de músculos, porém existem alguns testes comumente usados para avaliar a resistência muscular, que ajudarão você a estimar quanta força seus músculos podem gerar ao longo do tempo. Isso envolverá exercícios abdominais e flexões de braços.

O teste de abdominal é usado para avaliar a resistência de seus músculos abdominais. Você precisará de um cronômetro, uma régua e uma fita adesiva. Posicione dois pedaços de fita adesiva no chão, uma paralela à outra. Use a régua para certificar-se de que a distância entre cada tira de fita seja de 4 polegadas (10 cm). Para executar o teste, fique na posição inicial mostrada na Figura 2.8*a* e complete o movimento, conforme mostrado na Figura 2.8*b*. Observe que seus joelhos devem estar flexionados a um ângulo de 90 graus, com os pés fixos no chão. Não é necessário executar um abdominal completo (*sit-up*) para esse teste. Veja quantos abdominais consegue fazer com movimentos controlados (sua média deve ser de 25 por minuto, o que corresponde a um abdominal a cada 2,5 segundos). Você pode verificar a forma correta deslizando seus dedos em conjunto com a parte superior do seu corpo entre os dois pedaços de fita, como mostra a Figura 2.8. Continue, sem pausas, por até um minuto ou até o número máximo de 25 abdominais.[1] Verifique sua pontuação na Tabela 2.6. Isso reflete a capacidade de seus músculos abdominais de se contraírem repetidamente ao longo do tempo, servindo, portanto, como marcador de sua resistência muscular.

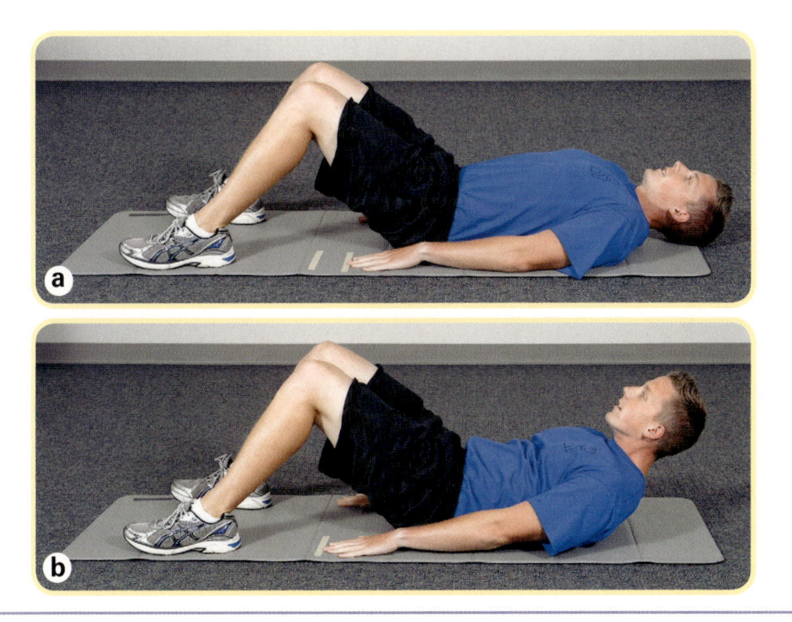

Figura 2.8 Abdominais.

Tabela 2.6 **Diretrizes para o teste de abdominal para homens e mulheres**

	IDADE (anos)				
Homens	**20-29**	**30-39**	**40-49**	**50-59**	**60-69**
Excelente	25 ou mais	25 ou mais	25 ou mais	25 ou mais	25 ou mais
Muito bom	21-24	18-24	18-24	17-24	16-24
Bom	16-20	15-17	13-17	11-16	11-15
Satisfatório	11-15	11-14	6-12	8-10	6-10
Necessita aprimoramento	10 ou menos	10 ou menos	5 ou menos	7 ou menos	5 ou menos
	IDADE (anos)				
Mulheres	**20-29**	**30-39**	**40-49**	**50-59**	**60-69**
Excelente	25 ou mais	25 ou mais	25 ou mais	25 ou mais	25 ou mais
Muito bom	18-24	19-24	19-24	19-24	17-24
Bom	14-17	10-18	11-18	10-18	8-16
Satisfatório	5-13	6-9	4-10	6-9	3-7
Necessita aprimoramento	4 ou menos	5 ou menos	3 ou menos	5 ou menos	2 ou menos

Fonte: adaptada, com permissão, da Canadian Society for Exercise Physiology, 2003.

O teste de flexão de braços é algo de que você pode recordar da época do ensino fundamental, e ainda está em uso hoje em dia. O objetivo é desempenhar o máximo possível de flexões de braços, até que não consiga executar de maneira adequada. É importante que os exercícios sejam feitos conforme mostrados, de maneira que você possa determinar uma categorização precisa, utilizando a Tabela 2.7. Observe, nas Figuras 2.9 e 2.10, que existem duas maneiras de executar as flexões de braços utilizado no teste, uma para homens e outra para mulheres. A forma adequada inclui manter as costas eretas e empurrar o corpo até uma posição com os braços estendidos, e, depois, retornar, até que o queixo encoste no chão. Para os homens, os dedos dos pés são o ponto de apoio, mas, para as mulheres, os joelhos ficam em contato com o chão.

Tabela 2.7 **Diretrizes para o teste de flexão de braços para homens e mulheres**

	IDADE (anos)				
Homens	**20-29**	**30-39**	**40-49**	**50-59**	**60-69**
Excelente	36 ou mais	30 ou mais	25 ou mais	21 ou mais	18 ou mais
Muito bom	29-35	22-29	17-24	13-20	11-17
Bom	22-28	17-21	13-16	10-12	8-10
Satisfatório	17-21	12-16	10-12	7-9	5-7
Necessita aprimoramento	16 ou menos	11 ou menos	9 ou menos	6 ou menos	4 ou menos
	IDADE (anos)				
Mulheres	**20-29**	**30-39**	**40-49**	**50-59**	**60-69**
Excelente	30 ou mais	27 ou mais	24 ou mais	21 ou mais	17 ou mais
Muito bom	21-29	20-26	15-23	11-20	12-16
Bom	15-20	13-19	11-14	7-10	5-11
Satisfatório	10-14	8-12	5-10	2-6	2-4
Necessita aprimoramento	9 ou menos	7 ou menos	4 ou menos	1 ou nenhum	1 ou nenhum

Fonte: adaptada, com permissão, da Canadian Society for Exercise Physiology, 2003.

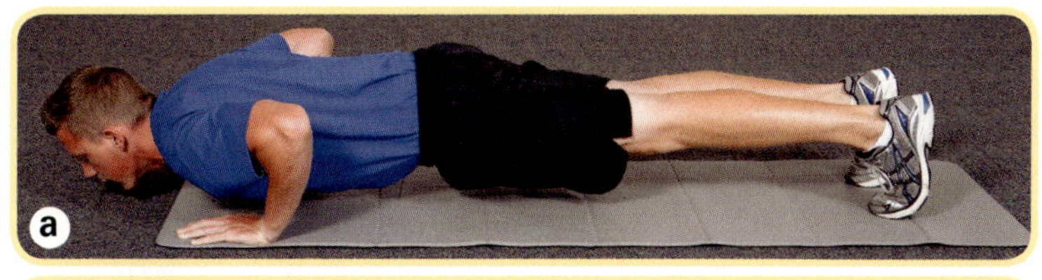

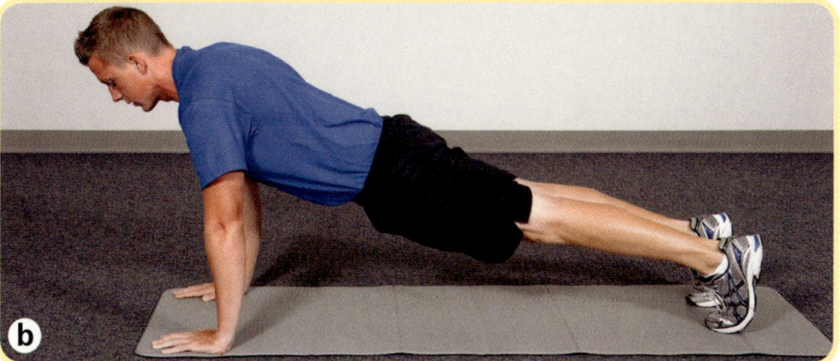

Figura 2.9
Flexão de braços para homens.

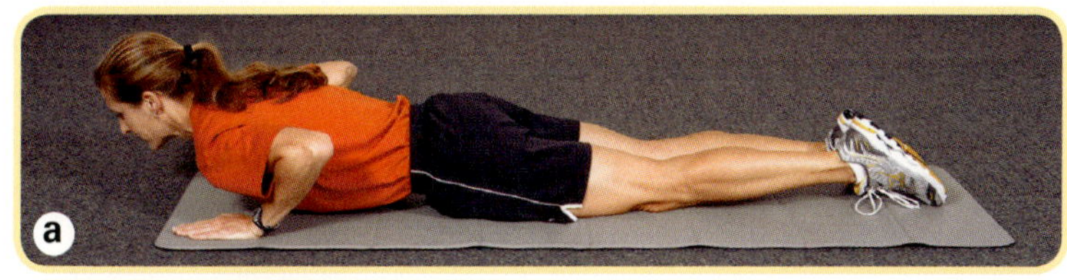

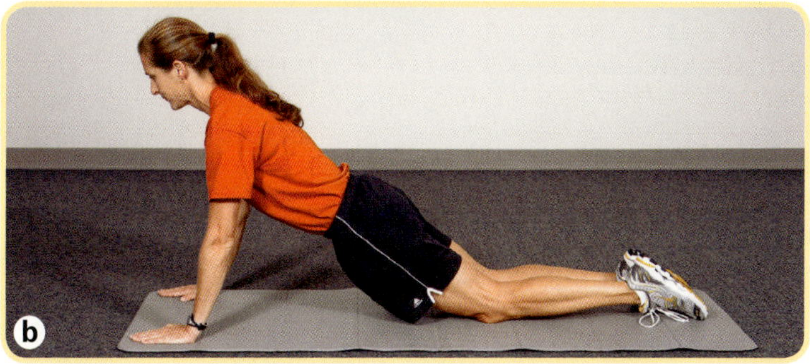

Figura 2.10
Flexão de braços para mulheres.

UM OLHAR MAIS ATENTO

George

George executou o teste de abdominal e ficou satisfeito ao verificar que foi capaz de completar 18 abdominais em um minuto. Observe, na Tabela 2.6, que esse resultado posiciona George na categoria "Muito bom" para um homem de sua idade. George também completou 15 flexões de braços com boa forma. Após verificar a Tabela 2.7, George ficou satisfeito ao observar que está no meio da categoria "Muito bom" para esse teste também.

Depois de completar os testes de força e resistência muscular, George tem uma noção melhor de sua aptidão física nesses atributos. Embora exercícios como *bench press* e abdominal pareçam não ter nada a ver com pedalar até o trabalho, eles se relacionam intimamente com os movimentos necessários para andar de bicicleta. George deve sentir-se confiante, pois, com sua alta pontuação nos testes, ele está muito bem preparado para essas pedaladas.

Da mesma maneira que ocorre com o condicionamento aeróbio, avaliações alternativas de condicionamento muscular estão disponíveis para os jovens e a terceira idade. *Vide* o boxe *Avaliações de condicionamento muscular para jovens* para mais detalhes sobre testes de abdominal e flexão de braços para crianças. Dois testes adicionais foram especificamente desenvolvidos para avaliar o condicionamento muscular na terceira idade. O teste de levantar da cadeira é usado para avaliar a força da parte inferior do corpo, que é importante em atividades diárias, como subir/descer degraus, caminhar e sair de uma cadeira, banheira ou carro.[4] Um teste de rosca direta é utilizado para avaliar a força na parte superior do corpo, que é importante para atividades diárias, como carregar sacolas no mercado ou netos no colo. Esses dois testes são descritos em detalhes no Capítulo 11, nas páginas 249 e 250.

Avaliações de condicionamento muscular para jovens

O FITNESSGRAM inclui ZSAF para abdominais e flexões de braços.[3] São necessárias poucas modificações das versões para adultos desses testes. Para o teste de abdominal, os dois pedaços de fita utilizados para orientar a flexão abdominal são posicionados a uma distância de 3 polegadas (7,6 cm) uma da outra para crianças entre 5 e 9 anos de idade e de 4,5 polegadas (11,4 cm) para indivíduos entre 10 e 19 anos de idade. Os calcanhares devem estar apoiados na esteira e não são permitidos pausas ou períodos de repouso (*vide* Figura 2.11 para um exemplo de jovem realizando um exercício abdominal). O movimento deve ser controlado (cerca de um abdominal a cada três segundos ou um total de 20 por minuto). Se os calcanhares não tocarem a esteira, se os dedos não alcançarem a fita mais distante ou se a criança for incapaz de manter uma cadência contínua, o teste é finalizado e a contagem final deve ser registrada (um total de 75 abdominais é considerado o máximo). As ZSAF encontram-se na Tabela 2.8.

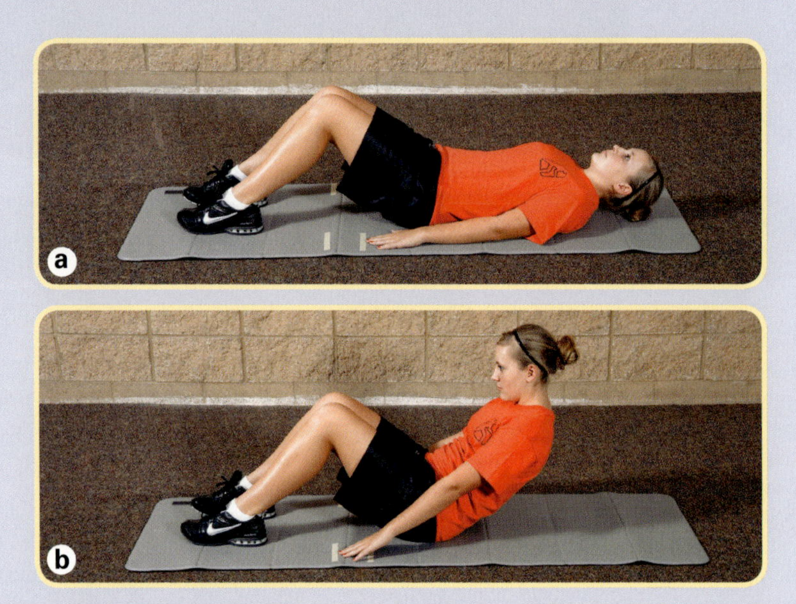

Figura 2.11 Abdominal para jovens.

Para o teste de flexão de braços, as mãos são posicionadas em uma distância levemente mais ampla do que a largura dos ombros e as pernas ficam estendidas (*vide* Figura 2.12). As costas devem permanecer em linha reta da cabeça aos pés ao longo do teste. O corpo deve ser abaixado, até que os cotovelos formem um ângulo de 90 graus e os antebraços estejam paralelos ao solo. Depois, os braços devem ser estendidos completamente, para retornar à posição inicial. O teste continua, desde que essas exigências sejam cumpridas e o movimento seja contínuo (não é permitido parar para repouso). Registre o número máximo completado. Meninos e meninas devem seguir o mesmo protocolo. As ZSAF encontram-se na Tabela 2.8.

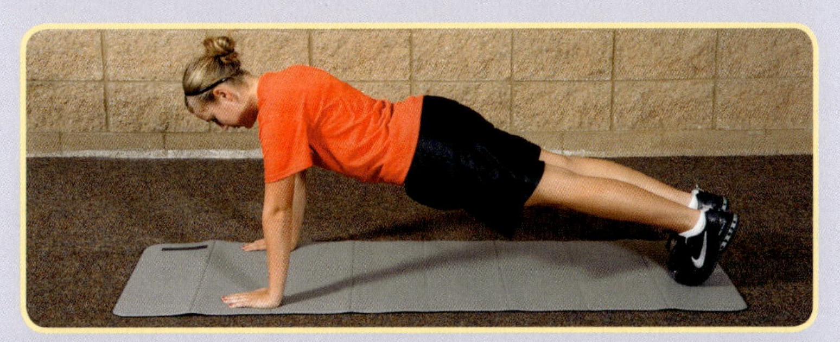

Figura 2.12 Flexão de braços para jovens.

Tabela 2.8 Diretrizes do FITNESSGRAM para ZSAFs* para abdominais e flexões de braço para meninos e meninas

Idade	ABDOMINAL		FLEXÃO DE BRAÇO	
	Meninos	Meninas	Meninos	Meninas
5	2 ou mais	2 ou mais	3 ou mais	3 ou mais
6	2 ou mais	2 ou mais	3 ou mais	3 ou mais
7	4 ou mais	4 ou mais	4 ou mais	4 ou mais
8	6 ou mais	6 ou mais	5 ou mais	5 ou mais
9	9 ou mais	9 ou mais	6 ou mais	6 ou mais
10	12 ou mais	12 ou mais	7 ou mais	7 ou mais
11	15 ou mais	15 ou mais	8 ou mais	7 ou mais
12	18 ou mais	18 ou mais	10 ou mais	7 ou mais
13	21 ou mais	18 ou mais	12 ou mais	7 ou mais
14	24 ou mais	18 ou mais	14 ou mais	7 ou mais
15	24 ou mais	18 ou mais	16 ou mais	7 ou mais
16	24 ou mais	18 ou mais	18 ou mais	7 ou mais
17	24 ou mais	18 ou mais	18 ou mais	7 ou mais
17+	24 ou mais	18 ou mais	18 ou mais	7 ou mais

* Os valores listados representam a ZSAF e indicam que a criança tem nível de condicionamento físico suficiente para obter importantes benefícios à saúde. Estar abaixo dos valores listados indica necessidade de aprimoramento.

Fonte: Standards for Healthy Fitness Zone, Revision 8.6 and 9.x. © 2010, The Cooper Institute, Dallas, Texas. Usado com permissão.

Avaliando a flexibilidade

Flexibilidade é a habilidade de movimento possível dos ligamentos mediante sua amplitude total de movimento. Existem numerosos ligamentos no corpo, e grandes ligamentos envolvem os joelhos, os quadris e os ombros. Muitos fatores afetam a amplitude total de movimento dos ligamentos, mas uma boa flexibilidade é uma dimensão importante de condicionamento físico ao longo da vida.

Para fazer uma avaliação completa da flexibilidade, você deve medir a amplitude total de movimento de todos os grandes ligamentos do corpo. Há muitos anos, um teste de aptidão, chamado de teste de sentar e alcançar, foi desenvolvido para classificar a flexibilidade. Utiliza-se uma régua graduada e uma fita adesiva. O teste é bastante simples, porém os resultados fornecem somente uma visão geral, sem levar em consideração o comprimento dos membros do corpo ou diferenças da flexibilidade nos vários ligamentos envolvidos. Todavia, em razão do teste de sentar e alcançar envolver muitos ligamentos no corpo, ele é considerado razoavelmente bom para avaliar a flexibilidade total.

Estabeleça um local no solo para seu teste de sentar e alcançar. Posicione a régua no chão e um pedaço de fita adesiva de 12 polegadas (30,5 cm) cruzado sobre a régua, na marca de 15 polegadas (38 cm). Sente-se na posição vertical, posicionando os calcanhares (sem calçados) contra a parte interna da fita adesiva, de modo que fiquem afastados cerca de 10 a 12 polegadas (25,4 a 30,5 cm) um do outro, conforme a Figura 2.13*a*. Expire enquanto se movimenta para a frente, entre os pés, o máximo que conseguir, para encostar na régua, conforme mostra a Figura 2.13*b*. Faça diversas tentativas e registre a medida mais longa. Não force o alongamento, em vez disso, curve-se para a frente lentamente e mantenha a posição final por alguns segundos. Antes do teste, é interessante fazer algum exercício aeróbio como aquecimento. Utilize a Tabela 2.9 para interpretar os resultados do seu teste de sentar e alcançar. Quão flexível você está?

Tabela 2.9 Interpretações dos resultados do teste de sentar e alcançar para homens e mulheres*

	IDADE (anos)					
Homens	**18-25**	**26-35**	**36-45**	**46-55**	**56-65**	**66 ou mais**
Bem acima da média	22 pol. ou mais	21 pol. ou mais	21 pol. ou mais	19 pol. ou mais	17 pol. ou mais	17 pol. ou mais
Acima da média	19-21 pol.	17-20 pol.	17-20 pol.	15-18 pol.	13-16 pol.	13-16 pol.
Média	17-18 pol.	15-17 pol.	15-16 pol.	13-14 pol.	11-13 pol.	10-12 pol.
Abaixo da média	14-16 pol.	13-14 pol.	13-14 pol.	10-12 pol.	9-10 pol.	8-9 pol.
Bem abaixo da média	13 pol. ou menos	12 pol. ou menos	12 pol. ou menos	9 pol. ou menos	8 pol. ou menos	7 pol. ou menos
	IDADE (anos)					
Mulheres	**18-25**	**26-35**	**36-45**	**46-55**	**56-65**	**66 ou mais**
Bem acima da média	24 pol. ou mais	23 pol. ou mais	22 pol. ou mais	21 pol. ou mais	20 pol. ou mais	20 pol. ou mais
Acima da média	21-23 pol.	20-22 pol.	19-21 pol.	18-20 pol.	17-19 pol.	17-19 pol.
Média	19-20 pol.	19-20 pol.	17-18 pol.	16-17 pol.	15-16 pol.	15-17 pol.
Abaixo da média	17-18 pol.	16-18 pol.	15-16 pol.	14-15 pol.	13-14 pol.	13-14 pol.
Bem abaixo da média	16 pol. ou menos	15 pol. ou menos	14 pol. ou menos	13 pol. ou menos	12 pol. ou menos	12 pol. ou menos

* Se você registrou seu resultado em cm, divida o valor por 2,54 para determinar o valor em polegadas; compare o número de polegadas que você conseguiu atingir com os números na tabela.

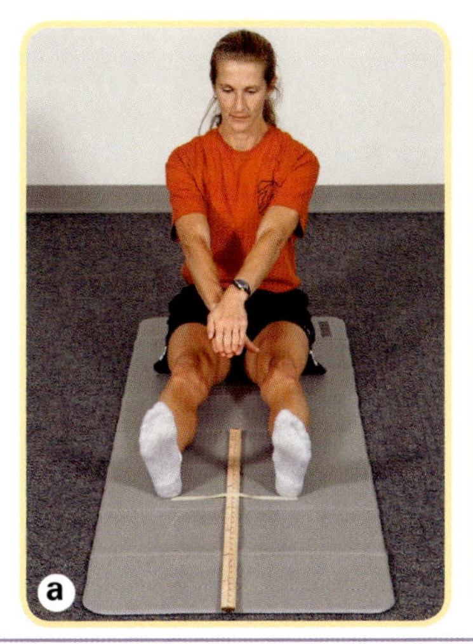

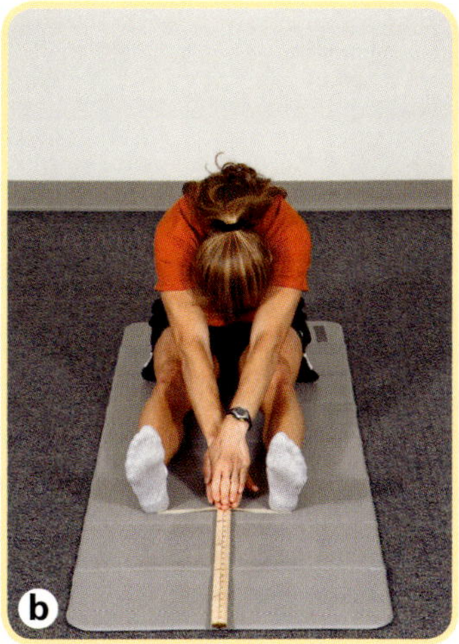

Figura 2.13 Sentar e alcançar.

O teste de sentar e alcançar para crianças e adolescentes é executado de maneira um pouco diferente (*vide* o boxe *Teste de sentar e alcançar para jovens*). Além disso, muitas pessoas da terceira idade têm limitações funcionais que dificultam o movimento do teste de sentar e alcançar padrão. Assim, o teste de sentar e alcançar na cadeira permite a avaliação da flexibilidade na parte inferior do corpo, sem ter a necessidade de sentar-se no chão.[4] Detalhes desse teste e de como funciona a pontuação podem ser encontrados no Capítulo 11, nas páginas 252 e 253.

Você pode ter se surpreendido com o número de etapas exigidas para avaliar seu condicionamento físico. A aptidão física envolve muitos aspectos, assim como os testes para determinar o quão em forma você realmente está. Ao longo deste capítulo, o exemplo de George foi utilizado para ajudá-lo a compreender a triagem de pré-participação, classificação de risco e teste de condicionamento físico. Ele obteve alguns resultados melhores do que outros. Cada pessoa tem áreas fortes e outras que precisam ser melhoradas. Ao saber quais são suas forças e suas fraquezas, você pode ajustar seu programa atual de exercícios para abordar áreas que necessitam de aprimoramento, mantendo também as áreas em que já tem um bom nível de condicionamento. Você poderá encontrar informações adicionais sobre acompanhamento do progresso para jovens, adultos e terceira idade nos Capítulos 9, 10 e 11, respectivamente.

UM OLHAR MAIS ATENTO

George

Recentemente, George notou que sua amplitude total de movimento tem diminuído, principalmente nos ombros. Exercício aeróbio, como ir de bicicleta ao trabalho, pode ajudá-lo a melhorar sua flexibilidade, mas onde ele se classifica neste momento?

Quando George executou o teste de sentar e alcançar, descobriu que, de fato, estava sem flexibilidade. Ele só conseguiu alcançar a marca de 9 polegadas (22,9 cm), mesmo após um aquecimento e diversas tentativas. Utilizando a Tabela 2.9, ele descobriu que estava na categoria "Abaixo da média" para homens de sua idade. Talvez George possa ir até a bicicletaria e pedir que façam ajustes em sua bicicleta, que auxiliarão a trabalhar com sua falta de flexibilidade, porém exercícios regulares e atenção renovada ao seu programa de alongamento será o limite para ajudá-lo a melhorar sua amplitude total de movimento.

muscular e flexibilidade e equilíbrio – é importante e deve ser considerado. Embora você possa ter o foco um pouco diferente de outra pessoa, para alcançar seus objetivos pessoais de saúde ou de condicionamento físico, deverá abordar cada componente da aptidão física.

Condicionamento aeróbio

Condicionamento aeróbio também é conhecido como resistência cardiorrespiratória. Atividades aeróbias são aquelas que requerem oxigênio para fornecer energia e são tipicamente descritas como aquelas que utilizam os grandes grupos musculares de maneira repetitiva ou ritmada. Provavelmente, o exercício aeróbio mais comum é a caminhada. Outros exemplos são *jogging*, corrida, ciclismo, natação, utilizar equipamento aeróbio (por exemplo, aparelhos elípticos, simuladores de escada), tênis e esportes de equipe (por exemplo, basquete, futebol). Quando se está envolvido nessas atividades, você pode sentir sua frequência respiratória aumentar conforme seu corpo se esforça para levar oxigênio suficiente aos músculos que estão trabalhando.

No Capítulo 2 foram descritos dois testes básicos para ajudá-lo a estimar seu nível de condicionamento aeróbio (o teste de caminhada de uma milha, na página 44, e o teste de corrida de 1,5 milha, na página 45). Cada um desses testes pode fornecer uma estimativa simples da capacidade do seu corpo de inalar e utilizar o oxigênio, referida como $\dot{V}O_2$máx. Ao determinar seu $\dot{V}O_2$máx atual, você pode estabelecer melhor o foco do que precisa para seu condicionamento aeróbio. Quanto mais baixo for seu $\dot{V}O_2$máx, mais atenção você deve dar à melhora do seu condicionamento aeróbio.

Você deve envolver-se em exercícios aeróbios de três a cinco vezes por semana. A intensidade (ou seja, quão árduo é o seu trabalho) dependerá de seu nível de condicionamento. Verifique sua avaliação física no Capítulo 2 e considere seu nível atual de atividade, conforme descrito no Quadro 3.1, para orientação sobre as metas da atividade aeróbia (por enquanto, atente para a coluna de treinamento aeróbio; o treinamento de força será discutido na próxima seção).[1]

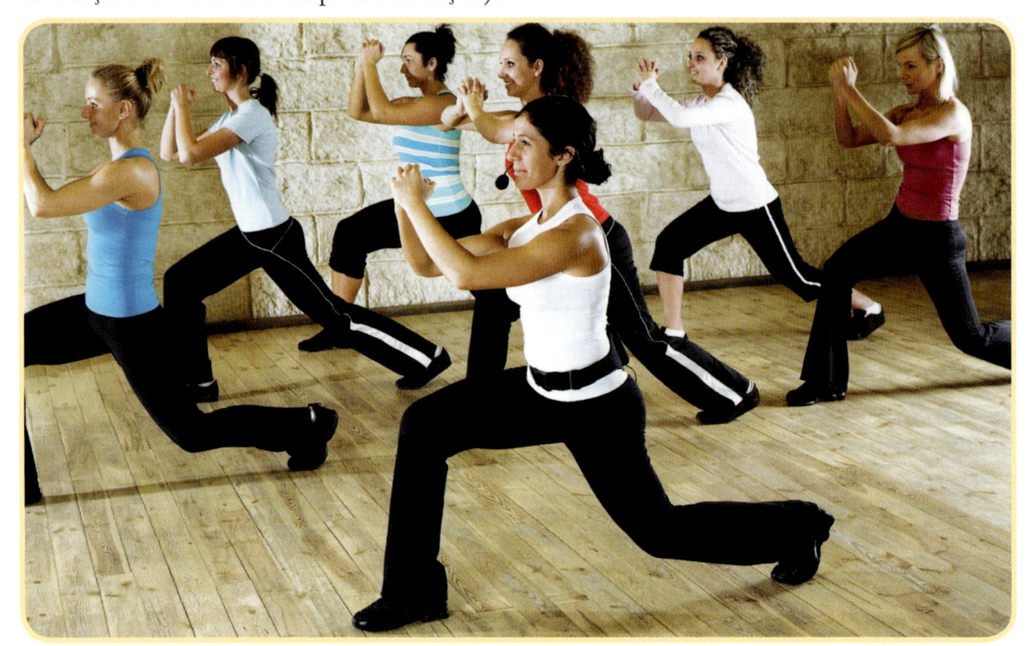

Aulas de exercício em grupo são uma maneira de desenvolver seu condicionamento aeróbio.

Quadro 3.1 **Metas do treinamento aeróbio e de força com base no nível de atividade**

***Status* de atividade**	**Foco do treinamento aeróbio**	**Foco do treinamento de força**
Iniciante (sedentário, com atividade física inexistente ou mínima, estando, assim, descondicionado)	*Sem atividade anterior*: foco em nível de atividade leve a moderado por 20 a 30 minutos ao longo de um dia. Acumular tempo com períodos de 10 minutos é uma opção. No total, sua meta é de 60 a 150 minutos por semana *Atividade anterior mínima* (ou seja, uma vez que você já tenha alcançado a meta de 60 a 150 minutos): foco em atividade de nível leve a moderado por 30 a 60 minutos por dia. Acumular tempo com períodos de 10 minutos é uma opção. No total, sua meta é de 150 a 200 minutos por semana	Selecione seis exercícios (cada um com foco no trabalho dos seguintes grupos musculares: quadris e pernas, peitoral, costas, ombros, região lombar e abdome). Inicie com um série de 8 a 12 repetições, duas vezes por semana. Sua meta é executar os exercícios uma ou duas séries de 8 a 12 repetições executadas dois ou três dias por semana. (*Observação*: para a terceira idade, recomenda-se de 10 a 15 repetições por série)
Intermediário (esporadicamente ativo, mas sem um plano de exercícios ideal e, portanto, moderadamente descondicionado)	*Condicionamento entre satisfatório e na média*: foco em atividade moderada por 30 a 90 minutos por dia. Ao todo, sua meta é de 200 a 300 minutos por semana	Selecione 10 exercícios (cada um com foco no trabalho dos seguintes grupos musculares: quadris e pernas, quadríceps, posteriores da coxa, peitoral, costas, ombros, bíceps, tríceps, região lombar e abdome). Sua meta é executar uma ou duas séries de 8 a 12 repetições, dois ou três dias por semana. (*Observação*: para a terceira idade, recomenda-se de 10 a 15 repetições por série)
Avançado (participa regularmente de exercício moderado a vigoroso)	*Praticante regular* (moderado a vigoroso): o foco é em atividade de intensidade moderada a vigorosa por 30 a 90 minutos por dia. Ao todo, sua meta é de 200 a 300 minutos por semana	Você pode continuar com o plano intermediário (simplesmente adicione mais peso conforme você se adapta), ou você pode considerar a divisão dos exercícios para trabalhar um grupo muscular específico em determinado dia (mais informações sobre essa opção encontram-se no Capítulo 7)

Detalhes sobre como determinar seu nível de intensidade serão fornecidos no Capítulo 6. O propósito de examinar essas recomendações é destacar os limites com relação à frequência, à intensidade e ao tempo. As opções são quase ilimitadas.

Condicionamento muscular

O treinamento de condicionamento muscular é geralmente referido como treinamento de força, e engloba tanto a força como a resistência muscular. Força muscular é a quantidade máxima de força que um músculo ou um grupo de músculos consegue produzir. A resistência muscular é a capacidade de um músculo ou de um grupo de músculos de exercer uma força repetidamente ao longo do tempo ou de manter uma contração por um período de tempo. A maioria das atividades envolvem aspectos de ambos os tipos. Dessa maneira, neste livro, o termo *condicionamento muscular* é usado em geral.

O condicionamento muscular pode ser melhorado com treinamento de força. Exemplos de exercícios específicos serão fornecidos no Capítulo 7. Em geral, seu programa deve incluir exercícios para os grandes grupos musculares – peitoral, ombros, braços, parte superior e inferior das costas, abdome, quadris e pernas.[1] Você também deve treinar os grupos opostos para manter o equilíbrio muscular, evitando lesões (por exemplo, incluir exercícios para a lombar com exercícios abdominais).

Seu programa de treinamento de força consiste em repetições e em séries. Uma repetição se refere ao ato de suspender um peso uma vez; levantar o peso múltiplas vezes sucessivamente é chamado de série. Cada grupo muscular deve ser treinado em séries. Você pode

UM OLHAR MAIS ATENTO

Suzie e John

Suzie e John estão em diferentes estágios da vida e alcançam seus objetivos em exercícios participando de diferentes tipos de atividade. Nenhum programa é melhor do que outro, mas, ao contrário, cada um é adequado às metas e às finalidades de cada indivíduo.

Suzie

Suzie é uma professora de 55 anos do ensino fundamental. Sua saúde está aparentemente bem, mas há 10 anos ela não mantém um programa regular de exercícios. Ela tem como meta participar de uma caminhada beneficente de 5 km (3,1 milhas), para arrecadar fundos a uma família necessitada. Suzie tem três meses para preparar-se. Para determinar sua categoria, ela completou o teste de caminhada de uma milha de Rockport (*vide* página 44, no Capítulo 2) em um percurso demarcado na escola em que trabalha. Ela ficou desapontada ao verificar que seu tempo de 15min45s com a frequência cardíaca de 120 batimentos por minuto e o peso corporal de 140 libras (63,6 kg) a colocaram na categoria "Satisfatório" para condicionamento aeróbio.

Então, Suzie decidiu que era o momento de encarregar-se de seu condicionamento aeróbio. Ela começou fazendo caminhada em seu bairro por 10 minutos, antes de ir à escola; por 10 minutos no horário de almoço, com seus alunos; e por 10 minutos em sua vizinhança, após o trabalho. No início, seu ritmo era vagaroso, mas, após um mês, primeiro, ela aumentou o tempo e, depois, o ritmo, gradualmente. Agora, dois meses depois, ela faz 15 minutos de caminhada rápida antes do trabalho e 20 minutos depois de trabalhar, além de 15 minutos de caminhada lenta, com seus alunos, no horário do almoço. Nos fins de semana, ela e seu marido completam uma caminhada de 3 milhas (4,8 km) em um parque de sua cidade. No total, Suzie está, agora, envolvendo-se em atividades aeróbias de intensidade moderada por cerca de 200 minutos por semana, e foi capaz de completar facilmente a caminhada beneficente de 5 km.

John

John é um contador de 32 anos. Ele era corredor de competição no colegial e continuou ativo ao longo dos anos, participando de corridas locais de 10 km (6,2 milhas). Agora, ele pratica muitas atividades físicas, além da corrida. Ele se matriculou em uma academia, e aproveita tanto a natação como os diversos equipamentos para treinamento aeróbio (elíptico, remo e simulador de escada).

Em razão de seus dias de trabalho serem bastante atarefados, John desenvolveu o hábito de exercitar-se pela manhã. Ao longo dos anos, ele descobriu ser esta a melhor maneira para aderir ao seu programa de exercícios. Ao completar seus exercícios antes de dirigir-se ao escritório, ele se sente com energia, sem a preocupação de ter de incluir a rotina de exercícios no final de um dia de trabalho longo e cheio com seus clientes. Ele se exercita pelo menos 50 minutos antes do trabalho todos os dias; às segundas, às quartas e às sextas-feiras, ele pratica exercícios aeróbios, e, às terças e às quintas-feiras, exercícios de força. John também costuma fazer longas caminhadas com seus amigos em um parque ou anda de bicicleta por, pelo menos, uma hora aos sábados ou aos domingos. Com isso, ele tem mais de 200 minutos por semana de atividade de intensidade moderada a alta.

repetir determinado exercício ou selecionar diferentes exercícios que tenham como foco o mesmo grupo muscular. O número de repetições e de séries dependerá de seus objetivos.

Além disso, a intensidade relativa de sua sessão de treinamento de força é outro fator. Para melhorar seu condicionamento muscular, você deve aplicar uma sobrecarga ou tensionar além do usual, seja o músculo ou grupo muscular. Para informações adicionais sobre como começar um programa de treinamento de força, *vide* o boxe *Iniciando um programa de treinamento de força*.

O Quadro 3.1 oferece orientações em relação ao treinamento de força para indivíduos iniciantes, intermediários e avançados. Observe que você pode treinar exercícios aeróbios regularmente (estando, assim, na categoria "Avançados"), mas ser iniciante em treinamento de força. Por essa razão, você deve considerar cada componente separadamente.

Iniciando um programa de treinamento de força[4]

1. Comprometa-se.
   - Exercícios exigem tempo e esforço. Prepare-se para 20 a 45 minutos de treinamento de força, duas ou três vezes por semana.
   - Você poderá sentir um pouco de dor no início ou quando incluir uma nova atividade, mas isso passa.
2. Encontre bons recursos.
   - Aprenda entre 8 a 10 diferentes exercícios para fortalecer todos os grandes grupos musculares.
   - Busque a ajuda de um profissional ou de um bom livro (por exemplo, o Capítulo 7 deste livro) para aprender a posição correta do corpo e as técnicas de levantamento para cada exercício.
3. Desenvolva uma rotina.
   - Execute entre 8 a 15 repetições para cada série e complete duas a quatro séries de cada exercício. Se você não conseguir pelo menos 8 repetições, o peso está em excesso.
   - Respire uma vez para cada repetição. Inspire quando relaxar e expire quando suspender o peso.
   - Sempre faça movimentos lentos com o peso.
   - Faça uma pausa de, aproximadamente, dois minutos entre as séries ou faça um exercício com foco em um grupo muscular diferente.
4. Progrida enquanto melhora.
   - Se você conseguir exceder 15 repetições, significa que o peso está muito leve; aumente gradualmente sua força. Inicialmente, você terá que fazer ajustes mais frequentes.
5. Repouse e se fortaleça.
   - Não repita o treinamento de força para um mesmo grupo muscular por dois dias consecutivos.
   - Repouse, para dar ao seu corpo tempo de recuperar-se.
   - Você se tornará mais forte – geralmente, de 25% a 100% mais forte em cada grupo muscular.
   - As pesquisas mostram que as melhoras mais significativas acontecem nos primeiros meses de exercício.

Flexibilidade e equilíbrio

Flexibilidade é a habilidade de movimento possível dos ligamentos por meio de sua amplitude total de movimento ou, em outras palavras, a quantidade de movimento possível, dada a estrutura do ligamento. Para melhorar a flexibilidade, você precisa incluir exercícios de alongamento em seu programa de exercícios.

UM OLHAR MAIS ATENTO

Suzie

O objetivo inicial de Suzie eram as atividades aeróbias com o intuito de ter um bom condicionamento físico. No entanto, ao adquirir resistência cardiorrespiratória, ela começou a notar deficiências em seu condicionamento muscular, sua flexibilidade e seu equilíbrio. Pelo fato de não ter livre acesso a academias, Suzie comprou alguns halteres e bandas elásticas. Ela, então, passou a exercitar todos os grupos musculares pelo menos duas vezes na semana. Além disso, adicionava 10 minutos de alongamento após a caminhada depois do trabalho e, também, 15 minutos de ioga dois dias na semana. Suzie notou que essas atividades não somente melhoravam sua flexibilidade e equilíbrio como também a ajudavam a relaxar do estresse do trabalho.

Alongamento refere-se a exercícios que movimentam as articulações com seus músculos relacionados, tendões e ligamentos, por meio de sua amplitude total de movimento. Inclua o alongamento em seu programa de exercícios pelo menos duas a três vezes por semana. Geralmente, exercitar-se por 10 minutos permitirá que você alongue os grandes grupos musculares (pescoço, ombros, costas, região pélvica, quadris e pernas).[1] O Capítulo 8 inclui mais informações sobre alongamento, com exemplos específicos de exercícios.

Além da flexibilidade, os programas de exercícios para adultos devem incluir o equilíbrio. O sistema nervoso interage com os músculos para movimentar o corpo, assim como para aumentar a agilidade e o equilíbrio. O envelhecimento pode resultar em perda de equilíbrio e de agilidade, aumentando, portanto, o risco de quedas. Atividades para melhorar o equilíbrio, frequentemente chamadas de exercícios neuromusculares (por causa da conexão cérebro/nervos e músculos), são recomendadas para adultos na forma de atividades como *tai chi chuan*, pilates e ioga, e para pessoas da terceira idade que correm risco de cair ou sofrem de algum debilitamento na mobilidade.[1] O Capítulo 8 descreve uma série de atividades que podem ser incluídas em treinamento de equilíbrio.

CRIANDO UM PROGRAMA EQUILIBRADO

Criar um programa de exercícios não é difícil, mas exige reflexão e planejamento. A primeira etapa é frequentemente a mais difícil. Se você está acompanhando este livro desde o início, já viu evidências pertinentes com relação aos benefícios da atividade física relacionados à saúde. Ter conhecimento é muito bom, mas agora é o momento de desenvolver um plano de ação por meio da avaliação do ponto em que você se encontra e de como pode encontrar motivação para seguir em frente (*vide* o boxe *Questões para autoavaliação* para uma lista de perguntas que deve responder).

Revisando suas avaliações de condicionamento físico

As avaliações de condicionamento físico no Capítulo 2 fornecem algumas informações básicas úteis. Saber exatamente em que ponto está com relação ao condicionamento aeróbio e muscular, assim como seu nível de flexibilidade, é um bom começo. Se você teve uma surpresa agradável com o resultado de suas avaliações, sinta-se estimulado a continuar e a encontrar maneiras adicionais para manter ou melhorar seu condicionamento. Se você ficou desapontado com alguns dos resultados, não desanime. Não importa qual seu nível atual de condicionamento, você poderá sempre melhorar. Isso ocorre esteja você sem atividade ou já se exercitando.

Questões para autoavaliação

- Do que eu gosto atualmente no meu corpo? Do que eu não gosto? O que eu gostaria de mudar?
- Que aspecto do meu corpo ou de minha saúde atual me deixa insatisfeito, mas que poderia ser positivamente afetado por um programa regular de exercícios?
- O que eu quero mudar e por quê?
- Estou pronto para abandonar minha atual rotina e fazer essa mudança?
- Eu tenho motivação para esta mudança?
- Qual é a minha experiência anterior com mudança de comportamento de saúde pessoal? O que funcionou? O que não funcionou? Como a reflexão sobre minha experiência anterior pode ajudar-me desta vez?

Avaliações de condicionamento físico também fornecem evidências para melhorias ao longo do tempo. Repetir os testes periodicamente mostrará evidências objetivas de sua melhora ou pode mostrar áreas em que é preciso dar atenção extra. Se você é iniciante, pode querer incluir avaliações mais frequentemente (a cada dois ou quatro meses), porque o *feedback* lhe ajudará a ajustar seu programa. Se você já está em uma posição mais estabelecida, não experimentará mudanças substanciais e, assim, pode querer apenas fazer as avaliações duas ou três vezes por ano. Os mapas de progresso para crianças, adultos e terceira idade constam no Capítulo 9 (página 217), Capítulo 10 (página 234) e Capítulo 11 (página 258), respectivamente. Inclua sua pontuação na classificação para cada item na planilha adequada. Idealmente, você verá suas pontuações ou classificações melhorarem lentamente ao longo do tempo. Se você não estiver vendo nenhum progresso em uma área específica, precisa melhorar seu foco naquele componente de condicionamento. Se você já está em um bom nível de condicionamento, procure mantê-lo.

Embora as pontuações e as classificações das avaliações de condicionamento físico sejam úteis para estabelecer uma base e marcar seu desenvolvimento, suas razões para tornar-se uma pessoa ativa provavelmente não são relacionadas a um número em uma tabela. É mais provável que o alerta tenha sido perceber que a falta de condicionamento físico afasta você de envolver-se completamente em atividades comuns do dia a dia. Considere os exemplos a seguir.

Condicionamento aeróbio

- Você perde o fôlego ao subir um pequeno lance de escadas?
- Você evita situções sociais ou recreacionais que envolvam alguma atividade física?
- Você é incapaz de acompanhar seus parceiros em competições esportivas ou atividades recreacionais?

Condicionamento muscular

- Você é incapaz de carregar uma sacola cheia de compras do carro para casa?
- Você faz força para carregar seu filho ou neto no colo?
- Você tem limitações para suas atividades recreacionais por falta de força?

Flexibilidade

- Você é incapaz de alcançar seus ombros para fechar um zíper?
- Você tem dificuldade em olhar para trás para verificar o trânsito quando está dirigindo?
- Você tem de modificar seus movimentos (por exemplo, um balanço no golfe) para compensar uma mobilidade limitada na articulação?

Composição corporal

- Suas roupas estão mais apertadas do que no ano passado?
- Você se sente infeliz com sua aparência porque ganhou peso?
- A gordura acumulada impede você de participar de atividades recreacionais, como *jogging* ou andar de bicicleta?

Embora você seja estimulado a avaliar cada um dos componentes do condicionamento físico, reconheça que você é mais que uma pontuação! Sua busca para melhores saúde e condicionamento físico se relaciona com a maneira como você funciona diariamente. Faça as mudanças de que você precisa para satisfazer seu potencial. As pontuações ou classificações fornecidas pelas avaliações de condicionamento físico são simplesmente destinadas a ajudá-lo a monitorar seu progresso.

Estabelecendo objetivos

Estabecer metas é um dos mais importantes aspectos de uma mudança de comportamento bem-sucedida. Sem objetivos, você não consegue desenvolver um planejamento, porque não saberá para onde quer ir! Seria como fazer uma viagem, mas nunca identificar a localização geográfica de seu destino final. Para obter sucesso, você deve desenvolver objetivos em longo e em curto prazos. Os objetivos em longo prazo são como seu destino final; os objetivos em curto prazo são percursos individuais que levarão você até o fim.

Objetivos em curto prazo são aqueles que podem ser realisticamente cumpridos dentro de um curto período de tempo – nesta semana, neste mês. Por exemplo, se você está totalmente sem atividade, um objetivo em curto prazo pode ser caminhar pela vizinhança por 10 minutos todas as noites após o trabalho até a semana seguinte. Esse objetivo em curto prazo tem algumas características valiosas que podem ser lembradas com a sigla SMART, conforme segue.[4]

- ***S****pecific (específico)*: a atividade foi claramente definida tanto em termos de duração como de localização. O objetivo não é ambíguo no que diz respeito ao que se deseja.
- ***M****easurable (mensurável)*: ao final da semana, você pode refletir sobre o quanto caminhou cada dia após o trabalho. Isso é melhor do que um objetivo como: "Quero ficar em forma", que seria difícil de mensurar.
- ***A****ction-based (baseado em ação)*: o objetivo inclui uma atividade, em vez de generalidades, ou um resultado, como melhorar o condicionamento físico ou perder peso. O foco é o que você realmente vai fazer.
- ***R****ealistic (realista)*: o local para executar a atividade é conveniente e a duração da caminhada não é excessiva. Muito frequentemente, os objetivos estão tão distantes para serem alcançados que se tornam uma fonte de desencorajamento em vez de estímulo. Seus objetivos devem ser relevantes para você e firmemente baseados na realidade daquilo que você consegue cumprir.
- ***T****ime-anchored (ancorado no tempo)*: esse objetivo é relacionado com uma grade de horário específica. Em vez de ser muito flexível, o objetivo especifica a semana

seguinte. Sem uma abordagem centrada no tempo, você corre o risco de adiar o início ou de avançar em um programa de exercícios.

Os objetivos em curto prazo do SMART oferecem excelentes estímulo e foco. Além disso, eles podem propiciar um senso de autoconfiança de que realmente é *possível* desempenhar a atividade. Ao criar uma série de objetivos em curto prazo, você constrói o caminho para os objetivos em longo prazo.

Objetivos em longo prazo são aqueles que você pode alcançar no futuro – em um prazo de três meses a um ano. Com planejamento cuidadoso, cumprir seus objetivos em curto prazo conduzirá ao alcance dos objetivos em longo prazo. Considere o perfil na página 62: Suzie tinha como objetivo em longo prazo completar a caminhada beneficente de 5 km. Ela tinha três meses para preparar-se para esse evento. Ao alcançar seus objetivos em curto prazo, que incluíam aumentar o tempo de caminhada e, depois, aumentar o ritmo (intensidade), ela se preparou para completar seu objetivo em longo prazo, que era participar do evento, a caminhada de 5 km. Ela aumentou gradualmente sua atividade física por um período de tempo, o que permitiu alcançar a meta em longo prazo. Uma vez completado a caminhada de 5 km, ela precisaria de outro objetivo para continuar se desenvolvendo. Sem objetivos, é fácil cair em uma rotina ou, até mesmo, perder completamente o foco. Estabelecer novos objetivos ajudará você a focar em desenvolvimento contínuo.

Estabelecer objetivos em curto e longo prazos em cada uma das áreas de condicionamento físico permitirá que você individualize seu programa de exercícios. Se você já pratica caminhadas regularmente, veja se está negligenciando seu condicionamento muscular ou sua flexibilidade (como a Suzie, na página 64). Ao incluir objetivos em todas as áreas, você pode manter o equilíbrio. Conforme identifica suas próprias forças e fraquezas, poderá direcionar atenção extra às áreas nas quais você mais se esforça e manter seu condicionamento nas outras áreas em que você já tem uma base sólida.

Como observação final, anotar seus objetivos pode ser algo útil. Há um ditado popular que diz: "Até que você escreva, é apenas um sonho. Então, passa a ser um objetivo". Colocar as palavras no papel pode ser uma oportunidade para refletir sobre o que você realmente quer alcançar com seu programa de exercícios. Isso também fornecerá um ponto de referência. Mantenha seus objetivos em curto prazo em lugares bem visíveis. Algumas pessoas costumam escrever seus objetivos em suas agendas ou colam bilhetes no quadro de avisos, no espelho ou, até mesmo, na geladeira. Encontre um método que funcione para você, um que permita que você veja os objetivos como lembrete das ações que tem que tomar. Você pode conferir e marcar como já alcançados seus objetivos e adicionar novos conforme você progride em direção a seus objetivos em longo prazo.

Aderindo ao seu planejamento

Com todos os seus objetivos para condicionamento aeróbio e muscular e para flexibilidade e composição corporal definidos, você precisará de um plano bem-sucedido. Para obter benefícios de saúde e de condicionamento físico, seu planejamento de exercícios precisa tornar-se parte regular *da* sua vida... *para* sua vida. Uma série de habilidades e estratégias que especialistas identificaram como úteis para promover atividade física[2] são descritas nesta seção.

Criando uma folha de decisões equilibradas

Mudar de vida ao acrescentar exercícios físicos a uma rotina já atarefada é uma grande decisão. E, como tal, criar uma lista dos prós e dos contras pode ser muito produtivo. Considere as coisas que apoiam sua decisão para aumentar seu nível de atividade enquanto também reconhece os fatores que podem inibir tal mudança. Isso é chamado de folha de decisões equilibradas (*vide* a Figura 3.1 para um exemplo).

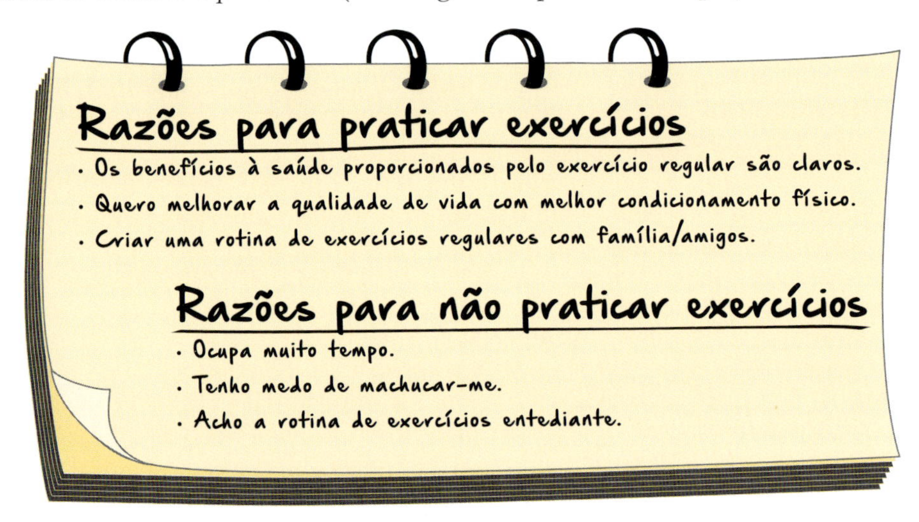

Figura 3.1 Exemplo de folha de decisões equilibradas.

Conforme você examina sua própria lista de fatores que o impedem de comprometer-se com exercícios regulares, considere como você pode modificá-los para que eles passem para o lado dos prós da lista, ou, pelo menos, como você pode abordá-los. Por exemplo, o tempo gasto em um programa de exercícios não pode ser negado. No entanto, você pode mudar sua perspectiva com relação ao tempo gasto. Você pode pensar no exercício como um tempo para esvaziar a mente e desvencilhar-se dos estresses da escola, do trabalho ou das responsabilidades de casa. Você pode selecionar atividades aeróbias, como esteira ou bicicleta ergométrica, exercícios que permitem que você leia um livro ou assista à televisão enquanto os pratica – atividades que lhe dão prazer, mas que você, geralmente, não tem tempo para aproveitar.

Se você tem uma agenda muito atribulada, considere a possibilidade de dividir sua rotina de exercícios em múltiplos pequenos turnos. No perfil na página 62, Suzie dividiu sua rotina de exercícios em três períodos mais curtos ao longo do dia. Ela aproveitou seu intervalo de almoço para acrescentar uma atividade extra ao seu dia e, dessa maneira, também serviu como um excelente modelo para seus alunos, que gostaram de caminhar com ela pela escola. Outros, como John, consideram o horário da manhã como o melhor. Embora você precise ajustar seu horário de sono, exercícios pela manhã garantem que você se exercite antes que a rotina atarefada tome conta do seu dia.

Outra preocupação muito comum é o medo de sofrer alguma lesão ou, até mesmo, vir a óbito com o aumento da atividade física. Como foi discutido no Capítulo 2, certas situações relacionadas à saúde podem exigir que você faça uma consulta com seu médico, para garantir a segurança do seu programa de exercícios. Por essa razão, você deve completar as triagens de pré-participação descritas no Capítulo 2. Para a maioria das pessoas aparentemente saudáveis, começar com intensidade leve a moderada e progredir lentamente minimizará a probabilidade de lesão, assim como de ataque cardíaco ou de óbito. Os benefícios à saúde por intermédio de um programa de atividade física regular são maiores do que o risco de efeitos adversos para a maioria das pessoas.[5]

Por fim, se você acha sua rotina atual de exercíos entediante, procure outras opções! Seu programa de exercícios deve incluir atividades de que você gosta. Considere acrescentar variedade ou participar de uma aula de exercício em grupo. Ouvir música ou ler um livro podem ser maneiras de obter variedade mental, ainda que sua atividade seja a mesma. Obviamente, ao usar fones de ouvido, trate de permanecer em ambientes internos ou protegidos, de modo que não se distraia com o trânsito ou com outras pessoas ao seu redor.

Obtendo apoio social

O apoio social é um forte motivador. Considere o encorajamento dado por um dos pais que cuida do filho pequeno enquanto o outro pode praticar uma corrida ou ir até a academia fazer uma aula de exercícios em grupo. Pesquisas mostram que indivíduos que recebem apoio ativo e constante daqueles que consideram importantes em suas vidas permanecem em seus programas de exercícios.[3] Pais que têm um estilo de vida ativo estão fornecendo um ótimo exemplo para seus filhos. É ainda melhor se forem ativos juntos, em família. Um passeio em família até o parque da cidade pode oferecer um excelente alívio ao estresse, assim como uma oportunidade para tornar-se mais ativo. A atividade física é importante ao longo da vida inteira. Desenvolver hábitos ativos desde criança trará benefícios para toda a vida.

Participar de atividades em grupo – com membros da família, amigos ou grupos da comunidade – pode ser, também, um forte motivador para manter-se ativo. A maioria dos bairros têm clubes ou associações de pessoas com interesse semelhante (por exemplo, ciclismo, corrida, passeio arborizado, dança de salão). São ótimas oportunidades para conhecer outras pessoas e descobrir o verdadeiro prazer em seu programa de exercícios.

Se não obtiver apoio de sua família e de seus amigos, busque outros sistemas de apoio. Algumas pessoas, quando estiverem encarando seus próprios problemas de saúde, podem sentir-se ameaçadas por você querer partir para uma saúde melhor. Não deixe que outras pessoas sabotem seus planos. Encontre um parceiro de exercício ou algum membro de sua aula na academia que valorize a atividade tanto quanto você. Com estímulo mútuo, vocês geram a motivação para continuar. Felizmente, ao longo do tempo, seu exemplo vai persuadir membros da sua família para unir-se a você neste estilo de vida fisicamente ativo.

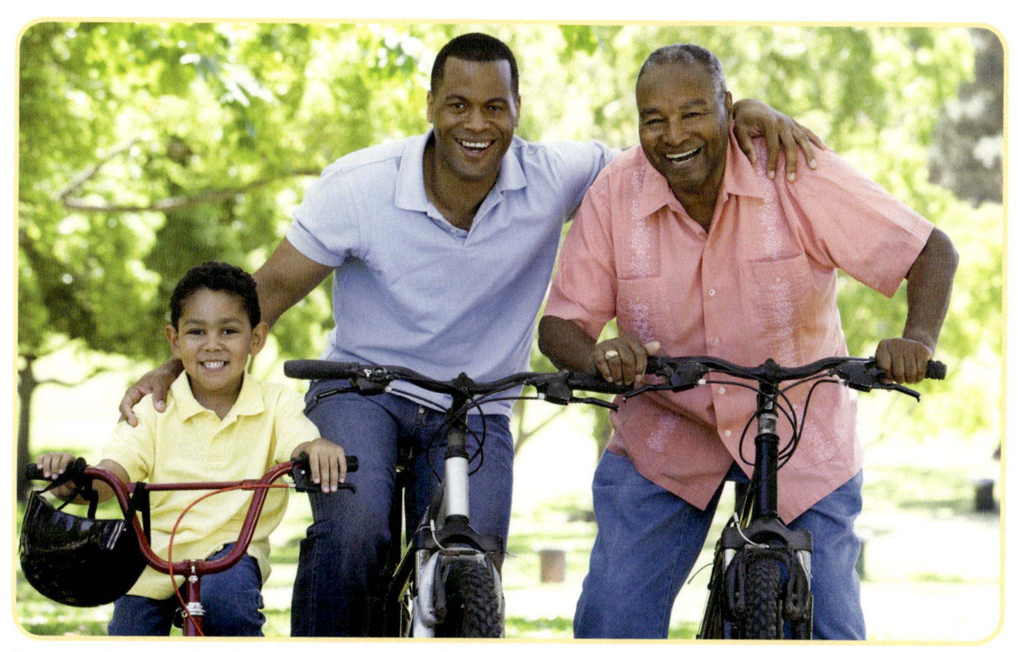

Exercícios físicos em família são uma ótima maneira de fortalecer o condicionamento juntos.

Lidando com contratempos

Será que você terá contratempos em seu programa de exercícios? É muito provável que sim. Surgirão algumas situações na vida que podem atrapalhar o planejamento de suas atividades. Não deixe que isso seja desestimulante. Ao contrário, planeje-se para isso! Seu programa de exercícios não é uma tentativa de "tudo ou nada". Por exemplo, ao fazer uma viagem de negócios, você se vê no aeroporto aguardando um voo atrasado. Em vez de sentar e lamentar o acontecimento (sobre o qual você não tem controle algum), faça uma caminhada rápida em torno do terminal. Quando viajar, escolha hotéis que têm salas de ginástica. Embora não seja ideal fazer isso frequentemente, é possível que você encontre atividades complementares ao seu programa. Na ausência de uma sala de ginástica, caminhe pelos salões do hotel ou considere fazer algum exercício calistênico e um alongamento em seu quarto. Indague à equipe do hotel sobre locais seguros na vizinhança para caminhar ou correr.

Quando surgirem algumas situações inevitáveis como doença, viagem, responsabilidades familiares, obrigações de trabalho, entre outras, perceba que são apenas como engarrafamentos temporários, e não descarrilamentos permanentes. Tenha sempre um plano de ação no lugar. Quando encarar um contratempo, você deve voltar um pouco na linha do tempo. Por exemplo, após uma doença, você deve retomar lentamente em vez de partir do ponto no qual parou. Você pode sentir certa frustração ao perder o condicionamento, mas deve encorajar-se com o fato de que pode começar novamente e voltar à antiga forma.

Mantendo a motivação

A motivação pode ser descrita como um processo mental que relaciona um pensamento ou um sentimento a uma ação. *Você* é responsável pela decisão de participar de uma atividade física todos os dias. O que motiva você? Algumas pessoas sentem-se estimuladas por fatores externos, como agradar um membro da família, um amigo ou, até mesmo, um chefe. Embora ajude ter o apoio daqueles ao redor, se o foco externo é a única razão para o exercício, frequentemente haverá sentimentos de culpa ou frustração se você não sentir que não está agradando alguém. Em compensação, um estímulo interno tem como foco aquilo que *você* quer: melhor aparência, sentir-se bem, mais saudável ou aprender uma nova atividade.

Enfim, motivação não pode ser gerada por outra pessoa. Ao contrário, ela deve ser algo que mobiliza o sentimento de ação que já existe dentro de você. Motivação é um processo mental que pode conduzir a um estilo de vida positivo ou a uma mudança de comportamento. Motivação envolve a conexão de sua compreensão intelectual ou seus sentimentos com as etapas que devem ser seguidas. Este livro fornece as etapas para começar ou melhorar seu programa de exercícios, mas, no final, o sentimento de agir está dentro de você (para mais informações sobre motivação, *vide* o Capítulo 5).

Verificando o progresso

Para manter-se no caminho certo, basta não perder de vista seu programa de exercícios. Assim como a manutenção regular de seu carro possibilita que você dirija sem preocupações, isso também acontecerá se você aproveitar alguns momentos para verificar o progresso de seu corpo, para garantir que ainda está no caminho para alcançar seus objetivos. Uma maneira de fazer isso é escrever o que obteve a cada semana. O diário de bordo na Figura 3.2 tem espaço para registrar sua atividade em cada uma das três áreas (condicionamento aeróbio, condicionamento muscular e flexibilidade). Além disso, no final do formulário, há um espaço para registrar um resumo dos exercícios da semana e para anotar alguns objetivos para a semana seguinte, incluindo coisas que você pode querer mudar.

FIGURA 3.2

Exemplo de diário de atividades

Dia	A-M-F*	Tempo ou distância	Comentários (frequência cardíaca, classificação da execução percebida, condição de saúde, condições ambientais etc.)
Domingo			
Segunda-feira			
Terça-feira			
Quarta-feira			
Quinta-feira			
Sexta-feira			
Sábado			
Resumo da semana	A → # de exercícios = _____; # de minutos = _______		
	M → # de exercícios = _____; # de minutos = _______		
	F → # de exercícios = _____; # de minutos = _______		
Objetivo para a semana seguinte:			

* A = aeróbio; M = muscular; F = flexibilidade.

Fonte: adaptada com permissão de Bushman e Young, 2005, p. 188. ACSM, 2011, *ACSM's Complete Guide to Fitness & Health* (Champaign, IL: Human Kinetics).

Se diários de bordo não fazem seu estilo, considere a possibilidade de anotar seus exercícios realizados em sua agenda ou seu calendário. No primeiro dia de cada mês, use alguns minutos para verificar o mês que passou. Não é algo elaborado, mas lhe dará oportunidade para refletir sobre aquilo que realizou.

Decidir tomar conta de sua saúde e melhorar seu condicionamento físico é uma resolução poderosa. Compreender os componentes básicos da aptidão física – condicionamento aeróbio, condicionamento muscular e flexibilidade – fornecerá as ferramentas necessárias. Com elas em mãos, você pode refletir sobre o que é importante. Ao anotar seus objetivos e ao examinar suas razões para praticar exercícios físicos você terá uma boa perspectiva, que permitirá a criação de um programa de exercícios exato para si próprio. Seu programa não será estático, mas, sim, mudará ao longo do tempo, conforme você continuar a desenvolver objetivos novos e mais desafiadores.

capítulo 4

Nutrição para melhorar a saúde e o condicionamento físico

Alimentar-se bem, em combinação com a prática regular de um programa de exercícios, é um passo positivo que você pode dar para evitar e, até mesmo, reverter o quadro de algumas doenças. Embora a Nutrição seja uma ciência muito ampla, este capítulo tem como foco alguns dos fundamentos e a maneira de fazer escolhas saudáveis na sua ingestão diária de alimentos, além de como essas escolhas podem influenciar sua capacidade de ser uma pessoa ativa.

Frequentemente, as pessoas associam nutrição e dieta com restrições e opções pouco atrativas (observe que o termo *dieta* somente se refere àquilo que se ingere, não a um plano específico de perda de peso). Este capítulo apresenta um ponto de vista da nutrição e oferece sugestões para que você controle sua dieta e se sinta melhor. Ao fornecer ao seu corpo calorias e nutrientes necessários, ele ficará completamente abastecido para a atividade física e o exercício, assim como para competições, se você tem esse objetivo. Da mesma maneira que um carro precisa de combustível de boa qualidade para rodar macio, seu corpo precisa de um equilíbrio de nutrientes para funcionar bem.

As *Dietary Guidelines for Americans* (Diretrizes Alimentares para Americanos), publicadas conjuntamente pelo U.S. Department of Health and Human Services (Departamento de Saúde e Serviços Humanos dos EUA) e pelo U.S. Department of Agriculture (Departamento de Agricultura dos EUA), fornecem orientações gerais com relação à nutrição para a população a partir dos 2 anos de idade. Essas diretrizes tratam de como boas práticas alimentares podem promover a saúde e evitar doenças crônicas.

As *Dietary Guidelines for Americans* incluem algumas das seguintes recomendações-chave:[26,28]

- Equilibre as calorias para controlar o peso:
  - Com foco na prevenção e na redução do sobrepeso e da obesidade, melhore a alimentação e a atividade física.

    - Controle a ingestão total de calorias, para gerenciar o peso corporal.
    - Aumente a atividade física e reduza o tempo gasto com comportamentos sedentários.
    - Mantenha o equilíbrio das calorias ao longo da vida (infância, adolescência, idade adulta, gestação e amamentação, terceira idade).
- Reduza alguns alimentos e componentes dos alimentos:
    - Reduza a ingestão de sódio para menos de 2.300 mg (ou até menos, para 1.500 g, em adultos com mais de 51 anos de idade, para os que são afro-americanos de qualquer faixa etária ou que sofrem de hipertensão, de diabetes ou de doença renal crônica).

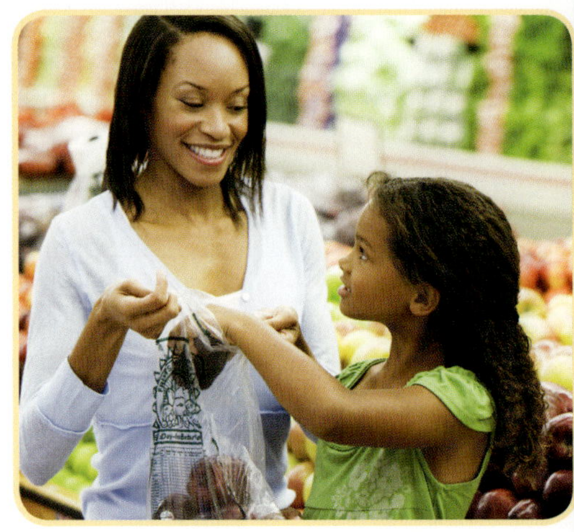

Pessoas de todas as idades podem beneficiar-se de uma alimentação saudável.

    - Consuma menos de 10% das calorias provenientes de gordura saturada; substitua por ácidos graxos monoinsaturados e poli-insaturados. Mantenha o consumo de ácido graxo o mais baixo possível (limite as fontes sintéticas, como gorduras sólidas e óleos parcialmente hidrogenados).
    - Reduza a ingestão de calorias proveniente das gorduras sólidas e dos açúcares adicionados.
    - Limite o consumo de grãos refinados, principalmente aqueles que contêm gordura sólida, açúcares adicionados e sódio.
    - Modere o consumo de álcool (isso significa uma dose por dia para mulheres e duas doses por dia para homens).
- Alimentos e nutrientes que deve acrescentar (enquanto permanecerem dentro das necessidades calóricas):
    - Aumente a ingestão de frutas e de vegetais.
    - Selecione uma variedade de vegetais, principalmente os verde-escuros, os vermelhos, os alaranjados, os grãos e as ervilhas.
    - Consuma cereais integrais, pelo menos metade do total de cereais ingeridos.
    - Aumente a ingestão de leite e laticínios sem gordura ou com baixo teor de gordura.
    - Escolha uma variedade de alimentos proteicos com baixo teor de gordura (por exemplo, frutos do mar, carne magra e aves, ovos, grãos e ervilhas, produtos da soja, oleaginosas sem sal e sementes).
    - Aumente o consumo de frutos do mar, substituindo refeições com carne vermelha e aves.
    - Use óleos para substituir gorduras sólidas, quando possível.
    - Opte por alimentos que forneçam mais potássio, fibra alimentar, cálcio e vitamina D (por exemplo, vegetais, frutas, grãos integrais, leite e derivados do leite).
- Crie padrões saudáveis de alimentação:
    - Desenvolva um padrão de alimentação que satisfaça às suas necessidades de nutrientes e permaneça em um nível calórico adequado.
    - Some todas as bebidas e todos os alimentos e avalie como eles se adequam dentro de um padrão de alimentação saudável.

- Siga recomendações para uma alimentação saudável ao preparar e consumir o alimento para reduzir o risco de doenças de origem alimentar.

Nutrição e saúde global

Pesquisadores de quase todas as doenças crônicas têm estudado o papel da nutrição (o termo *crônica* é usado para referir-se a doenças que frequentemente têm início quando os indivíduos são jovens e se desenvolvem com o passar do tempo). Seis das 13 causas principais de morte são relacionadas à nutrição deficiente e ao sedentarismo. Por classificação, elas são: doença cardíaca (número 1), câncer (2), AVC (3), diabetes tipo 2 (6), doença crônica do fígado ou cirrose (12) e pressão alta (13).[20] A obesidade é relacionada a muitas dessas causas de morte, e, embora exista a possibilidade de algum componente genético, a maioria é relacionada à nutrição deficiente e à falta de exercício, ambas sendo hábitos de estilo de vida.

Doenças crônicas que resultam da má nutrição também conduzem a outras deficiências, resultando em futura perda da independência. Por exemplo, diabetes tipo 2 é uma das principais causas de cegueira e de amputação. Geralmente, fratura nos quadris é resultado de osteoporose e pessoas que sofrem esse tipo de fratura têm mais probabilidade de morrer no prazo de um ano ou de necessitar de cuidados em longo prazo.[21] Aproximadamente 69% das pessoas que tiveram o primeiro ataque cardíaco, 77% das que sofreram o primeiro AVC e 74% daquelas com insuficiência cardíaca têm pressão mais alta do que 140/90 mmHg (ou seja, hipertensão).[3] A obesidade é uma epidemia: cerca de um terço dos adultos nos Estados Unidos é considerado obeso.[8] Além disso, cerca de 17% de crianças e adolescentes americanos (2 a 19 anos de idade) são considerados obesos.[22]

Pesquisadores relataram que a alimentação não saudável e o comportamento sedentário são a causa de 310 mil a 580 mil mortes por ano nos Estados Unidos. Em razão de a maioria dos americanos consumir alimentos com alto teor de gorduras (total, trans, saturada), de sódio e de açúcar, e com poucos grãos integrais, frutas, vegetais e fibra, saúde debilitada e morte são frequentemente relacionadas à nutrição deficiente. A combinação de dietas não saudáveis e sedentarismo são as causas principais de morte nos Estados Unidos, acima do uso do tabaco e do álcool, e muito acima de acidentes no trânsito e de uso de drogas.[18] Além disso, os custos para a saúde causados pela nutrição pobre e pelo sedentarismo são astronômicos. Dietas mais saudáveis poupariam bilhões de dólares em custos médicos por ano, além de evitar a perda de produtividade e, o mais importante, a perda de vidas.

Boa nutrição e atividade física são os dois "medicamentos" mais benéficos que você pode usar para prevenir doenças e ter uma boa qualidade de vida. Tome o controle de sua vida! Você merece tratar-se bem.

Essas orientações são um ótimo ponto de partida para chegar a uma dieta mais saudável. A próxima etapa é observar os nutrientes e a distribuição de que você precisa para satisfazer suas necessidades energéticas.

DETERMINANDO SUAS NECESSIDADES CALÓRICAS

Em razão das exigências calóricas serem abordadas ao longo deste capítulo, esta seção explica os fatores que influenciam suas necessidades calóricas diárias e mostra como estimar o número de calorias necessárias. O gasto energético total (GET) é o número total de calorias de que seu corpo precisa diariamente e é determinado por:

- sua taxa metabólica basal (TMB);
- efeito térmico do alimento (também conhecido como termogênese induzida pela dieta);
- efeito térmico de sua atividade física.

O que é uma caloria?

Uma caloria é definida como a quantidade de calor necessária para elevar de 1 grau Celsius a temperatura de 1 grama de água. Por ser uma quantidade relativamente pequena, os cientistas usam a unidade maior Calorias (com C maiúsculo), também chamada de quilocaloria (abreviada como kcal). A Caloria, ou quilocaloria, é igual a 1.000 calorias. Nos Estados Unidos, os rótulos nos alimentos exibem Calorias ou quilocalorias. Isso é um tanto técnico e não reflete o uso típico na linguagem do dia a dia. Neste livro, a palavra *calorias* refere-se a Calorias, ou quilocalorias (ou seja, 1.000 calorias), que é o uso comum.

A taxa metabólica basal (TMB) é definida como a energia exigida para manter seu corpo em repouso (por exemplo, respiração, circulação). Para determinar sua TMB com precisão, você precisa estar em movimento de 8 a 12 horas e, depois, submeter-se a um exame de laboratório no qual permanecerá sentado por cerca de 30 minutos enquanto o ar que expira é analisado. Isso determina quantas calorias se está queimando em repouso. A TMB é de 60% a 75% do gasto energético total. Geralmente, quanto maior e mais musculosa é a pessoa, mais elevada é a TMB.

O efeito térmico do alimento é a energia requerida para digerir e absorver o alimento. Ele é medido de maneira semelhante à TMB, embora o tempo de medição seja, geralmente, de quatro horas após a ingestão do alimento. O efeito térmico do alimento é de 10% a 15% do seu GET.

O efeito térmico da atividade é a quantidade de energia requerida para a atividade física. Pode ser mensurado em laboratório enquanto você se exercita em uma esteira ou bicicleta ergométrica. O efeito térmico da atividade é o mais variável dos três componentes do GET, porque pode ser tanto 15%, para pessoas sedentárias, quanto 80%, para atletas que treinam de seis a oito horas por dia.

Outro componente do GET que desempenha um papel é a termogênese de atividades sem exercício (NEAT), que é a energia gasta em uma atividade física não planejada. Isso inclui subir escadas em vez de tomar o elevador, sentar-se sobre uma bola de exercícios à mesa do trabalho, estacionar mais longe para caminhar até o seu destino, mexer-se e outras atividades que queimam calorias.

Mesmo que determinar as necessidades energéticas em laboratório seja algo preciso, não é necessário você ter esse gasto para estimar o número de calorias que você usa. Alguns métodos de estimativa requerem calcular primeiramente sua TMB com base em sua idade, seu sexo, sua altura e seu peso[13,19] e, depois, incluir os efeitos térmicos do alimento e da atividade, mas isso leva algum tempo. Para finalidades gerais, cálculos simples auxiliarão você a estimar rapidamente suas necessidades energéticas. *Vide* a Tabela 4.1 para uma estimativa de ingestão calórica diária necessária para manter seu peso atual. Na primeira coluna, encontre o nível de atividade que melhor representa seu estado atual. Se você sabe seu peso corporal em libras, multiplique esse número pelo número estimado de calorias por libra na segunda coluna; se você sabe seu peso em quilogramas, verifique a terceira coluna da tabela e faça o mesmo cálculo.

Tabela 4.1 **Ingestão calórica diária aproximada por unidade de peso corporal necessária para a manutenção do peso corporal desejado**

Nível de atividade	Calorias por libra de peso corporal	Calorias por quilograma de peso corporal
Muito sedentário (movimento restrito, como o de um paciente confinado em casa)	13	29
Sedentário (maioria dos americanos, trabalho em escritório, trabalho leve)	14	31
Atividade moderada (recreação aos fins de semana)	15	33
Muito ativo (alcança as diretrizes do ACSM para exercício vigoroso três vezes por semana)	16	35
Atleta competidor (atividade vigorosa diária em esporte altamente energético)	17 ou mais	38 ou mais

Fonte: adaptada com permissão de M.H. Williams, 2007, Nutrition for Health, Fitness & Sport. 8. ed. New York: McGraw-Hill, p. 404. © The McGraw-Hill Companies, Inc.

DETERMINANDO A NECESSIDADE DE NUTRIENTES

Nutrientes incluem carboidratos, proteínas, gorduras, vitaminas, minerais e água. Os três primeiros – carboidratos, proteínas e gorduras – são encontrados em maiores ("macro") quantidades no corpo e, por isso, são referidos como macronutrientes. Vitaminas e minerais são encontrados em menores ("micro") quantidades e são referidas como micronutrientes.

Macronutrientes

Macronutrientes (carboidratos, proteínas e gorduras) fornecem energia para as atividades diárias e durante a prática de exercícios, de atividades recreacionais e de treinamento esportivo. Eles fornecem números sutilmente diferentes de calorias por grama, conforme segue:

- Carboidratos fornecem cerca de 4 calorias por grama.
- Proteínas fornecem cerca de 4 calorias por grama.
- Gorduras fornecem cerca de 9 calorias por grama.

UM OLHAR MAIS ATENTO

Brenda

Brenda tem 41 anos de idade, pesa 145 libras (66 kg) e quer manter seu peso corporal atual. Ela pratica exercícios físicos regularmente e está dentro das diretrizes para atividade vigorosa descritas neste livro. Portanto, ela está na categoria "Muito ativa". Após consultar a Tabela 4.1, ela verifica que 16 calorias por libra é a quantidade de que uma pessoa "muito ativa" precisa. Brenda, então, multiplica seu peso corporal por 16 para estimar quantas calorias ela precisa por dia. Ela obtém o resultado de 2.320 calorias (145 libras × 16 calorias por libra).

Use alguns minutos de seu tempo para fazer esse cálculo com base no seu peso corporal e no seu nível de atividade. Tenha em mente que a estimativa final é apenas isso: uma estimativa. Suas necessidades calóricas diárias reais podem variar, mas esse cálculo fornece um ponto de partida aproximado. Para manter seu peso corporal, essa é a quantidade de calorias que você deve consumir. Para perder ou ganhar peso, você precisará ajustar sua ingestão de alimentos de acordo com suas necessidades.

Esses valores mostram claramente que numa base "grama por grama", a gordura é muito mais densa com relação às calorias do que o carboidrato ou a proteína. Essa é a razão pela qual um alimento rico em gordura fornece mais calorias do que aquele com pouca gordura. O Capítulo 13 traz informações adicionais sobre os macronutrientes, já que eles fazem parte do controle de peso. O álcool, apesar de não ser um nutriente requerido, tem seu conteúdo único calórico de 7 calorias por grama.

Carboidratos

Embora algumas dietas (por exemplo, a dieta Atkins) pareçam sugerir que os carboidratos são os vilões quando se fala em controle de peso, eles são, na verdade, vitais para o funcionamento adequado do corpo. Por exemplo, seu cérebro e seu sistema nervoso central necessitam de glicose sanguínea (açúcar) para energia. Carboidratos são, também, uma importante fonte de energia durante uma atividade física. Sem carboidratos suficientes em sua dieta, você não conseguirá aproveitar completamente um exercício vigoroso ou uma competição, porque seu corpo não terá o combustível de que necessita para executar as atividades.

Os carboidratos existem na forma de açúcares, amidos e fibras. Açúcares são encontrados nas frutas naturalmente, e também nos derivados do leite. O açúcar também é adicionado a diversos produtos para adicionar sabor. Recomenda-se reduzir o consumo de produtos com açúcar adicionado (por exemplo, balas e bombons, refrigerantes não dietéticos e batidas de frutas). Esses produtos são um tanto óbvios, porém a verificação dos rótulos dos alimentos pode revelar açúcares que não são tão óbvios assim, que têm diferentes nomes, incluindo açúcar mascavo, adoçante de milho, xarope de milho, dextrose, xarope de milho com alta concentração de frutose, glicose, mel, lactose, maltose, xarope de malte, melado e sacarose. Tenha cuidado especialmente quando esses itens estiverem listados como um dos primeiros ingredientes no rótulo do alimento, porque os componentes são relacionados na ordem de predominância por peso.[3]

Manter o foco nas frutas, nos vegetais e nos grãos integrais maximiza os benefícios que os carboidratos proporcionam à saúde. Amidos são a forma mais complexa do carboidrato que o corpo pode usar para obter energia e são encontrados em produtos como vegetais, grãos secos e cereais. O consumo de cereais integrais ajuda a prevenir doença cardiovascular, diabetes tipo 2 e outras doenças crônicas, principalmente porque têm alto teor de vitaminas e minerais, além de antioxidantes.[15,23]

A terceira categoria de carboidrato, a fibra, inclui parte do alimento que o corpo não consegue quebrar e absorver. Fontes de fibras incluem vegetais, frutas e cereais integrais. Consumir alimentos ricos em fibra promove maior sensação de saciedade, assim como a saúde dos intestinos. Dietas ricas em fibra reduzem o risco de diabetes, de câncer do cólon e de obesidade.[28] A Tabela 4.2 fornece exemplos de boas fontes de carboidratos, incluindo a contribuição feita pelas fibras.

Cerca de 45% a 65% de sua ingestão de calorias deve vir dos carboidratos.[10] Há uma ampla gama a ser considerada em razão da variedade de abordagens nutricionais, evitando-se deficiências ou consequências adversas para a saúde. A quantidade diária recomendada listada nos rótulos dos alimentos (*vide* a discussão completa neste mesmo capítulo, no início da página 80) baseia-se em 60% de ingestão de calorias. Se você é uma pessoa ativa ou um atleta competidor, mantenha sua ingestão de carboidrato próxima ao final superior desse parâmetro, para fornecer combustível suficiente para seus músculos trabalharem.

Agora que você sabe quantas calorias precisa por dia, conforme mostrou a Tabela 4.1, você pode determinar a quantidade recomendada de carboidrato. Por exemplo, para alguém que necessita de 2.500 calorias por dia, de 1.125 a 1.625 calorias, aproximadamente, devem vir do carboidrato. Isso deve ser calculado da seguinte maneira:

2.500 calorias por dia × 0,45 (45%) = 1.125 calorias provenientes do carboidrato
2.500 calorias por dia × 0,65 (65%) = 1.625 calorias provenientes do carboidrato

Para determinar o número necessário de gramas de carboidrato, lembre-se de que cada grama de carboidrato fornece 4 calorias. Simplesmente divida o número de calorias do carboidrato por 4 para determinar a quantidade necessária de gramas:

1.125 calorias ÷ 4 calorias por grama = 281 g provenientes do carboidrato
1.625 calorias ÷ 4 calorias por grama = 406 g provenientes do carboidrato

Tabela 4.2 Fontes de carboidratos e fibras

Alimento	Porção	Carboidrato por porção (g)	Fibra por porção (g)
Grãos			
Rosca de uva-passa	1 inteira	36	2
Pão de cereais integrais	1 fatia	13	2
Cereal com uva-passa	28 g	47	7
Arroz integral	1 xícara	45	4
Espaguete	1 xícara	43	3
Frutas			
Banana fatiada	1 xícara	34	4
Mirtilos	1 xícara	21	4
Figos secos	2 figos	24	4
Suco de toranja	180 ml	72	< 1
Vegetais			
Grãos (secos) cozidos	1 xícara	45 a 55	13 a 19
Grãos cozidos enlatados	1 xícara	47	18
Cenouras cozidas	1 xícara	13	5
Batata-doce	1 xícara	54	5
Laticínios			
Leite semidesnatado ou desnatado	1 xícara	12	0
Iogurte (natural, desnatado)	230 g	17	0
Queijo *cottage* sem gordura	1 xícara	10	0

Fonte: adaptada do U.S. Department of Agriculture, Agricultural Research Service, 2010.

Lendo os rótulos dos alimentos

Os rótulos dos alimentos são importantes vitrines de informação para alguns produtos (frutas e vegetais não os têm). Em razão de não haver espaço suficiente para descrever todos os nutrientes, eles fornecem somente uma indicação do conteúdo nutritivo. Entretanto, ler rótulos pode ser confuso. A seguir, uma simplificação das informações contidas nos rótulos. *Vide* a Figura 4.1 para um exemplo de rótulo.

Tamanho da porção

O tamanho da porção é, geralmente, o primeiro item no rótulo. Os tamanhos são padronizados para alimentos semelhantes. Deve-se ter atenção ao tamanho da porção, porque, em alguns casos, as indústrias de alimento embalam itens de dois em dois (ou seja, o tamanho da porção corresponde à metade da embalagem). Considere um pacote de pipoca de microondas de tamanho normal. Se você consumir todo o conteúdo da embalagem, terá ingerido duas ou três porções de pipoca! As calorias listadas refletem a quantidade de uma única porção, então, você deve multiplicá-las para determinar quantas calorias realmente consumiu. Prestar atenção ao tamanho da porção ajuda a monitorar a quantidade ingerida de calorias e a evitar empanturrar-se e, consequentemente, ganhar peso ao longo do tempo.

Calorias e calorias provenientes da gordura

Você sempre deve verificar o número total de calorias fornecido por item do alimento, assim como o número total de calorias provenientes da gordura. Prestar atenção ao tamanho da porção é a chave para determinar sua ingestão total de calorias em cada alimento consumido. Como um guia rápido para ingestão de calorias, considere o seguinte: [27]

- um alimento que fornece 40 calorias por porção é considerado de "baixa caloria";
- um alimento que fornece 100 calorias por porção é considerado de "média caloria";
- um alimento que fornece 400 calorias por porção é considerado de "alta caloria".

Ao longo de um dia típico, você provavelmente irá consumir alimentos nas diversas categorias. Desde que tenha atenção ao total de calorias ingeridas no dia, você poderá alcançar equilíbrio energético (ou seja, suas calorias consumidas se equipararão às calorias gastas).

Valor diário percentual

Outro item ao qual é preciso prestar atenção ao ler o rótulo de um alimento é o "% valor diário" (%VD), com a lista de alguns nutrientes em todos os rótulos. Esses valores se baseiam em uma dieta de 2.000 calorias. Os valores diários são os níveis recomendados de ingestão de nutrientes. Em relação a alguns desses nutrientes (por exemplo, gordura total, gordura saturada, colesterol e sódio), é melhor consumir menos do que o recomendado; no entanto, quanto a outros, como carboidrato e fibra alimentar, é importante tentar consumir pelo menos a quantidade recomendada. Em geral, um %VD de menos de 5% é considerado baixo e 20% ou mais é considerado alto.[27]

Ao observar a seção do rótulo que se refere à gordura, observe que tanto as gorduras saturadas como as trans são classificadas. Você deve restringir ao máximo possível o consumo de gorduras trans e consumir não mais que 10% do total de calorias na forma de gordura saturada. Da mesma maneira, manter os níveis de colesterol e de sódio sob controle também é importante. Para carboidratos, as subcategorias de fibra alimentar e açúcares são relacionadas. Você deve tentar aumentar sua ingestão de fibras alimentares, em vez de limitá-la.

A parte inferior do rótulo contém uma nota de rodapé com os valores diários recomendados para dietas de 2.000 a 2.500 calorias por dia. Embora essa não seja uma correspondência direta do número de calorias de que você precisa diariamente, essa informação fornece uma orienta-

Continua

ção geral e abrange um grande número de pessoas. A nota de rodapé apresenta a informação alimentar recomendada para importantes nutrientes (por exemplo, gordura, sódio e fibra). Essa nota é somente encontrada em embalagens maiores e não muda de produto para produto.

Exemplo de rótulo encontrado em macarrão com queijo

Informações nutricionais

1. Comece aqui →
Tamanho da porção: 1 xícara (228 g)
Porção por embalagem: 2

Quantidade por porção

2. Verifique as calorias
Calorias 250 — Calorias de Gordura 110

6. Guia rápido para %VD
- 5% ou menos é baixo
- 20% ou mais é alto

	% Valor Diário*
Gorduras Totais 12 g	18%
Gorduras Saturadas 3 g	15%
Gorduras Trans 3 g	
Colesterol 30 mg	10%
Sódio 470 mg	20%
Potássio 170 mg	5%
Total de Carboidratos 31 g	10%
Fibra alimentar 0 g	0%
Açúcares 5 g	
Proteínas 5 g	

3. Limite o consumo desses nutrientes (Gorduras Totais, Gorduras Saturadas, Gorduras Trans, Colesterol, Sódio)

4. Consuma o suficiente desses nutrientes

Vitamina A	4%	• Vitamina C	2%
Cálcio	20%	• Ferro	4%

5. Nota de rodapé

*Percentual dos valores diários com base em uma dieta de 2.000 calorias. Seus valores diários podem ser mais altos ou mais baixos, de acordo com suas necessidades calóricas:

	Calorias:	2.000	2.500
Gorduras totais	Menos de	65 g	80 g
Gorduras saturadas	Menos de	20 g	25 g
Colesterol	Menos de	300 mg	300 mg
Sódio	Menos de	2.400 mg	2.400 mg
Potássio		3.500 mg	3.500 mg
Total de carboidratos		300 g	375 g
Fibras Alimentares		25 g	30 g

Figura 4.1 Exemplo de rótulo de alimentos.
Fonte: reproduzido do U.S. Department of Health and Human Services, U.S. Food and Drug Administration, 2009.

Proteínas

Proteínas são formadas por pequenas unidades chamadas aminoácidos, que são considerados os blocos construtores do corpo. As proteínas promovem crescimento muscular e são necessárias para muitas funções do corpo, incluindo auxílio às reações químicas e aos hormônios. Mesmo que forneçam 4 calorias por grama, geralmente não utilizamos a proteína para energia, a menos que a ingestão de carboidrato ou de gordura seja deficiente. Por essa razão, as proteínas consumidas podem ser usadas para promover o crescimento e para funções normais do corpo. *Vide* a Tabela 4.3 para o valor proteico de diversos alimentos.

As proteínas devem ser de 10% a 15% do total de calorias (a AMDR é de 10% a 35% para adultos; *vide* o boxe *Qual o significado de todas essas abreviações?*, na página 86, para a definição de AMDR).[10] Assim como para o carboidrato, existe um limite fornecido considerando diferenças nas dietas e para sugerir um limite seguro total. Dependendo da sua ingestão total de calorias, você pode estar abaixo ou acima desse limite. Sua necessidade pessoal de proteína é baseada no seu peso corporal; você deve consumir aproximadamente 0,36 gramas de proteína para cada libra do seu peso corporal. Simplesmente multiplique seu peso corporal em libras por 0,36 para determinar aproximadamente quantos gramas de proteína você precisa consumir por dia. Se você sabe seu peso em quilogramas, multiplique o valor por 0,8.[2] Por exemplo, para uma pessoa que pesa 150 libras, esse cálculo deve ser feito assim:

150 × 0,36 = 54 gramas de proteína × 4 calorias por grama = 216 calorias de proteína

Observe que as necessidades de proteína aumentam para atletas e são diferentes dependendo do esporte praticado, da intensidade e da frequência do exercício físico e da experiência do atleta. Recomendações típicas para atletas com treinamento de força (por exemplo, jogadores de futebol americano, fisiculturistas) e atletas de resistência (por exemplo, competidores de maratona) estão na faixa de 0,55 a 0,77 gramas de proteína por libra de peso corporal (ou 1,2 a 1,7 gramas de proteína por quilograma de peso corporal).[2] Em razão de muitos americanos terem o hábito de consumir uma quantidade de proteína maior do que a recomendação diária, é possível que atletas ou outras pessoas altamente ativas já estejam consumindo o valor adequado.

Tabela 4.3 Valor proteico de diversos alimentos

Alimento	Tamanho da porção	Proteína por porção (g)
Carne (incluindo peru e porco)	85 g	24
Peixe (incluindo truta, perca, hadoque, linguado, atum)	85 g	20 a 22
Grãos (incluindo feijão-rajado, comum, preto e branco)	1 xícara	13 a 15
Iogurte (natural, desnatado)	230 g	13
Rosca de uva-passa com canela	1 rosca de 10 cm	9
Amendoim	28 g	8
Ovo cozido, com a gema dura	1 grande	6
Cereal com uva-passa	1 xícara	5
Pão integral de aveia	1 fatia	4
Batata-doce	1 unidade	3
Abóbora	1 xícara	2
Laranja	1 xícara	2
Banana	1 unidade	1

Fonte: adaptada do U.S. Department of Agriculture, Agricultural Research Service, 2010.

UM OLHAR MAIS ATENTO

Alex

Alex é um programador de 34 anos de idade que gosta de correr em um parque da cidade durante seu horário de almoço, assim como praticar um treino de corrida mais extenso aos finais de semana, preparando-se para correr meia maratona. Ele também faz um treinamento de força duas noites por semana, com alguns amigos na academia. Embora esteja satisfeito com seu regime de exercícios atual, ele sabe que sua dieta é muito alta em gordura e está longe de ser ideal. Como primeira etapa, ele determinou a quantidade de calorias que necessita e, depois, que metas ele deve adotar para diversos nutrientes.

Para fornecer uma estimativa de suas necessidades calóricas, ele verifica a Tabela 4.1 para o número de calorias de que precisa por unidade de seu peso corporal. Ele está na categoria "Muito ativo", de acordo com suas atividades de corrida e treinamento de força. Assim, ele multiplicará seu peso corporal (188 libras ou 85 kg) por 16.

$$188 \times 16 = 3.008 \text{ calorias}$$

Para facilitar, ele arredonda o número de calorias necessárias para 3.000 por dia. Depois, ele determina a quantidade de calorias que precisa consumir de carboidrato, de gordura e de proteína. Ele começa pela proteína, porque, com base em seu peso corporal, é o melhor a se fazer. Por ter um alto nível de treinamento de resistência, ele opta pela meta de 0,55 gramas por libra de peso corporal. Ele multiplica seu peso por 0,55:

$$188 \times 0{,}55 = 103 \text{ gramas de proteína}$$

Para verificar a porcentagem de calorias por proteína, ele multiplica os gramas por 4 (porque há 4 calorias por grama de proteína):

$$103 \times 4 = 412 \text{ calorias de proteína}$$

Alex determina que cerca de 14% de suas calorias devem ser provenientes de proteína (412 calorias de proteína divididas por 3.000 calorias totais = 0,14, que é a representação decimal de 14%). Para o carboidrato, Alex seleciona 60% das calorias, de modo que os 26% restantes sejam provenientes de gordura. Ele calcula da seguinte forma:

$$3.000 \text{ calorias} \times 0{,}60 = 1.800 \text{ calorias de carboidrato}$$
$$3.000 \text{ calorias} \times 0{,}26 = 780 \text{ calorias de gordura}$$

Esses cálculos fornecem algumas metas gerais para ajudar Alex a criar equilíbrio em sua dieta. Não são todas as refeições que devem cair precisamente dentro dessas porcentagens, ao contrário, é mais adequado considerar ao longo de um dia inteiro. Algumas refeições podem ser mais ricas em proteínas, ao passo que outras contêm mais carboidratos ou gorduras. Alex deve refletir sobre as bebidas e os alimentos ingeridos ao longo de um dia inteiro, em vez de focar em cada alimento ou refeição.

Gorduras

Gorduras, também conhecidas como lipídios, entram na dieta por meio de fontes como proteína animal, manteiga, óleos, oleaginosas e muitos produtos refinados. Frequentemente, as gorduras são consideradas ruins, um mito perpetuado por muitos produtos livres de gordura que inundam as prateleiras de supermercados e de lojas. Contudo, as gorduras são necessárias em quantidades apropriadas para o funcionamento normal do corpo.[2] Por exemplo, os lipídios são o principal componente em cada célula do nosso corpo. Além disso, a gordura é a principal fonte de energia, principalmente quando estamos em repouso ou executando uma atividade de intensidade baixa a moderada. O consumo excessivo de gordura não é saudável, mas o consumo muito baixo também gera preocupação. Uma abordagem equilibrada da ingestão de gordura fornecerá a quantidade necessária de gordura para uma boa saúde.

As gorduras estão presentes em diversas formas, incluindo gorduras saturadas, monoinsaturadas e poli-insaturadas. Essas designações têm relação com a estrutura química da gordura. Gorduras trans são encontradas naturalmente em alguns produtos de origem animal (principalmente carne e laticínios), mas também são resultado de um processo de fabricação chamado hidrogenação. Esse processo muda a estrutura da gordura, para torná-la mais estável e, como resultado, mais próxima das gorduras saturadas (que ficam sólidas à temperatura ambiente). Empresas de alimentos hidrogenam a gordura para aumentar o período de validade do produto, para que seu sabor fique mais próximo ao da manteiga e para economizar, pois é mais barato hidrogenar óleo do que utilizar manteiga.

Em geral, as preocupações com saúde resultam do consumo exagerado de gorduras saturadas e trans. Estas últimas têm demonstrado aumentar o colesterol ruim no sangue (colesterol de lipoproteína de baixa densidade, ou LDL-C), mais até que as gorduras saturadas. Fontes de gordura trans incluem produtos de origem animal, margarina e salgadinhos. A boa notícia é que, como resultado dessas preocupações, a indústria de alimentos está reformulando muitos produtos para remover ou, pelo menos, reduzir a quantidade de gordura trans. Muitos restaurantes passaram a servir alimentos "livres de gordura trans". As companhias que comercializam alimentos processados devem exibir a quantidade de gordura trans em seus produtos. Embora alguns produtos tenham o rótulo "livre de gordura trans", isso, na verdade, significa que eles contêm até 0,5% de gordura trans.

Gorduras monoinsaturadas, como azeite de oliva, óleo de canola, abacates, nozes e linhaça, têm demonstrado proteger contra doença cardíaca e diabetes tipo 2. Isso não significa que você deve consumir o quanto quiser desse tipo de gordura; no entanto, optar pela gordura monoinsaturada em vez da gordura saturada conduz a uma saúde melhor (por exemplo, níveis mais saudáveis de colesterol no sangue).

Gorduras poli-insaturadas, como óleo de cártamo, óleo de milho e óleos de peixe, também têm demonstrado proteger contra muitas doenças. Óleos de peixe (eicosapentaenoico – EPA – e docosa-hexanoico – DHA) têm mostrado diminuir inflamações no corpo e podem proteger contra doença cardíaca, diabetes tipo 2 e artrite. Isso não significa que o EPA e DHA protegem de tudo, mas que são importantes para a saúde global. Portanto, você deve tentar consumir de 60 a 85 g de peixe gordo (por exemplo, atum, salmão e sardinha) pelo menos duas vezes por semana.[26] Suplementos com óleo de peixe também podem ser úteis (consulte seu médico para saber se é adequado para você).

Gorduras saturadas são encontradas em produtos como manteiga, queijo, carne, azeite de dendê e leite integral. Em razão do grande risco de doenças associado ao uso de gorduras saturadas, menos de 10% de suas calorias ingeridas deve vir desse tipo de gordura,[26] sendo recomendada uma meta de apenas 7% ou menos.[28] Gorduras trans devem ser limitadas ao mínimo possível.[26] Por causa do foco nas gorduras saturadas e trans, os rótulos dos alimentos incluem a gordura total assim como a quantidade de gorduras saturadas e trans (*vide* a Figura 4.1).

Embora tecnicamente o colesterol não seja considerado uma gordura, ele está na família de lipídios e é encontrado em alimentos de origem animal. O corpo necessita de certa quantidade de colesterol e, assim, mesmo que sua dieta não o inclua, o fígado se encarrega de produzir a quantidade necessária. O problema surge quando os níveis de colesterol no sangue se tornam muito altos. Níveis totais de colesterol no sangue, assim como níveis de

LDL-C, são prognósticos de doença cardíaca (para mais informações, *vide* o Capítulo 16). Mesmo que você consuma colesterol em sua dieta, o maior influenciador para o colesterol no sangue é a quantidade ingerida das gorduras saturada e trans. Dessa forma, recomenda-se limitar o consumo de gordura para não mais que 10% das calorias (até 7% é ainda melhor), assim como manter o consumo de colesterol em menos de 300 miligramas por dia.[26,28]

A ingestão total de gordura deve estar entre 20% a 35% de calorias.[26] A maioria dessas calorias deve ter origem em gorduras monoinsaturadas e poli-insaturadas (por exemplo, peixes, nozes, óleos vegetais) e o consumo de gordura saturada deve ser limitado. Por exemplo, para uma pessoa que tem como meta 2.500 calorias por dia, a ingestão total de gordura deve estar entre 20% e 35% do total de calorias. Nesse exemplo, uma meta de 28% é selecionada (metade do percentual). Isso significaria aproximadamente 700 calorias de gordura. Calcula-se da seguinte forma:

$$2.500 \times 0,28 = 700 \text{ calorias}$$

Para manter a gordura saturada no nível máximo de 10%, as calorias de gordura saturada totalizariam 250, conforme determinado:

$$2.500 \times 0,10 = 250 \text{ calorias de gordura saturada}$$

Para determinar quantos gramas isso representa, as calorias de gordura podem ser divididas por 9 (lembre-se de que cada grama de gordura fornece 9 calorias). Assim, nesse exemplo, as gorduras totais seriam em torno de 78 gramas (700 ÷ 9 = 78) e as saturadas não poderiam ser mais que cerca de 28 gramas (250 ÷ 9 = 28).

Alguns dos grupos de alimentos que contribuem para a ingestão de gordura saturada são queijo, carne, derivados do leite, sobremesas geladas, lanchinhos (por exemplo, biscoitos, bolos, *donuts*, batata *chips*), manteiga, molhos de salada e ovos.[26] Fazer pequenas mudanças nos alimentos que você seleciona pode resultar em significativas diminuições de gorduras saturadas e calorias que você consome (*vide* a Quadro 4.1 para algumas comparações).

Quadro 4.1 Seleção de alimentos alternativos para diminuir o consumo de gordura saturada

Alimento	Opção rica em gordura	Opção pobre em gordura
Queijo tipo *cheddar* (28 g)	Queijo tipo *cheddar* comum (6 g de gordura saturada; 114 calorias)	Queijo tipo *cheddar* com baixo teor de gordura (1,2 g de gordura saturada; 49 calorias)
Leite (1 xícara)	Leite integral, 3,24% de gordura (4,6 de gordura saturada; 146 calorias)	Leite semidesnatado, 1% de gordura* (1,5 g de gordura saturada; 102 calorias)
Sobremesas geladas (meia xícara)	Sorvete comum (4,9 g de gordura saturada; 145 calorias)	*Frozen yogurt* com baixo teor de gordura (2,0 g de gordura saturada; 110 calorias)
Hambúrguer (85 g, preparado)	Hambúrguer comum, 25% de gordura (6,1 g de gordura saturada; 236 calorias)	Hambúrguer extramagro, 5% de gordura (2,6 g de gordura saturada; 148 calorias)
Frango (85 g, preparado)	Frango frito, coxa com pele (3,3 g de gordura saturada; 212 calorias)	Frango assado, peito sem pele (0,9 g de gordura saturada; 140 calorias)
Peixe (85 g)	Peixe frito (2,8 g de gordura saturada; 195 calorias)	Peixe no forno (1,5 g de gordura saturada; 129 calorias)

* Leite desnatado diminui as gorduras saturadas a 0 grama e a somente 80 calorias.
Fonte: adaptado do U.S. Department of Health and Human Services e U.S.Department of Agriculture, 2005, p. 32.

Qual o significado de todas essas abreviações?

Compreender as coisas de que você precisa em sua dieta pode ser difícil. A clareza pode surgir ao examinar as ingestões dietéticas de referência (IDRs) e a faixa de distribuição aceitável de macronutrientes (AMDR – Acceptable macronutrient distribution range), que são valores de referência para as quantidades de nutrientes de que seu corpo necessita. Isso mais parece uma sopa de letrinhas, mas cada conjunto de diretrizes é útil.[9,10]

IDR

IDR é um termo guarda-chuva. Ele inclui necessidade média estimada (EAR – Estimated average requirement), ingestão dietética recomendada (RDA – Recommended dietary allowance), ingestão adequada (IA) e o nível máximo de ingestão tolerável (UL – Tolerable upper intake level). As IDRs focam nas exigências de nutrição das pessoas saudáveis (ou seja, em 97% da população). As IDRs são estabelecidas por um comitê escolhido pela Food and Nutrition Board (Comissão de Alimentos e Nutrição) da National Academy of Sciences (Academia Nacional de Ciências).

- EAR: os valores nutricionais estabelecidos, quando há dados científicos suficientes. Uma vez que um EAR é estabelecido, uma RDA pode ser estabelecida para um nutriente específico.
- RDA: tem como meta valores estabelecidos pelos cientistas com foco na prevenção de doenças relacionadas à nutrição.
- IA: valores estabelecidos para nutrientes, quando não existem evidências científicas suficientes de apoio para estabelecer a RDA.
- UL: os limites estabelecidos para nutrientes para prevenir níveis tóxicos de consumo.[11] Eles são estabelecidos porque muitas pessoas fazem uso de suplementos vitamínicos e minerais.

AMDR

A AMDR não está sob o leque principal de IDRs, mas fornece limites para a quantidade de carboidratos, de gorduras e de proteínas (ou seja, macronutrientes) que devem ser consumidos. Os macronutrientes são determinados por extensão porque variam mais entre as pessoas do que os micronutrientes (ou seja, vitaminas e minerais, que são abordados pelas IDRs).

Não é necessário obter 100% das IDRs estabelecidas para cada nutriente todos os dias. Entretanto, é bom esforçar-se para alcançar pelo menos 70% das IDRs estabelecidas por dia para cada nutriente.[9,10] Conforme você verá neste capítulo, a AMDR também fornece orientação para escolhas alimentares. Todas as escolhas nutricionais que você faz diariamente podem fazer a diferença em sua saúde.

Micronutrientes

Micronutrientes incluem vitaminas e minerais. Estes, embora façam parte de reações produtoras de energia do corpo, não conseguem fornecer energia diretamente. Muitos têm função antioxidante, protetora das células (por exemplo, vitaminas A, C e E; cobre; ferro; selênio; zinco). É importante consumir as quantidades de IDR para vitaminas e minerais (ou, pelo menos, chegar a 70% da IDR) para manter a saúde global.[9,10] Discutir todas as vitaminas e minerais em detalhes vai além do escopo deste capítulo, no entanto, o Quadro 4.2 fornece uma lista dos principais minerais e vitaminas, incluindo fontes comuns, assim como no que concerne ao consumo excessivo ou inferior.

Quadro 4.2 Vitaminas e minerais

VITAMINAS				
Necessidade (adulto)*	**Função**	**Deficiência**	**Toxidade**	**Exemplos de alimentos-fonte**
Tiamina (vitamina B1): 1,2 mg/dia para homens; 1,1 mg/dia para mulheres	Necessária para o metabolismo de carboidrato, de proteína e para o funcionamento do coração, dos músculos e do sistema nervoso	Fraqueza, fadiga, psicose, dano aos nervos	Não identificada	Pães fortificados e cereais, grãos integrais, carnes magras (por exemplo carne de porco), peixe, soja
Riboflavina (vitamina B2): 1,3 mg/dia para homens; 1,1 mg/dia para mulheres	Necessária para a produção de energia e de glóbulos vermelhos	Fadiga, dor de garganta e língua inchada (todas raras)	Não identificadas	Carnes magras, ovos, oleaginosas, vegetais folhosos (verde-escuros), leite e derivados, cereais fortificados
Niacina (vitamina B3): 16 mg/dia para homens; 14 mg/dia para mulheres	Necessária para a produção de energia e a saúde do sistema digestivo, da pele e dos nervos	Pelagra (sintomas incluem diarreia, demência e dermatite)	Dano ao fígado, úlcera peptíca, *rash* cutâneo, vermelhidão na pele	Aves, laticínios, peixes, carnes magras, oleaginosas, ovos
Ácido pantotênico (vitamina B5): 5 mg/dia	Necessário para produção de energia	Geralmente, não há toxidade	Diarreia (raramente)	Ovos, peixes, leite e laticínios, carnes magras, legumes, brócolis
Biotina: 30 µg/dia	Necessária para a produção de energia	Geralmente, não há toxidade	Diarreia (raramente)	Ovos, peixes, laticínios, carnes magras, legumes, brócolis
Vitamina B6: 1,3 mg/dia para idades entre 19 e 50 anos; 1,7 mg/dia para homens; 1,5 mg/dia para mulheres de 51 anos ou mais	Necessária para o metabolismo da proteína e para o funcionamento dos sistemas imunológico e nervoso	Dermatite, língua dolorida, depressão, confusão	Distúrbios neurológicos e fraqueza	Grãos, oleaginosas, legumes, ovos, carnes, peixes, cereais integrais, pães e cereais fortificados
Ácido fólico: 400 µg/dia	Necessária para o crescimento, a reprodução, a regulamentação e a manutenção celular	Diarreia, fadiga, dor de cabeça, língua dolorida, crescimento debilitado	Não identificada	Grãos e legumes, frutas cítricas, cereais integrais, vegetais folhosos (verde-escuros), aves, mariscos
Vitamina B12: 2,4 µg/dia	Necessária na formação dos glóbulos vermelhos, na função neurológica, desempenha papel com o metabolismo	Anemia, fadiga, fraqueza, perda de equilíbrio	Não identificada	Ovos, carnes, aves, mariscos, leite e laticínios
Vitamina C: 90 mg/dia para homens; 75 mg/dia para mulheres	Necessária por suas propriedades antioxidantes, absorção de ferro e desempenhar papel com os tecidos conectivos (pele, ossos e cartilagem)	Cabelos secos e/ou quebradiços, gengivite, pele seca, imunodepressão, retardo na cicatrização de ferimentos	Distúrbios gástricos (cólica e diarreia)	Frutas cítricas, pimentão verde e vermelho, tomates, brócolis, verduras

Continua

Continuação

VITAMINAS				
Necessidade (adulto)*	**Função**	**Deficiência**	**Toxidade**	**Exemplos de alimentos-fonte**
Vitamina A: 900 μg/dia para homens; 700 μg/dia para mulheres	Importante papel na visão, assim como dentes, ossos e pele saudáveis	Cegueira noturna, diminuição da imunidade	Tóxica em doses altas, defeitos no nascimento	Ovos, leite, queijo, fígado, rim (além disso, betacaroteno, que pode ser transformado em vitamina A, encontrado em vegetais alaranjado e verde-escuros)
Vitamina D: 5 μg/dia para idades entre 19 e 50 anos; 10 μg/dia para idades entre 51 e 70 anos; 15 μg/dia para idades acima de 71 anos	Necessária para a absorção do cálcio e para o crescimento e a remodelação dos ossos	Osteoporose	Cálculo renal, e depósitos de cálcio no coração e pulmões	Expor a pele à luz do Sol, peixes, leite fortificado
Vitamina E: 15 mg/dia	Necessária por suas propriedades antioxidantes e seu papel importante no sistema imunológico	A deficiência é rara	Risco crescente de morte com altas doses (400 IU ou mais)	Germe de trigo, oleaginosas, sementes, óleos vegetais
Vitamina K: 120 μg/dia para homens; 90 μg/dia para mulheres	Papel importante na coagulação sanguínea	Sangramento excessivo em razão de deficiência na coagulação, mais probabilidade de contusão	Não identificada	Vegetais verdes, frutas silvestres de cor escura
Cálcio: 1.000 mg/dia para pessoas com idades de 19 a 50 anos; 1.200 mg/dia para pessoas com 51 anos ou mais	Necessário para o crescimento ósseo e a sua manutenção, contrações musculares, funções dos sistemas nervoso e cardiovascular, secreção hormonal e enzimática	Fraqueza, cãibras musculares, convulsões, letargia, batimentos cardíacos anormais, baixa densidade mineral óssea	Grandes quantidades por muito tempo podem gerar cálculo nos rins	Leite, queijo, iogurte, vegetais folhosos
Ferro: 8 mg/dia para homens; 18 mg/dia para mulheres com idade entre 19 e 50 anos; 8 mg/dia para mulheres com 51 anos ou mais	Desempenha importante papel no transporte de oxigênio no sangue	Anemia, falta de energia, dor de cabeça, vertigem, perda de peso	Fadiga, vertigem, náusea, vômito, perda de peso, falta de ar	Grãos secos, ovos, fígado, carnes vermelhas magras, ostras, salmão, cereais integrais
Zinco: 11 mg/dia para homens; 8 mg/dia para mulheres	Desempenha importante papel na produção energética, na imunidade e na cicatrização	Retardo no crescimento, imunidade debilitada, perda de cabelo, cicatrização lenta, problemas com o paladar e o olfato	Vômito, cólicas abdominais, diarreia e dores de cabeça podem ocorrer com grande quantidade de suplementos	Carne de vaca, de porco, de carneiro, amendoim, pasta de amendoim, legumes

Continua

Continuação

VITAMINAS				
Necessidade (adulto)*	**Função**	**Deficiência**	**Toxidade**	**Exemplos de alimentos-fonte**
Cromo: de 30 a 35 μg/dia para homens; de 20 a 25 μg/dia para mulheres (diminuir a quantidade a partir dos 51 anos de idade)	Aumenta a insulina e participa do metabolismo das gorduras e dos carboidratos	Tolerância à glicose prejudicada	Não identificada nas fontes de nutrição	Carne de vaca, fígado, ovos, frango, banana, espinafre, maçã, pimentão verdes
Magnésio: de 400 a 410 mg/dia para homens; de 310 a 320 mg/dia para mulheres (diminuir a quantidade para idades entre 19 e 30 anos)	Desempenha papel importante no próprio músculo e no funcionamento do nervo	Fraqueza muscular, sonolência (todas raras)	Para a ingestão na alimentação não há quantidades limite ajustadas	Vegetais folhosos (de cor verde escura), oleaginosas, cereais integrais, derivados da soja
Selênio: 55 μg/dia	Auxilia a função antioxidante para prevenir dano às células	Doenças nas articulações/nos ossos, retardo mental (todas raras)	Selenose (transtornos gástricos, perda de cabelo, fadiga, irritabilidade, danos nos nervos) (raros)	Vegetais, peixes, mariscos, cereais, ovos, frango, fígado
Cobre: 900 μg/dia	Tem papel na formação dos glóbulos vermelhos, assim como de vasos sanguíneos saudáveis, de nervos, do sistema imunológico e dos ossos	Anemia e osteoporose	Intoxicação em grandes quantidades	Miúdos (fígado, rim), ostras e outros frutos do mar, cereais integrais, grãos, oleaginosas, batatas, verduras verde-escuras
Iodo: 150 μg/dia	Desempenha papel importante no metabolismo das células e na função normal da glândula tireoide	Bócio ou hipotireoidismo	Funcionamento reduzido da glândula tireoide	Sal iodado, frutos do mar (bacalhau, badejo), algas
Fósforo: 700 mg/dia	Desempenha papel importante na formação dos ossos e dos dentes, além de participar na utilização das gorduras, dos carboidratos e da proteína para o crescimento e a manutenção das células e para a produção energética	Raras (amplamente disponível no abastecimento alimentar)	Depósitos nos músculos (raros)	Leite e laticínios

* Necessidades para diferentes faixas etárias e níveis (por exemplo, gestação, lactação). Para mais informações sobre as necessidades específicas, consulte o site http://fnic.nal.usda.gov e encontre a IDR em "Topics A-Z", na barra de navegação no alto da página.

Fonte: U.S. Department of Health and Human Services e National Institutes of Health, U.S. National Library of Medicine (2010) e Institute of Medicine, National Academy of Science, 1997, 1998, 2000, 2001, 2005, 2011.

UM OLHAR MAIS ATENTO

Tiffany

Tiffany, 48 anos, está tentando diminuir seu consumo total de calorias, mas também quer garantir a ingestão adequada de cálcio. Ela sabe que os laticínios são excelentes fontes de cálcio, mas quer saber quais das duas opções de leite seria a melhor para seu planejamento nutricional: leite com 2% de gordura (semidesnatado) ou sem gordura (desnatado). Qual dos dois seria mais apropriado para melhorar a ingestão de cálcio e minimizar a ingestão calórica? Uma xícara de cada um fornece a mesma quantidade de cálcio, de vitaminas, de carboidrato e de proteína, mas o leite com 2% de gordura (semidesnatado) tem um terço a mais de calorias do que o leite desnatado, todas provenientes da gordura adicionada (*vide* a Figura 4.2 para uma comparação entre os rótulos de ambos). Tiffany escolhe o leite desnatado, porque ele lhe fornecerá o mesmo valor em cálcio com um número menor de calorias.

Leite semidesnatado (2% de gordura)

Informação nutricional	
Tamanho da porção: 1 xícara (236 ml)	
Porção por embalagem: 1	
Quantidade por porção	
Calorias 120	Calorias de Gordura 45
	% Valor Diário*
Gorduras Totais 5 g	**8%**
Gorduras Saturadas 3 g	**15%**
Gorduras Trans 0 g	
Colesterol 20 mg	**7%**
Sódio 120 mg	**5%**
Total de Carboidratos 31 g	**10%**
Fibra Alimentar 0 g	**0%**
Açúcares 11 g	
Proteínas 9 g	
Vitamina A 10% • Vitamina C 4%	
Cálcio 30% • Ferro 0% • Vitamina D 25%	

* Percentual dos valores diários com base em uma dieta de 2.000 calorias. Seus valores diários podem ser mais altos ou mais baixos, de acordo com suas necessidades calóricas.

Leite desnatado

Informação nutricional	
Tamanho da porção: 1 xícara (236 ml)	
Porção por embalagem: 1	
Quantidade por porção	
Calorias 80	Calorias de Gordura 0
	% Valor Diário*
Gorduras Totais 0 g	**0%**
Gorduras Saturadas 0 g	**0%**
Gorduras Trans 0 g	
Colesterol 5 mg	**7%**
Sódio 120 mg	**5%**
Total de Carboidratos 11 g	**4%**
Fibra Alimentar 0 g	**0%**
Açúcares 11 g	
Proteínas 9 g	
Vitamina A 10% • Vitamina C 4%	
Cálcio 30% • Ferro 0% • Vitamina D 25%	

* Percentual dos valores diários com base em uma dieta de 2.000 calorias. Seus valores diários podem ser mais altos ou mais baixos, de acordo com suas necessidades calóricas.

Figura 4.2 Comparação entre dois diferentes tipos de leite.
Fonte: reproduzida do U.S. Department of Health and Human Services, U.S. Food and Drug Administration, 2009.

Você deve estar se sentindo sobrecarregado por ter de pensar em consumir cada macronutriente *e* micronutriente (todas as vitaminas e todos os minerais) todos os dias. Contudo, se você tiver uma dieta variada, incluindo cinco a oito porções de frutas e vegetais por dia, e ela seja composta mais por alimentos integrais do que alimentos processados, você estará fazendo bem ao seu corpo. Também é possível que você se sinta desanimado com a ideia de consumir cinco a oito porções de frutas e vegetais por dia, mas lembre-se de que essa quantidade é dos dois *juntos* (não cinco a oito porções de cada!), e essa porção pode ser uma banana média, 115 ml de suco de fruta 100% natural, meia xícara de brócolis etc. O *site* ChooseMyPlate.gov (existe uma página equivalente em português: http://www.meupratosaudavel.com.br) pode ajudar você a compreender melhor o tamanho das porções, assim como suas exigências específicas (*vide* na Figura 4.3 uma ilustração do *site* MyPlate). Ao fazer suas escolhas alimentares, considere as seguintes orientações:

- cereal integral é melhor do que cereal industrializado ou branco (refinado);
- mais cor é melhor do que menos cor (por exemplo, vegetais folhosos verde-escuros, frutas e vegetais vermelho-escuros e frutas azul-escuras ou roxas têm mais vitaminas e minerais do que aqueles com menos cor);
- alimentos menos processados são melhores.

Frequentemente, é difícil contemplar o quanto melhorou sua dieta, porque é difícil saber por onde começar. Assim como qualquer mudança, deve-se manter o foco nos objetivos em curto e longo prazos, conforme discutido no Capítulo 3. Considere uma pessoa, como Alex, que tem como objetivo em longo prazo reduzir a ingestão de gordura e, ao mesmo tempo, melhorar o teor nutritivo de sua dieta (por exemplo, aumentar o consumo de cereais integrais, de frutas e de vegetais). Um exemplo de objetivo em curto prazo seria: "*Na próxima semana, vou preparar meu almoço (incluindo palitos de vegetais, sanduíche de carne magra no pão de aveia integral, uma fruta e um iogurte) em vez de parar em um restaurante fast-food todos os dias*". Esse é um objetivo SMART. É *específico* em termos de atividade, assim como estrutura temporal. Quando chegar ao fim da semana, Alex poderá refletir se ele preparou seu lanche (*mensurável*). Fornece uma ação específica a ser tomada (ou seja, tem *base em uma ação*) e é uma atividade que pode ser alcançada sem excessiva dificuldade (ou seja, é *realista*). Uma estrutura temporal específica é fornecida, de modo que a ação se inicie agora, em vez de ficar em aberto (ou seja, é *ancorada no tempo*). A seguir, outros exemplos de objetivos em curto prazo:

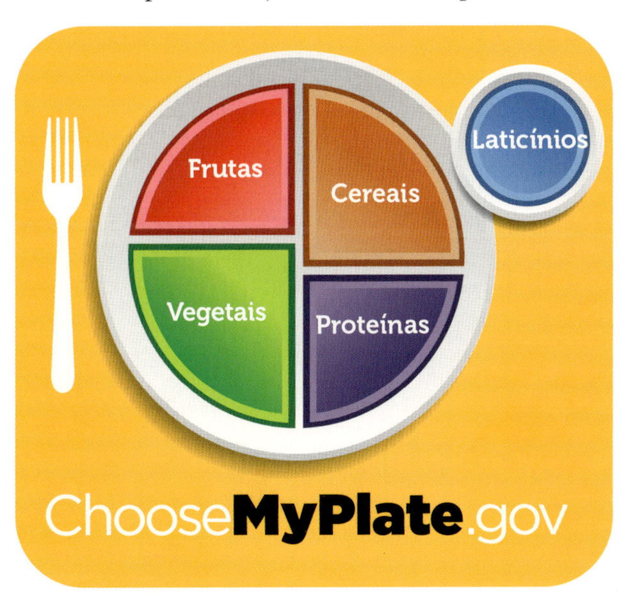

Figura 4.3 Ilustração do *site* MyPlate.
Fonte: U.S. Department of Agriculture.

- Parar em um mercado ou em uma feira todo fim de semana durante o próximo mês para comprar frutas, de modo que sejam pelo menos dois tipos diferentes a cada dia.
- Incluir no jantar salada com alface romana, tomates, cebolas, pimentões e cenouras, coberta por um molho vinagrete com pouca gordura, pelo menos duas vezes por semana durante a semana seguinte.
- Substituir uma barra de chocolate no final da tarde por uma fruta ou algumas amêndoas.

Basear-se em objetivos em curto prazo e manter esses comportamentos saudáveis é o que fará o objetivo ser bem-sucedido em longo prazo.

Água

A água é um nutriente necessário a todos os seres vivos. Ela é importante para a hidratação; no entanto, pode também ser valiosa na prevenção de doenças. Por exemplo, pesquisadores descobriram que existe uma relação entre a ingestão de água e a redução de cálculo biliar e de cálculo renal, bem como entre a ingestão de água e o câncer no cólon.[5,6,16,25] Da mesma maneira, ingerir água quando se está numa viagem de avião ajuda a reduzir o risco de coágulos sanguíneos.[12]

Com relação à atividade física, a água é importante para a hidratação. Quando você está se movimentando, deve permanecer em estado (equilibrado) de hidratação.[24] A IDR para água é de 2,7 litros por dia para mulheres e 3,7 litros por dia para homens.[9] Manter a

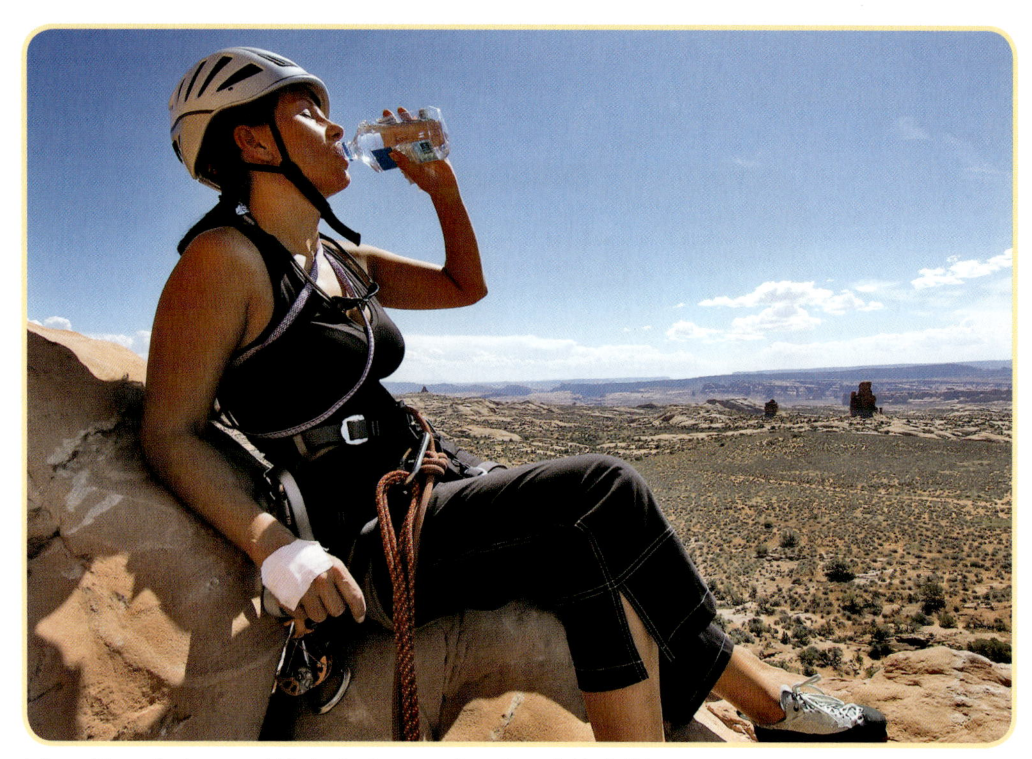

A água é importante para a hidratação do corpo durante a atividade física.

água em equilíbrio significa que você está repondo o fluido que perde por meio do suor e da urina. A hidratação não ocorre somente bebendo água. A água pode ser obtida nos alimentos, que compõem cerca de 20% do total de ingestão de água, assim como outras bebidas. Dessa forma, embora a água seja uma excelente fonte de fluido, outros, como chá, leite, café e suco 100% natural, podem, também, preencher suas necessidades de fluido.[9]

A transpiração durante o exercício físico é uma das maneiras do corpo de desaquecer-se.[1] O suor é composto de água e outras substâncias, como eletrólitos (sódio, potássio, cloreto).[17] A quantidade de eletrólitos no suor varia entre as pessoas, dependendo da frequência de transpiração, do nível de condicionamento físico, da ingestão de eletrólito, assim como a temperatura ambiente. O sódio (sal) é um eletrólito que você já deve ter notado seco em sua pele após uma transpiração prolongada. A reposição de sódio não é um problema para a maioria das pessoas, considerando que os americanos em geral consomem muito mais sal do que seus corpos necessitam (*vide* o Capítulo 15 para saber como a ingestão de sódio tem influência na pressão sanguínea).

Nutrição e peso

Quando você consome basicamente o mesmo número de calorias que gasta, seu peso corporal permanece relativamente estável. Se você quer ganhar ou perder peso, deve manipular esse equilíbrio entre calorias consumidas e gastas.

Ganhando peso

Algumas pessoas têm dificuldade para ganhar peso. Isso pode ser resultado de uma TMB muito acima do normal ou de um nível de atividade física elevado. Quando o ganho de peso é um objetivo, o foco está em ganhar músculo, e não gordura. Para fazê-lo de maneira saudável, você deve fazer refeições e lanches saudáveis com mais frequência. Por exemplo, além das três refeições principais, faça três lanches por dia. O consumo de 300 a 500 calorias a mais por dia resultará em no ganho de 1 libra (0,45 kg) por semana. Lanches saudáveis incluem iogurte, sanduíches de pasta de amendoim, de geleia e de peito de peru, cereal com leite e *smoothies* de frutas. Também é importante continuar com os exercícios físicos, para garantir que o ganho de peso seja principalmente muscular. Em particular, o treinamento de força é um fator importante na construção dos músculos (*vide* o Capítulo 7 para mais informações em treinamento de força). Mesmo que leve algum tempo, quanto mais lento for o ganho de peso, maior a probabilidade de ganhar músculo, e não gordura, ou de reter líquido.

Perdendo peso

A perda de peso é um objetivo mais comum do que ganhar peso. Perder peso envolve um equilíbrio energético negativo. Isso pode ser alcançado com o aumento dos exercícios físicos e a diminuição da ingestão calórica. *Vide* o Capítulo 13 para mais detalhes sobre perda de peso.

Você deve começar a focar no equilíbrio de água antes de tornar-se uma pessoa ativa, consumindo fluidos anteriormente ao exercício físico.[24] Enquanto estiver se exercitando, seu objetivo deve ser evitar a desidratação excessiva. Para exercícios físicos mais curtos (menos de uma hora), consumir água é suficiente.[24] Para exercícios físicos mais longos, considere a ingestão de bebida esportiva que fornece fluidos, carboidratos e sódio.[14] Idealmente, ao consumir fluidos adequados, você evita a desidratação. Uma maneira simples de verificar seu estado de hidratação é observar a coloração da urina; ela deve ser amarelo-clara.[4] Outra maneira de monitorar a perda de fluidos durante exercícios físicos é verificar seu peso corporal antes e depois do exercício. Para cada libra (0,45 kg) perdida durante o exercício, você deve consumir cerca de 475 a 600 ml de água ou de bebida esportiva.[24]

Compreender a importância dos macronutrientes, dos micronutrientes, da água e das *Dietary Guidelines for Americans* fornece uma estrutura para melhorar sua dieta. Saber como ler os rótulos e como calcular suas necessidades energéticas ajudará você a fazer escolhas saudáveis com relação à sua dieta. Uma dieta saudável inclui uma ampla variedade de alimentos de que você gosta. Seguir as *Dietary Guidelines for Americans* é um bom começo em direção a uma dieta saudável, variada e nutritiva, que ajudará a evitar doenças e dará mais energia a cada dia.

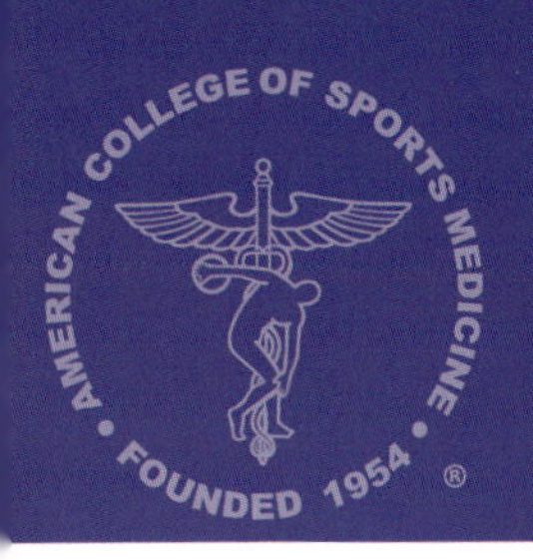

capítulo 5

Adotando e mantendo hábitos saudáveis

Ter um estilo de vida saudável é um desafio significativo. Esse desafio tem dois componentes igualmente importantes: adotar hábitos saudáveis e mantê-los. Seja seu foco na atividade física, na dieta, no sono ou no controle do estresse, iniciar e dar continuidade a um estilo de vida com hábitos saudáveis é a chave para seu bem-estar de maneira geral. A boa notícia é que uma saúde melhor está a seu alcance.

DEFININDO BEM-ESTAR

Como você define bem-estar? Se 10 pessoas respondessem a essa questão, seria provável que tivéssemos 10 definições diferentes como resultado. Cada pessoa define bem-estar com base em suas experiências e perspectivas. No passado, conceitos de bem-estar relacionavam-se com estar livre de doenças, de moléstias e de debilitações. Em vez de focar em evitar condições negativas, as visões contemporâneas de bem-estar sugerem uma abordagem à saúde que tenha como foco o equilíbrio de muitos aspectos, ou dimensões, da vida.[1]

Bem-estar é formado por muitos campos, incluindo o físico, o mental, o social, o intelectual e o espiritual (um modelo simples descrevendo essas dimensões de bem-estar pode ser visto na Figura 5.1).

- *Bem-estar físico* é a capacidade de realizar tarefas rotineiras e inclui aptidão física, composição corporal, nutrição, sono e uma abordagem saudável quanto ao uso de drogas e álcool.
- *Bem-estar mental* é a capacidade de lidar com circunstâncias e estresses diários de maneira construtiva e positiva.

- *Bem-estar social* é evidenciado por interações adequadas com outros indivíduos e por relações que geram benefícios mútuos.
- *Bem-estar intelectual* é o comportamento autodirecionado que resulta em aprendizado e desenvolvimento contínuos.
- *Bem-estar espiritual* é evidenciado pela busca de um significado e uma finalidade que transcende a si mesmo e considera o papel de uma força espiritual ou ser maior.

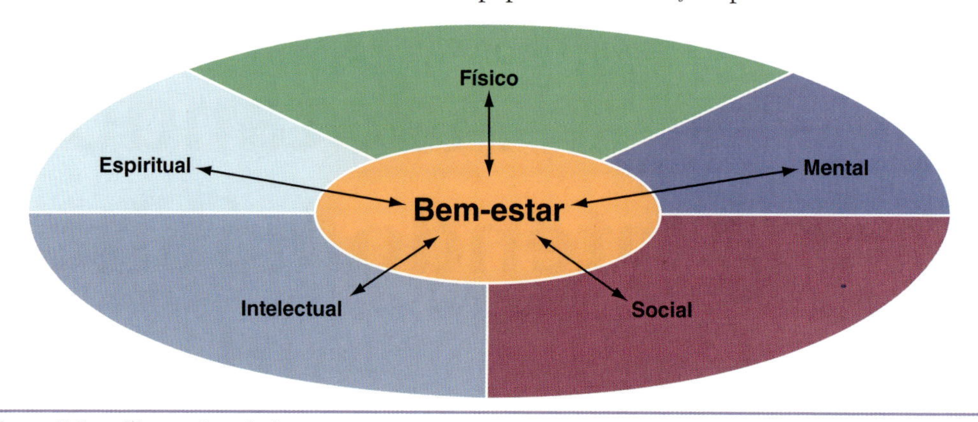

Figura 5.1 Dimensões do bem-estar.

O bem-estar existe ao longo de um *continuum* entre a presença ou a ausência de cada dimensão ou aspecto da vida. O Quadro 5.1 fornece um par de termos para cada dimensão do bem-estar. Considere o ponto em que você está em falta no *continuum* entre os dois indicadores listados para cada dimensão. A qualquer momento, você pode encontrar algum aspecto mais presente do que outro. Ao adotar comportamentos saudáveis, você terá maior equilíbrio em cada dimensão e, portanto, maior senso de bem-estar e de saúde.

Bem-estar é um conceito multidimensional e discutir completamente todos os aspectos está além do escopo deste livro. Em razão do foco desta obra ser o bem-estar físico, o restante deste capítulo proverá informações com relação a diversos fatores que podem influenciar seu bem-estar físico – sono, estresse e o uso de álcool, de tabaco e de drogas.

Quadro 5.1 Dimensões dos indicadores de bem-estar

Dimensão	Descrição	Indicador
		Ausente.........................Presente
Física	Capacidade de executar atividades diárias com vigor e relativa facilidade	Fora de forma........Em boa forma
Emocional	Capacidade de compreender sentimentos, aceitar limitações e alcançar estabilidade	Infeliz...........................Satisfeito
Social	Capacidade de relacionar-se bem com outros dentro e fora da família	Desligado...................Conectado
Intelectual	Capacidade de aprender e utilizar informações para desenvolvimento pessoal	Desatento.........................Atento
Espiritual	Capacidade de encontrar significado e propósito na vida e nas várias circunstâncias do dia a dia	Perdido............................Seguro

Influência do sono

Uma área do bem-estar físico frequentemente negliciada é o sono. Obter um sono adequado – tanto em termos de quantidade como de qualidade – contribui para a maneira como você se sente e seu corpo funciona. Uma noite de sono tranquila fornece energia e prontidão necessárias para enfrentar os desafios diários. Em contrapartida, a falta de sono adequado tem impacto negativo sobre a produtividade, os relacionamentos e a saúde física.

De maneira simples, o sono é importante por muitas razões, e afeta significativamente muitas dimensões do bem-estar e da qualidade de vida. A recomendação geral é uma média de sete a nove horas de sono para adultos todas as noites. Embora muitos funcionem normalmente com menos horas de sono, outros podem precisar de um pouco mais. Sonolência durante o dia é um indicador simples, porém claro, de que seu corpo requer mais descanso. Ter muita sonolência durante o dia sugere a necessidade de mais ou melhor sono, ou ambos. Mais de um terço dos adultos dorme menos do que sete horas durante a semana e o mesmo número se sente tão sonolento durante o dia que suas atividades normais são afetadas.[7] Embora a privação de sono e a sonolência pareçam mais um inconveniente do que um problema de saúde significativo, o sono inadequado está relacionado ao aumento de riscos para a saúde, incluindo baixa imunidade ao resfriado comum, obesidade, hipertensão e depressão.[4]

O sono adequado, em contrapartida, pode melhorar os resultados na saúde. A mudança de comportamento para obter o sono de que você necessita requer uma escolha consciente de saúde (*vide* o boxe *Dicas para uma boa noite de sono*). Observe que a atividade física regular é associada à melhora no sono. Exercício aeróbio de intensidade moderada, praticado pelo menos três horas antes da hora de dormir, é recomendado para melhorar o sono.

Dicas para uma boa noite de sono

- *Atenha-se a um horário de sono*. Estabelecer um horário regular para dormir e acordar ajuda o corpo a desenvolver um ritmo saudável que melhora a qualidade do sono.
- *Evite cafeína e nicotina*. Tanto a cafeína como a nicotina são estimulantes que tendem a aumentar o estado de alerta e reduzir a sonolência e a qualidade do sono.
- *Pratique exercícios regularmente*. A quantidade e a qualidade do sono são positivamente afetadas pelo exercício físico, especialmente o exercício aeróbio de intensidade moderada, executado muitas horas antes de deitar-se.
- *Relaxe antes de deitar-se*. Estar muito ativo mental ou fisicamente antes de deitar-se pode resultar em alterações corpóreas que promovem a vigilância noturna.
- *Não permaneça na cama se estiver sem sono*. Especialistas recomendam que a pessoa saia da cama e faça algo relaxante se estiver desperta e retorne quando sentir sono.
- *Limite os cochilos*. Embora exista um debate sobre o cochilo (ou sesta), a maioria dos especialistas recomenda que essa pausa tenha menos de 45 minutos e seja horas antes do sono regular.
- *Converse com seu médico*. Se tiver dificuldade para adormecer, para permanecer adormecido e/ou para dormir tranquilamente por períodos longos, é recomendável que procure ajuda médica.

A influência do estresse

O papel do estresse na saúde é uma questão que recebe significativa atenção, e não poderia ser de outra forma. Contudo, o estresse é mais do que aparenta à primeira vista, e mesmo sua definição pode ser evasiva. O estresse é tradicionalmente definido como a resposta do corpo às demandas impostas a ele. Essa definição tem como base a ideia de que um corpo em repouso e sem estresse está em estado de homeostase, que se caracteriza pela estabilidade e pela tranquilidade. Eventos que rompam com o estado de homeostase são descritos como estressores. As mudanças psicológicas e fisiológicas no corpo são referidas como um estresse ou resposta do estresse. Embora algumas rupturas na homeostase sejam vistas negativamente e consideradas um *distress* (por exemplo, divórcio, prazos), outras são percebidas positivamente e conhecidas como *eustress* (por exemplo, exercício físico, formatura, promoção no emprego). A salubridade de um estressor é influenciada por sua resposta a ele, que se comunica com a importância de como os estressores são percebidos e processados. O estresse positivo tende a motivar e a preencher, ao passo que o estresse negativo pode produzir sofrimento e ansiedade.

Os resultados associados ao estresse em curto prazo (agudos) e o estresse constante (crônico) são difíceis de prever. O estresse agudo é relacionado com redução da concentração, pouco autocontrole, diminuição da memória e baixa autoestima.[2] De modo semelhante, o estresse crônico tem sido relacionado a muitas condições também crônicas, como redução da imunidade, distúrbios do sono, doenças cardiovasculares, obesidade e distúrbios do sistema digestivo.[8] O custo do estresse e das condições relacionadas a ele é significativo. Estima-se que a maioria das consultas a médicos são, de alguma maneira, relacionadas ao estresse.

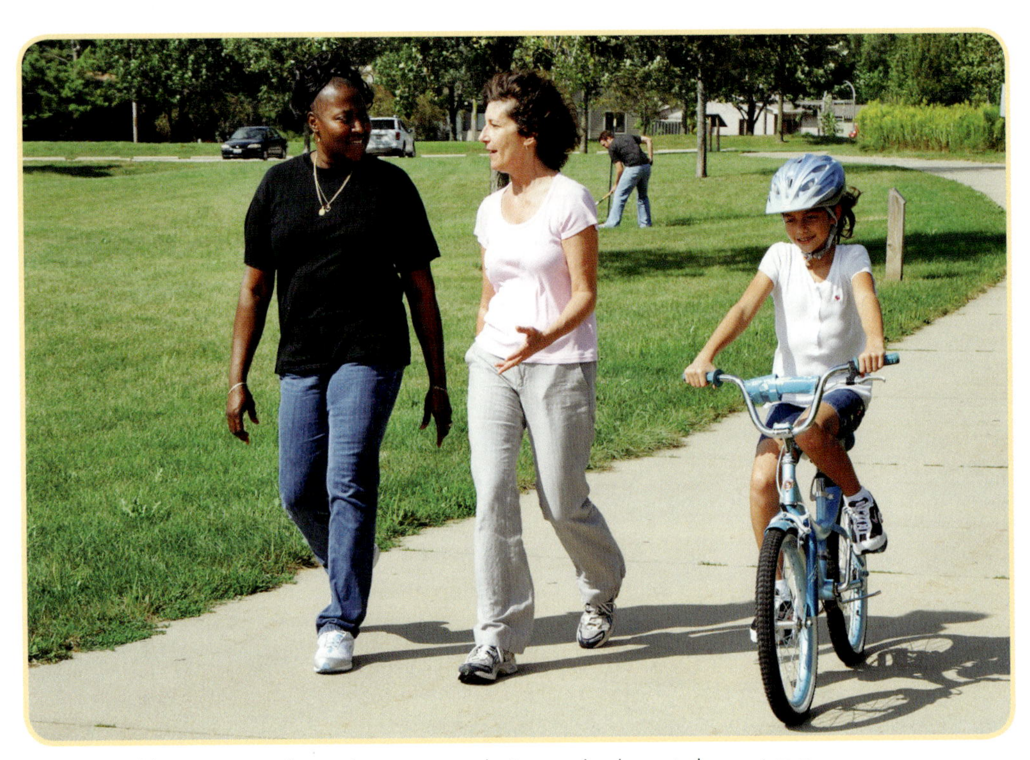

Praticar exercícios com um amigo pode ser uma excelente maneira de controlar o estresse.

Dicas para controlar o estresse

- *Planeje sua agenda*. Estar ciente de sua agenda e ter o controle sobre ela lhe dará um sentimento de poder que ajuda a reduzir o impacto de situações estressantes.
- *Relaxe com uma respiração profunda*. O processo consciente de desacelerar sua respiração conforme aumenta a profundidade a cada respirada ajuda a combater a respiração rápida e superficial quando se experimenta uma situação estressante.
- *Limite o consumo de álcool*. Embora o álcool reduza o estresse temporariamente, utilizá-lo para lidar com o estresse tem o efeito oposto e produz mais estresse físico.
- *Seja uma pessoa ativa*. Os exercícios físicos regulares proporcionam ao corpo a prática regular para lidar com o estresse e podem ser úteis no tratamento e no controle do estresse.
- *Alimente-se bem*. Dietas saudáveis, que satisfazem as recomendações (*vide* o Capítulo 4), facilitam um estado saudável.
- *Converse com sua família e seus amigos*. Discutir acontecimentos estressantes com outras pessoas em que você confia pode ser benéfico, porque, além de ajudar a desabafar, você poderá receber conselhos úteis.
- *Peça ajuda, se necessário*. Estressores que não podem ser controlados razoavelmente bem por meio de técnicas básicas exigem o envolvimento de um profissional da área da Saúde.

Estratégias e abordagens para o controle do estresse são numerosas e nenhuma é considerada a melhor para todas as pessoas. O boxe *Dicas para controlar o estresse* oferece uma série de ideias que podem ser positivas. Uma ferramenta importante usada rotineiramente para controlar o estresse é a prática regular de algum exercício físico. O papel do exercício na redução do estresse ainda não é claro, mas pessoas ativas parecem ser mais capazes de reduzir o estresse de maneira mais eficaz do que as pessoas sedentárias.

Influência de drogas, álcool e tabaco

O uso adequado de drogas que previnem, tratam e curam os males da saúde tem resultado em significativas melhorias na qualidade e na expectativa de vida. Essas drogas medicinais desempenham um papel importante nos tratamentos médicos modernos. Em contrapartida, as drogas não designadas para o uso medicinal e o abuso da prescrição de medicamentos podem criar muitos problemas que interferem no bem-estar.

Drogas são frequentemente definidas como substâncias não alimentícias que alteram o funcionamento corporal. Define-se como uso incorreto o uso de qualquer tipo de droga para qualquer finalidade que não seja aquela para a qual ela foi intencionada. Da mesma forma, o abuso de drogas é caracterizado pelo uso excessivo de um tipo de droga, o que pode resultar em perigosos efeitos colaterais. Tanto o uso incorreto como o abuso de drogas aumentam o risco de resultados negativos na saúde. Uma pesquisa recente indica que, aproximadamente, um quarto de todos os adultos fazem uso de produtos derivados do tabaco e também consomem excessivas quantidades de álcool. Além disso, quase um décimo de todos os adultos relataram o uso de drogas ilícitas no mês anterior à participação na pesquisa.[9]

O uso incorreto e o abuso de drogas produzem resultados específicos e numerosos, incluindo efeitos colaterais agudos e consequências em longo prazo. Os efeitos colaterais variam muito, dependendo do tipo de droga, e podem incluir vertigem, perda de memória, ansiedade, fala ininteligível e náusea. Consequências em longo prazo também variam e podem resultar em efeitos negativos sobre a saúde como câncer, doenças cardíacas, doença no fígado e disfunção renal. Além disso, muitas drogas levam ao vício, prejudicando a saúde e o bem-estar.

O uso de drogas fora do âmbito das prescrições médicas é um comportamento de risco. Embora o consumo de drogas como a cafeína e o álcool não necessite ser eliminado completamente, preste atenção quanto à ingestão excessiva dessas drogas, pois elas podem interferir em uma abordagem equilibrada aos muitos aspectos do bem-estar. A seguir, algumas recomendações relacionadas ao uso de drogas:

- Faça escolhas bem-informadas.
- Considere os efeitos colaterais e a possibilidade de vício.
- Leia e siga cuidadosamente as instruções dos medicamentos de venda livre.
- Evite o uso de qualquer droga ilícita por razões legais e de saúde.
- Limite o consumo de álcool para uma dose por dia, se você é mulher, e duas doses por dia, se você é homem.

Em suma, bem-estar resulta de uma escolha consciente para equilibrar um estilo de vida fisicamente ativo com uma abordagem que é natural e focaliza uma dieta saudável.

MOTIVAÇÃO PARA TORNAR-SE UMA PESSOA FISICAMENTE ATIVA

Desenvolver um estilo de vida ativo e mantê-lo envolve atenção à questão da motivação, a qual é possível definir como determinação, impulso ou desejo com o que você evita ou se aproxima de um comportamento. Considere as forças que formam sua motivação para aproximar-se ou afastar-se das experiências da vida. Comportamentos tendem a enraizar-se ao longo do tempo e, por isso, são um pouco difíceis de modificar, mas a mudança é possível, especialmente com o uso de princípios básicos para a modificação do comportamento.

Autodeterminação e motivação

A ideia de autodeterminação indica que você desenvolva sua motivação para uma atividade com base na sua crença de que a participação naquela atividade irá satisfazer suas necessidades básicas.[5] Quando suas necessidades básicas são atendidas, seu nível de autoconfiança aumenta (ou seja, você tem um maior senso de controle), que, por sua vez, resulta em aproveitar a atividade, esforçando-se e aderindo ao programa. Em compensação, quando suas necessidades não são atendidas, você pode sentir falta de controle ou falta de confiança para executar a atividade ou, ainda, pode ter sentimentos negativos relacionados à atividade e, assim, será difícil aderir ao programa. Em vez de ficar na tecla "liga/desliga", a motivação desliza por um *continuum* que vai de nenhuma ou pouca motivação extrínseca à motivação intrínseca.

O *continuum* da motivação é demonstrado na Figura 5.2 e inclui desmotivação, motivação extrínseca determinada por outros, motivação extrínseca autodeterminada e motivação intrínseca. Considere os quatro níveis de motivação e em qual deles você está atualmente.

Desmotivação

A desmotivação está na base do modelo e, aplicada ao exercício físico, representa a ausência de motivação para praticá-lo. Se você está nesse nível, significa que não espera que o exercício atenda às suas necessidades e, assim, não tem qualquer interesse ou intenção de praticá-lo. Frequentemente, a desmotivação inclui o pensamento "Por que devo preocupar-me?". Esse nível de motivação é frequentemente resultado de experiências anteriores ruins que afetam as crenças sobre a finalidade e os benefícios do exercício físico.

Motivação extrínseca determinada por outros

A motivação extrínseca determinada por outros ocorre quando se é motivado a praticar exercícios físicos por fatores externos como recompensas, pressão, obrigação, medo ou culpa. Exemplos incluem a prática como resultado da pressão exercida por um amigo ou cônjuge, participar de uma competição ou de programa de incentivo no trabalho simplesmente para receber a recompensa, treinar somente para agradar um treinador e exercitar-se por temer ficar enfermo. Cada um desses motivos tem o potencial para estimular inicialmente a prática de exercícios físicos, porém, como o comportamento não é livremente escolhido, as mudanças geralmente têm vida curta e as chances de desistência são altas.

Motivação extrínseca autodeterminada

A motivação extrínseca autodeterminada existe por fatores externos, mas o comportamento é escolhido sem haver pressão ou coerção. Um exemplo é participar de uma atividade para obter um resultado que o valoriza, como melhorar o condicionamento físico e a saúde, relaxar ou obter benefícios sociais. As diferenças entre a motivação autodeterminada e a motivação determinada por outros são sutis, mas importantes. Motivos como melhorar a saúde e medo de adoecer podem parecer semelhantes, mas não são. Isso se deve ao fato de que o desejo de ter um estilo de vida saudável é um motivador positivo, é mais sustentável. Em contrapartida, motivação com base no medo cria um estresse negativo e pode, eventualmente, tornar-se exaustiva, perdendo, assim, sua capacidade de estimular. Exercitar-se na companhia de outras pessoas é muito diferente (e mais positivo) do que praticar exercício para ser reconhecido e estimado pelos outros. Trabalhar motivações que sejam livres de pressão e de avaliação dos outros lhe dará melhores chances de ater-se ao seu plano de exercícios.

Motivação intrínseca

A motivação intrínseca se dá quando a razão para a prática de exercícios físicos é a satisfação e o prazer gerados pela prática em si. Esse tipo de motivação é difícil de ser alcançada, porque não é um objetivo ou uma meta de fato. É uma experiência. Esse nível de motivação não é típico, porque muitas pessoas não nutrem um amor puro pelo exercício por si só. Em vez disso, elas amam o que ele proporciona. Todavia, pode ser útil pensar que a motivação para o exercício saudável relaciona-se com sentimentos de autonomia (independência), de conexão e de competência.

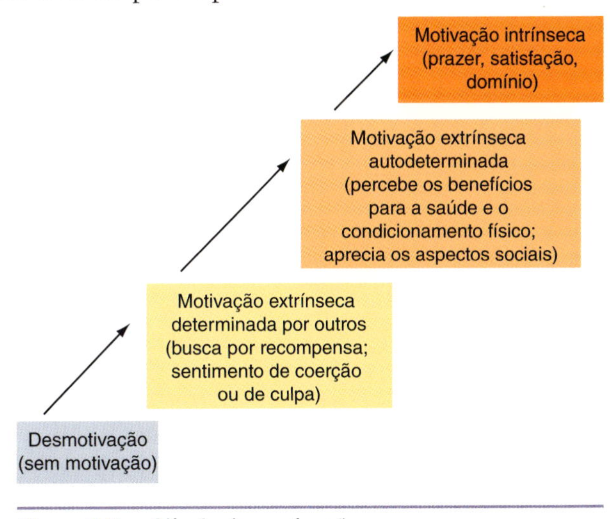

Figura 5.2 Níveis de motivação.

Compreender os níveis de motivação auxilia no desenvolvimento de um programa de exercícios no qual você permanecerá no futuro. Partir da desmotivação para a motivação intrínseca é possível por meio da educação, do estímulo positivo e das experiências bem-sucedidas. Mesmo que você não alcance uma motivação intrínseca para o exercício, ao adotar uma abordagem saudável em relação ao exercício físico, você pode avançar em relação aos motivos que já o fazem praticar atividades físicas, para aumentar sua participação e aderência à prática. A seguir, algumas estratégias para desenvolver uma abordagem motivacional ao exercício físico:

- Tenha diversas opções de exercícios físicos para aumentar sua percepção de autonomia.
- Estabeleça objetivos que lhe forneçam oportunidades para o sucesso.
- Estimule a si mesmo e procure estímulo dos outros.
- Focalize no impacto positivo que o exercício pode ter sobre a saúde e o bem-estar.
- Considere sua participação em exercícios com outras pessoas como uma maneira de facilitar seu convívio social.

UM OLHAR MAIS ATENTO

Latrell

Latrell é um homem de 61 anos de idade que trabalha em uma organização sem fins lucrativos. Seu empregador contratou um especialista em Educação Física para abordar os problemas de saúde dos empregados, que estavam excedendo os gastos com o plano de saúde da empresa. Latrell demonstrou hesitação e aparente falta de receptividade ao participar das aulas e das avaliações físicas propostas pelo consultor. Ele parecia cético quanto aos benefícios dos exercícios, mas participava, embora sem um verdadeiro entusiasmo. A motivação de Latrell foi determinada por outros no início do programa – ele começou a participar para agradar seu empregador. Por três meses, o consultor trabalhou com os empregados semanalmente e continuou estimulando e sugerindo atividades, especialmente para Latrell.

Em certo momento desse período de três meses, a motivação de Latrell se tornou mais autodeterminada. Como a consultoria estava chegando ao fim, Latrell se aproximou do consultor para contar-lhe que todas as manhãs, religiosamente, parava em um parque no caminho para o trabalho para fazer uma caminhada de 30 minutos. Na verdade, ele até sorriu ao relatar ao consultor que não se sentia tão bem havia muito tempo – ele disse que sentia que havia "voltado o relógio biológico uns 10 anos". A força em suas pernas estava melhor e ele havia perdido algum peso. Um ano depois, em um evento comunitário, Latrell e o consultor se encontraram. Latrell continuava seu programa de exercícios e, orgulhoso, contou que, agora, sua esposa lhe fazia companhia nas caminhadas.

Habilidades de autocontrole para facilitar a motivação

Assim como a motivação, o autocontrole é um pré-requisito para a mudança de comportamento e uma vida saudável. O autocontrole refere-se à capacidade única que temos de exercer controle sobre nossos pensamentos, sentimentos e ações que, pelo menos parcialmente, regulam nosso comportamento.[3] Você não é um observador impotente do mundo dentro e fora de você. Pelo contrário, é uma pessoa ativamente envolvida com sua vida. Habilidades de autocontrole ajudarão você a alcançar objetivos em curto e longo prazos na vida. Você pode ter uma inclinação natural para algumas habilidades, ao passo que outras você poderá aprender mediante a prática.

Habilidades de autocontrole relacionadas ao bem-estar facilitam a mudança para um comportamento saudável e os resultados positivos. Diversas habilidades de autocontrole serão descritas a seguir e resumidas no Quadro 5.2:

- *Habilidades de avaliação* permitem que você avalie seu nível de condicionamento pessoal e suas dimensões de bem-estar. Avaliações simples, como as descritas no Capítulo 2, podem fornecer um quadro básico do seu atual nível de condicionamento.
- *Habilidades para estabelecer objetivos* fortalecem a motivação e a responsabilidade pessoal. O modo de estabelecer objetivos – em particular, estabelecer os objetivos SMART – está descrito na página 66, no Capítulo 3.
- *Habilidades de planejamento* ajudam você a desenvolver estratégias para alcançar o sucesso em programas de mudança de comportamento. O planejamento efetivo considera objetivos, fontes disponíveis, tempo e apoio social.
- *Habilidades de fortalecimento da confiança* aumentam sua crença em você em relação aos seus objetivos estabelecidos. Conforme alcança seus objetivos em curto prazo, você fortalece a confiança conforme continua a trabalhar em direção aos seus objetivos em longo prazo. Outra maneira de aumentar sua confiança é observar o sucesso de outros que são relativamente semelhantes a você e, portanto, representam modelos adequados para seguir.
- *Habilidades de apoio social* permitem que você alcance os outros. Estabelecer uma rede de contato (*networking*) de pessoas nas quais você confia pode facilitar a mudança. Outros em sua rede podem estimular ou ajudar quando necessário.
- *Habilidades para quebrar barreiras* ajudam você a gerenciar e a superar os obstáculos percebidos e os reais. Quebrar barreiras geralmente requer criatividade, auxílio de outras pessoas e planejamento cuidadoso. Por exemplo, uma barreira pode ser levantar-se pela manhã um pouco mais cedo para fazer uma aula na academia. Planejar sua agenda para garantir que você se deite no horário certo e programar um alarme por meio do sistema telefônico para receber chamadas no horário de acordar são exemplos de como lidar com barreiras.

Quadro 5.2 Habilidades de autocontrole

Habilidade	Descrição	Exemplo
Avaliação	Ser capaz de conduzir determinações simples para o condicionamento físico e o bem-estar	Usar fórmulas relacionadas para peso e nível de atividade para estimar a aptidão física.
Estabelecer objetivos	Aprender como estabelecer objetivos realistas e alcançáveis	Desenvolver e escrever uma série de objetivos em curto e longo prazos para facilitar o sucesso.
Planejamento	Desenvolver estratégias que coloquem você no controle dos horários e das atividades	Tentar desenvolver um plano de ação semanal para a alimentação e a atividade física.
Fortalecer a confiança	Cumprir pequenas etapas que conduzam ao sucesso e à motivação crescente	Fazer que os objetivos de sua primeira semana sejam apenas moderadamente desafiadores.
Apoio social	Aprender como buscar e obter ajuda de pessoas importantes	Pedir a membros da família para fazer uma verificação com você e dar incentivo toda semana.
Quebrar barreiras	Ter um comportamento proativo em relação aos problemas em potencial que possam surgir com a mudança de comportamento	Planejar com antecedência como você fará escolhas saudáveis e trabalhar as opções menos saudáveis.
Controlar o estresse	Focalizar os desafios em vez das impossibilidades	Ensaiar como você lidará com um desafio no trabalho ou em casa que possa romper o esforço para um comportamento mais saudável.
Prevenção de recidiva	Manter o plano e a motivação durante períodos desafiadores e "deslizes"	Desenvolver e utilizar um planejamento para evitar ativamente situações de alto risco que possam conduzir a escolhas não saudáveis.

- *Habilidades de controle do estresse* ajudam você a lidar com desafios e dificuldades sem a distração dos altos níveis de ansiedade. O resultado de um controle efetivo do estresse é um estado relaxado que promove o pensamento esclarecido e a tomada de decisão adequada. *Vide* o boxe em *Dicas para controlar o estresse*, na página 99.
- *Habilidades de prevenção de recidiva* ajudam você a manter seus esforços para mudar de comportamento, mesmo quando enfrenta situações que possam levar à negligência ou a uma escolha não saudável. Aprender a evitar situações ou a desenvolver um plano para situações de alto risco poderá ajudar você a evitar uma recaída. O Capítulo 3 fornece orientações adicionais sobre recuperar-se de uma recaída. Da mesma forma, ajudará muito se você desenvolver uma mentalidade de que um único erro não é o fim do mundo.

Essas habilidades de autocontrole podem ajudá-lo a iniciar e a manter um estilo de vida saudável. Juntas, elas proporcionam uma abordagem completa para atingir o bem-estar.

Abordagem em longo prazo para a motivação

Uma consideração com relação à mudança de comportamento e à motivação relaciona-se ao desenvolvimento de uma abordagem em longo prazo ou para a vida toda. Em vez de propagandas que prometem condicionamento físico ou perdas de peso extremas em apenas uma semana, a realidade é que as mudanças levam tempo e requerem um comprometimento constante. A sociedade moderna condicionou as pessoas a valorizarem coisas instantâneas e descartáveis. Essa perspectiva do "agora" entra em conflito com o comprometimento em longo prazo necessário para construir uma vida saudável. Essa desigualdade nos valores ajuda a explicar a alta taxa de desistência observada entre os novos adeptos dos exercícios físicos e a dificuldade que as pessoas têm em sustentar novos comportamentos.

A perspectiva de que tudo o que vale a pena deveria gerar resultados imediatos e desejáveis relaciona-se muito intimamente com o conceito de hedonismo e pode influenciar a saúde e o bem-estar. O hedonismo é a crença de que a motivação é baseada em percepções de prazer e de dor. O prazer inclui experiências de diversão e de gratificação, ao passo que a dor inclui sentimentos de sofrimento, de desconforto e de pesar. O hedonismo sugere que o principal objetivo do comportamento seja o prazer, portanto, atividades que causam dor, desconforto ou muito esforço devem ser evitadas. A visão hedonista da vida diminui o desejo de ter comportamentos que realizam um equilíbrio saudável às experiências da vida.

Um comportamento que visa ao bem-estar tem como foco equilibrar o número máximo de aspectos da vida quanto possível. O prazer imediato nem sempre é o resultado da participação em exercícios. Ao contrário, o desconforto físico, como dor muscular pode ocorrer, especialmente, nas primeiras semanas do início de um novo programa. Uma atitude hedonista tende a dispensar o exercício físico como uma opção viável e, assim, pode prejudicar um estilo de vida saudável.

A mudança no comportamento não exige que você anule completamente a tendência a buscar o prazer e a evitar a dor. Em vez disso, seu foco deve ser em tornar-se consciente de cada escolha que faz. Uma tendência hedonista clássica do ser humano é perseguir prazeres em curto prazo e protelar ou negar qualquer consequência negativa (por exemplo, a possibilidade de não ter boa saúde quando se estiver mais velho). Uma conscientização do momento precente permite que você aceite cada momento (até mesmo os desconfortáveis) como algo temporário. Dessa forma, você pode viver cada momento como ele é. Assim, tanto o prazer como o esforço associados ao exercício físico podem ser equilibrados, resultando em um sentimento de bem-estar maior e global, com o potencial de melhores saúde e condicionamento físico.

OPÇÕES DO PROGRAMA DE ATIVIDADES FÍSICAS

Saber a respeito da motivação e desenvolver habilidades de autocontrole ajudarão você a aumentar a atividade e partir para um estilo de vida focado no bem-estar. Contudo, ao iniciar ou incrementar seu programa de exercícios, você enfrentará uma multidão de decisões que podem afetar sua motivação, sua permanência nos programas de exercícios ou os benefícios destes. Por exemplo, você deveria exercitar-se sozinho, com um parceiro ou em grupo? Seria melhor um ginásio comunitário ou uma grande academia? Que tipos de equipamento você deve adquirir? As seções que seguem proporcionam alguma ajuda ao ter que tomar essas decisões.

Eu devo exercitar-me sozinho ou em grupo?

Praticar exercícios físicos sem companhia é uma opção viável para muitas pessoas. A menos que você tenha problemas de saúde que precisam de monitoramento profissional, praticar exercícios sozinho pode ser muito gratificante. Essa opção permite praticar em casa, ao ar livre ou, até mesmo, em uma academia (existem várias abertas 24 horas por dia). Se você tem uma agenda lotada, apreciará a liberdade de não ter que coordenar seu tempo com o de outra pessoa. O tempo que você passa se exercitando pode ser a chance de desligar sua mente do estresse do dia a dia e de focalizar sua experiência física.

Uma consideração importante para quem se exercita sozinho em casa ou ao ar livre é a segurança. Em casa, mantenha um nível de intensidade adequado ao seu nível atual de condicionamento físico para reforçar a segurança. Exercícios ao ar livre trazem à tona questões de segurança em relação a pessoas, tráfego e condições climáticas. Ao exercitar-se na rua, sempre caminhe ou corra na calçada, se houver, e ande contra o tráfego, quando não houver calçada. Ao andar de bicicleta, procure pelas ciclovias; se não houver, fique à direita o máximo possível no acostamento. Evite os exercícios físicos quando o tempo estiver quente e úmido, e sempre use roupas e calçados adequados ao frio, à neve e às intempéries. Embora seja agradável ouvir música enquanto se exercita, tome precauções quando estiver em locais onde há tráfego intenso, porque aparelhos portáteis reduzem a capacidade de ouvir sons que podem ser importantes para sua segurança. Para ajudar a evitar acidentes e lesões, nunca assuma que as pessoas ao seu redor estão sendo cuidadosas quanto à sua segurança. Se você se exercita perto do tráfego, utilize roupas de cores brilhantes e que refletem a luz; além disso, preste atenção e tenha cuidado de todas as maneiras possíveis.

Embora exercitar-se sozinho seja uma boa opção para alguns, muitos indivíduos preferem exercitar-se com outros. Os exercícios físicos em grupos podem ter o formato de aulas de ginástica aeróbica, *spinning* ou *kickboxing* nas academias ou para situações mais informais, como grupos de ginástica. A maioria das academias e dos ginásios comunitários oferecem uma variedade de aulas em grupo como parte do pacote regular de sócio/membro. Essas aulas podem ser uma ótima maneira de conhecer pessoas com interesses semelhantes. Certifique-se do que está disponível quando escolher o local.

Programas comunitários promovem dinâmicas de grupo que oferecem suporte e incentivo, o que pode ser altamente positivo, independentemente do seu nível de experiência. Exemplos incluem clubes de ciclismo, de corrida e grupos de dança de salão. Tais grupos se formam dentro das comunidades de forma espontânea, mediante os esforços de um grupo de pessoas ou de grupos locais, com a intenção de promover a atividade física e a vida saudável. Com os benefícios ao condicionamento físico, esses grupos também promovem grande escape social.

Eu devo inscrever-me em uma academia ou exercitar-me em casa?

Embora existam muitas maneiras de praticar um exercício físico e focar na saúde, uma das mais populares é tornar-se membro de uma academia. As opções incluem grandes clubes, ginásios comunitários e pequenas academias. As questões a serem consideradas serão os serviços que você considera mais importantes e os custos para tornar-se membro.

Uma grande vantagem das academias é a grande variedade de opções disponíveis para condicionamentos aeróbio e muscular. A maioria tem um grande número de esteiras, bicicletas ergométricas e aparelhos elípticos, e muitas também incluem piscinas e áreas para jogar basquete e outros jogos de quadra. Da mesma forma, muitas academias oferecem uma ampla gama de pesos e de aparelhos de força para o treinamento de condicionamento muscular. Essas opções, mais a grande quantidade de aulas com exercícios em grupo e os espaços para crianças, fazem a opção pela academia atrativa para bastantes indivíduos e famílias.

Ao escolher uma academia, considere a localização, o horário de funcionamento, os equipamentos, a equipe de supervisão, os chuveiros, os serviços aos membros e o custo (*vide* o Quadro 5.3). Outra parte importante da sua decisão tem relação com o ambiente da academia. Alguns preferem locais com ambiente familiar e mais acolhedores, outros optam por um ambiente mais sério e atlético. Antes de matricular-se, visite a academia no dia e no horário da semana que pretende exercitar-se, para ter uma ideia clara. Muitas academias (nos Estados Unidos) oferecem planos de curta duração com preço muito baixo, para que você veja se é o local adequado. Considere cuidadosamente cada uma dessas questões e outras que sejam pertinentes às suas condições, para que possa tomar sua decisão.

Quadro 5.3 Considerações ao escolher uma academia

Localização	• A academia fica em uma área segura? • A academia é de fácil acesso de seu trabalho ou sua casa?
Horário de funcionamento	• Você consegue ir à academia no horário em que planejou exercitar-se? • A academia é muito cheia nesse horário? • A piscina fica aberta para uso livre em qualquer horário?
Equipamentos	• Os equipamentos são limpos regularmente e estão em bom estado de conservação? • A academia tem equipamentos suficientes para todos os membros?
Chuveiros	• Chuveiros e vestiários são limpos e estão em boas condições de uso? • A academia fornece toalhas?
Equipe de supervisão	• Os funcionários têm treinamento e certificados adequados às posições que ocupam? • A academia tem um plano de ação para emergências?
Serviços aos membros	• A academia tem um programa de incentivos especiais para aumentar a participação e a motivação? • O custo é razoável e está dentro do seu orçamento? • Os membros da academia são cordiais e bem-informados? • Existe um espaço para crianças na academia? (Para aqueles que precisam levar os filhos)

Em vez disso, você pode preferir exercitar-se no conforto e na conveniência de seu lar. Você pode desenvolver um programa efetivo de condicionamento físico em casa com pouco ou nenhum equipamento. A seguir alguns exemplos de opções sem custos ou equipamentos:

- Calistenia (como flexões de braços, abdominais, saltos) e caminhar ou praticar *jogging*.
- Exercícios de flexibilidade que requerem somente espaço no chão.
- Exercícios físicos na programação da TV aberta.
- Vídeos ou *DVDs* de exercícios alugados ou comprados.

Com relação às duas últimas opções, está além do escopo deste livro avaliar todos os programas de condicionamento físico, vídeos e *DVDs* disponíveis. Se optar por eles, considere as credenciais das pessoas associadas ao material. Além disso, considere seu estilo pessoal e siga as orientações deste livro ao escolher um programa para fazer em casa.

Embora estejam disponíveis opções sem custo, talvez você queira mais variedade em seu programa de exercícios em casa. Existem alguns itens de baixo custo que poderão aumentar sua gama de atividades:

- Esteira de exercícios para praticar alongamento, ioga ou pilates.
- Banda elástica ou *medicine balls* para treinamento de força.
- Bola suíça para trabalhar o equilíbrio e a coordenação.

Equipamentos para exercícios também podem ser considerados, dependendo de sua disponibilidade de orçamento e de espaço. O custo inicial deles será provavelmente maior do que um ano de academia ou clube, mas, para tomar essa decisão, considere o uso em longo prazo e a conveniência. Se você decidir adquirir seu próprio equipamento para uso doméstico, o desafio será atender às suas necessidades pessoais de condicionamento ao mesmo tempo que encontrar algo com bom preço e boa qualidade. As questões a seguir ajudarão você a adquirir um equipamento que proporcionará anos de uso, em vez de tornar-se um objeto a ser vendido para uma feira de usados.

- *Quais são seus objetivos no condicionamento físico?* Se, no seu planejamento, o foco é um programa de caminhada, você não precisa de uma esteira com capacidade para um atleta olímpico! No entanto, se você tem alguns objetivos competitivos em mente, assegure-se de que o equipamento suportará o rigor do seu treino. Todos os tipos de equipamento aeróbio (esteiras, bicicleta ergométrica, aparelhos elípticos) podem proporcionar condicionamento físico e ajudar no controle do peso, mas perceba que caminhar em um aclive e praticar *jogging* utilizando uma esteira proporcionará um gasto calórico maior do que a maioria dos outros tipos de equipamento disponível comercialmente.[6] Compare seu uso à estrutura do equipamento e também às atividades de que você mais gosta.
- *Quanto espaço você tem disponível?* Tire as medidas do espaço disponível. Um equipamento sempre parece ser menor na vitrine do que em sua casa. Você precisará de espaço em torno do equipamento para que haja um uso seguro, então, inclua isso em seus cálculos. Alguns equipamentos para treinamento de força são compostos por partes grandes verticais, dessa forma, é importante saber a altura do teto.
- *Quanto você tem para investir?* Equipamentos para uso doméstico variam muito de preço. O custo é algo que deve ser sempre considerado, mas tenha em mente a primeira questão. Se um equipamento simples servirá para alcançar seus objetivos, não gaste mais em outro equipamento com opções que nunca utilizará. A qualidade deve estar em primeiro lugar. Um ou dois itens de boa qualidade são melhores

do que uma grande quantidade de equipamentos de má qualidade, que não irão fornecer o aproveitamento que você espera.

- *Como é o equipamento?* Você deve experimentar qualquer equipamento antes de adquiri-lo. Ninguém compra um carro pela fotografia dele em uma revista. Assim, você deve fazer um *test drive*, para garantir que ele atenda às suas necessidades. Todas as partes que se movimentam devem fazê-lo de modo suave e fluido, e não com arrancos e atritos. Você também deve ter certeza do ajuste do equipamento – as faixas da esteira devem ser longas o suficiente para suas passadas, as bicicletas ergométricas devem ser ajustáveis para permitir uma curvatura de 5 a 10 graus do seu joelho até o final do pedal e o equipamento de treinamento de força deve ser ajustado ao comprimento dos seus membros.
- *Existe assistência técnica para o equipamento?* Quando se fala em equipamento para uso doméstico, há duas palavras apavorantes: *assistência técnica.* Alguns itens podem ser simples, mas, para outros, você deve garantir que uma assitência técnica profissional esteja incluída no valor da compra.

Se você começar por essa lista de questionamentos, maximizará os benefícios da prática de exercícios com equipamentos em casa e terá anos de aproveitamento.

Eu devo contratar um especialista em Educação Física ou um *personal trainer*?

Outra variável importante que você pode considerar ao planejar um novo programa de exercícios ou reformular um antigo é a contratação de um profissional para ajudar com as avaliações e prescrever exercícios adequados. Embora as nomenclaturas variem muito no mercado, esse tipo de profissional é conhecido geralmente como *personal trainer* ou especialista em Educação Física. Diferentemente da área da Medicina, não existem (nos Estados Unidos) normas específicas que regulamentem esses profissionais, então, você deve fazer algumas perguntas para determinar se a pessoa tem qualificações adequadas. A Figura 5.3 fornece uma lista de perguntas que você pode fazer; diversos "Não" indicam que você deve procurar outra pessoa.

FIGURA 5.3

Questões para avaliar um profissional de Educação Física

Você tem certificação de uma organização nacionalmente reconhecida como o American College of Sports Medicine* ou a National Strength and Conditioning Association?	____ Sim ____ Não
Você tem ensino superior na área da Saúde e/ou em Educação Física?	____ Sim ____ Não
Você participa de programas de reciclagem para permanecer atualizado?	____ Sim ____ Não
Você tem certificações em reanimação cardiorrespiratória (RCR) e em primeiros socorros?	____ Sim ____ Não
Você tem seguro saúde?	____ Sim ____ Não
Você tem experiência em trabalhar com pessoas semelhantes a mim, em termos de idade, de sexo e de objetivos?	____ Sim ____ Não
Você faz uma triagem pré-atividade e uma avaliação física?	____ Sim ____ Não
Você inclui treinamento cardiorrespiratório, muscular e para flexibilidade em seu programa?	____ Sim ____ Não

* Os profissionais certificados pelo ACSM podem ser encontrados em sua região por meio do ACSM's Pro Finder (www.acsm.org).

Fonte: ACSM, 2011, *ACSM's Complete Guide to Fitness & Health* (Champaign, IL: Human Kinetics).

Selecionando calçados e trajes adequados

Seja qual for sua preferência – exercícios praticados individualmente ou em grupo, em casa ou na academia – algumas considerações comuns em termos de segurança e de conforto são os calçados e os trajes. Ter atenção aos itens básicos pode aumentar seu aproveitamento e ajudá-lo a evitar uma lesão que pode descarrilhar seus planos de exercícios.

Antes de escolher um par de calçados, determine sua principal atividade e a superfície (por exemplo, rua pavimentada, piso da academia). Passe algum tempo em uma loja especializada em calçados esportivos e consulte um especialista com relação ao tipo que melhor servirá para sua finalidade. Por exemplo, tênis de corrida são feitos para movimentos frontais, então, se seus planos incluírem aulas de dança aeróbica ou jogar tênis, você deverá escolher outro tipo de calçado que seja específico para movimentos laterais. Não caia na armadilha de que o calçado mais caro é o melhor. O fator mais importante ao fazer essa escolha é o apoio e o ajuste adequados.

Os trajes não têm de ter preços altos para fornecerem conforto durante o exercício. Selecione roupas adequadas para as condições de temperatura e de ambiente nos quais se exercitará. Um traje adequado para o exercício e a estação do ano proporcionará uma melhor experiência nos exercícios. Em ambientes quentes, as roupas que absorvem o suor são úteis para dissipar o calor do corpo. Em contrapartida, ambientes frios são melhores quando se está com várias camadas de roupa; assim, você pode ajustar a temperatura do seu corpo, evitar a transpiração e permanecer confortável.

Até que as normas de contratação mais uniformes e rigorosas sejam utilizadas na indústria da atividade física, "ficar com o pé atrás" parece ser uma atitude apropriada e prudente a ser tomada. Sua entrevista deve ajudá-lo a determinar se o profissional com o qual deseja treinar é adequado para você em termos de estilo e de abordagem geral à saúde e ao condicionamento físico. Algumas pessoas preferem o estilo cuidadoso e encorajador, ao passo que outras tendem a responder mais positivamente ao treinador mais enérgico e exigente. Sua tarefa é determinar qual estilo motivacional e qual abordagem melhor se encaixam com sua personalidade.

Uma questão a ser abordada é se o profissional é uma necessidade ou luxo. A maioria dos especialistas concorda que seguir recomendações para atividade física não requer um treinador, mas ter alguém focado em ajudar você a alcançar seus objetivos de saúde e de condicionamento pode ser muito útil. Uma opção razoável é contratar um treinador para executar as avaliações físicas, desenvolver um programa de condicionamento abrangente e fornecer instruções e *feedbacks* nos estágios iniciais do programa. Daí em diante, você poderá consultar-se com o treinador apenas periodicamente, para atualizações.

HÁBITOS E DIETA SAUDÁVEIS

Embora este capítulo tenha como tema principal a atividade física, muitos dos mesmos conceitos se aplicam a sua abordagem para uma dieta saudável. Conforme apontado no início deste capítulo, a nutrição faz parte do bem-estar físico, porque também afeta sua capacidade de realizar suas tarefas diárias. O *continuum* de motivação se aplica da mesma maneira à sua dieta: desmotivação (nenhuma motivação nem inclinação à mudança); motivação determinada por outros (por exemplo, comer vegetais para agradar ao pai ou à mãe ou evitar alimentos calóricos por temer um ataque cardíaco); motivação autodeterminada (por exemplo, fazer escolhas alimentares que promovam boa saúde); e motivação intrínseca (por exemplo, simplesmente ter prazer com o sabor e a nutrição proporcionados por um alimento saudável).

Ter um estilo de vida com bem-estar é um agradável esforço. A luta, ou o desafio, tem como base o fato de que fazer escolhas saudáveis nem sempre é fácil. O lado agradável é a grande satisfação e o sentimento de bem-estar que acompanham uma vida centrada na saúde. Como leitor deste livro, você está escolhendo rejeitar a noção de viver passivamente com um senso limitado de direção e está abraçando a ideia de engajamento ativo no aprendizado sobre como ter um estilo de vida saudável. O bem-estar é um conceito multidimensional que é influenciado por diversos fatores incluindo o sono, o estresse, a atividade física e a nutrição. Como você pôde perceber, adotar hábitos saudáveis e mantê-los é a chave para sustentar seu bem-estar. Conforme você trabalha para desenvolver e manter um estilo de vida fisicamente ativo e uma dieta saudável, compreender a motivação e cultivar habilidades de autocontrole será crucial.

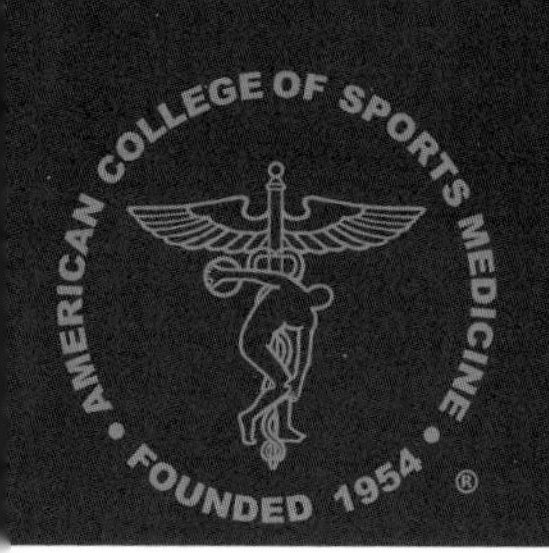

parte II

Exercício e atividade física para um "você" melhor

Incluir atividades físicas para melhorar seu condicionamento aeróbio, seu condicionamento muscular, sua flexibilidade e seu equilíbrio ajudará você a desenvolver seu *Fitness ID*. Os capítulos seguintes fornecerão informações sobre a importância de cada área. Obter conhecimento é bom, mas ter as ferramentas para criar seu programa individualizado é ainda melhor. Esta parte contém atividades específicas que você pode incluir em seu programa de exercícios. Seu estado de saúde, seu nível de condicionamento e seus objetivos são únicos. Não importa se você está apenas começando ou se já pratica exercícios regularmente, estes capítulos orientarão você nas etapas para desenvolver seu condicionamento.

AMERICAN COLLEGE OF SPORTS MEDICINE • FOUNDED 1954 •

capítulo 6

Atividade aeróbia

Pense em como você fica sem ar quando sobe rapidamente um lance de escadas: seu corpo está mostrando que precisa de oxigênio! *Aeróbio* significa "com oxigênio" e condicionamento aeróbio, ou resistência cardiorrespiratória, como é também chamado, pertence ao quão bem seu corpo é capaz de usar o oxigênio. Atividades que envolvem os grandes grupos musculares envolvidos em movimento dinâmico por prolongados períodos de tempo são consideradas aeróbias. Seu sistema cardiovascular (coração e vasos sanguíneos) e seu sistema respiratório (pulmões e passagens de ar) trabalham juntos durante atividades de longa duração para fornecer oxigênio necessário aos músculos e aos órgãos que estão trabalhando. Exemplos de atividades aeróbias incluem caminhadas, *jogging*, corridas, andar de bicicleta, natação, dança, fazer trilhas e praticar esportes em equipe, como o basquete.

BENEFÍCIOS DA ATIVIDADE AERÓBIA À SAÚDE E AO CONDICIONAMENTO FÍSICO

Atividade aeróbia regular e constante melhora sua resistência cardiorrespiratória. Em outras palavras, seu coração, seus vasos sanguíneos e seus pulmões se beneficiam ao trabalhar mais que o normal. O exercício físico melhora sua função cardiorrespiratória ao aumentar a atividade desses sistemas orgânicos além do que eles costumam fazer em repouso. Ao longo do tempo, seu corpo se adapta a esses estresses e seu condicionamento melhora.[2]

A resistência cardiorrespiratória é um importante aspecto da saúde por uma série de razões:[1]

- Melhor resistência cardiorrespiratória geralmente conduz a maiores níveis de atividade física rotineira conforme você vive seu dia a dia. Isso, por sua vez, traz benefícios adicionais à saúde.
- Baixos níveis de condicionamento cardiorrespiratório são associados ao alto risco de morte prematura por diversas causas e, mais especificamente, doenças cardiovasculares. Para olhar para isso com uma perspectiva mais positiva, o aumento do condicionamento cardiorrespiratório é associado à diminuição do risco de morte por diversas causas.

- O condicionamento aeróbio é uma base importante que permitirá que você participe de atividades da sua vida diária com maior facilidade.
- Aumentar a resistência cardiorrespiratória permite que você participe mais ativamente de atividades recreacionais e de esportes.
- Atividades aeróbias que promovem a resistência cardiorrespiratória também queimam um número relativamente grande de calorias e, assim, ajudam a manter o peso corporal adequado.

Essa lista não está completa, mas demonstra a ampla gama de benefícios do exercício aeróbio para a saúde e o condicionamento físico.

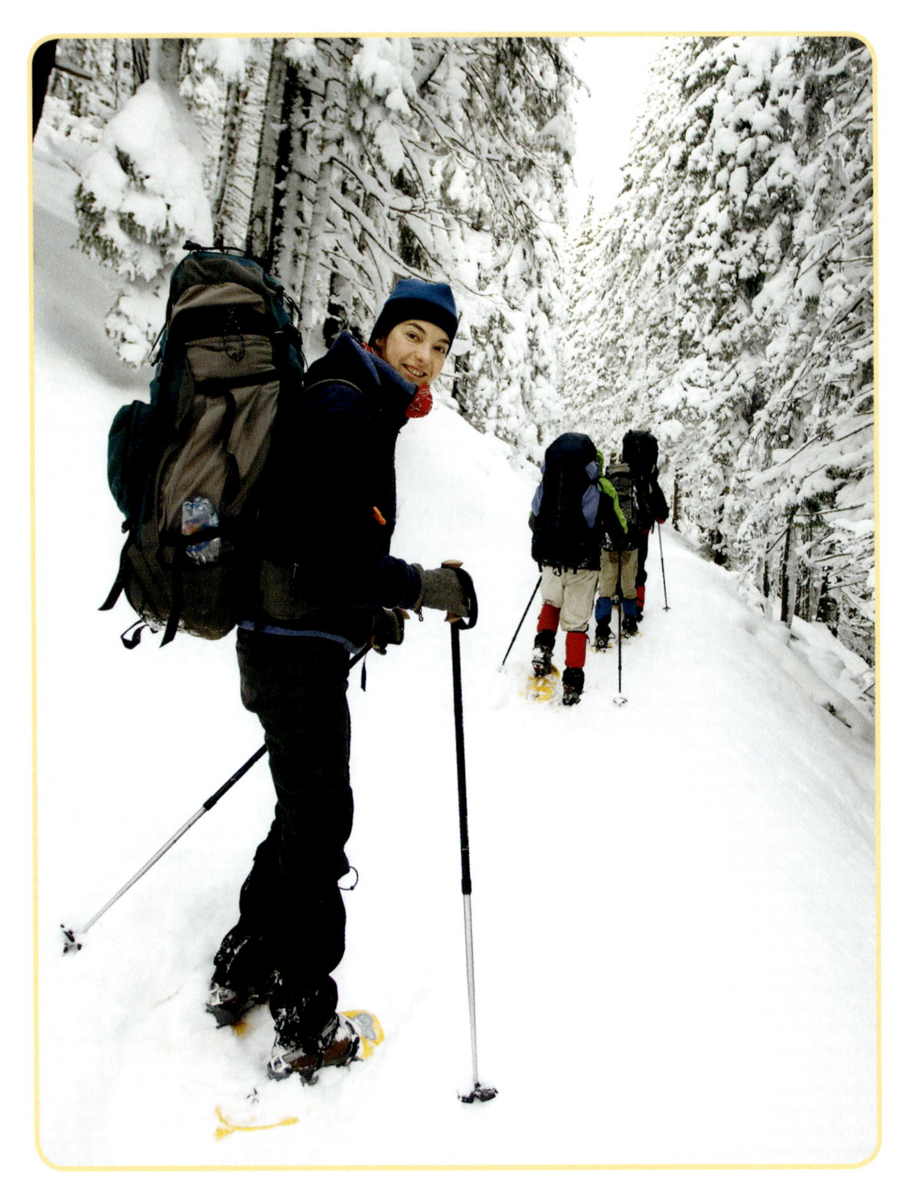

O exercício aeróbio melhora a resistência cardiorrespiratória.

COMPONENTES DO EXERCÍCIO AERÓBIO

Um exercício aeróbio deve seguir um padrão constante para aumentar a segurança, bem como o divertimento. Você deve iniciar com um aquecimento, que é seguido pela parte principal do exercício, chamada fase de condicionamento da resistência. A sessão é, então, finalizada com um desaquecimento. *Vide* a Figura 6.1 para uma visão geral da sessão de exercício aeróbio.

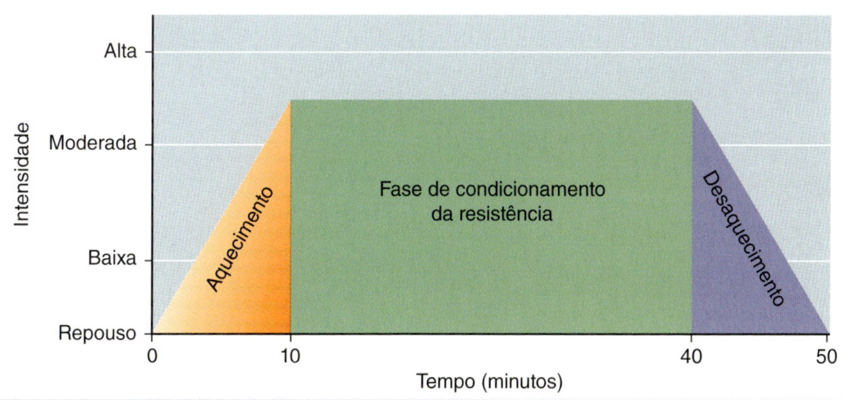

Figura 6.1 Visão geral da sessão de exercício aeróbio.

Fonte: reproduzida com permissão de Bushman e Young, 2005, p. 35.

Aquecimento

É essencial que um aquecimento consista em um mínimo de cinco a dez minutos de atividade baixa a moderada.[1] O objetivo do aquecimento é, literalmente, aumentar a temperatura dos músculos, preparando o corpo para as demandas da fase de condicionamento da resistência, ou o foco principal, da sessão de treinamento. Um aquecimento prepara seu coração, seus pulmões e seus músculos para a fase de condicionamento da resistência da sua sessão de treinamento aeróbio. Pense no aquecimento como uma saída para a autoestrada. Essa saída lhe dá tempo de aumentar a velocidade de seu carro até a velocidade dos outros carros, evitando, assim, um acidente. Quanto mais veloz o tráfego, mais longa deve ser a saída. Da mesma forma, seu aquecimento deve ser mais longo se a intensidade da fase de condicionamento for alta.

Atividades de aquecimento podem incluir alguns exercícios calistênicos ou atividades menos intensas e semelhantes àquelas que você vai incluir na fase de condicionamento. Por exemplo, se o seu programa inclui uma caminhada rápida para a fase de condicionamento, então, o aquecimento poderia conter uma caminhada em ritmo lento. Se a fase de condicionamento inclui uma atividade mais intensa, como corrida, então, o *jogging* seria adequado para o aquecimento. O ponto é aumentar gradualmente a intensidade desde os níveis de repouso até a intensidade que você planeja para a fase de condicionamento.

Fase de condicionamento da resistência

Ainda com nossa analogia à autoestrada, a fase de condicionamento da resistência é a própria estrada, o principal foco da sua jornada. A fase de condicionamento para atividade aeróbia é orientada pelo princípio FITT, que refere-se a *frequência*, *intensidade*, *tempo* e *tipo* de exercício.[2] A frequência diz respeito ao número de dias por semana nos quais você pratica o exercício. A intensidade reflete quão intenso é o exercício. O tempo refere-se simplesmente à duração em que você está em atividade, diária ou semanal. E o tipo, ou modalidade de exercício, tem como foco as atividades que envolvem os grandes grupos musculares para melhorar o condicionamento cardiorrespiratório.

Embora a sigla FITT resuma bem a fase de condicionamento, alguns profissionais do esporte preferem FITTE, em que a letra "E" significa *entusiasmo*. Todas as recomendações e informações do mundo nada significarão se você não aderir ao seu programa de exercícios. Compreender os benefícios de um programa de exercícios (como descrito no Capítulo 1) ajudará você a aderir a ele, mas, considerando o tempo de comprometimento, você deve ter certeza de que será divertido também. Neste capítulo, você encontrará sugestões para manter o exercício agradável. Primeiro, considere os principais aspectos de um programa de exercícios aeróbios.

Frequência

A frequência recomendada para o exercício aeróbio é de três a cinco dias por semana. A quantidade de dias que você se exercitará depende de seus objetivos e da intensidade que é mais adequada a você. Embora poucos dias por semana de atividade possam trazer efeitos positivos, a atividade física regular proporciona mais benefícios e tem baixo risco de lesão musculoesquelética do que uma atividade esporádica.[1,3] Você precisará de somente três dias por semana caso esteja iniciando uma atividade vigorosa, mas pelo menos cinco dias por semana se você planeja uma atividade de intensidade moderada. Por exemplo, se você gosta de correr (atividade vigorosa), três dias por semana dessa atividade lhe fornecerão benefícios à saúde e ao condicionamento. No entanto, se planeja um programa de caminhada (atividade de intensidade moderada), então, cinco dias por semana seria melhor. Se você gosta de combinar tipos e intensidades de atividades,[3] recomenda-se uma combinação de três a cinco dias de atividade moderada.[1] Por exemplo, você pode andar dois dias por semana e correr outros dois. Isso seria considerado como dois dias por semana de atividade moderada (isto é, caminhar) e dois dias por semana de atividade vigorosa (isto é, *jogging*), permitindo que você atenda à quantidade de atividade física recomendada.

Intensidade

Conforme aumenta a intensidade da atividade, os benefícios à saúde também aumentam. A fim de promover efeitos positivos à saúde e ao condicionamento, seu exercício físico deve exercer algum estresse ao seu sistema cardiorrespiratório. Em outras palavras, você deve notar um aumento em sua frequência cardíaca e sua respiração. Quando falamos em intensidade, os profissionais da área geralmente utilizam os termos *moderada* e *vigorosa*.[3] Como um breve exemplo, considere uma atividade de intensidade moderada equivalente à caminhada rápida e uma atividade de intensidade vigorosa equivalente ao *jogging* ou à corrida.[3]

Existem vários métodos simples disponíveis para ajudar você a quantificar a intensidade de seus exercícios. Um método é monitorar seu nível de percepção de esforço. Embora ele seja subjetivo (isto é, você determina quão leve ou pesado está seu exercício), uma escala numérica ajuda você a adequar os níveis de atividade. A publicação *Physical Activity Guidelines for Americans* (*Diretrizes de Atividade Física para Americanos*) do U.S. Department of Health and Human Services (Departamento de Saúde e Serviços Humanos dos EUA) sugere uma escala de 0 a 10. Permanecer sentado em repouso é equivalente a 0 e seu maior nível de esforço possível é equivalente a 10.[3] Atividades de intensidade moderada equivalem a 5 ou a 6 nessa escala de esforço. Atividades de intensidade vigorosa estão no nível 7 ou 8. Esse método permite que você individualize seus exercícios físicos com base em seu nível atual de condicionamento cardiorrespiratório.[3]

Para obter um exemplo de aplicação dessa escala, *vide* a Figura 6.2.

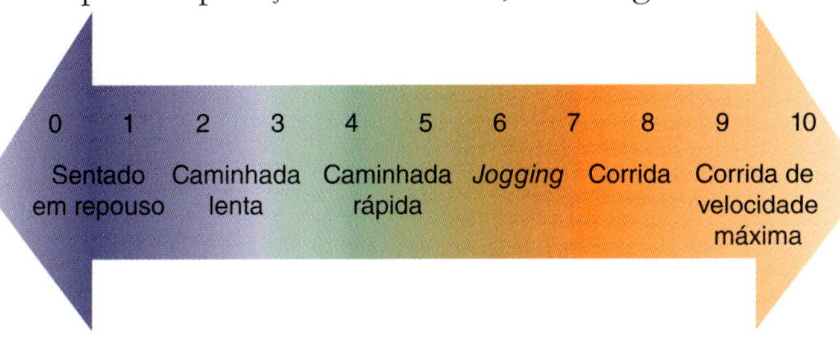

Figura 6.2 Exemplo de escala na qual as atividades se inserem dentro de vários níveis de intensidade.

Outro método, chamado de teste da conversa (*talk test*), também pode ser utilizado para estabelecer a intensidade do exercício a um nível moderado. Se você trabalha com uma intensidade que eleva a frequência respiratória, mas ainda permite que você fale sem ofegar entre as palavras, então, tem a probabilidade de exercitar-se em intensidade moderada. O objetivo é exercitar-se até o ponto no qual a fala começa a tornar-se mais difícil de ser realizada. As *Physical Activity Guidelines for Americans* recomendam que a atividade física de intensidade moderada permita que você fale, mas não cante, ao passo que a atividade mais vigorosa resulta na incapacidade de dizer mais que algumas palavras sem pausar para uma respiração.[3]

O monitoramento da frequência cardíaca também pode ser útil para determinar seu nível de intensidade, embora seja mais técnico do que as medidas subjetivas de nível de esforço e o teste da conversa. A frequência cardíaca máxima para adultos pode ser estimada multiplicando-se a idade em anos por 0,67 e, depois, subtraindo o resultado de 206,9 (os números em negrito são constantes, ou valores estabelecidos, na equação a seguir).

206,9 – (____ idade em anos × **0,67**) = ____ frequência cardíaca máxima estimada

Você não se exercitará ao nível máximo de frequência cardíaca, em vez disso, a uma porcentagem daquele valor; esse percentual dependerá do seu nível de condicionamento físico (considere os valores na Tabela 6.1 como ponto de partida).[2] Multiplique sua frequência cardíaca máxima estimada pelo fator de atividade na Tabela 6.1 para determinar a meta para sua frequência cardíaca.

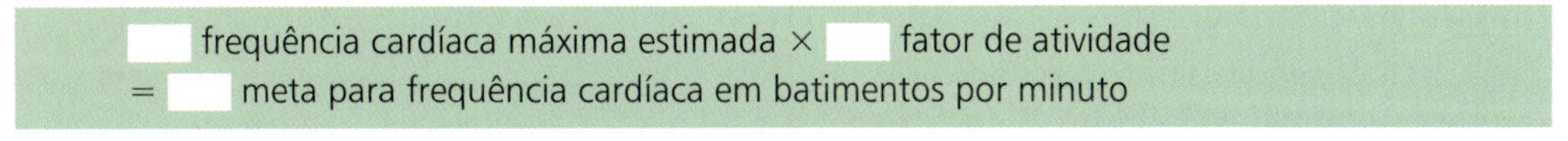
____ frequência cardíaca máxima estimada × ____ fator de atividade
= ____ meta para frequência cardíaca em batimentos por minuto

Observe que sua frequência cardíaca também pode ser influenciada por condições ambientais (por exemplo, ambientes quentes e úmidos), assim como medicamentos (por exemplo, betabloqueadores usados para enxaqueca e doença cardíaca podem reduzir sua frequência cardíaca). O valor calculado deve ser usado com a percepção de esforço ou o teste da conversa. Você pode ajustar sua carga para mais ou para menos, dependendo de sua percepção de esforço em determinado dia. Uma descrição de como avaliar sua frequência cardíaca pode ser encontrada na página 40, no Capítulo 2. Lembre-se de que, durante o exercício, você pode contar o número de batimentos por 15 segundos e, depois, multiplicar esse número por 4, para determinar seus batimentos por minuto.

Reconheça, também, que você pode variar sua intensidade durante a fase de condicionamento. Atletas frequentemente usam o treinamento intervalado, que inclui um exercício de alta intensidade, seguido por um de baixa intensidade. Isso proporciona um estresse único para o corpo que se traduz em melhor condicionamento aeróbio. Esse princípio pode ser usado para programas de exercícios no geral. Por exemplo, se você está apenas iniciando seus exercícios físicos, poderá incluir alguns minutos em ritmo mais rápido dentro da sua fase de condicionamento. Alternar entre intensidades baixa e alta proporciona uma variação e um estímulo para melhorar sua capacidade aeróbia, não importando seu nível atual de condicionamento físico.

Tabela 6.1 **Diretrizes para intensidade da frequência cardíaca**

Classificação de condicionamento	Descrição	Percentual de frequência cardíaca máxima	Fator de atividade*
Baixo	Aqueles atualmente sedentários, com nenhuma atividade/exercício, e, logo, muito descondicionados	~ 60%	0,60
Baixo a satisfatório	Aqueles que participam de atividades físicas mínimas, mas não têm planejamento regular de exercícios e, portanto, estão descondicionados	~ 65%	0,65
Satisfatório a médio	Aqueles que são esporadicamente ativos, mas não têm um planejamento de exercícios ideal, e, portanto, estão moderadamente descondicionados	~ 75%	0,75
Médio a bom	Aqueles que estão regularmente participando de exercícios moderados a vigorosos	~ 85%	0,85
Bom a excelente	Aqueles que participam de exercícios regulares de alta intensidade	~ 90%	0,90

* Multiplique o fator de atividade pela frequência cardíaca máxima para determinar a meta da frequência cardíaca.

Fonte: adaptada com permissão do American College of Sports Medicine, 2010, p. 166-7.

UM OLHAR MAIS ATENTO

Rhoda

Rhoda é uma mulher de 40 anos de idade que pretende usar sua resposta de frequência cardíaca para orientar sua intensidade de exercício físico. Ela não sabe sua frequência cardíaca máxima (poucas pessoas sabem). Ela pode estimar sua frequência cardíaca máxima multiplicando sua idade por 0,67 e, depois, subtraindo o valor ($40 \times 0,67 = 26,8$) por 206,9. Isso resulta em uma frequência cardíaca máxima de 180 batimentos por minuto ($206,9 - [40 \times 0,67]$). Ela se exercitará a uma porcentagem desse valor; a porcentagem dependerá de seu nível de condicionamento físico, determinado pela Tabela 6.1.

Atualmente, Rhoda pratica atividades físicas mínimas e, então, ela se coloca na classificação de condicionamento físico "Baixo a satisfatório". Como resultado, ela seleciona 65% da sua frequência cardíaca máxima como meta. Para este cálculo, ela utiliza sua frequência máxima cardíaca estimada (180) e multiplica por seu fator de atividade 0,65 (versão decimal de 65%). Isso resulta em 117 batimentos por minuto. Este é um ponto de partida para ela, que poderá ajustar a intensidade para mais ou para menos, de acordo com o que sente. Ao longo do tempo o nível de condicionamento físico de Rhoda irá melhorar e ela aumentará sua intensidade (por exemplo, 75% de intensidade proporcionará uma meta de frequência cardíaca de 135 batimentos por minuto).

Tempo

O tempo de duração de cada uma das suas sessões de exercício é determinado pela quantidade de tempo que você pode suportar, de acordo com seu nível de condicionamento físico. Se você é iniciante, não se preocupe com algum objetivo de tempo arbitrário, mas procure encontrar uma atividade que consiga manter por 10 minutos. Aumente o tempo de duração da sessão de exercício conforme ficar mais fácil completá-lo. Adicione alguns minutos por sessão até que alcance 30 minutos de exercício aeróbio por dia. Dependendo do seu nível de condicionamento inicial, isso pode levar muitas semanas ou, até mesmo, um mês ou mais. O segredo é continuar e progredir!

Se você já é praticante de exercícios físicos (ou já atingiu os 30 minutos de atividade contínua) e se sente confortável com a atividade de intensidade moderada por esse tempo, decida se quer manter sua intensidade atual ou ir um pouco mais adiante, ou, ainda, se quer aumentar a intensidade. Tempo e intensidade são como uma gangorra. Quando você aumenta a intensidade, geralmente diminui a duração da sessão. Se você diminui a intensidade, precisará aumentar o tempo que passa se exercitando para alcançar todos os benefícios à saúde. Uma regra geral, retirada de *Physical Activity Guidelines for Americans*, diz que um minuto de atividade de intensidade vigorosa pode ser estabelecida como equivalente a dois minutos de atividade de intensidade moderada. Por exemplo, 15 minutos de corrida proporcionam os mesmos benefícios à saúde que 30 minutos de caminhada.

É difícil rotular tudo, mas o Quadro 6.1 fornece alguma terminologia relacionada ao nível de atividade, que foi introduzido no Capítulo 3. Para as finalidades deste livro, iniciantes são aqueles com atividade atual limitada. Conforme você pode observar no Quadro 6.1, iniciantes têm como foco atividades leves a moderadas e aumentarão pelo menos até 150 minutos por semana. O nível intermediário de atividade reflete pessoas que ainda não atingiram um padrão regular de exercício físico e, dessa forma, terão foco em aumentar a atividade aeróbia de intensidade moderada para até 200 minutos por semana.

Quadro 6.1 Nível de atividade e foco do treinamento aeróbio

Nível de atividade	Foco do treinamento aeróbio
Iniciante (aqueles que são sedentários, com atividade física inexistente ou mínima, estando, assim, descondicionados)	*Sem atividade anterior*: foco em nível de atividade leve a moderado por 20 a 30 minutos ao longo de um dia. Acumular tempo com períodos de 10 minutos é uma opção. No total, sua meta é de 60 a 150 minutos por semana. *Atividade anterior mínima* (ou seja, uma vez que você já tenha alcançado a meta de 60 a 150 minutos): foco em atividade de nível leve a moderado por 30 a 60 minutos por dia. Acumular tempo com períodos de 10 minutos é uma opção. No total, sua meta é de 150 a 200 minutos por semana.
Intermediário (aqueles esporadicamente ativos, mas sem um plano de exercícios ideal e, assim, moderadamente descondicionados)	*Condicionamento entre satisfatório e moderado*: foco em atividade moderada por 30 a 90 minutos por dia. Ao todo, sua meta é de 200 a 300 minutos por semana.
Avançado (aqueles que participam regularmente de exercício moderado a vigoroso)	*Praticante regular* (moderado a vigoroso): foco em atividade de intensidade moderada a vigorosa por 30 a 90 minutos por dia. Ao todo, sua meta é de 200 a 300 minutos por semana de atividade de intensidade moderada, ou de 100 a 150 minutos de atividade vigorosa, ou uma combinação de atividade de intensidades moderada e vigorosa.

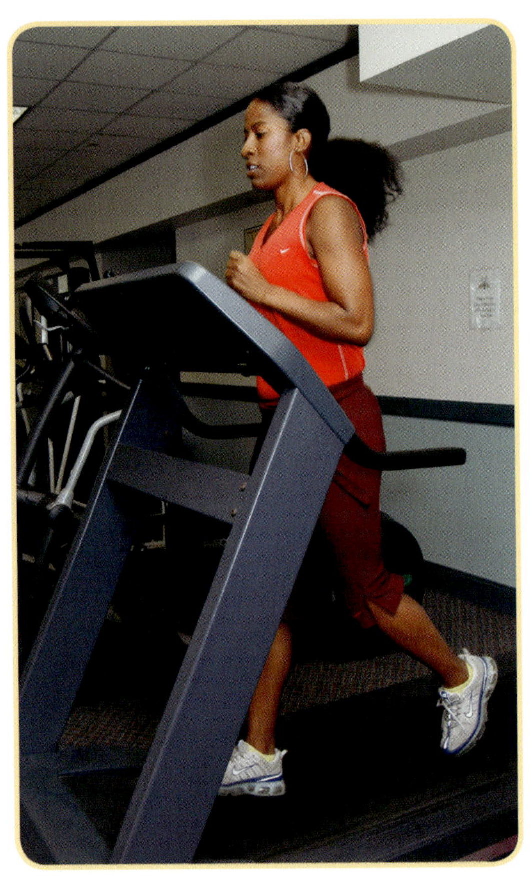

Caminhada e *jogging* são atividades aeróbias comuns.

Geralmente, pessoas nesse nível se classificam no condicionamento satisfatório a moderado. Praticantes avançados são aqueles que praticam exercícios regularmente físicos há, pelo menos, seis meses. Como você pode ver, os níveis de condicionamento variam de acordo com o potencial genético, assim como os objetivos de condicionamento. Geralmente, praticantes avançados têm condicionamento aeróbio entre mediano e excelente.

A publicação *Physical Activity Guidelines for Americans* recomenda um mínimo de 150 minutos por semana de atividade de intensidade moderada ou 75 minutos semanais de atividade de intensidade vigorosa.[3] Se você já é uma pessoa fisicamente ativa nesse nível, então, considere aumentar sua atividade para benefícios adicionais à saúde e ao condicionamento. Para você, uma nova meta de 300 minutos por semana de atividade de intensidade moderada ou 150 minutos semanais de atividade de intensidade vigorosa seria um objetivo.

Tipo ou modalidade

Atividades aeróbias são agrupadas em quatro categorias com as recomendações sobre qual o tipo de pessoa indicado para cada atividade em específico (*vide* o

Quadro 6.2 Grupos de exercícios aeróbios

Grupo de exercício	Características do grupo	Participantes recomendados	Exemplos
A	Atividades de resistência que podem ser executadas com habilidade e aptidão física mínimas	Todos	Caminhada, andar de bicicleta (simples), dança (ritmo lento)
B	Atividades de resistência mais vigorosas, mas que podem ser praticadas com um mínimo de habilidade	Por causa da alta intensidade, adultos que são regularmente ativos e estão, pelo menos, no nível mediano de condicionamento físico seriam os mais adequados	*Jogging*, corrida, *spinning*, exercícios elípticos, dança (ritmo rápido)
C	Atividades de resistência que requerem certo nível de habilidade para serem executadas	Supondo que certo nível de habilidade já tenha sido alcançado, as pessoas devem ter, pelo menos, nível médio de condicionamento para serem adequadas a essas atividades	Natação, esqui *cross-country*, andar de *skate*
D	Esportes recreacionais	Por causa das alterações de nível de execução pela competição ou pelo terreno, os praticantes devem ter, pelo menos, um nível mediano de condicionamento	Basquete, tênis, futebol, esqui em declive, fazer trilhas

Fonte: adaptado com permissão do American College of Sports Medicine, 2010, p. 164.

Quadro 6.2). Os exercícios do grupo A são recomendados para todas as pessoas, pois são atividades relativamente simples, que podem ser iniciadas com nível baixo de esforço. As atividades do grupo B são mais vigorosas e, portanto, mais adequadas se você já tem bom condicionamento (isto é, se você pratica exercícios regularmente e está no nível de condicionamento físico satisfatório a mediano). As atividades do grupo C são aquelas que apresentam um componente de habilidade definitivo e, dessa forma, requerem algum aprendizado antes de serem utilizadas como ferramenta para condicionamento físico. As atividades do grupo D são recreacionais e, em razão de a intensidade variar, dependendo da situação, são melhores para pessoas regularmente ativas e que têm boa base de condicionamento físico. Não considere esses grupos progressivos (ou seja, que as atividades do grupo C são melhores do que aquelas do grupo B), pelo contrário, veja-as como uma maneira de classificar diversos exercícios aeróbios.

Desaquecimento

O desaquecimento deve consistir em um mínimo de cinco a dez minutos de atividade de nível baixo a moderado.[1] Ele proporciona uma oportunidade para os sistemas do corpo gradualmente retornarem aos níveis de pré-exercício. A frequência cardíaca desacelera, a pressão sanguínea baixa e os músculos se recuperam da fase de condicionamento. As atividades do desaquecimento são semelhantes às do aquecimento, mas a intensidade precisará diminuir gradualmente até os níveis de repouso. Recomenda-se o desaquecimento para que o coração desacelere de maneira controlada, evitando alterações negativas no ritmo cardíaco. Além disso, se você interromper a atividade muito abruptamente, o sangue que estava circulando para os músculos em uso pode ficar mais tempo em suas pernas, resultando em uma queda da pressão sanguínea. O desaquecimento ajudará, também, a diminuir a temperatura do corpo, que se eleva naturalmente durante a fase de resistência.

Um desaquecimento adequado é conduzido por questões práticas (por exemplo, evitar um desmaio após queda de pressão) e de segurança (por exemplo, evitar alterações negativas no ritmo cardíaco). O desaquecimento é como uma saída na autoestrada. Quando mudamos de velocidade para sair da estrada e entrar na cidade, precisamos de tempo para um ajuste. Da mesma maneira, o desaquecimento permite que o corpo se ajuste novamente aos seus níveis normais de repouso. Quanto maior a intensidade da fase de condicionamento, mais longo deve ser o desaquecimento.

Utilizando METs para estimar calorias queimadas

Abordar frequência, intensidade, tempo e tipo de atividade ajuda você a criar um planejamento pessoal de exercícios aeróbios, que poderá incluir uma variedade de atividades. Uma maneira de resumir seu exercício aeróbio é determinar as calorias que você utiliza quando está em suas atividades a cada semana. A meta mínima recomendada é de 1.000 calorias por semana, com quantidades maiores, proporcionando ainda maiores benefícios à saúde.[2]

Para determinar quantas calorias você queima em cada atividade, você precisará de mais informações sobre o exercício e a intensidade na qual o praticou. Para simplificar, pesquisadores criaram uma unidade de medida chamada equivalente metabólico da tarefa, ou MET. Um MET é igual ao consumo de oxigênio em repouso (ou seja, 1 MET = nível de repouso = 3,5 ml de oxigênio por kg de peso corporal por minuto). Múltiplos de um MET são, então, aplicados a diversas atividades. Por exemplo, caminhar 3,5 milhas por hora (5,6 km/h) é igual a 4 METs. Em outras palavras, seu corpo trabalha quatro vezes mais quando caminha 3,5 milhas por hora do

Continua

que sentado em posição de repouso. Os valores MET foram determinados para uma variedade de atividades (*vide* a Tabela 6.2 para alguns exemplos de atividades básicas).

Calcular calorias queimadas pode ser útil quando se está interessado em perder peso, mas é, também, uma ótima maneira de unir as quatro partes da sua prescrição de exercício aeróbio – intensidade, tempo, frequência e tipo de atividade – em um só número. Seja sua atividade a mesma todos os dias ou não, ainda assim, você pode verificar seu total semanal para garantir que está no caminho certo.

Uma vez sabendo o valor MET para determinado exercício, você pode estimar quantas calorias queimou por minuto, inserindo esse valor na seguinte fórmula (números em negrito são constantes – em outras palavras, eles não mudam):

___ Valor MET da atividade × **3,5** × ___ peso em kg ÷ **200**
= ___ calorias queimadas por minuto

Insira o valor MET para a atividade e, depois, seu peso corporal (para converter os valores de libras para quilogramas, multiplique seu peso em libras por 0,454 para determinar seu peso em quilogramas).

Tabela 6.2 Valores MET para atividades selecionadas*

Atividade	Valor MET
Andar de bicicleta ao ar livre: < 10,0 mph (16 km/h), atividade recreacional	4,0
Andar de bicicleta ao ar livre: 10,0 a 11,9 mph (16 a 19,2 km/h)	6,0
Andar de bicicleta ao ar livre: 12,0 a 13,9 mph (19,2 a 22,4 km/h)	8,0
Andar de bicicleta ao ar livre: 14,0 a 15,9 mph (22,5 a 25,6 km/h)	10,0
Bicicleta ergométrica: 50 watts, esforço muito leve	3,0
Bicicleta ergométrica: 100 watts, esforço leve	5,5
Bicicleta ergométrica: 150 watts, esforço moderado	7,0
Bicicleta ergométrica: 200 watts, esforço vigoroso	10,5
Corrida: 5 mph (8 km/h)	8,0
Corrida: 6 mph (9,7 km/h)	10,0
Corrida: 7 mph (11,3 km/h)	11,5
Corrida: 8 mph (12,9 km/h)	13,5
Natação: estilo livre, esforço leve a moderado	8,0
Natação: nado de lado	8,0
Natação: nado de costas	8,0
Natação: nado de peito	10,0
Natação: nado borboleta	11,0
Caminhada: 2,0 mph (3,2 km/h)	2,5
Caminhada: 2,5 mph (4 km/h)	3,0
Caminhada: 3,0 mph (4,8 km/h)	3,5
Caminhada: 3,5 mph (5,6 km/h)	4,0
Caminhada: 4,5 mph (7,2 km/h)	4,5

* Para a lista completa de atividades e de valores MET, acesse: http://prevention.sph.sc.edu/tools/compendium.htm.

Fonte: Ainsworth, Haskell, Leon, et al., 1993, p. 74-9.

UM OLHAR MAIS ATENTO

Derrick

Derrick, de 25 anos de idade, é um aluno da pós-graduação que tenta incluir o exercício físico em sua tão ocupada agenda. Ele gosta tanto de caminhar em companhia de sua namorada como de correr sozinho, mas quer saber qual dos dois é melhor considerando seu programa de exercícios. Com os valores MET, ele pode examinar como a intensidade influencia o número de calorias que ele queima. Ele compara a caminhada de 3,5 milhas por hora (5,6 km/h) durante 50 minutos à corrida de 6 milhas por hora (9,7 km/h) durante 20 minutos (*vide* os valores MET na Tabela 6.2). Em qual das duas Derrick, uma pessoa de 150 libras (68,1 kg), queima mais calorias?

Caminhar 3,5 milhas por hora (5,6 km/h) é igual a 4 METs, então, utilizando a fórmula fornecida anteriormente, um exercício de 50 minutos queima cerca de 240 calorias (determinadas ao multiplicar 50 minutos por 4,8 calorias por minuto), conforme segue:

$$(4 \text{ METs} \times \mathbf{3{,}5} \times 68{,}1 \text{ kg}) \div \mathbf{200} = 4{,}8 \text{ calorias por minuto}$$

Correr a 6 milhas por hora (9,7 km/h) é igual a 10 METs, então, utilizando a fórmula previamente fornecida, um exercício de 20 minutos queimaria 238 calorias (determinadas ao multiplicar 20 minutos por 11,9 calorias por minuto), conforme segue:

$$(10 \text{ METs} \times \mathbf{3{,}5} \times 68{,}1 \text{ kg}) \div \mathbf{200} = 11{,}9 \text{ calorias por minuto}$$

Ambos os exercícios queimam quase o mesmo número de calorias! Se Derrick escolher um exercício de intensidade moderada (como caminhada rápida), ele deve lembrar-se de que precisa fazer exercícios por mais tempo do que se escolher um exercício mais vigoroso (como corrida). Qualquer uma das opções proporciona benefícios à saúde e ao condicionamento físico.

SEU PROGRAMA DE EXERCÍCIOS AERÓBIOS

Se você está apenas começando seu programa de exercícios, preencha o PAR-Q e a classificação de risco encontrados no Capítulo 2. Essas duas simples ferramentas podem ajudá-lo a determinar se você deve consultar seu médico antes de iniciar um programa de exercícios físicos. Certamente, independentemente do resultado, é sempre oportuno fazer uma consulta. Além disso, você deve considerar seu nível atual de condicionamento e partir de um ponto adequado ao seu nível. Com o passar do tempo e com atividade regular, você irá progredir e melhorar.

Sua prescrição pessoal de exercícios físicos leva em consideração a frequência, a intensidade, o tempo e o tipo de atividade. Tomemos como exemplo a caminhada, que é o exercício físico mais comum e é uma ótima atividade para o início de um programa de exercícios (a caminhada é uma atividade do grupo A, mostrada no Quadro 6.2). A Figura 6.3 mostra um exemplo de um programa progressivo de caminhada e de *jogging*. É possível determinar o ponto no qual deve iniciar sua progressão com base em seu nível atual de condicionamento físico.

Uma vez que você estiver confortável com 30 minutos de atividade de intensidade moderada, poderá interessar-se por outras opções de atividade. Natação, uma atividade do grupo C, é outra atividade aeróbia excelente, se você tem habilidades básicas de natação ou interesse em aprender essas habilidades. Siga a progressão de tempo e intensidade descritos na Figura 6.3, substitua natação (usando diferentes nados para ter variedade) por caminhada e *jogging*. A Figura 6.4 fornece um exemplo de programa para alguém que frequenta academia. Atividades feitas em uma academia, com baixa intensidade, fazem parte do grupo A, porém, conforme aumenta o nível de condicionamento físico da pessoa, o aumento da intensidade resultará em uma mudança para os exercícios do grupo B.

Os exemplos nas Figuras 6.3 e 6.4 mostram uma progressão do praticante iniciante ao avançado. Dependendo de seu nível atual, você pode ser tanto um iniciante como já ser de um nível avançado, ou estar na fase de manutenção. Se você está apenas iniciando seus exercícios, progrida lentamente e tenha como base a maneira como seu corpo está respondendo. Se você está na fase avançada, ou na fase de manutenção, continue monitorando suas atividades. Além disso, tenha atenção aos fatores FITT, conforme discutido anteriormente e, se estiver se sentindo entediado com seu programa atual, considere outros modos de exercício ou participar de um grupo.

Conforme você avança na sua jornada de exercícios, em primeiro lugar, aumente a duração (tempo). Uma vez que você estiver confortável com a atividade em uma sessão mais longa, considere aumentar a intensidade. Para evitar lesões, não aumente ambas ao mesmo tempo. Embora seja necessário exercer tensão sobre o corpo para haver melhora, uma sobrecarga excessiva pode resultar em lesão e em frustração. Para manter seu progresso estável, *vide* o Quadro 6.1, para orientações gerais.

Além disso, conforme você examina os programas de amostra, considere novamente os fatores FITTE, conforme discutidos nas páginas 117-118, e como cada um se relaciona com seus objetivos de condicionamento. Não se esqueça do "E", para entusiasmo. Conforme você cria seu plano de ação, considere o tipo de atividades pelas quais se interessa e também as que são acessíveis. Matricular-se em uma academia pode ser uma ótima maneira de aumentar seu acesso a uma variedade de atividades (aulas em grupo e equipamentos). Se você não quer matricular-se em uma academia, você pode facilmente encontrar atividades aeróbias sem custos. Caminhar e correr são atividades cada vez mais comuns nas cidades. Nos EUA, alguns *shopping centers* abrem suas portas mais cedo para que praticantes caminhem em seus corredores antes de as lojas abrirem, e as bibliotecas públicas costumam ter muitos vídeos de exercícios físicos disponíveis para que você alugue e assista em casa. Para começar, você deve escolher um dia da semana e dar o primeiro passo – tanto figurativa quanto literalmente.

FIGURA 6.3

Exemplo de programa de caminhada e *jogging*

Estágio	Ponto no tempo	Aquecimento	Exercício*	Desaquecimento
Iniciante	Primeira semana	Caminhada lenta, em ritmo leve, por alguns minutos	Caminhe em um ritmo que produza um nível leve de execução (nível 3 ou 4), por 10 minutos, pelo menos, duas vezes por dia, num total de 20 minutos em cada dia (três dias por semana). Seu treino semanal deve ser de 60 minutos	Caminhada lenta e leve por alguns minutos
	Progressão, parte 1	Caminhada lenta, em ritmo leve, por 5 minutos	A cada semana, adicione 15 minutos ao seu total semanal, até alcançar 120 minutos de atividade (por exemplo, 30 minutos em quatro dias por semana). Mantenha essa duração e aumente a intensidade nas semanas seguintes de leve (nível 3 ou 4) a moderado (nível 5 ou 6). Uma vez confortável com esse tempo e essa intensidade por algumas semanas, continue adicionando de 10 a 15 minutos por semana, até atingir 150 minutos	Caminhada lenta, em ritmo leve, por 5 minutos
	Progressão, parte 2	Caminhada em ritmo leve, por 5 a 10 minutos	Caminhe em um ritmo que produza uma execução em nível moderado (nível 5 ou 6); adicione de 10 a 15 minutos por semana, para progredir de 150 minutos semanais para um total de 200 minutos	Caminhada em ritmo leve, por 5 a 10 minutos
	Semana final	Caminhada em ritmo leve, por 5 a 10 minutos	Caminhe em um ritmo que produza um nível moderado de execução (nível 5 ou 6), por 30 a 60 minutos (3 a 5 dias por semana). Seu total semanal deve ser de 200 minutos	Caminhada em ritmo leve, por 5 a 10 minutos
Interme-diário	Semana inicial	Caminhada em ritmo leve, por 5 a 10 minutos	Caminhe em um ritmo moderado (nível 5 ou 6), por 30 a 60 minutos (3 a 5 dias por semana). Seu total semanal deve ser de 200 minutos	Caminhada em ritmo leve, por 5 a 10 minutos

Continua

Continuação

Estágio	Ponto no tempo	Aquecimento	Exercício*	Desaquecimento
Interme-diário	Progressão	Caminhada em ritmo leve, por 5 a 10 minutos	Aumente a duração do exercício de 10 a 15 minutos por semana, para alcançar 300 minutos de atividade moderada acumulada na semana. Outra opção é introduzir uma atividade mais vigorosa, como o *jogging*, lembrando-se de que o tempo necessário será menor (geralmente, dois minutos de atividade moderada equivalem a 1 minuto de atividade vigorosa)	Caminhada em ritmo leve, por 5 a 10 minutos
	Semana final	Caminhada em ritmo leve, por 5 a 10 minutos	Caminhe em um ritmo moderado (nível 5 ou 6) por 45 a 90 minutos (3 a 5 dias por semana). Seu total semanal deve ser de 300 minutos (intensidade moderada). *Ou*: Combine caminhada moderada e vigorosa ou alterne os dias. Seu total semanal deve ter quantidades equivalentes de atividade moderada e vigorosa (por exemplo, 200 minutos de moderada mais 50 minutos de vigorosa)	Caminhada em ritmo leve, por 5 a 10 minutos
Avançado	Continuar, manter	Caminhada em ritmo leve, por 5 a 10 minutos	Caminhe em um ritmo que seja moderado (nível 5 ou 6). Seu total semanal deve ser, no mínimo, de 300 minutos (intensidade moderada). *Ou*: *Jogging* (nível 7 ou 8). Seu total semanal deve ser, no mínimo, de 150 minutos (intensidade vigorosa). *Ou*: Combine caminhada moderada e vigorosa em dias alternados. Seu total semanal deve ser equivalente a quantidades de atividade moderada e vigorosa (por exemplo, 200 minutos de moderada mais 50 minutos de vigorosa)	Caminhada em ritmo leve, por 5 a 10 minutos

* Nível de execução em uma escala de 0 a 10 (sentado em repouso é 0 e seu nível mais alto de esforço é 10).

FIGURA 6.4

Exemplo de programa de treinamento cruzado em uma academia

Estágio	Ponto no tempo	Aquecimento	Exercício*	Desaquecimento
Iniciante	Primeira semana	Caminhada lenta, em ritmo leve, por alguns minutos	Escolha a cada dia uma atividade em ritmo leve de execução (nível 3 ou 4) por, pelo menos, 10 minutos duas vezes por dia, num total de 20 minutos cada dia (três dias por semana). Escolha entre caminhar na esteira ou pedalar na bicicleta ergométrica. Seu total semanal deve ser de 60 minutos	Caminhada lenta e leve, por alguns minutos
	Progressão, parte 1	Caminhada lenta, em ritmo leve, por 5 minutos	A cada semana adicione 15 minutos ao seu total semanal, até alcançar 120 minutos de atividade (por exemplo, 30 minutos, quatro dias por semana). Atividades possíveis incluem caminhar na esteira ergométrica, exercitar-se na bicicleta ergométrica e no simulador de escadas. Mantenha essa duração e aumente a intensidade nas semanas seguintes de leve (nível 3 ou 4) para moderado (nível 5 ou 6). Uma vez confortável com esse tempo e essa intensidade por algumas semanas, continue adicionando de 10 a 15 minutos por semana, até atingir 150 minutos	Caminhada lenta, em ritmo leve, por 5 minutos
	Progressão, parte 2	Caminhada em ritmo leve, por 5 a 10 minutos	Exercite-se em uma intensidade que produza uma execução em nível moderado (nível 5 ou 6); adicione de 10 a 15 minutos por semana, para progredir de 150 minutos semanais para um total de 200 minutos	Caminhada lenta, em ritmo leve, por 5 a 10 minutos
	Semana final	Caminhada em ritmo leve, por 5 a 10 minutos	Exercite-se em uma intensidade que produza nível moderado de execução (nível 5 ou 6) por 30 a 60 minutos (3 a 5 dias por semana). Atividades possíveis incluem caminhar na esteira ergométrica, exercitar-se na bicicleta ergométrica e no simulador de escadas. Seu total semanal deve ser de 200 minutos	Caminhada em ritmo leve, por 5 a 10 minutos
Intermediário	Semana inicial	Caminhada em ritmo leve, por 5 a 10 minutos	Exercite-se em um nível que seja moderado (nível 5 ou 6) por 30 a 60 minutos (de 3 a 5 dias por semana), usando esteira ou bicicleta ergométrica, ou simulador de escadas. Seu total semanal deve ser de 200 minutos	Caminhada em ritmo leve, por 5 a 10 minutos

Continua

Continuação

Estágio	Ponto no tempo	Aquecimento	Exercício*	Desaquecimento
	Progressão	Caminhada em ritmo leve, por 5 a 10 minutos	Aumente a duração do exercício de 10 a 15 minutos por semana, para acumular 300 minutos de atividade moderada na semana. Outra opção é introduzir uma atividade mais vigorosa em alguns dias da semana, como praticar *jogging* na esteira ergométrica, fazer uma aula de *spinning* ou participar de uma aula de *step*, lembrando-se de que o tempo necessário será menor (geralmente, 2 minutos de atividade moderada equivalem a 1 minuto de atividade vigorosa)	Caminhada lenta, em ritmo leve, por 5 a 10 minutos
Interme-diário	Semana final	Caminhada em ritmo leve, por 5 a 10 minutos	Exercite-se em um ritmo moderado (nível 5 ou 6) por 45 a 90 minutos (de 3 a 5 dias por semana). Seu total semanal deve ser de 300 minutos (intensidade moderada). *Ou*: Combine caminhada moderada e vigorosa em dias alternados. Seu total semanal deve ter quantidades equivalentes de atividade moderada e vigorosa (por exemplo, 200 minutos de atividade moderada, mais 50 minutos de vigorosa)	Caminhada lenta, em ritmo leve, por 5 a 10 minutos
Avançado	Continuar, manter	Caminhada em ritmo leve, por 5 a 10 minutos	Exercite-se em um ritmo que seja moderado (nível 5 ou 6). Seu total semanal deve ser, no mínimo, de 300 minutos (intensidade moderada). *Ou*: Exercite-se em uma intensidade mais alta (nível 7 ou 8). Seu total semanal deve ser, no mínimo, de 150 minutos (intensidade vigorosa). *Ou*: Combine caminhada moderada e vigorosa em dias alternados. Seu total semanal deve ter quantidades equivalentes de atividade moderada e vigorosa (por exemplo, 200 minutos de moderada mais 50 minutos de vigorosa)	Caminhada lenta, em ritmo leve, por 5 a 10 minutos

* Nível de execução em uma escala de 0 a 10 (sentado em repouso é 0 e seu nível mais alto de esforço é 10).

O condicionamento cardiorrespiratório (ou aeróbio) é importante para promover a saúde em particular, é associado à redução de riscos de doenças cardiovasculares. Uma sessão de exer cio aeróbio inclui aquecimento, condicionamento e desaquecimento. O aquecimento e o desaq cimento são o elo entre o estado de repouso e a porção de exercício do trabalho total. O princi foco, a fase de condicionamento da resistência, é orientada pelo princípio FITT: frequência, tensidade, tempo e tipo de exercício. As recomendações gerais são: três a cinco vezes por sem (frequência), nível de execução de moderado a vigoroso (intensidade), 20 a 30 minutos ou m por sessão (tempo) e atividade dos maiores grupos musculares (tipo de atividade).

AMERICAN COLLEGE OF SPORTS MEDICINE • FOUNDED 1954 ®

capítulo 7

Treinamento de força

Atividades para fortalecimento muscular que envolvem todos os grandes músculos são reconhecidas como um componente essencial de um programa de condicionamento completo para adultos[15] e para jovens.[1] Condicionamento muscular inclui tanto força como resistência muscular. Da mesma forma que o condicionamento aeróbio é melhorado por meio de tensão no coração e nos pulmões, o condicionamento muscular requer estresse, ou resistência, nos músculos. O treinamento de força envolve o uso de uma variedade de atividades que inclui pesos (barra e halteres), aparelhos de musculação, banda elástica, *medicine balls*, bolas suíças e peso corporal. O treinamento de força não se refere a um modo específico de condicionamento, ao contrário, é um processo organizado de exercício com vários tipos de resistência para melhorar o condicionamento muscular.

Terminologia do treinamento de força

A seguir, as definições de alguns termos comuns usados no treinamento de força:

Atrofia: redução no tamanho da fibra muscular.
Concêntrica: um tipo de ação muscular que ocorre quando o músculo encurta.
Excêntrica: um tipo de ação muscular que ocorre quando o músculo se alonga.
Hipertrofia: um aumento no tamanho da fibra muscular.
Força muscular: a capacidade de exercer máxima força em um único esforço.
Resistência muscular: a capacidade de repetir ou de manter a contração muscular.
Repetição: o movimento completo de um exercício.
Repetição máxima (RM): a quantidade máxima de peso que pode ser levantado para um determinado número de repetições, com uma técnica de execução adequada.
Série: um grupo de repetições executadas sem parar.
Auxiliar: um parceiro de treino ou treinador que dá assistência em caso de uma repetição errada.

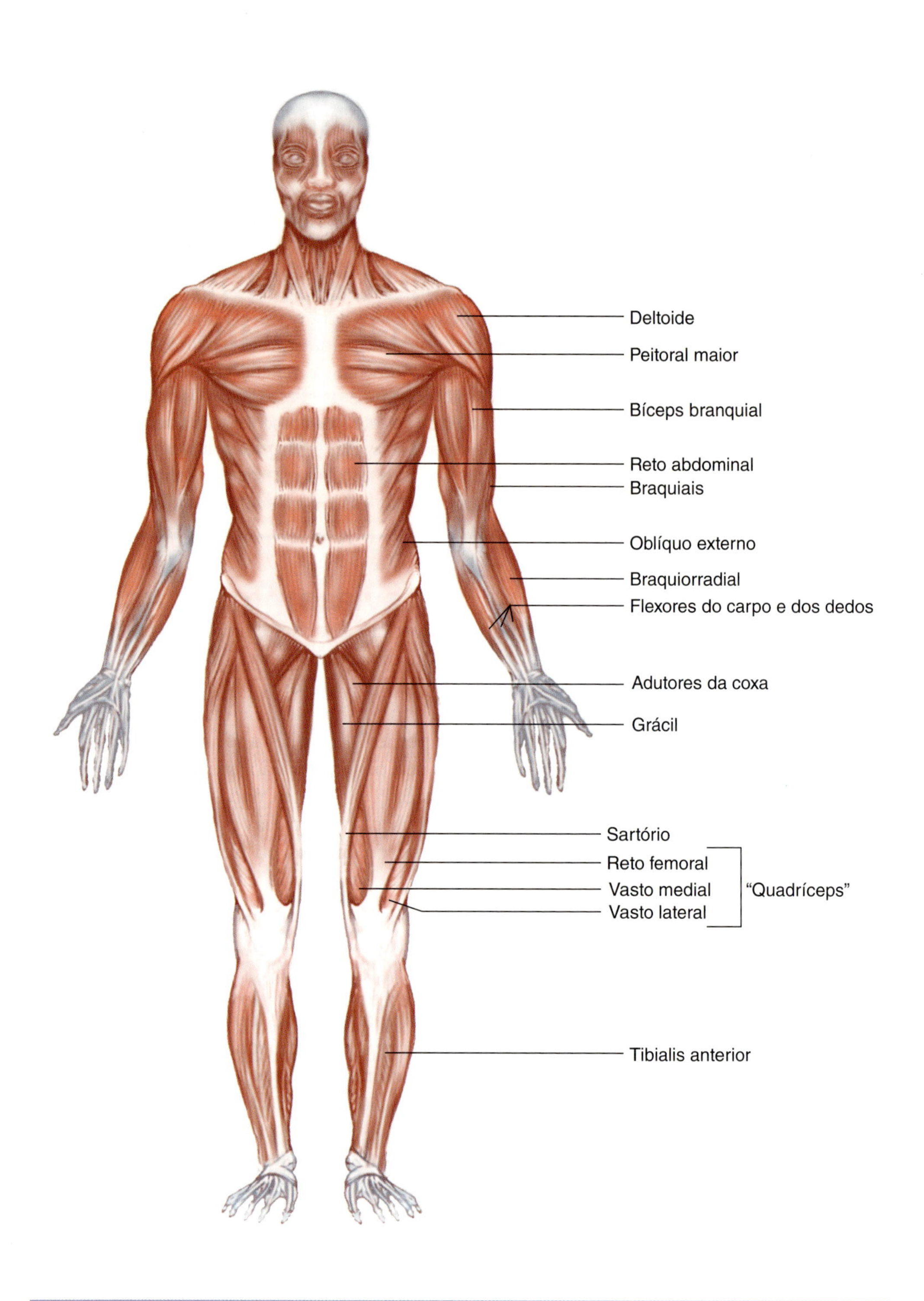

Figura 7.1*a* Grandes grupos musculares no corpo: visão anterior.

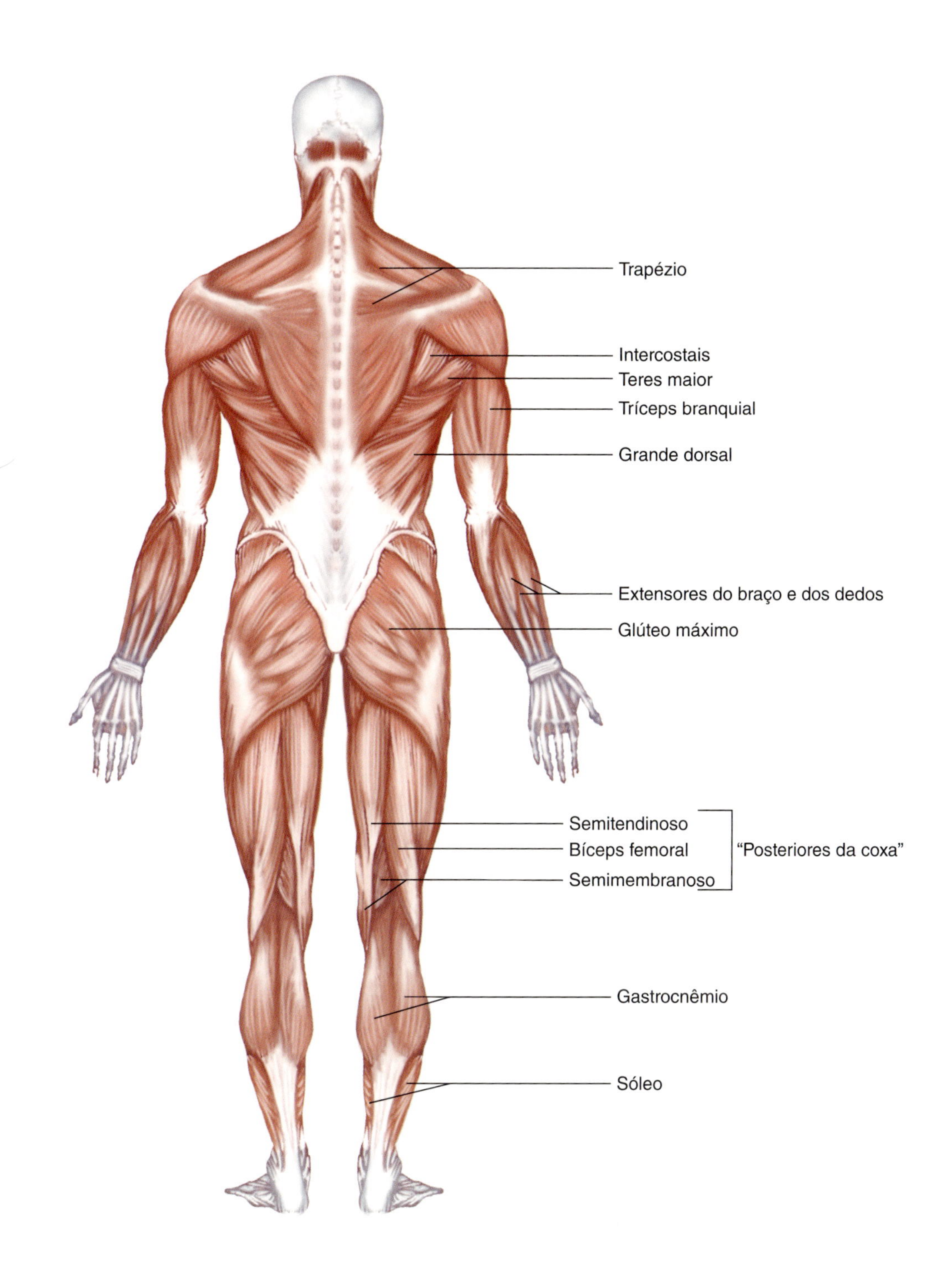

Figura 7.1*b* Grandes grupos musculares no corpo: visão posterior.

O princípio da especificidade pode também ser aplicado ao planejamento de programas de treinamento de força para adultos que buscam aumentar suas capacidades para executar atividades da vida diária, tais como subir escadas e afazeres domésticos, que também requerem movimentos multiarticulares e multidirecionais. Por exemplo, subir escadas pode ser difícil para aqueles que têm pouca força na parte inferior do corpo. Progredindo de maneira segura dos exercícios uniarticulares, como extensões de joelhos, para os exercícios multiarticulares, como *leg press* e agachamentos com halteres, você pode melhorar sua capacidade para subir escadas. Esses exercícios multiarticulares fortalecem especificamente o quadríceps e os glúteos, que são usados nesse movimento de subir escadas.

COMPONENTES DOS EXERCÍCIOS DO TREINAMENTO DE FORÇA

O formato geral de uma sessão de treinamento aeróbio (conforme descrito no Capítulo 6) pode também ser aplicado ao treinamento de força. Antes de iniciar uma sessão, você deve fazer um aquecimento, a fim de preparar seus músculos para a fase de condicionamento do exercício. Essa fase de condicionamento é o principal foco e você deve finalizá-la com um desaquecimento.

Aquecimento

O aquecimento para o treinamento de força deve incluir de 5 a 10 minutos de atividades aeróbias de intensidade baixa a moderada e atividades de resistência muscular (baixa resistência, com um alto número de repetições, como 15 a 20). Essas atividades irão elevar sua temperatura corporal e ajudar a reduzir possíveis dores musculares após os exercícios.[1]

Fase de condicionamento muscular

Apesar das diversas discussões sobre o que constitui o melhor programa de treinamento de força, não parece que uma única combinação ideal de séries, de repetições e de exercícios possa promover melhoras em longo prazo no condicionamento muscular em todas as pessoas. Em vez disso, você pode alterar muitas variáveis de programas para alcançar resultados que supram às suas necessidades, desde que você siga os princípios fundamentais de treinamento, conforme é discutido neste capítulo. As variáveis de programa a considerar são a escolha do exercício, a ordem do exercício, o levantamento de peso (que determina o número de repetições), o número de séries, a velocidade da repetição e os períodos de repouso entre as séries e os exercícios (*vide* o boxe *Orientações para o treinamento de força de adultos saudáveis*).

Escolha do exercício

Um número ilimitado de exercícios pode ser usado para melhorar o condicionamento muscular. Geralmente, os exercícios podem ser classificados de monoarticulares (ou seja, uma parte específica do corpo) ou multiarticulares (ou seja, estrutural). Rosca bíceps com halteres e extensão de joelho são exemplos de exercícios monoarticulares que isolam uma parte específica do corpo (bíceps e quadríceps, respectivamente), ao passo que o *chest press* e o agachamento são exercícios multiarticulares que envolvem duas ou mais articulações. Embora seja importante incluir exercícios multiarticulares em um programa de treinamento de força, é igualmente importante selecionar exercícios que sejam apropriados para sua experiência na técnica do exercício e seus objetivos com o

Orientações para o treinamento de força para adultos saudáveis

A seguir estão algumas orientações para treinamento de força se você é um adulto saudável:

- Selecione um peso que lhe permita executar de 8 a 12 repetições por série (para adultos mais velhos, de 10 a 15 repetições).
- Exercite cada grupo muscular num total de 2 a 4 séries (pode ser benéfico para iniciantes apenas uma série, o que evita sentir tantas dores e proporciona a melhora da aderência).
- Execute cada série até o ponto de fadiga muscular e não desista.
- Descanse por dois ou três minutos entre as séries para melhorar o condicionamento físico.
- Execute de 8 a 10 exercícios com a técnica adequada.
- Faça treinamentos de força duas ou três vezes por semana em dias alternados (recomenda-se um intervalo de 48 horas entre as sessões para que os músculos se recuperem).
- Sempre evolua no programa de treinamento para otimizar as adaptações de longo prazo.

treinamento. Quando aprender qualquer exercício novo, comece com um peso leve até dominar a técnica, antes de aumentar o peso.

Sua escolha de exercício deve, também, promover equilíbrio muscular ao longo dos ligamentos e entre os grupos musculares opostos (por exemplo, quadríceps e posteriores da coxa). Em particular, é importante a inclusão de exercícios para o abdome e a musculatura da parte inferior da coxa. Não é incomum para iniciantes focar no fortalecimento do peitoral e do bíceps e não gastar tempo adequado em fortalecimento dos músculos abdominais e da região lombar. Fortalecer a seção mediana, ou área do tronco, pode não apenas aumentar o controle corporal ao executar exercícios sem pesos, como agachamento, mas, também, reduzir o risco de lesões. As sugestões do programa de treinamento de força deste capítulo promovem o equilíbrio muscular ao incluir os grupos musculares adequados (*vide* o Quadro 7.2 e a Figura 7.2).

Ordem dos exercícios

Existem muitas maneiras de organizar a sequência de exercícios em uma sessão de treinamento de força. Tradicionalmente, exercícios para os grandes grupos musculares são executados antes daqueles para os pequenos grupos musculares e exercícios multiarticulares são executados antes dos exercícios monoarticulares. Seguindo essa ordem de exercícios, você poderá utilizar pesos mais pesados em exercícios multiarticulares, porque a fadiga será um fator a menos.

É, também, útil executar exercícios mais desafiadores primeiramente, quando seu sistema neuromuscular está menos cansado. Em geral, parece razoável seguir o sistema de prioridade de treinamento, no qual os exercícios que têm maior propensão de contribuir para aumentar o condicionamento muscular são executados primeiro na sessão de treinamento. As amostras de programas de treinamento de força apresentados neste capítulo incluem exercícios que refletem essa sequência (*vide* o Quadro 7.2 e a Figura 7.2).

Número de repetições

Uma das variáveis mais importantes na organização de um programa de treinamento de força é a quantidade de peso utilizada para o exercício.[5] Ganhos em condicionamento muscular são influenciados pela quantidade de peso levantada, que é inversamente relacionada ao número de repetições que você consegue executar. Conforme aumenta o peso, o número de repetições diminui. Embora você nunca deva sacrificar a própria forma física, o treinamento com peso deve ser desafiador o suficiente para resultar em, pelo menos, um grau modesto de fadiga muscular durante as últimas repetições de uma série. Sem isso, você não obterá os ganhos desejados de seu programa de treinamento de força.

Em razão de os pesos mais pesados não serem adequados para aumentar a força muscular dos iniciantes, os pesos correspondentes a cerca de 60% a 80% de 1 RM por 8 a 12 repetições são recomendados para adultos não treinados (10 a 15 repetições para a terceira idade) com pouca experiência em treinamento de força.[1] Embora os pesos que podem ser levantados mais de 15 vezes sejam efetivos para aumentar a resistência muscular local, pesos leves às vezes resultam em ganhos significativos em força muscular. Se você é iniciante, a melhor abordagem é estabelecer primeiro uma meta de repetição (por exemplo, de 8 a 12) e, depois, por tentativa e erro, determinar a carga máxima que você consegue manipular para determinado número de repetições.

Embora possa levar duas a três sessões para encontrar seu peso de treinamento ideal para todos os exercícios, tenha em mente que a magnitude de seu esforço irá determinar o resultado do seu programa de treinamento de força. Por exemplo, treinar na zona entre 8 RM e 12 RM significa que você deve ser capaz de executar até 12 repetições com determinado peso utilizando a técnica de exercício adequada. Simplesmente executar um exercício por 8, 9, 10, 11 ou 12 repetições não significa necessariamente que você está treinando na zona entre 8 RM e 12 RM. Você deve parar no início da fadiga muscular, e não somente porque alcançou um número predeterminado.

Número de séries

O número de séries executadas em um exercício é diretamente proporcional ao volume total de treinamento, o que reflete a quantidade de tempo em que os músculos estão sendo exercitados. Para iniciantes, apenas uma série proporciona benefícios. Adultos saudáveis devem executar de duas a quatro séries para cada grupo muscular, para alcançar os objetivos de condicionamento muscular.[1] Embora os protocolos de série única possam aumentar sua força muscular se você é iniciante, provou-se que protocolos de série múltipla são mais efetivos em longo prazo.[7,12] Além disso, você não precisa executar o mesmo número de séries para cada um dos exercícios. Como recomendação geral, deve-se executar mais séries de exercícios para o grupo de grandes músculos do que exercícios para o grupo dos pequenos músculos.

É também importante lembrar que usar diferentes combinações de séries e de exercícios varia o estímulo do treinamento, o que é vital para os ganhos em longo prazo. Por exemplo, se você completar uma série de dois exercícios diferentes para o mesmo grupo muscular (por exemplo, *chest press* e flexão de braço), os músculos peitorais acabam por executar duas séries. Do ponto de vista prático, seus objetivos pessoais e suas demandas de tempo devem determinar o número de séries que você executa por grupo muscular.

Velocidade da repetição

Todos os exercícios devem ser executados com velocidade controlada ou moderada, durante as fases de levantar e de abaixar os pesos. O controle do movimento pode ser definido como a capacidade de parar qualquer ação de elevar ou de baixar à própria vontade, sem *momentum*, levando o movimento até a finalização. Movimentos descontrolados e desajeitados não somente são ineficientes, mas, também, podem levar a lesões. Além disso, velocidades intencionalmente lentas com peso relativamente leve (por exemplo, uma fase de elevação por cinco segundos e uma fase para baixar de cinco segundos) não são recomendadas, porque proporcionam um estímulo de treinamento que é menor do que o ideal para aumentar a força muscular.[5] Exercícios de força devem ser executados com velocidade controlada. Embora tenha sido provado que as diferentes velocidades de movimento são efetivas, se você é iniciante, deve executar cada repetição com velocidade moderada, com cerca de dois segundos para a fase de subida (concêntrica) e de três segundos para a fase de descida (excêntrica). Uma fase de abaixar mais longa exerce mais ênfase na ação muscular excêntrica, que é importante para o desenvolvimento da força.

Períodos de repouso entre as séries e os exercícios

A duração do período de repouso entre as séries e os exercícios é uma variável importante, porém, muitas vezes, é deixada de lado. Em geral, a duração do período de repouso influencia a recuperação de energia e a adaptação ao treino. Por exemplo, se o seu primeiro objetivo é a força muscular, pesos mais pesados e períodos de repouso mais longos de dois a três minutos são necessários, ao passo que, se o seu objetivo é a resistência muscular, pesos mais leves e períodos de repouso de 30 a 60 segundos são exigidos.[1] Obviamente, quanto mais pesado for o peso, maior deve ser o período de repouso, se o objetivo do treinamento for maximizar os ganhos de força.

Desaquecimento

O desaquecimento leva os sistemas do corpo de volta aos níveis de repouso. Da mesma maneira que o aquecimento conduz à fase de condicionamento, o desaquecimento ajuda na transição do corpo das altas demandas da fase de condicionamento para os níveis mais baixos de demanda fisiológica vistos no repouso. Mudar para uma atividade de intensidade moderada e, depois, para uma aeróbia de baixa intensidade e resistência muscular reduzirá sua frequência cardíaca e sua pressão arterial gradualmente e com segurança.[1]

Segurança em primeiro lugar

Seu programa de treinamento de força deve ser baseado em seu estado de saúde, de experiência no treinamento e de objetivos. Conforme discutido no Capítulo 2, você deve avaliar sua saúde antes de participar de atividades de força. Em alguns casos, programas de exercício específicos são necessários para aqueles com doenças preexistentes, como pressão alta, doenças cardíacas e diabetes. Assim, se você tem alguma preocupação ou problema de saúde, deverá consultar seu médico antes de um treinamento de força.

Reconhecer que o treinamento de força para melhorar o condicionamento geral é diferente do treinamento para melhorar o desempenho esportivo irá promover o desenvolvimento de programas seguros, eficazes e agradáveis e sua aderência. Se você tem pouca experiência com o treinamento de força, estimula-se fortemente que você busque a instrução de um profissional de Educação Física, porque a maioria das lesões é resultado de uma técnica inapropriada de exercício ou de uma carga excessiva.[9] Profissionais qualificados na área de esportes podem fornecer procedimentos de aquecimento adequado, aconselhamento em métodos específico de progressão e monitorar a magnitude do seu esforço, que, por sua vez, pode ter um impacto positivo nas adaptações de treinamento.[8,11]

Continua

Saber as técnicas de respiração adequadas ajudará você a evitar a manobra de Valsalva, que ocorre quando a respiração é presa enquanto o peso é levantado. Não expirar pode aumentar a pressão na cavidade peitoral, o que pode aumentar a pressão arterial em níveis prejudiciais. Para evitar isso, continue a respirar normalmente, inspirando antes de começar a levantar o peso, expirando durante o levantamento/fase de execução (conforme o eleva contra a gravidade) e, depois, inspirando novamente, ao retornar à posição inicial. Utilizar essa técnica permite que você eleve o peso corretamente e com segurança.

A seguir, algumas recomendações de segurança geral para organizar e executar um programa de treinamento de força:

- *Mantenha um padrão regular de respiração ao levantar e abaixar pesos*. Não prenda a respiração; em vez disso, inspire antes de começar a levantar o peso, expire durante o levantamento e inspire novamente conforme retorna à posição inicial.
- *Assegure-se de que o ambiente seja bem organizado, limpo e livre de bagunça*. Escorregar ou cair no equipamento de treinamento de força pode ser evitado seguindo esta regra.
- *Aprenda técnicas adequadas com um profissional de Educação Física qualificado*. Se você tem pouca experiência com treinamento de força, procure alguém com qualificações adequadas, que mostre a você como fazer os exercícios de treinamento de força e que auxilie com quaisquer ajustes necessários.
- *Faça as atividades de aquecimento e de desaquecimento*. O aquecimento e o desaquecimento devem ser feitos com tempo para ajudar seu corpo a realizar uma transição segura entre antes e depois do exercício.
- *Tenha cuidado ao movimentar-se na área de treinamento de força*. O treinamento de força é intenso por natureza. Halteres, barras e anilhas são objetos cujo potencial de lesão é alto.
- *Não utilize equipamentos com mal funcionamento ou quebrados*. Verifique cintos ou cabos desgastados antes de usar qualquer aparelho para treinamento de força. Os ajustes devem ficar firmes e todos os cintos e cabos devem estar em boas condições.
- *Utilize presilhas nas barras, nas anilhas e nos halteres*. Presilhas são dispositivos colocados nas extremidades das barras e dos halteres para manter as anilhas individualmente em suas posições. Sem elas, as anilhas poderiam deslizar e, até mesmo, cair, causando lesões.
- *Esteja atento aos procedimentos corretos de posicionamento ao utilizar pesos livres*. O auxiliar é a pessoa que deve assisti-lo quando você está usando pesos livres. Como os pesos livres não são apoiados por cabos ou quaisquer outros dispositivos, o papel do auxiliar é ajudar a orientar ou a levantar um peso quando você tem dificuldade com a resistência.
- *Tente evitar movimentos desajeitados e descontrolados durante o treinamento de força*. Manter os movimentos controlados maximizará os benefícios do seu exercício e também o ajudará a evitar lesões.
- *Cheque periodicamente todos os equipamentos de treinamento*. Checar a limpeza do equipamento, observar qualquer sinal de desgaste pelo uso (por exemplo, cabos ou cintos desgastados) e fazer os ajustes necessários tornará as sessões de treinamento de força mais seguras e agradáveis.
- *Limpe as partes do equipamento que têm contato com a pele*. Assentos e encostos almofadados mancham com o suor; é necessário manter uma rotina de limpeza e de higiene das superfícies que têm contato com a pele.

TIPOS DE TREINAMENTO DE FORÇA

Se você já tiver aderido aos princípios fundamentais do treinamento, poderá utilizar quase qualquer tipo de treinamento de força para aumentar seu condicionamento muscular. Alguns equipamentos são relativamente fáceis de usar; outros requerem equilíbrio, coordenação e muita habilidade. A decisão de usar certo tipo de treinamento de força deve ser baseada em suas necessidades, seus objetivos e sua experiência. Tipos comuns de treinamento de força envolvem o uso de aparelhos de musculação, pesos livres, exercícios com peso corporal e uma ampla categoria que envolve o uso de bolas, de faixas e de bandas elásticas (o Quadro 7.1 resume as vantagens e as desvantagens dos diversos tipos de treinamento de força). Esses tipos de treinamento geralmente incluem movimentos dinâmicos, que envolvem uma fase de levantar (concêntrica) e de abaixar (excêntrica) mediante uma amplitude de movimento preestabelecida.

Aparelhos de musculação treinam todos os grandes grupos musculares e podem ser encontrados em quase todas as academias. Eles são relativamente fáceis de usar, porque o movimento do exercício é controlado pelo aparelho. Por essa razão, aparelhos de musculação são uma boa opção se você nunca fez treinamento de força antes, é relativamente novo nesse tipo de treinamento, está fora de forma ou descondicionado. Além disso, aparelhos de musculação são ideais para isolar grupos musculares. Como resultado, eles frequentemente não imitam atividades esportivas tão bem como alguns exercícios com pesos livres o fazem. No entanto, esses aparelhos são excelentes para a saúde geral, além de serem convenientes. Esses aparelhos servem para homens ou mulheres, porém algumas pessoas com estrutura pequena e baixa estatura podem precisar de uma almofada para o assento ou as costas, a fim de ajustarem a posição corporal e adaptar-se melhor ao aparelho.

Pesos livres, como barras e halteres, têm preço acessível e podem ser usados em uma ampla variedade de exercícios que requerem maiores equilíbrio e coordenação. Embora possa levar mais tempo para dominar a técnica adequada do exercício usando pesos livres do que o aparelho com peso, não há ajustes, porque um tamanho serve para todos. Pesos livres também oferecem maior variedade de exercícios do que os aparelhos de musculação porque eles podem ser movidos para direções diferentes. Outro benefício importante dos pesos livres é que eles requerem o uso adicional de músculos estabilizadores e assistentes para manter a postura corporal correta ao executar um exercício. Como tal, o treinamento com pesos livres pode ocorrer em diferentes planos de movimento e é ideal para aumentar o desempenho durante atividades da vida diária. Isso é particularmente percebido quando se utilizam halteres, porque eles treinam cada lado do corpo de maneira independente. No entanto,

Quadro 7.1 **Comparação entre diversos tipos de treinamento de força**

Tipo	Custo	Portabilidade	Facilidade de uso	Isolamento muscular	Funcionalidade	Variedade de exercícios	Espaço necessário
Aparelhos de musculação	Alto	Limitada	Excelente	Excelente	Limitada	Limitada	Alto
Pesos livres	Baixo	Variável	Variável	Variável	Excelente	Excelente	Variável
Peso corporal	Nenhum	Excelente	Variável	Variável	Excelente	Excelente	Baixo
Bolas e cordas ou bandas*	Muito baixo	Excelente	Variável	Variável	Excelente	Excelente	Baixo

* *Medicine balls*, bolas suíças e cordas (ou bandas) elásticas.

diferentemente dos aparelhos de musculação, diversos exercícios com pesos livres, como o *bench press*, requerem a ajuda de um auxiliar que possa verificar uma repetição errada.

Exercícios com peso corporal, como flexões de braços, puxada na barra e abdominais são alguns dos modos mais antigos de treinamento de força. Obviamente, uma grande vantagem do treinamento com peso corporal é que equipamentos não são necessários e uma variedade de exercícios pode ser executada.

UM OLHAR MAIS ATENTO

Suzie e John

Suzie, a professora do ensino fundamental de 55 anos de idade que foi apresentada no Capítulo 3, percebeu o benefício do treinamento de força quando se preparava para a caminhada beneficente de 5 km. Como ela não tem acesso a uma academia, adquiriu cordas elásticas e caneleiras. Com essas aquisições relativamente baratas, além dos exercícios que utilizam apenas o peso corporal, ela consegue trabalhar os grandes grupos musculares. Como iniciante, ela selecionou seis exercícios que conseguiria fazer no conforto de sua casa. Após alguns meses praticando-os (às terças e quintas-feiras), ela já se sente melhor em termos de aparência e de condicionamento físico. Agora ela completa duas séries de cada exercício com 8 a 12 repetições cada. Seu programa de exercícios segue abaixo (descrições e fotos destes exercícios podem ser encontradas a partir da página 150).

- *Quadris e pernas*: flexão e extensão dos quadris com caneleiras, ou afundo com corda elástica.
- *Peito*: flexão de braços modificada, ou *chest press* sentado com corda elástica.
- *Costas*: remada sentado com corda elástica.
- *Ombros*: remada alta com corda elástica.
- *Região lombar*: prancha ventral ou extensão do quadril em quatro apoios.
- *Abdome*: abdominal.

John, o contador de 32 anos de idade, também apresentado no Capítulo 3, é membro de uma academia. Ele faz seu programa de treinamento de força duas vezes por semana e completa duas séries de exercícios com 8 a 12 repetições. Seu programa inclui o uso de aparelhos de força e pesos livres (halteres). Pelo fato de estar incluindo o treinamento de força de forma contínua durante aproximadamente dois anos, ele mantém sua força utilizando a primeira opção dentro do nível avançado, no programa de treinamento de força explicitado na Figura 7.2 (descrições e fotos desses exercícios podem ser encontradas na página 150):

- Quadris e pernas: *leg press* no aparelho ou agachamento com halteres.
- Quadríceps: extensão de joelhos.
- Posteriores da coxa: flexão de joelhos.
- Peito: *chest press* no aparelho ou halter.
- Costas: puxada na polia alta ou remada sentado no aparelho.
- Ombros: desenvolvimento (*overhead press*) no aparelho ou elevação lateral com halteres.
- Bíceps: rosca bíceps no aparelho ou com halteres.
- Tríceps: tríceps no aparelho ou extensão de tríceps deitado com halteres.
- Região lombar: extensão de tronco no aparelho.
- Abdominais: abdominal no aparelho.

Em contrapartida, uma limitação do treinamento com peso corporal é a dificuldade em ajustar o peso corporal ao nível de força da pessoa. Existem aparelhos de exercício que permitem a realização de exercícios com o peso corporal, como *pull-ups* e mergulhos, usando uma porcentagem predeterminada do seu peso corporal. Mesmo que você não tenha força para suspender todo seu peso corporal, esses aparelhos fornecem assistência, permitindo que participantes com todas as habilidades incluam exercícios com o peso corporal em seus programas de treinamento de força e sintam-se bem com suas realizações.

Bolas suíças, *medicine balls* e bandas elásticas têm o preço acessível, são seguras e boas alternativas aos aparelhos de musculação e pesos livres. Bolas suíças são leves e infláveis (têm cerca de 45 a 75 cm de diâmetro) e adicionam elementos de equilíbrio e de coordenação para qualquer tipo de exercício. *Medicine balls* têm uma variedade de formas e tamanhos (têm cerca de 2 a 20 libras, ou 1 a 9 kg) e tensionam o músculo conforme são agarradas, apanhadas e jogadas.

Treinamento de força que dá resultados para você

Um treinamento de força completo é uma forma eficaz de melhorar o condicionamento físico e o desempenho muscular. Embora os programas de treinamento de força que separam o corpo em grupos musculares selecionados sejam mais populares, um treino completo realizado duas ou três vezes por semana ou em dias alternados é o mais apropriado para a maioria das pessoas. Esse tipo de treino permite que você aprenda as técnicas corretas dos exercícios e desenvolva um condicionamento físico que permite um treinamento mais intenso. A ideia é começar com um treinamento de força normal e, aos poucos, torná-lo mais intenso conforme sua força e confiança aumentam.

Uma vez que o objetivo final é adotar exercícios de força como uma forma de estilo de vida, então seu treinamento de força deve ser compatível com seu atual condicionamento físico e objetivos pessoais. Além disso, é necessário que você analise o tempo que tem disponível para o treino, os equipamentos que tem à disposição e a sua experiência em treinamento de força. Considere as questões a seguir antes de iniciar um programa de treinamento de força:

- Você tem algum problema de saúde que pode limitar suas atividades em um programa de treinamento de força?
- Atualmente participa de algum programa de exercícios?
- O quanto de experiência em treinamento de força você tem?
- Que tipos de aparelhos para treinamento de força você tem à disposição em casa ou na academia?
- Quanto tempo você tem para o treinamento de força durante a semana?
- Quais são seus objetivos com o treino?
- Seria benéfico um treinamento com *personal trainer* qualificado?

Uma vez respondidas todas essas perguntas, você estará pronto para criar um programa de treinamento de força seguro, eficaz e prazeroso, de acordo com seus objetivos. O presente capítulo será um guia para você que está começando ou já faz treinamento de força, e procura por maneiras de continuar a progredir. É preciso sempre persistir, progredir e modificar seu programa de treinamento de força para alcançar ganhos em saúde e em condicionamento físico.

Utilizar uma ficha de treino para monitorar seu progresso no treinamento pode ser muito útil, uma vez que você poderá registrar os exercícios, o peso suportado, bem como o número de repetições e séries realizadas. É, também, uma ótima solução treinar com alguém ou com um instrutor físico que poderá observar e avaliar seu desempenho e dar assistência, se necessário.

Treinar com cordas ou bandas elásticas envolve a produção de força para estender a banda e depois retorná-la à posição inicial, com movimentos controlados. Quanto mais você estende a faixa, maior é a força necessária para mover-se na amplitude total de movimento. As diferentes cores das bandas são usadas para identificar as diversas resistências que elas proporcionam.

SEU PROGRAMA DE TREINAMENTO DE FORÇA

Seu programa de treinamento de força precisa levar em consideração seu nível de condicionamento muscular atual. Amostras de programas para os níveis iniciante, intermediário ou mais avançados são descritos na Figura 7.2 (*vide* o Quadro 7.2, um guia de exercícios agrupados por regiões do corpo, bem como as descrições e as fotos dos exercícios a partir da página 150). Se você não tem experiência em treinamento de força ou não treina há vários meses, ou anos, deve começar seu treinamento de força seguindo um programa geral, no qual os pesos sejam leves a moderados e o foco seja aprender a técnica adequada do exercício.

Evite o erro comum de fazer muita coisa em pouco tempo. É importante dar ao corpo a chance de adaptar-se gradualmente ao estresse físico do treinamento de força enquanto obtém seus ganhos. Use os meses iniciais para aumentar sua capacidade corporal de tolerar o estresse do treinamento de força, treinando gradualmente para minimizar a dor muscular. A ideia é desenvolver hábitos saudáveis desde cedo, de modo que o treinamento de força se torne uma experiência agradável, significativa e de longa duração. Independentemente da quantidade de peso que você consegue levantar, comece devagar durante as semanas e os meses iniciais do treinamento de força, para desenvolver uma base para programas mais avançados no futuro.

Conforme indicado nos exemplos de programas na Figura 7.2, se você é iniciante, deve executar uma ou duas séries de seis exercícios com peso moderado. É claro que, independentemente do seu nível de experiência, você deve usar pesos mais leves quando estiver aprendendo um novo exercício ou corrigindo alguma falha na sua técnica. Além disso, você deve ter em mente que não deve executar o mesmo número de séries para cada exercício. Esse período preparatório é designado para aumentar gradualmente suas capacidades físicas conforme você inicia o processo de treinamento de força. Se você tem um nível muito baixo de condicionamento físico, poderá precisar de um período mais longo antes de participar de um programa de treinamento de força organizado para maximizar os ganhos em condicionamento muscular. Um objetivo importante dessa fase de treinamento é aprender a forma e a técnica corretas, para uma variedade de exercícios para as partes superior, inferior e mediana do corpo ao praticar adequadamente os procedimentos de treinamento. O Quadro 7.2 descreve exercícios de treinamento de força que utilizam aparelhos de musculação, pesos livres (halteres) e o próprio peso corporal.

Uma vez confortável com o nível para iniciantes, você já estará preparado para o nível intermediário. Geralmente, isso leva cerca de dois a três meses, embora esse tempo possa ser mais longo ou mais curto, dependendo do seu nível de condicionamento inicial. O nível intermediário começa uma vez que você alcançou progresso nos exercícios do nível para iniciantes, ou, também, poderá iniciar esse estágio quando estiver participando de treinamento de força. As atividades intermediárias têm uma gama mais ampla do que o nível inicial e também aumentam o volume total (aumentando o número de exercícios e de séries). Dependendo da constância do seu treinamento, você pode passar entre três meses e um ano, ou mais, no nível intermediário.

Após um ano de treinamento estável, você poderá obter a classificação adequada de "avançado". Nesse ponto, você pode continuar com o formato de exercícios intermediários, mas aumentar o peso ou a resistência, com o passar do tempo (lembre-se do conceito de sobrecarga progressiva). A Figura 7.2 inclui o estágio "mais avançado" para aqueles que queiram aumentar seu foco além dos níveis relacionados à saúde do treinamento de força. Um treinamento mais avançado pode promover benefícios adicionais de condicionamento muscular e inclui exercícios para diferentes partes do corpo, em diferentes dias da semana (aumentando, assim, o volume total de treinamento e o tempo que você passa treinando).

Com a alternância das variáveis do programa, como a escolha do exercício e o número de séries, você começará a alcançar os objetivos específicos em saúde e em condicionamento. Embora cada exercício não precise ser mais intenso do que o anterior, variar seu programa ajuda a evitar o tédio e os platôs de treinamento que eventualmente conduzem à falta de aderência e à desistência. Conforme você executa séries adicionais, tenha em mente que seu esforço determinará seus resultados de treinamento. Dessa maneira, sentimentos relacionados com a execução do exercício devem ser uma parte esperada e bem-vinda do processo de treinamento. O objetivo principal é ganhar confiança na sua capacidade de executar exercícios para ganho de força enquanto maximiza as adaptações de treinamento.

FIGURA 7.2

Exemplo de programas de treinamento de força

Estágio*	Exercícios**	Número de séries	Número de repetições	Número de dias por semana***
Iniciante	***Para avançar deste nível, são necessários entre dois e três meses, embora você deva permanecer nele até sentir-se confortável o suficiente para avançar.***			
	Faça um total de seis exercícios. Selecione *um* exercício para cada uma das regiões do corpo: quadris e pernas, peito, costas, ombros, região lombar e abdome.	1 a 2	8 a 12 (10 a 15 para terceira idade)	2 a 3
Intermediário a avançado	***Para avançar do nível intermediário ao avançado, leva-se entre 3 a 12 meses, dependendo do seu nível de consistência.***			
	Faça um total de 10 exercícios. Selecione *um* exercício para cada uma das áreas do corpo: quadris e pernas, quadríceps, posteriores da coxa, peito, costas, ombros, bíceps, tríceps, região lombar e abdome.	2	8 a 12 (10 a 15 para a terceira idade)	2 a 3
Mais avançado (completa todos os 15 exercícios)	Faça um total de 5 exercícios. Selecione *dois* exercícios para cada uma das áreas do corpo: quadris e pernas, quadríceps, posteriores da coxa, peito e costas.	2 a 3	8 a 12	2 a 3
	Faça um total de 5 exercícios. Selecione *um* exercício para cada um desses grupos de músculos menores e regiões do tronco: ombros, bíceps, tríceps, região lombar e abdome.	2	8 a 12	2 a 3

*O tempo gasto em cada estágio dependerá do seu nível de condicionamento muscular. A transição deve ser lenta entre os estágios (por exemplo, com tempo, um iniciante pode incluir exercícios ou aumentar o número de séries para seguir em direção ao nível intermediário do treinamento de força).

** Diferentes exercícios podem ser executados em dias diferentes.

*** Agende seus dias de treinamento de modo que haja, pelo menos, 48 horas de intervalo entre as sessões que trabalham o mesmo grupo muscular.

Após os primeiros meses de treinamento de força, melhorias no condicionamento muscular costumam ocorrer em frequência lenta. Indivíduos que iniciaram o treinamento de força com grande entusiasmo costumam decepcionar-se quando os ganhos em força muscular são menos drásticos a partir do terceiro mês de treinamento. Entenda que um exercício físico que foi efetivo durante os primeiros meses de treinamento pode não ser em longo prazo. Em resumo, para ter ganhos contínuos em condicionamento muscular e alcançar objetivos específicos para a saúde e o condicionamento físico, você precisará esforçar-se mais e engajar-se em um programa de treinamento mais desafiador. Isso é particularmente importante, se você quer maximizar seus ganhos em condicionamento muscular.

Em razão das demandas do treinamento, você necessita de tempo para uma recuperação adequada entre os exercícios para o mesmo grupo muscular. Por exemplo, levantadores de peso em estágio mais avançado costumam fazer um exercício para o corpo todo somente duas vezes por semana ou um número maior de sessões por semana com uma rotina dividida, na qual somente algumas regiões do corpo são selecionadas para determinado dia. De qualquer maneira, todos devem valorizar a importância da recuperação adequada entre os exercícios de um treinamento de força exigente.

Para ganhos contínuos em condicionamento muscular, você deve alterar sensatamente seu programa de treinamento de força ao longo do tempo, de modo que seu corpo seja continuamente desafiado a adaptar-se às novas demandas.[10] Para esclarecer, *cada* exercício não precisa ser mais difícil do que o anterior; em vez disso, uma progressão sistemática do programa de exercício é necessária para ganhos em longo prazo em condicionamento muscular. Mesmo que iniciantes apresentem melhorias mais rapidamente do que os mais experientes, manipular as variáveis do programa a cada duas semanas limitará os platôs de treinamento e reduzirá a probabilidade de você entediar-se com seu programa de treinamento e, assim, perder o entusiasmo pelo treinamento de força.

Embora não seja possível melhorar na mesma proporção em longo prazo, você deve impor maiores demandas ao sistema musculoesquelético gradualmente se quiser obter ganhos estáveis em condicionamento muscular. Além de aumentar o peso, você pode progredir de outras maneiras. Você pode executar repetições adicionais com seu peso atual, adicionar mais séries ao seu programa e incorporar diferentes tipos de equipamento ao programa, para obter sobrecarga progressiva. A chave para o sucesso de um treinamento em longo prazo é fazer mudanças graduais no programa para mantê-lo efetivo, desafiador e agradável.

O treinamento de força é um componente essencial dos programas de condicionamento de adultos e oferece ganhos visíveis na saúde e no condicionamento físico quando realizado corretamente e ao ter progressão adequada ao longo do tempo. A importância das mudanças induzidas pelo treinamento de força não deve ser subestimada, porque elas podem ter um impacto significativo em sua função física e qualidade de vida. Embora existam muitas opções disponíveis, programas de treinamento de força baseados em princípios de treinamento rigorosos e coerentes com suas necessidades, seus objetivos e suas capacidades têm maior probabilidade de resultar em adaptações favoráveis. Em geral, deve-se incluir o treinamento de força dois ou três dias por semana (com 48 horas entre as sessões), fazer duas a quatro séries de 8 a 12 repetições de cada exercício (10 a 15 repetições para a terceira idade), e ter como meta cada um dos grandes grupos musculares.

EXERCÍCIOS DE TREINAMENTO DE FORÇA

As descrições e as fotografias para cada um dos exercícios nos exemplos de programas são incluídas aqui (*vide* o Quadro 7.2 para orientar-se sobre quais exercícios trabalham as áreas específicas do corpo). Em geral, as fotografias descrevem as duas extremidades da amplitude de movimento para cada exercício. Assegure-se de executar movimentos controlados para obter os benefícios completos de cada exercício.

Quadro 7.2 **Manual de exercícios para treinamento de força**

Região do corpo	Exercício
Quadris e pernas (glúteos, quadríceps, posteriores da coxa)	*Leg press* no aparelho Agachamento com halteres Flexão e extensão dos quadris com caneleiras Afundo com corda elástica
Pernas (quadríceps)	Extensão de joelhos na cadeira extensora Extensão de joelhos com caneleiras
Pernas (posteriores da coxa)	Flexão de joelhos na cadeira flexora Flexão dos joelhos com caneleiras
Peito (peitorais)	*Chest press* no aparelho *Chest press* com halteres *Chest press* sentado com corda elástica Flexão de braços modificada Flexão de braços
Costas (grande dorsal)	Puxada na polia alta Remada sentado no aparelho Remada unilateral com halteres Remada sentado com corda elástica
Ombros (deltoide)	Desenvolvimento (*overhead press*) Elevação lateral com halteres Remada alta com halteres ou corda elástica
Braços (bíceps)	Rosca bíceps no aparelho Rosca bíceps com halteres ou corda elástica
Braços (tríceps)	Tríceps no aparelho Extensão de tríceps deitado com halteres Extensão de tríceps com corda elástica
Região lombar (eretor da espinha)	Extensão do tronco no aparelho Prancha ventral Extensão do quadril em quatro apoios
Abdome	Abdominal no aparelho Abdominal Abdominal oblíquo

Leg press no aparelho

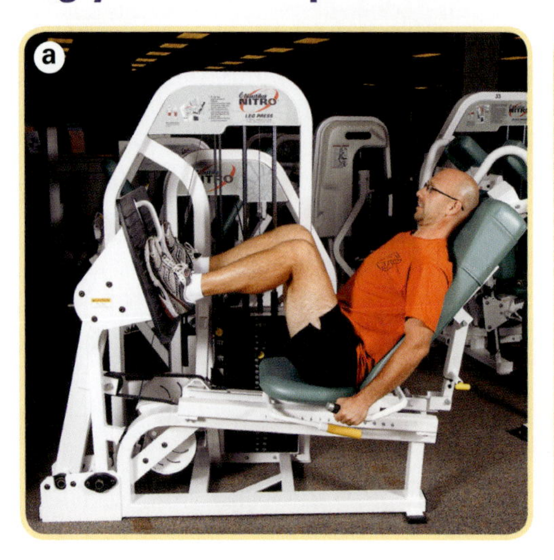

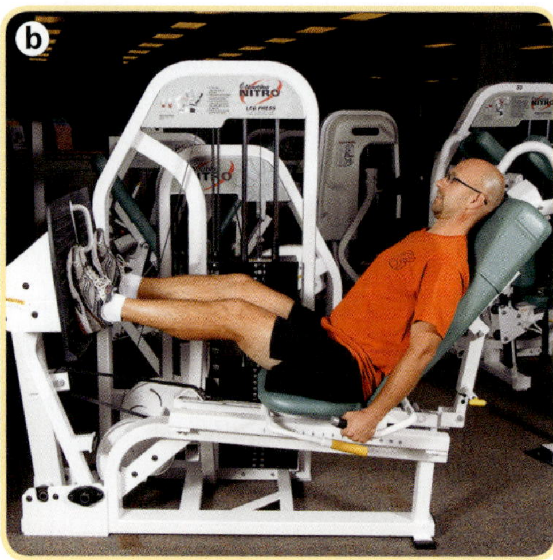

Ajuste o aparelho de forma que seus joelhos estejam flexionados a 90 graus, com os pés encostados no apoio do aparelho (*a*). Seus joelhos e pés devem estar alinhados com os quadris. Expire e empurre os pés e as pernas para a frente, pressionando com os calcanhares, até que seus joelhos estejam quase estendidos (*b*). Não trave os joelhos.

Agachamento com halteres

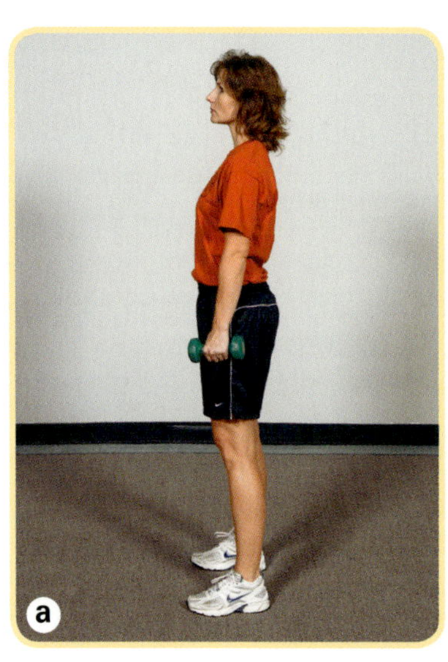

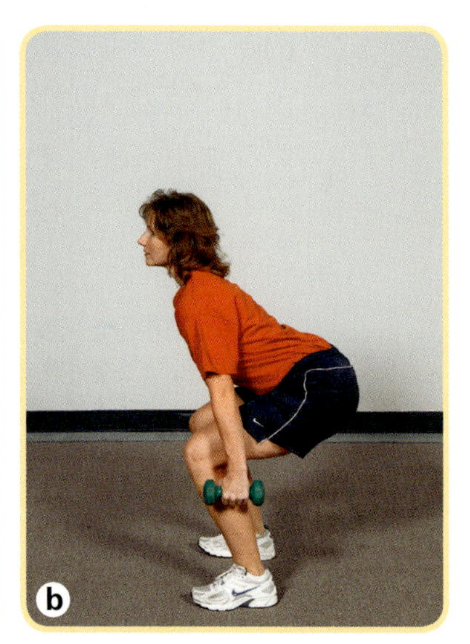

Escolha os halteres que deseja ou os mais adequados. Afaste os pés, alinhando-os com os ombros; seus joelhos e pés devem estar alinhados com os quadris (*a*). Flexione levemente os quadris e, depois, flexione os joelhos, até que as suas coxas estejam paralelas ao chão (*b*). Seus joelhos não devem ultrapassar a linha dos dedos dos pés. Faça uma breve pausa; em seguida, retorne à posição inicial. Mantenha seu peito ereto ao longo do movimento, para evitar flexão excessiva para a frente.

Flexão dos quadris com caneleiras

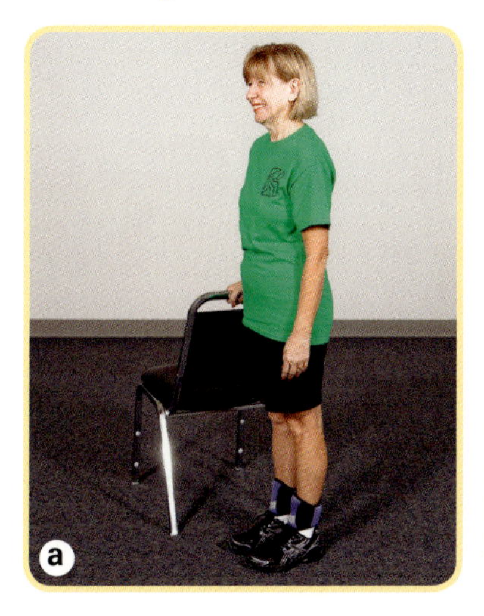

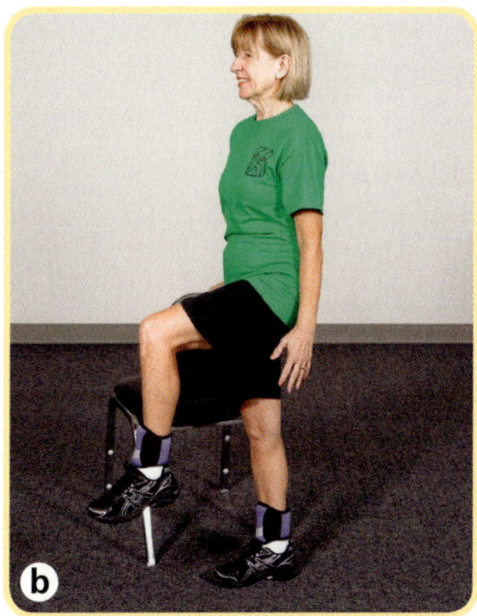

Para este exercício, são necessárias caneleiras. Fique em pé, com uma das mãos apoiada no encosto de uma cadeira, para manter o equilíbrio (*a*). Sem flexionar o corpo para a frente, eleve um joelho na direção do peito, simulando marcha (*b*). Faça uma breve pausa e, em seguida, retorne o joelho à posição inicial e repita com o lado oposto.

Extensão dos quadris com caneleiras

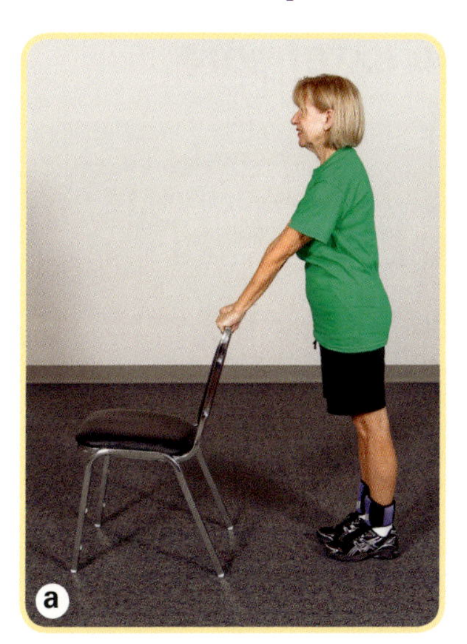

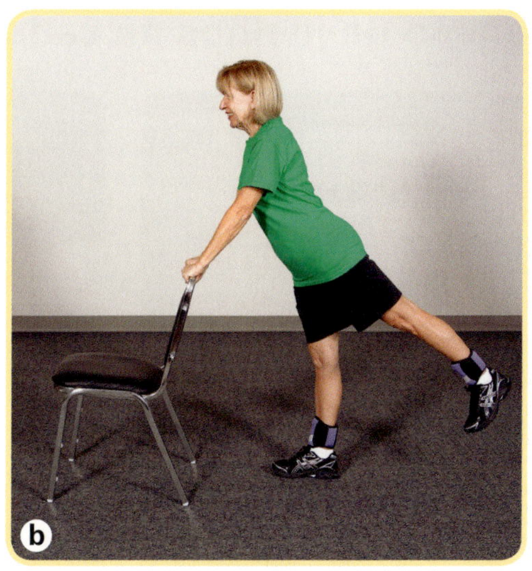

Para este exercício, são necessárias caneleiras. Fique em pé, afastado cerca de 12 polegadas (30,5 cm) de uma cadeira, com os pés levemente afastados um do outro. Flexione o tronco levemente para a frente e segure o encosto da cadeira para manter o equilíbrio (*a*). Faça uma hiperextensão dos quadris, sem movimentar a parte superior do corpo para a frente nem flexionar o joelho (*b*). Faça uma breve pausa; em seguida, retorne à posição inicial e repita com o lado oposto.

Afundo com corda elástica

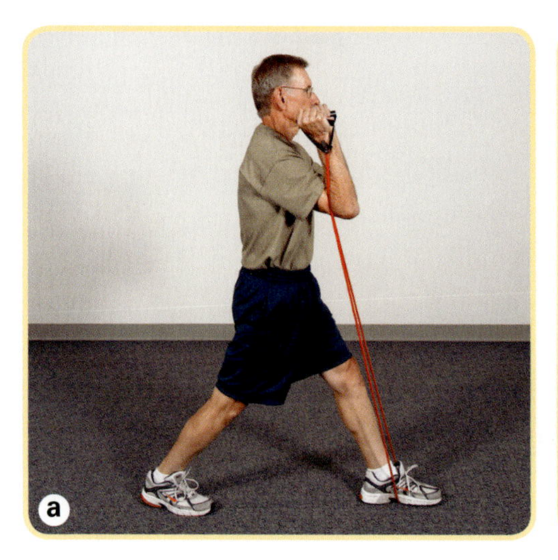

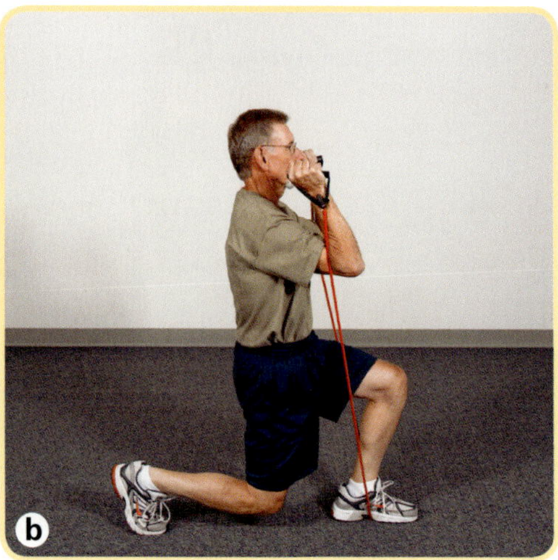

Inicie na posição em pé, com um dos pés pisando no meio da corda elástica e o outro estendido para trás. Puxe a corda elástica, flexionando seus cotovelos para que suas mãos fiquem na altura dos ombros (*a*). Abaixe seu corpo em direção ao solo enquanto mantém seus ombros acima dos quadris e o joelho que está à frente acima do tornozelo do seu pé que está à frente (*b*). Retorne à posição inicial e execute o número desejado de repetições. Repita do lado oposto.

Extensão de joelhos na cadeira extensora

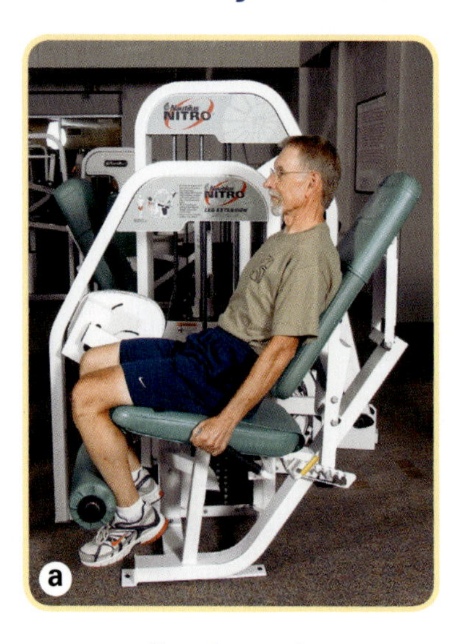

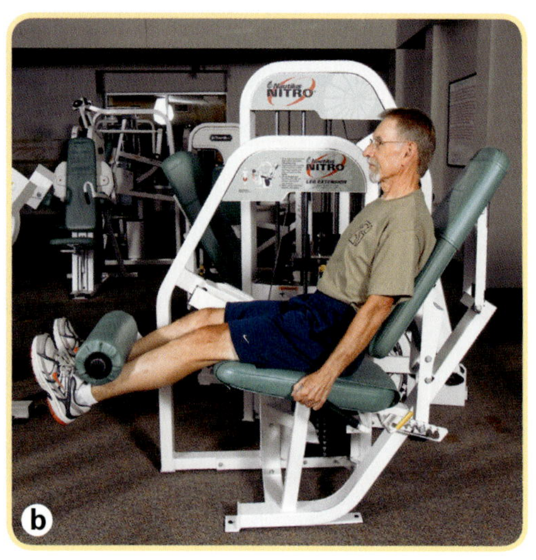

Ajuste o aparelho de modo que as articulações dos joelhos estejam alinhadas com o eixo de rotação do aparelho e os apoios da perna estejam acima dos seus tornozelos (*a*). Estenda os joelhos completamente (*b*), faça uma breve pausa e retorne à posição inicial; depois, repita o movimento.

Extensão de joelhos com caneleiras

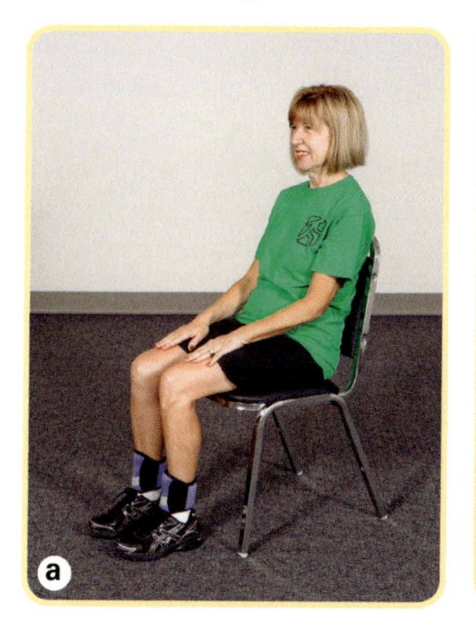

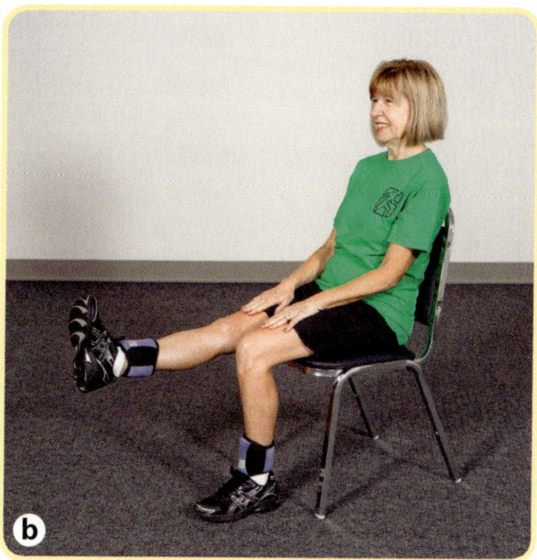

São necessárias caneleiras para este exercício. Em posição ereta, sente-se em uma cadeira, com os pés apoiados no chão (*a*). Eleve uma perna, estendendo o joelho, até que ela fique paralela ao chão (*b*). Faça uma breve pausa; depois, retorne a perna à posição inicial e repita do lado oposto.

Flexão de joelhos na cadeira flexora

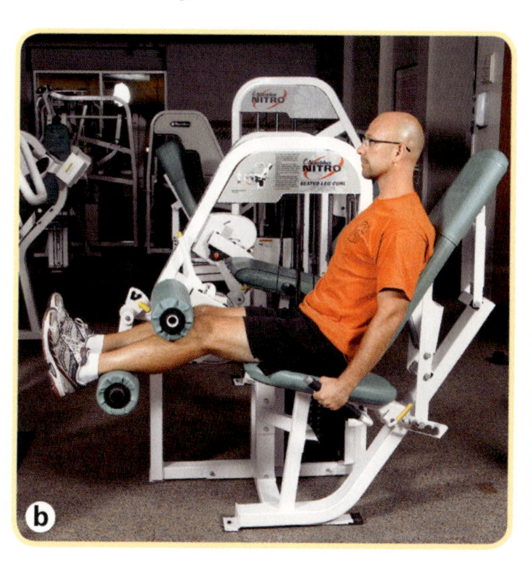

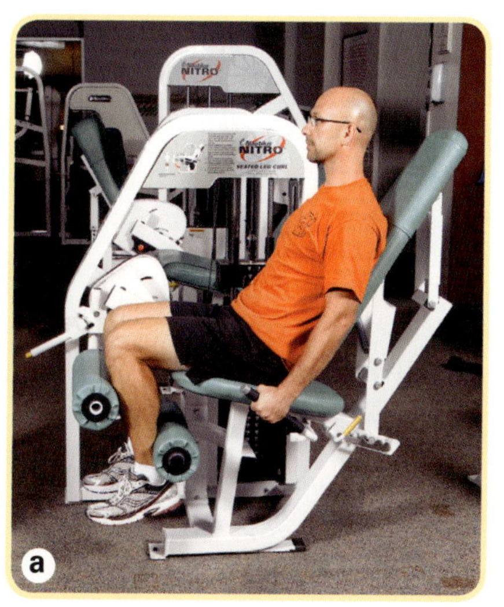

Ajuste o aparelho de modo que seus joelhos fiquem alinhados com o eixo de rotação da máquina e os rolos fiquem sob seus calcanhares (*a*). Coloque as mãos nos apoios laterais. Puxe os rolos em direção dos quadris, até que ambos os joelhos estejam flexionados a, pelo menos, 90 graus (*b*). Faça uma breve pausa; depois, retorne à posição inicial e repita.

Flexão de joelhos com caneleiras

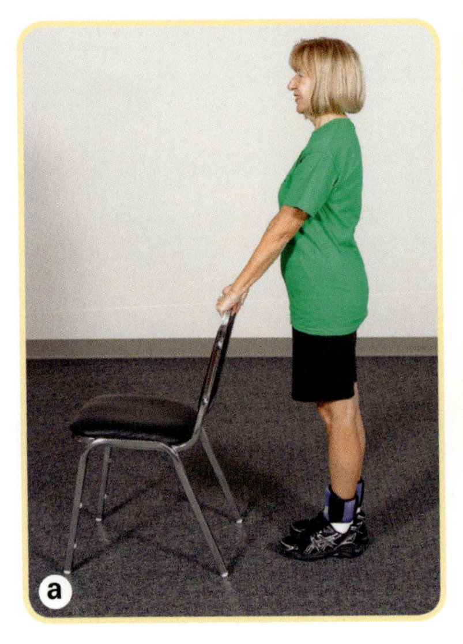

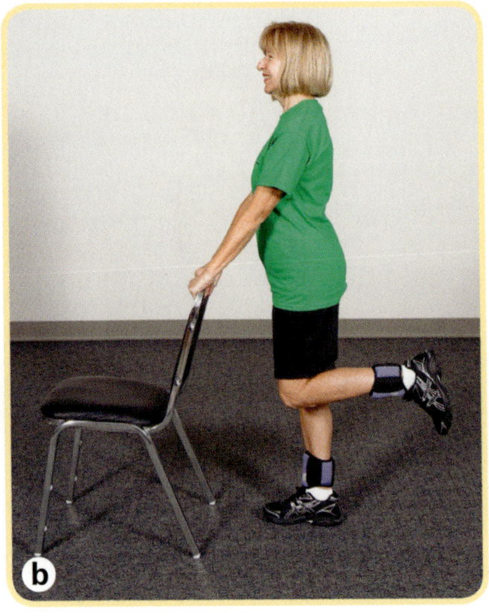

São necessárias caneleiras para este exercício. Em posição ereta, fique em pé atrás de uma cadeira e segure o encosto dela (*a*). Flexione o joelho e eleve seu pé em direção a seus quadris, sem mexer a coxa (*b*). Faça uma breve pausa; depois, retorne a perna à posição inicial e repita do lado oposto.

Chest press no aparelho

Ajuste o assento de modo que os apoios para as mãos fiquem alinhados no meio do peito. Sente-se com suas costas contra o encosto e segure os apoios (*a*). Empurre os apoios para a frente, até que seus cotovelos fiquem estendidos, mas não travados (*b*). Faça uma breve pausa; depois, retorne os apoios à posição inicial e repita o exercício.

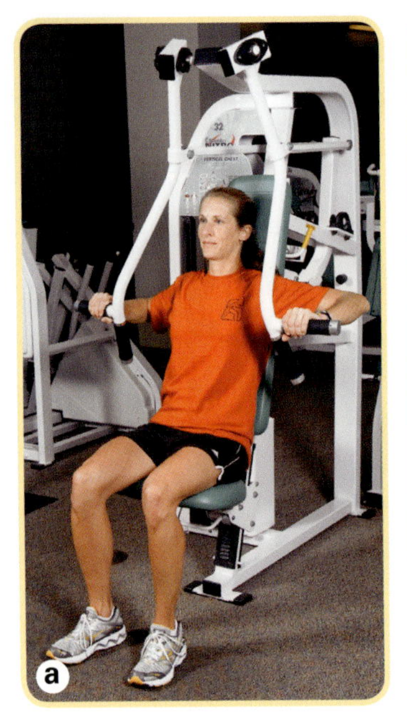

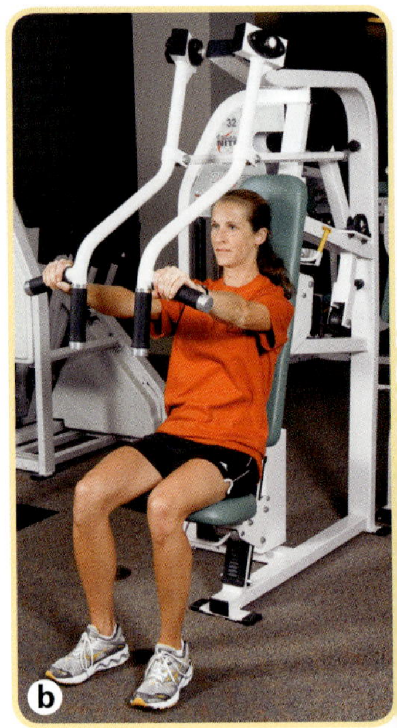

Chest press com halteres

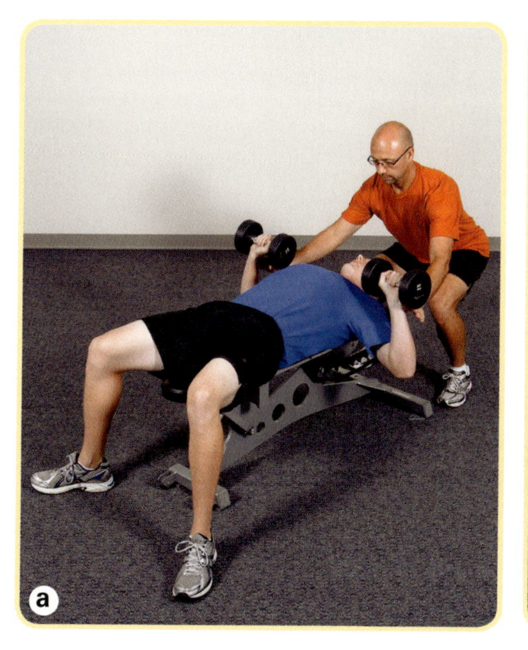

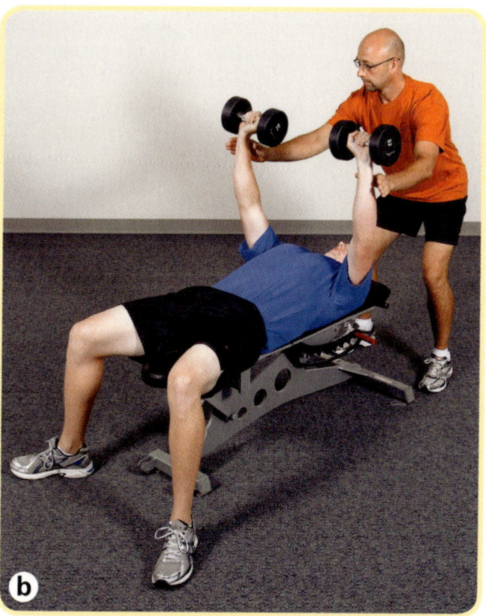

Escolha os halteres que deseja ou os mais adequados. Deite-se em um banco, com seus joelhos flexionados e os pés apoiados no chão. Sua cabeça, seus ombros, suas costas e seus quadris devem ficar em contato com o banco durante o exercício. Segure os halteres nas laterais do peito, com seus dedões ao redor do apoio dos halteres e seus cotovelos flexionados a 90 graus (*a*). Estenda os cotovelos acima do peito, até que seus braços estejam verticais (*b*). Retorne à posição inicial e repita o exercício. Um auxiliar deve estar perto para ajudá-lo, se necessário.

Chest press sentado com corda elástica

Escolha a corda elástica pela cor ou pela espessura. Sente-se em uma cadeira e, por trás de seu encosto, passe a corda elástica. Segure as extremidades da corda no nível do peito, com seus cotovelos flexionados (*a*). A tensão da corda deve ser bem firme. Empurre os braços para a frente (*b*). Faça uma pausa breve; depois, retorne à posição inicial e repita o exercício.

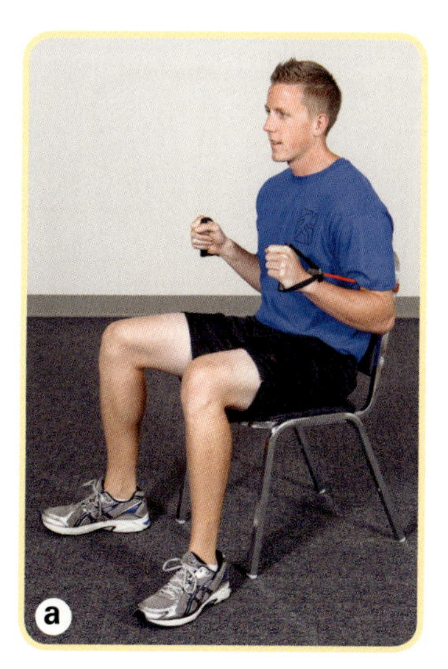

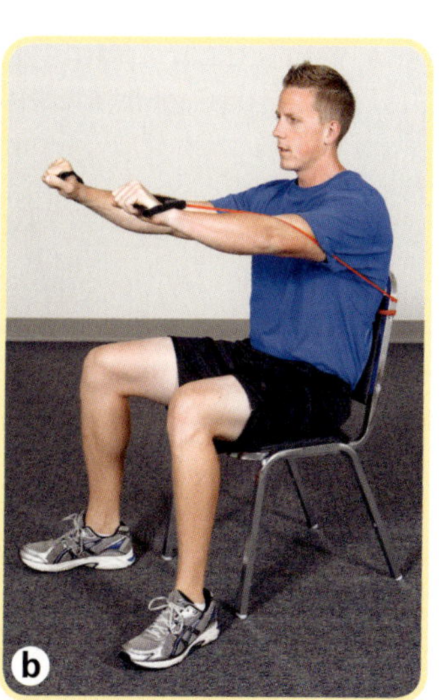

Flexão de braços modificada

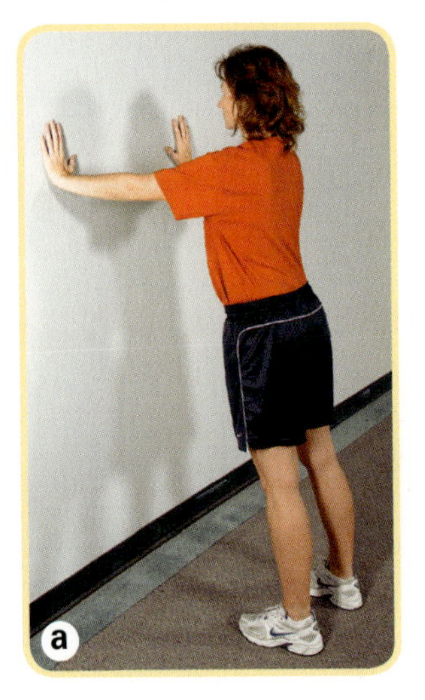

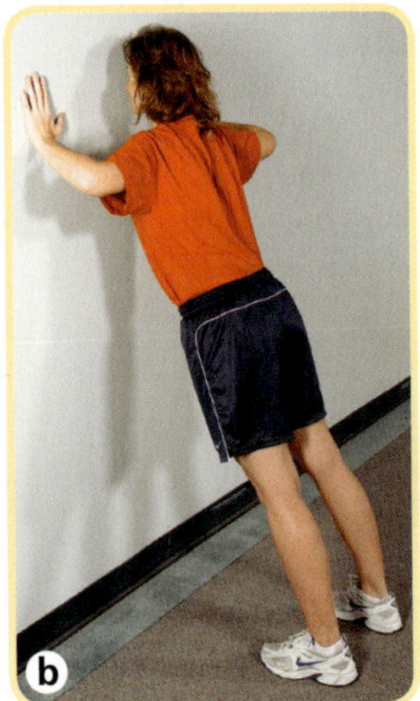

Fique em pé, com o corpo afastado de 61 a 91 cm da parede, e posicione suas mãos na parede, na altura dos ombros (*a*). As palmas das mãos devem estar posicionadas levemente mais afastadas do que os ombros. Mantenha as costas em posição ereta, flexione os cotovelos, até que seu nariz quase encoste na parede (*b*). Faça uma breve pausa; depois, pressionando a parede, afaste-se dela e retorne à posição inicial. Quanto mais afastados estiverem seus pés da parede, maior será a dificuldade do exercício. Conforme você ganha mais força na parte superior do corpo, progrida para as flexões com joelho flexionado no solo (*vide* a Figura 2.10, na página 53), e, finalmente, para a flexão de braços completa (*vide* a Figura 2.9, na página 53).

Puxada na polia alta

Ajuste a altura do assento e estenda seus braços acima da cabeça, para segurar a barra (*a*). As palmas das mãos devem ficar voltadas para a frente, com suas mãos afastadas um pouco além da distância dos ombros. Incline-se levemente para trás e puxe a barra para baixo, até o alto do peito (*b*). Encolha o queixo para dentro, para permitir que a barra passe livremente à frente de seu rosto. Seu foco deve ser puxar seus ombros em direção ao corpo. Retorne à posição inicial e repita o exercício.

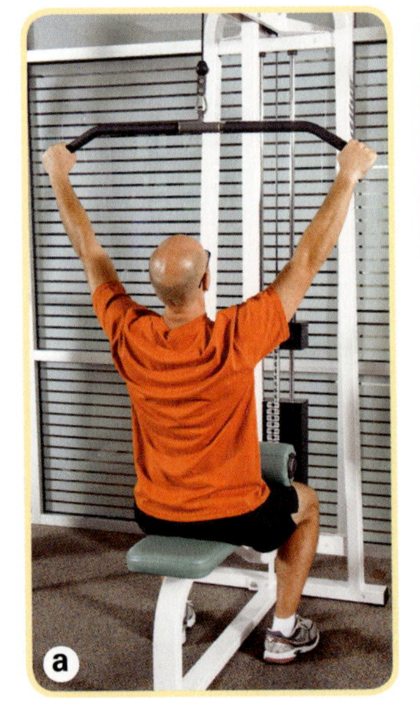

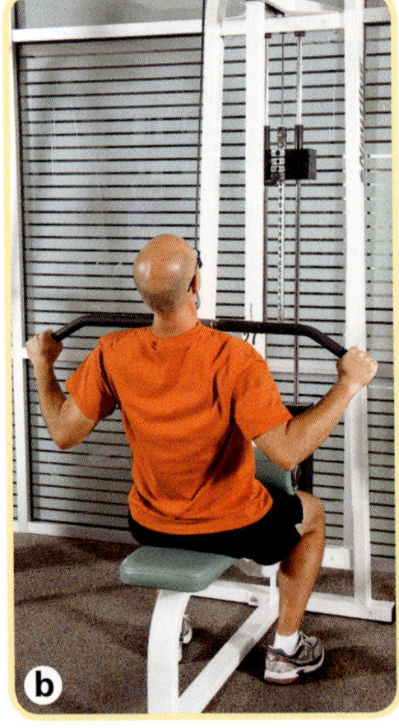

Remada sentado no aparelho

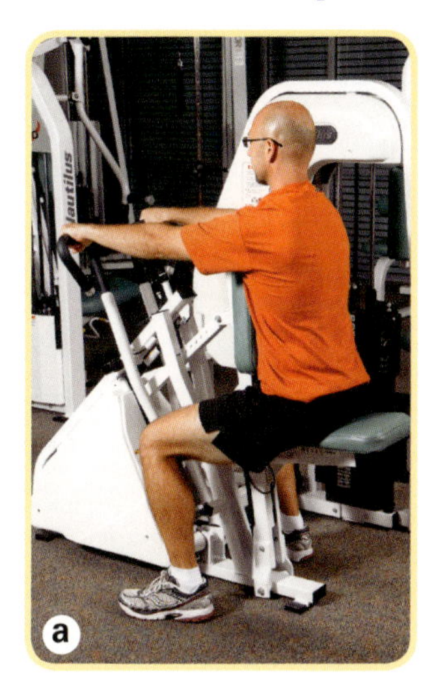

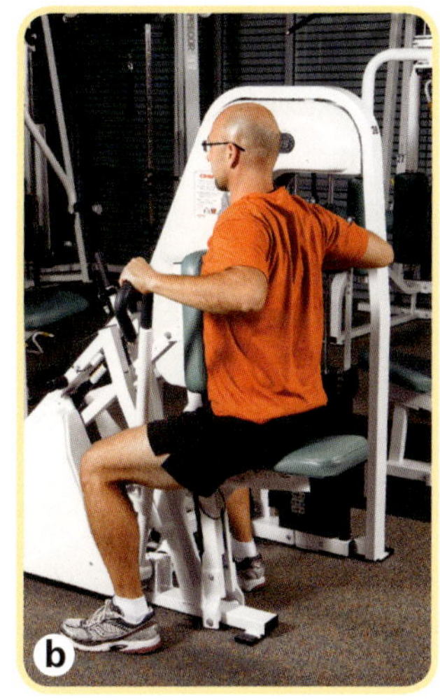

Movimente seu assento de modo que seus ombros fiquem nivelados com os apoios do aparelho e seu peito fique apoiado no encosto. Segure as barras e sente-se na posição ereta (*a*). Puxe as barras para trás, com adução das escápulas ao mesmo tempo (*b*). Retorne à posição inicial e repita o exercício.

Remada unilateral com halter

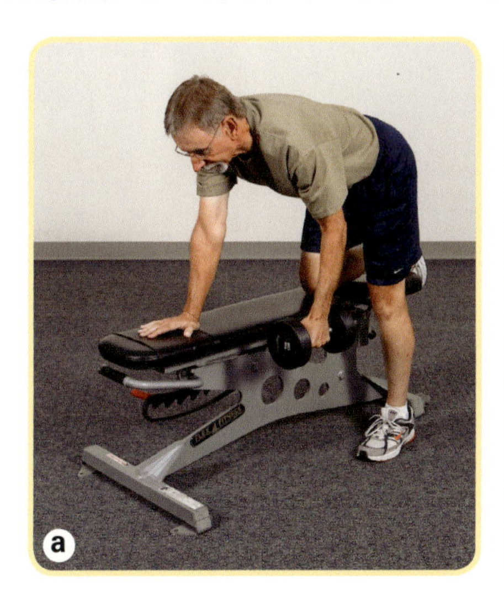

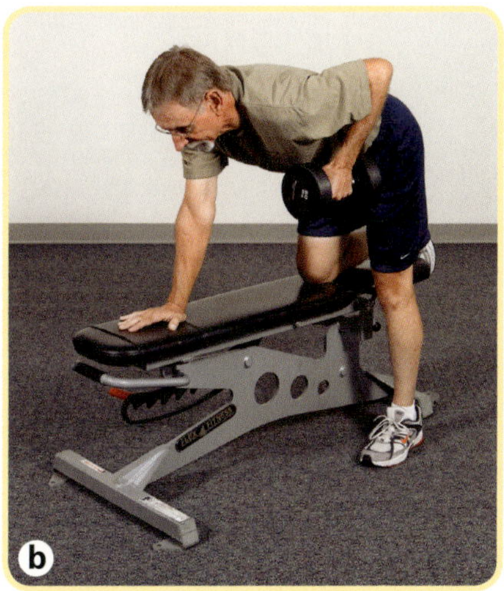

Escolha o halter que deseja ou o mais adequado. Permaneça próximo ao lado esquerdo do banco, e posicione seu joelho direito e a palma da sua mão direita no banco, mantendo seu braço direito estendido e seu tronco quase horizontal. Segure o halter com sua mão esquerda e mantenha a palma da mão virada para o banco (*a*). Puxe o halter em direção à lateral do peito, flexionando o cotovelo e o ombro (*b*). Retorne à posição inicial e execute o número desejado de repetições. Repita do lado oposto.

Remada sentado com corda elástica

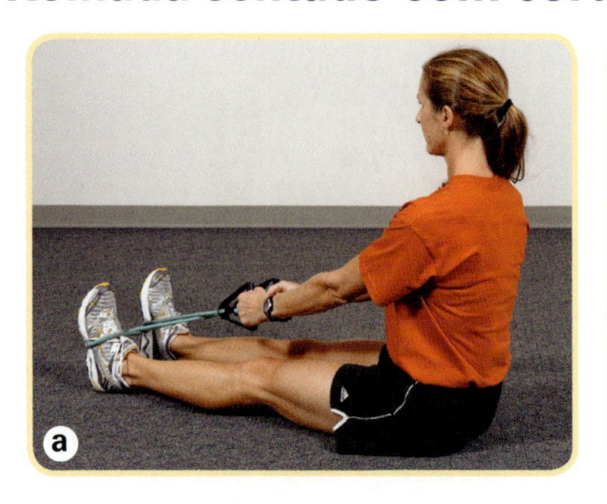

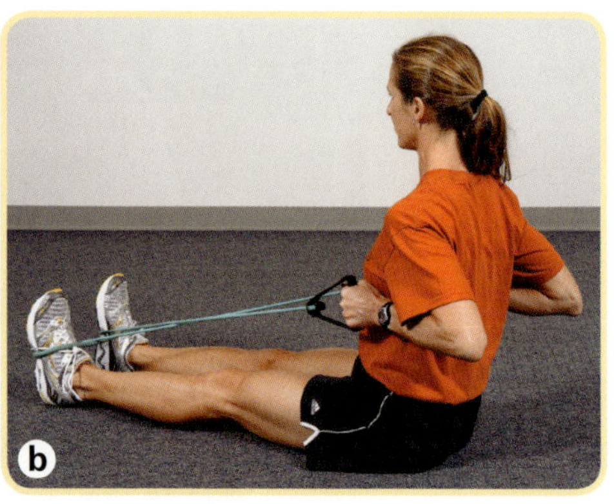

Escolha uma corda elástica pela cor ou espessura. Sente-se no chão e segure a corda firmemente ao redor dos pés. O meio da corda deve ser posicionado entre seus pés. Estenda seus cotovelos completamente com suas palmas viradas uma para a outra (*a*). A tensão da corda deve ser firme nas duas mãos. Puxe a corda na lateral do corpo enquanto mantém suas costas eretas (*b*). Faça uma breve pausa; depois, retorne à posição inicial e repita o exercício.

Desenvolvimento (*overhead press*) no aparelho

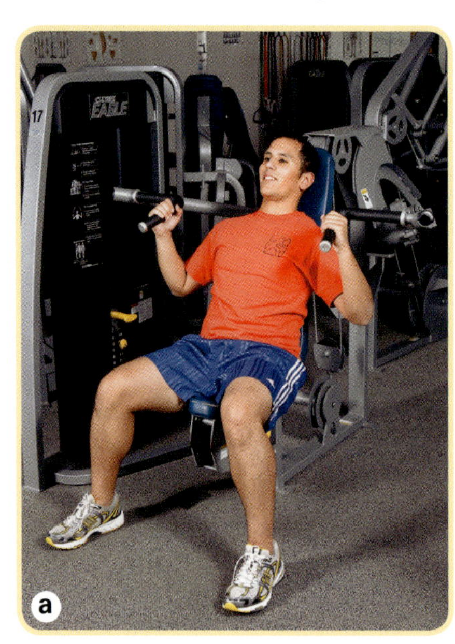

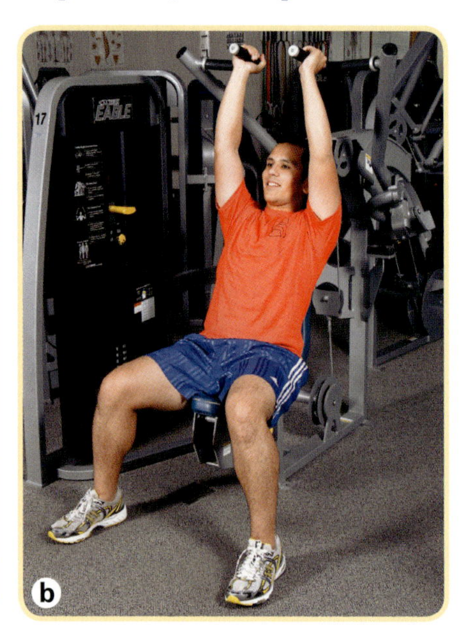

Ajuste a altura do assento do aparelho de modo que os apoios para as mãos fiquem alinhados com seus ombros ou levemente acima deles. Segure os apoios e sente-se em posição ereta, com sua cabeça, seus ombros e suas costas contra a encosto, e seus pés apoiados no chão (*a*). Empurre o peso acima da cabeça até que os braços fiquem completamente estendidos, mas não travados (*b*). Faça uma breve pausa e retorne à posição inicial.

Elevação lateral com halteres

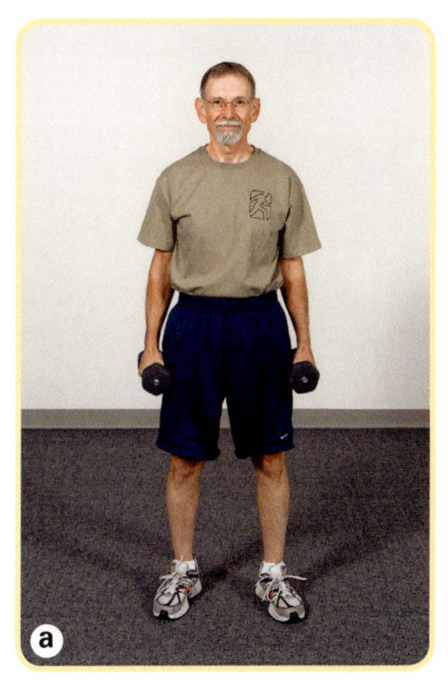

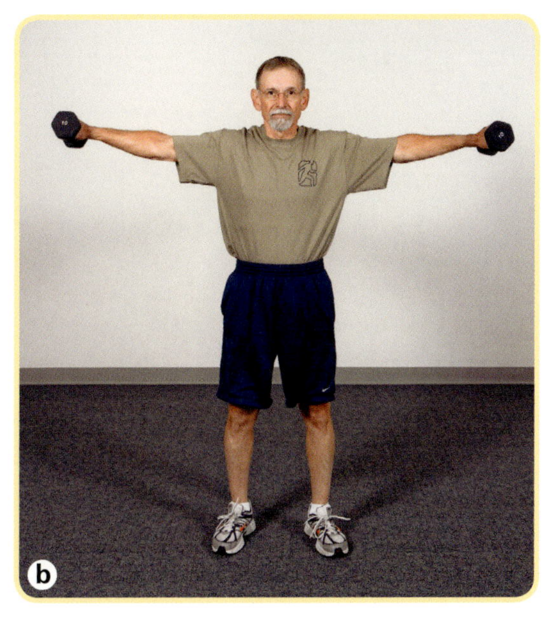

Escolha os halteres que deseja ou os mais adequados. Permaneça com seus pés afastados na largura dos ombros. Segure os halteres nas laterais do corpo, com as palmas das mãos voltadas para dentro e seus ombros levemente flexionados (*a*). Eleve os braços lateralmente, até que fiquem na posição horizontal (*b*). Faça uma breve pausa; depois, retorne à posição inicial e repita o exercício.

Remada alta com halteres

Fique em pé, na posição ereta, com seus pés afastados na distância dos ombros. Segure um halter em cada mão, com as palmas das mãos viradas para as coxas e seus ombros em rotação medial (*a*). Flexione os cotovelos e eleve os halteres à altura dos ombros (*b*). Mantenha os ombros em rotação medial durante o movimento de elevação. Faça uma breve pausa; depois, abaixe os pesos para a posição inicial e repita o exercício.

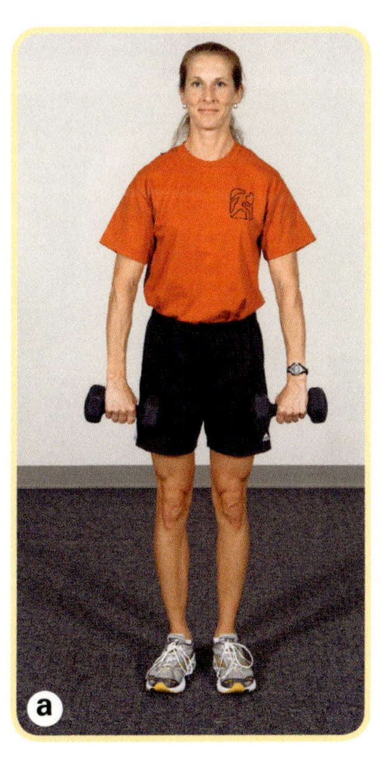

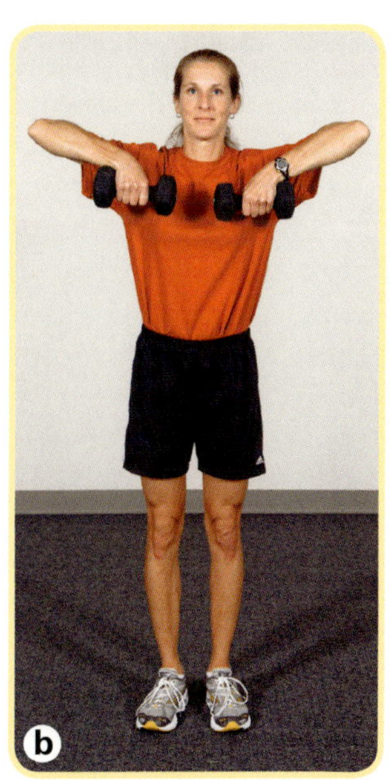

Remada alta com corda elástica

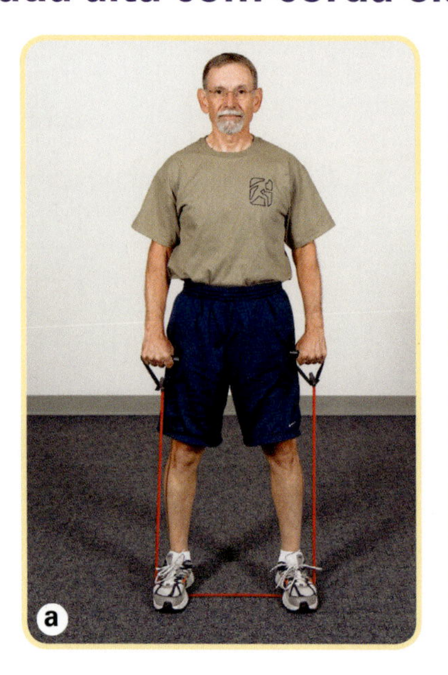

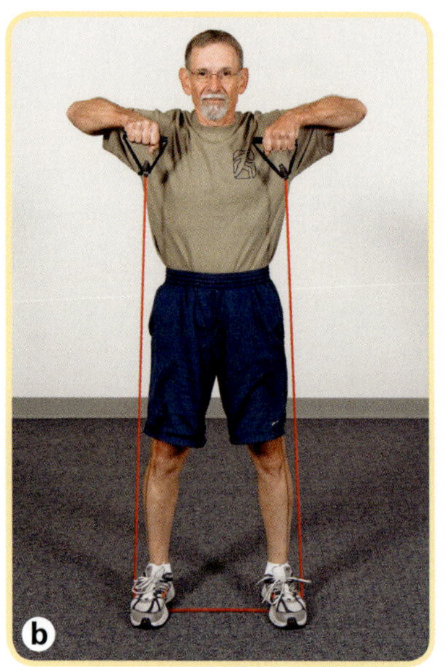

Escolha a corda elástica que deseja ou a mais adequada. Permaneça com os pés afastados na largura dos ombros e apoiados sobre a corda. Segure cada extremidade da corda em uma mão e fique na posição ereta (*a*). Suas palmas das mãos devem ficar em direção das coxas e a tensão da corda deve ser firme. Flexione os cotovelos e puxe a corda até a altura dos ombros (*b*). Mantenha seus cotovelos apontando para fora durante o movimento para cima. Faça uma breve pausa; depois, abaixe os braços até a posição inicial e repita o exercício.

Rosca bíceps no aparelho

Ajuste a altura do assento de modo que seus antebraços fiquem apoiados na almofada e seus cotovelos, alinhados com o eixo de rotação do aparelho. Segure os apoios para as mãos firmemente, e posicione seu corpo de modo que seu tronco fique ereto e seus ombros para trás (*a*). Flexione seus cotovelos e leve suas mãos em direção aos ombros (*b*). Retorne à posição inicial e repita o exercício.

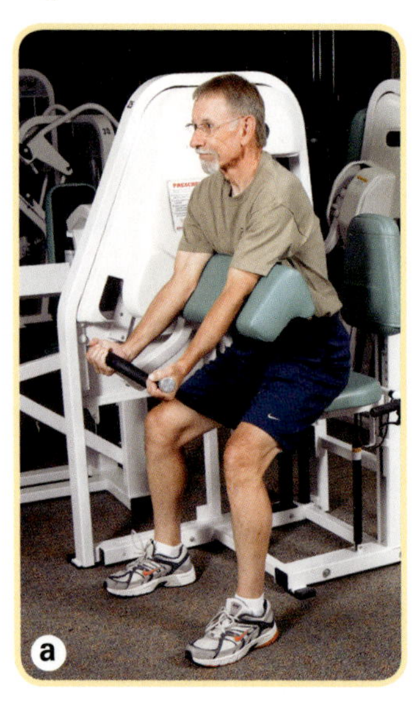

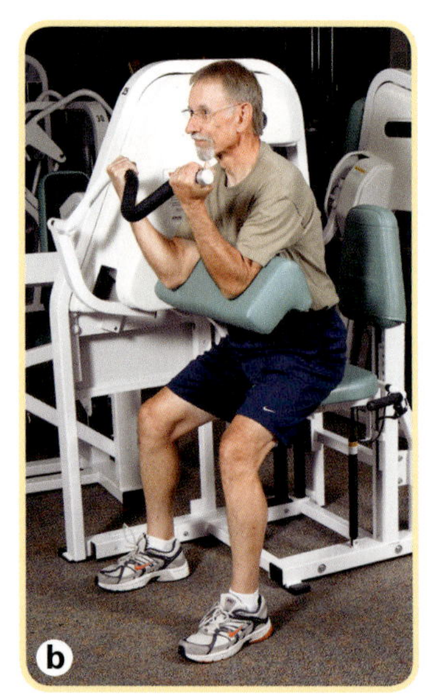

Rosca bíceps com halteres

Escolha os halteres que deseja ou os mais adequados. Permaneça em pé, com seus pés afastados na largura dos ombros. Segure os halteres com as palmas das mãos voltadas para a frente e seus cotovelos nas laterais do corpo (*a*). Eleve os halteres, flexionando completamente os cotovelos (*b*). Mantenha os cotovelos nas laterais do corpo durante todo o movimento. Abaixe os halteres até a posição inicial e repita o movimento. Este exercício também pode ser executado na posição sentada, alternando os braços.

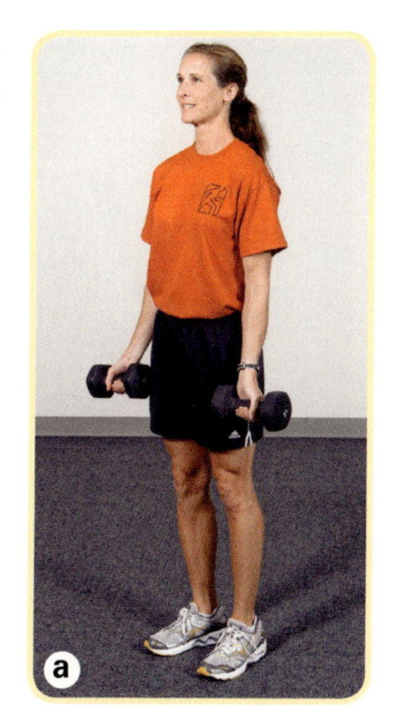

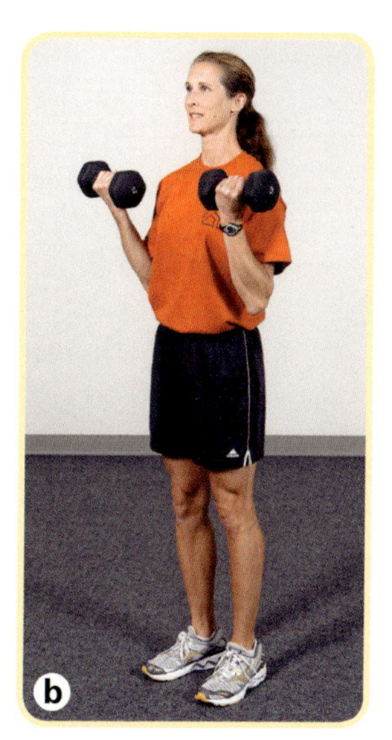

Rosca bíceps com corda elástica

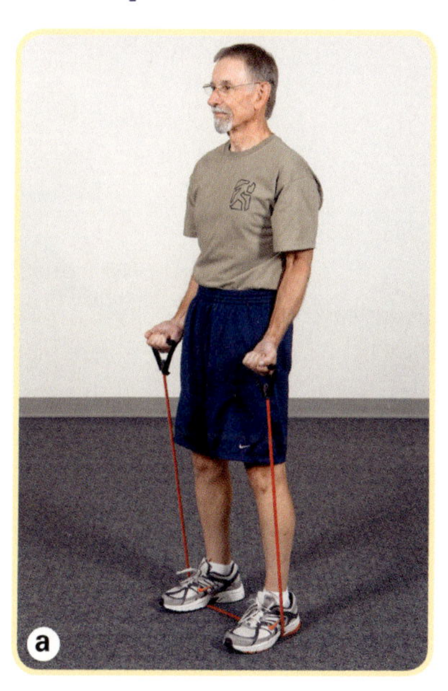

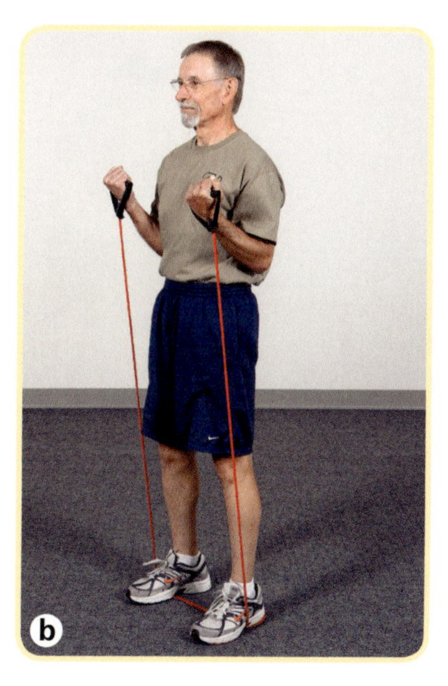

Escolha uma corda elástica pela cor ou pela espessura. Permaneça em pé, com os pés afastados na largura dos ombros em cima da corda. Segure cada extremidade da corda em uma das mãos e permaneça na posição ereta (*a*). As palmas das mãos devem estar voltadas para a frente e a tensão na corda deve ser firme. Flexione completamente seus cotovelos (*b*). Mantenha seus cotovelos ao lado do corpo durante toda a execução do exercício. Estenda os cotovelos, retornando à posição inicial, e repita o movimento. Este exercício também pode ser executado na posição sentada, alternando os braços.

Tríceps no aparelho

Ajuste a altura do assento de forma que seus antebraços fiquem encostados na almofada e seus cotovelos alinhados com o eixo de rotação do aparelho. Segure os apoios para as mãos e posicione seu corpo de modo que seu tronco fique ereto e seus ombros para trás (*a*). Movimente os apoios até que seus cotovelos fiquem completamente estendidos, mas não travados (*b*). Retorne à posição inicial e repita o exercício.

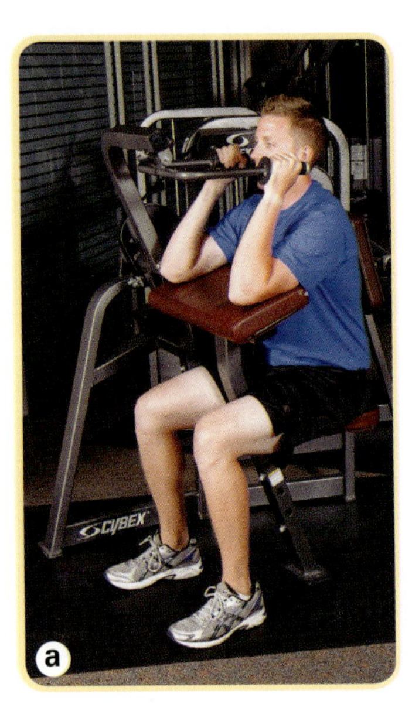

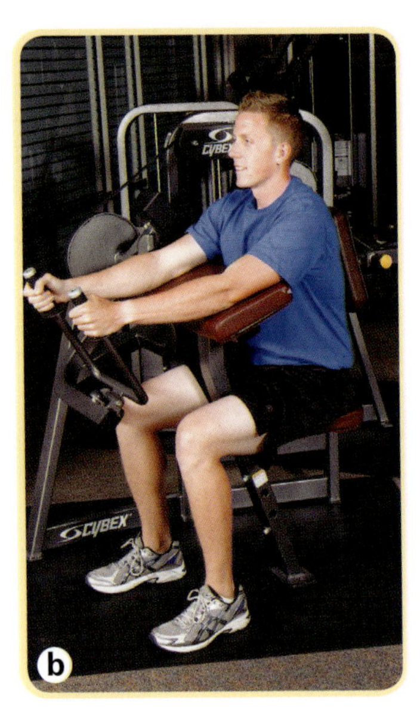

Extensão de tríceps deitado com halteres

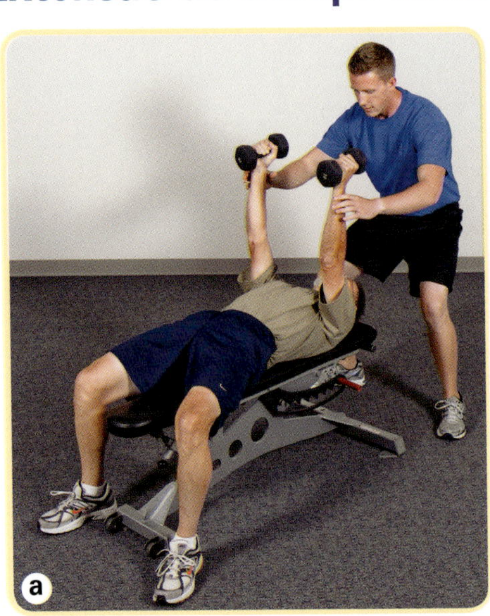

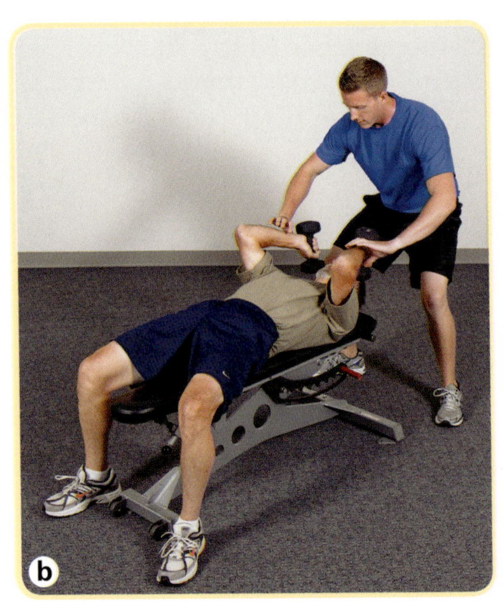

Escolha o halter que deseja ou que seja o mais adequado. Deite-se no banco com seus joelhos flexionados e seus pés apoiados no chão. Sua cabeça, seus ombros, suas costas e seus quadris devem manter contato com o banco durante todo o exercício. Segure dois halteres, um em cada mão, e deixe os dois braços completamente estendidos acima dos ombros (*a*). Flexione os cotovelos e lentamente eleve os halteres em direção (sem encostar) da lateral da cabeça (*b*). Retorne à posição inicial e repita o exercício. Um auxiliar deve estar perto para ajudar, se necessário.

Extensão de tríceps com corda elástica

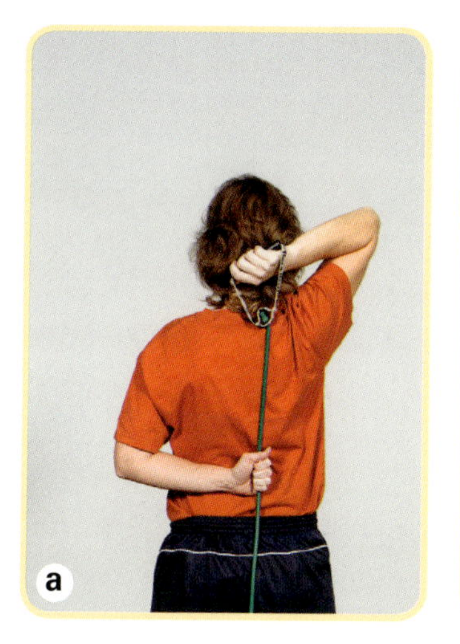

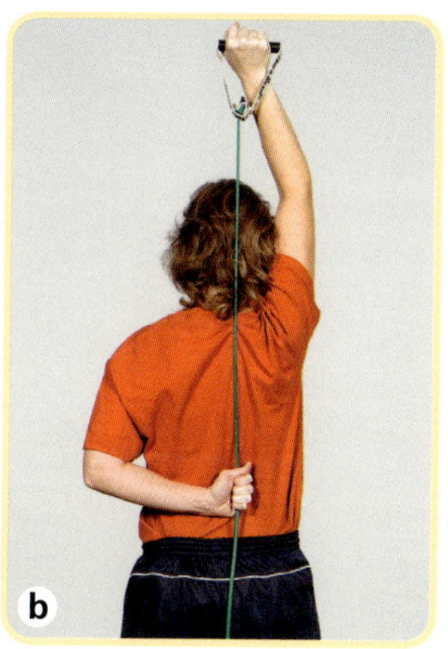

Escolha uma corda pela cor ou pela espessura. Permaneça em pé, com seus pés afastados na largura dos ombros. Segure uma extremidade da corda com sua mão esquerda, perto da lombar, e a outra extremidade na mão direita, posicionada atrás do seu pescoço (*a*). Estenda o cotovelo direito acima da cabeça sem mover seu braço esquerdo (*b*). Faça uma breve pausa; depois, retorne lentamente a mão direita para a posição inicial e execute o número desejado de repetições. Repita do lado oposto.

Extensão do tronco no aparelho

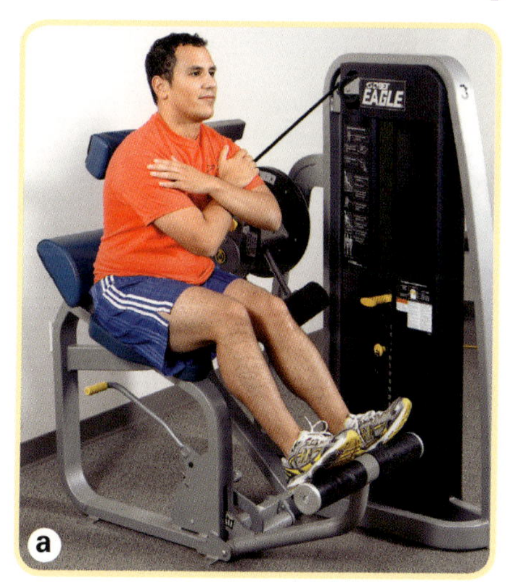

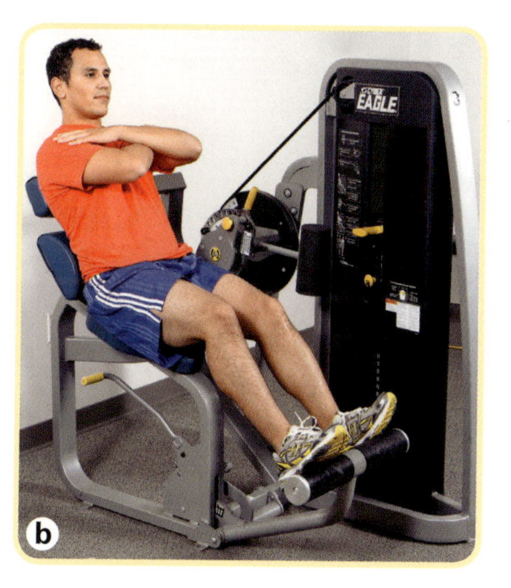

Ajuste o assento de modo que seu umbigo fique alinhado com o eixo de rotação do aparelho. Sente-se com as costas contra o encosto, os pés no apoio e os braços cruzados à frente do peito (*a*). Estenda lentamente o tronco, até que suas costas fiquem eretas (*b*). Faça uma breve pausa; depois, retorne à posição inicial e repita o exercício.

Prancha ventral

Deite-se em decúbito ventral, com as pernas flexionadas. Apoie seu peso nos joelhos e nos antebraços (*a*). Mantenha as costas eretas e a cabeça alinhada com o tronco. Respire normalmente conforme mantém a posição pelo número de segundos desejado. Para aumentar a dificuldade, eleve seus joelhos e apoie seu peso nos dedos dos pés e nos antebraços (*b*).

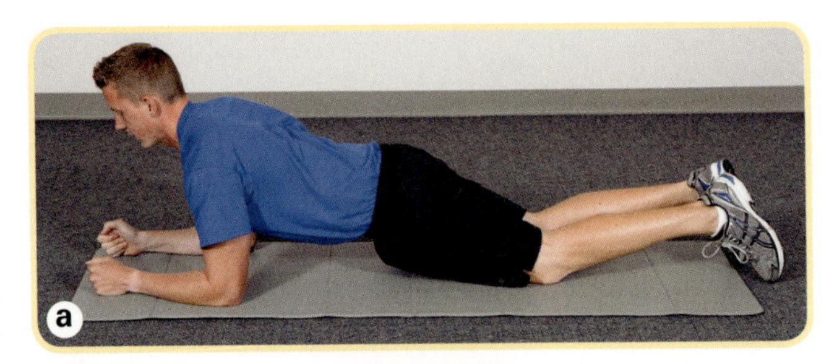

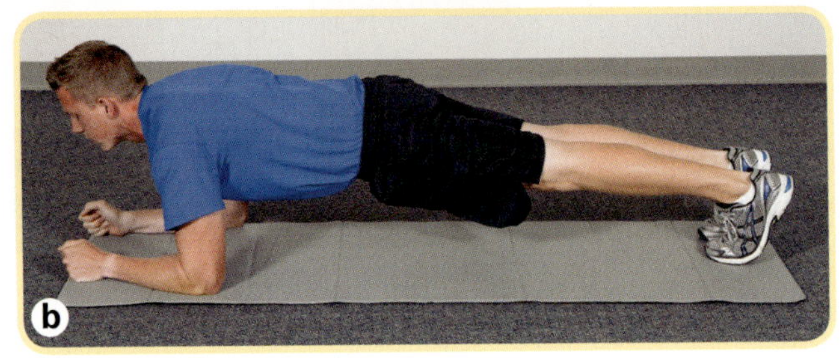

Extensão do quadril em quatro apoios

Ajoelhe-se na posição sobre quatro apoios, com seus braços na direção dos ombros (*a*). Estenda sua perna direita para trás, até que ela esteja paralela ao solo, enquanto mantém seus ombros e seus quadris nivelados (*b*). Faça uma breve pausa; depois, retorne à posição inicial e repita do lado oposto.

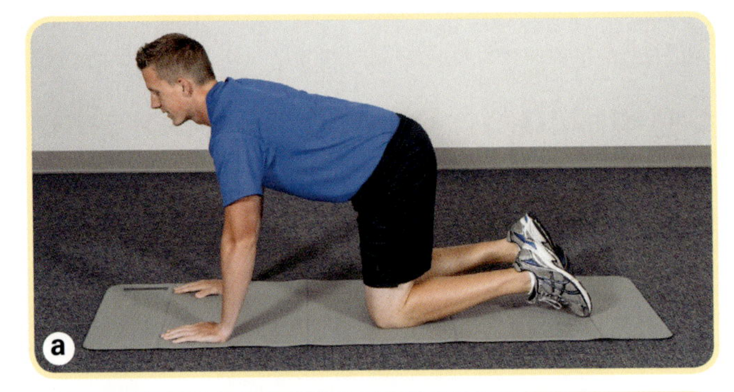

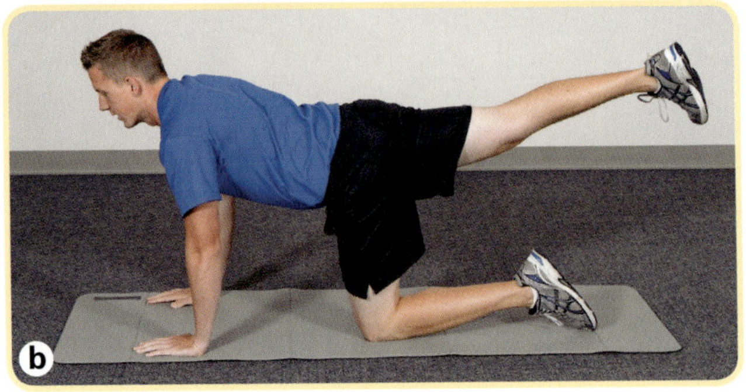

Abdominal no aparelho

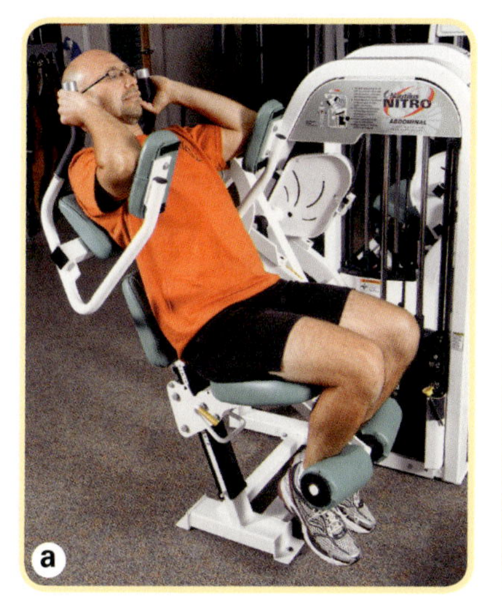

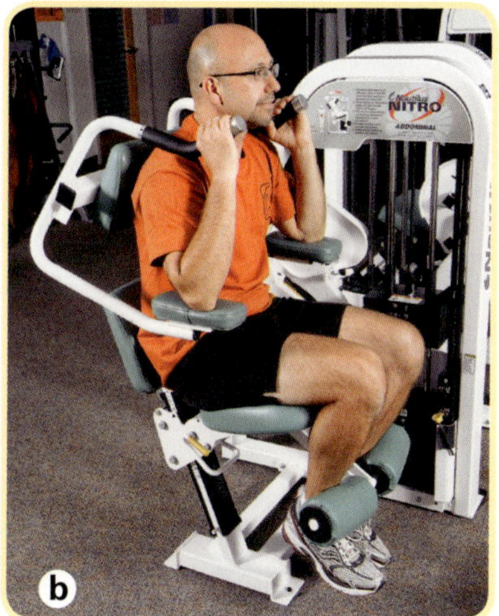

Ajuste o assento de modo que seu umbigo fique alinhado com o eixo de rotação do aparelho (*a*). Flexione o tronco para a frente (*b*). Faça uma pausa breve; depois, retorne à posição inicial e repita o exercício.

Abdominal

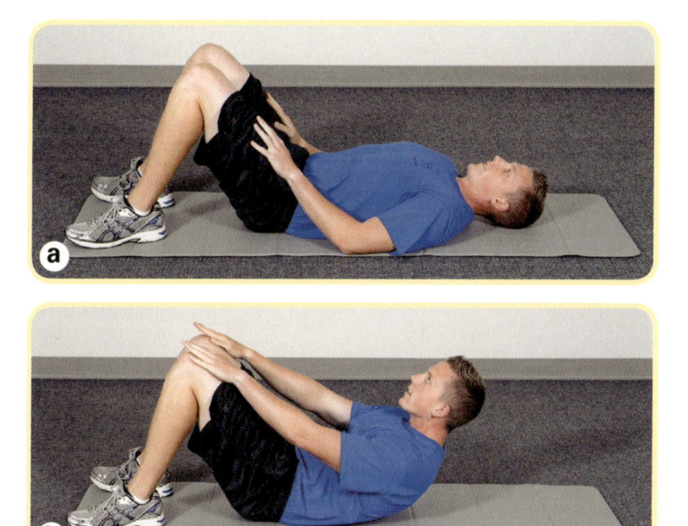

Deite-se em decúbito dorsal, com seus joelhos flexionados e seus pés apoiados no chão (*a*). Posicione as mãos sobre as coxas. Retire os ombros e a parte superior das costas do chão, enquanto desliza suas mãos sobre as coxas em direção aos joelhos (*b*). Sua lombar deve permanecer em contato com o chão. Faça uma breve pausa; depois, retorne à posição inicial e repita o exercício.

Abdominal oblíquo

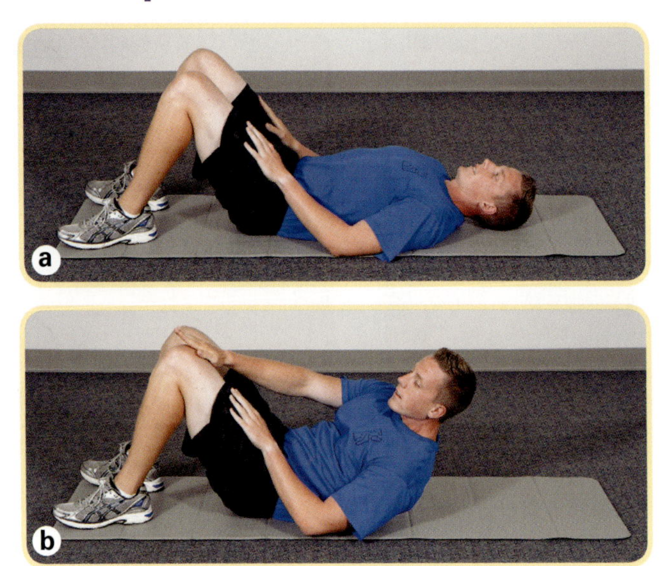

Deite-se em decúbito dorsal, com seus joelhos flexionados e seus pés apoiados no chão (*a*). Posicione as mãos sobre as coxas. Retire os ombros e a parte superior das costas do chão, enquanto desliza sua mão direita sobre a coxa em direção ao joelho esquerdo (*b*). Sua lombar deve permanecer em contato com o chão. Faça uma breve pausa; depois, retorne à posição inicial e repita do lado oposto.

AMERICAN COLLEGE OF SPORTS MEDICINE • FOUNDED 1954 • ®

capítulo 8

Flexibilidade e equilíbrio

A flexibilidade pode não trazer os mesmos benefícios que o condicionamento aeróbio ou o muscular, mas é uma parte importante do seu condicionamento físico total. Muitas atividades requerem a flexibilidade (por exemplo, golfe, natação e dança), e as atividades diárias também são afetadas por ela (por exemplo, alcançar um objeto, abaixar-se, rotar o tronco). Embora seja distinto da flexibilidade, o equilíbrio também desempenha seu papel no funcionamento diário e, além de ter valor em diversas atividades esportivas, é especificamente recomendado para qualquer pessoa que corra risco de queda.

FLEXIBILIDADE

A flexibilidade é a capacidade de uma articulação e dos músculos que a envolvem se moverem com completa ou ótima amplitude de movimento.[5] Melhorar essa amplitude de movimento de uma articulação elimina movimentos desajeitados e ineficientes, permitindo sua movimentação com mais fluidez.[4] Você pode verificar isso no seu dia a dia e, também, em qualquer atividade recreativa ou esporte que pratique. Manter ou melhorar sua amplitude de movimento por meio de exercícios para a flexibilidade o ajudará a movimentar-se de maneira mais eficiente. Por exemplo, se você melhorar a amplitude de movimento em seus quadris e músculos posteriores das coxas poderá facilmente abaixar-se para pegar uma sacola de mercado ou amarrar os cadarços dos sapatos, bem como melhorar sua passada ao praticar *jogging* ou corrida.

Diversos fatores influenciam a flexibilidade, incluindo idade, sexo, estrutura articular e nível de atividade física.[4] As mulheres costumam apresentar uma amplitude de movimento um pouco maior na maioria das articulações por toda a vida, em comparação aos homens. Isso é geralmente explicado pelas diferenças na estrutura da articulação e é frequentemente observado na parte superior do corpo (por exemplo, ombros, cotovelos, pulsos e pescoço), com exceção do tronco, no qual os homens costumam ter maior amplitude de movimento do que as mulheres.[7] A flexibilidade geralmente diminui com a idade, resultando em mudanças significativas para a região do pescoço, dos ombros e do tronco.[7] Para minimizar essas mudanças, você pode aderir a um programa de alongamento regular. Atividades específicas que você pode incluir na sua rotina de alongamento serão fornecidas neste capítulo.

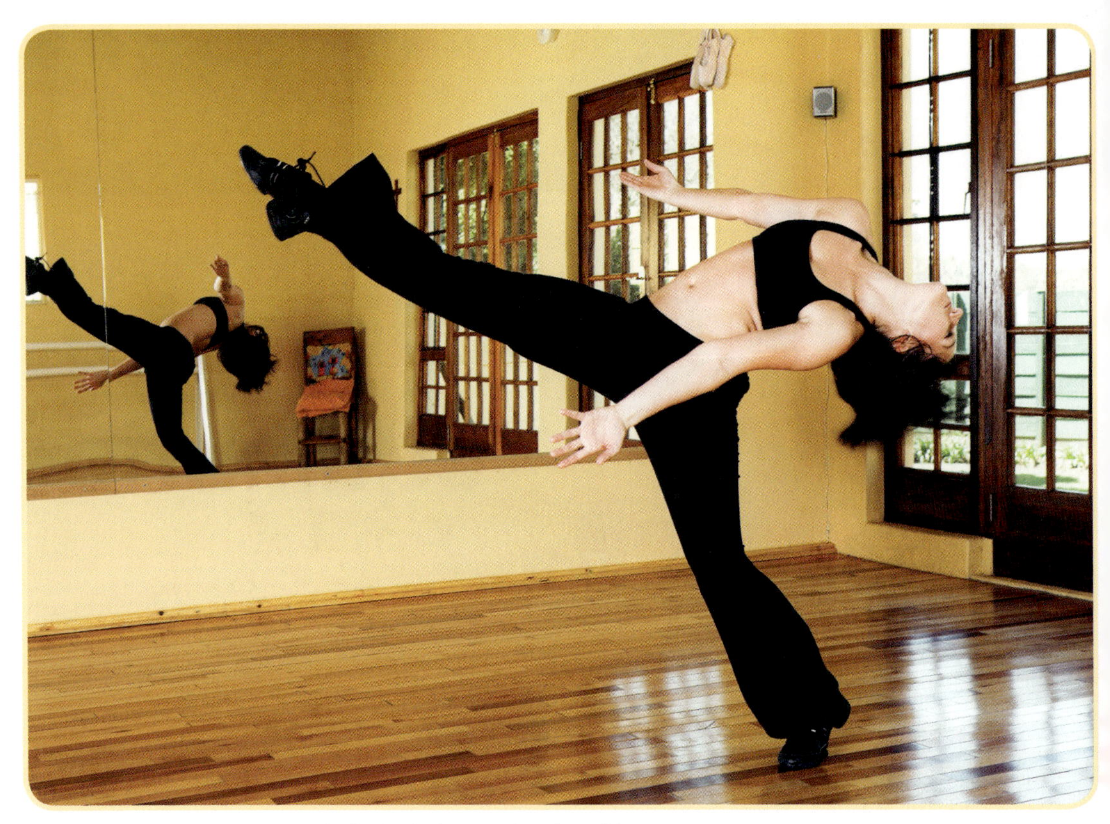

Não é preciso alcançar este nível de flexibilidade para obter benefícios.

Benefícios da flexibilidade à saúde e ao condicionamento

Pessoas mais ativas, comparadas às menos ativas, têm maior flexibilidade nas articulações que usam.[8] Por exemplo, pessoas que andam mais tendem a ter maior flexibilidade nos quadris e na coluna do que as que andam menos. Em contrapartida, um movimento limitado em uma articulação específica pode levar à perda na flexibilidade. Se você passa muitas horas por dia dirigindo ou ao computador, pode ter a impressão de que seus ombros estão caídos para a frente, como resultado de uma diminuição da amplitude de movimento nas articulações deles. Você deve focalizar o alongamento e a posição corporal para evitar tais perdas em flexibilidade e manter uma postura ereta firme.

Além disso, melhorar a flexibilidade aumenta o desempenho em certas habilidades que exigem mais (por exemplo, dança, golfe).[6] No entanto, a menos que você tenha pouca flexibilidade em uma articulação específica, aumentá-la além do normal não beneficiará o desempenho nem diminuirá o risco de lesão. Ao contrário da crença popular, não há evidências suficientes para apoiar a alegação de que o alongamento antes dos exercícios previne lesões ou de que o alongamento antes e depois dos exercícios previne a dor muscular.[8] Contudo, você pode relaxar ou aliviar o estresse ao participar de exercícios com foco na flexibilidade.

Componentes do programa de flexibilidade

A flexibilidade (bem como o treinamento de força) é específica às articulações e aos grupos musculares que estão sendo alongados. Assim, é importante focar todos os grupos musculares maiores (*vide* a Figura 7.1 nas páginas 136-137 para localizar os maiores grupos musculares no corpo).

Uma série de flexibilidade deve ser concluída após um aquecimento completo de, pelo menos, cinco minutos ou após uma sessão de treinamento cardiorrespiratório ou de força. Elevar a temperatura dos músculos aumenta sua capacidade de alongamento. Como uma simples analogia, compare um elástico que você reteve nas mãos (quente) a outro que você retirou do refrigerador (frio e duro). Do mesmo modo, músculos quentes têm resposta elástica maior do que os músculos frios.[2] O princípio FITT pode ser aplicado ao seu programa de flexibilidade, incluindo a frequência, a intensidade, o tempo e o tipo de atividades de alongamento.

Frequência

Para melhorar a flexibilidade, execute exercícios pelo menos dois ou três dias na semana, por um mínimo de 10 minutos.[2] Observe que isso é considerado o mínimo; alongar todos os dias como parte do aquecimento e do desaquecimento também é apropriado.

Intensidade

É comum questionar o quanto devemos alongar (ou seja, a intensidade do alongamento). Geralmente, exercícios de alongamento são feitos até o ponto de maior tensão sem desconforto dentro da amplitude de movimento da articulação.[2] Se um determinado exercício causa desconforto, desfaça-o suavemente – um alongamento não pode causar dor. Ao longo do tempo, você deve ser capaz de movimentar a articulação mais e mais, conforme sua flexibilidade aumenta, mas o alongamento nunca deve causar dor. Se acontecer, reduza suavemente.

Tempo

O tempo que você gasta em cada sessão de alongamento deve ser de pelo menos 10 minutos.[2] Isso irá permitir que sejam trabalhados os grandes grupos musculares do corpo com, pelo menos, quatro repetições de cada alongamento.

Tipo

Dois dos métodos mais comuns de alongamento para melhorar a flexibilidade são o estático e o dinâmico. Ambos envolvem o movimento da articulação ou das articulações até o final da amplitude de movimento. No alongamento estático, a posição é mantida, ao passo que, no dinâmico, o alongamento envolve movimento contínuo da(s) articulação(ões). O alongamento estático é mais comum após as atividades, porque algumas que requerem força, potência ou resistência podem ser prejudicadas com alongamento prévio.[2] O alongamento dinâmico pode ser feito antes da atividade, seguindo um aquecimento geral dos músculos.

Estático: o alongamento estático é, sem dúvida, o método mais comum usado para aumentar a flexibilidade. O alongamento estático consiste em movimentar lentamente uma articulação até o ponto em que se sente uma tensão e, depois, manter a posição de 15 a 60 segundos.[2] É preciso lembrar que as articulações não devem ficar em qualquer posição que cause dor. Conforme se mantém o alongamento, a tensão deve diminuir à medida que o músculo se alonga. Cada alongamento estático deve ser repetido quatro vezes.

Dinâmico: o alongamento dinâmico envolve movimentar partes do corpo por meio da amplitude completa enquanto se aumenta gradualmente o alcance e a velocidade do movimento de maneira controlada. Um exemplo é o movimento de circundução dos braços: você o inicia com pequenos círculos, desenvolve para círculos maiores e mais rapidamente, até que alcança a amplitude total da articulação dos ombros. Muitas pessoas pensam que o alongamento dinâmico envolve movimentos vigorosos ou desajeitados – mas não é verdade! O objetivo é movimentar a articulação de maneira controlada dentro de uma amplitude normal de movimento, com o intuito de minimizar o risco de lesão.[4] Para evitar a dor muscular que frequentemente resulta de movimentos novos, introduza alongamentos dinâmicos em seu programa de alongamento gradualmente, principalmente se não estiver acostumado a esse tipo de exercício. Movimentos dinâmicos são geralmente repetidos de 5 a 12 vezes dentro de um tempo que varia, dependendo do movimento (aproximadamente, entre 30 e 60 segundos).

UM OLHAR MAIS ATENTO

Lydia

Lydia, uma mulher de 53 anos de idade, gerente em um escritório, ficou consternada ao ver sua imagem refletida em uma vitrine de loja e perceber como seus ombros estavam caídos para a frente e seu caminhar instável. Quando criança, ela participava de atividades recreacionais de ginástica, e sempre se orgulhou de sua postura ereta e passadas confiantes. Anos de trabalho atrás de um computador, inclinando-se para a frente para verificar arquivos de contabilidade e falta de atenção à flexibilidade resultaram nessa transformação indesejada. Lydia já faz exercícios na bicicleta ergométrica cinco dias por semana e também inclui o treinamento de força pelo menos duas manhãs por semana em sua pequena academia doméstica. Agora, ela percebeu a importância de incluir o alongamento em seu programa de atividades. Ela, então, passou a incluir alongamentos para todos os grandes grupos musculares, com foco extra no pescoço, nos ombros e nos quadris.

Seu programa de flexibilidade

O alongamento pode ser feito a qualquer momento em que um músculo está aquecido e deve ser incluído antes de esportes ou de atividades que requerem alto grau de flexibilidade. Ele pode ser incluído antes ou depois da fase de condicionamento de atividades gerais de condicionamento físico. Embora não seja conclusivo, algumas pesquisas apontam que o alongamento estático pode interferir com alguns esportes que requerem força muscular, potência ou resistência.[2] Dessa maneira, nos exemplos de programas a seguir, o alongamento dinâmico segue o aquecimento (antes da fase de condicionamento do exercício) e o alongamento estático faz parte do desaquecimento.

Exemplo de programa de alongamento após aquecimento

Após um aquecimento completo, alongamentos dinâmicos podem ser executados para melhorar a eficiência dos movimentos que você fará durante o período de condicionamento do treinamento cardiorrespiratório ou de força. Alongamentos dinâmicos devem começar com pequenas extensões de movimento até as maiores. Você deve repetir cada movimento de 5 a 12 vezes ou movimentar-se continuamente por 30 a 60 segundos. A Figura 8.1 descreve um programa de alongamento dinâmico que pode ser usado após um aquecimento.

Alongamentos que devem ser evitados

Descobriu-se que muitos aquecimentos que foram usados no passado causam tensão desnecessária nos músculos e nas articulações.[1] Apesar de nem todos os praticantes dessas atividades sofrerem lesão, é uma medida sensata evitar certos alongamentos e ter foco naqueles incluídos no final deste capítulo, a partir da página 177. O Quadro 8.1 relaciona alguns alongamentos que devem ser evitados e sugere alternativas.

Quadro 8.1 Alongamentos a serem evitados e alternativas sugeridas

<table>
<tr><th>Alongamento a ser evitado</th><th>Razão para evitar</th><th>Alongamento alternativo</th></tr>
<tr><td>Tocar os pés com as mãos</td><td>Pode tensionar a lombar</td><td>Alongamento dos posteriores da coxa, página 184</td></tr>
<tr><td>Alongamento do “barreirista”</td><td>Pode tensionar o joelho flexionado</td><td>Alongamento do quadríceps em decúbito ventral, página 185</td></tr>
<tr><td>Enrolamento completo das costas</td><td>Pode estressar o pescoço e a lombar</td><td rowspan="2">Braços elevados acima da cabeça (com leve flexão para envolver os músculos do tronco), página 178</td></tr>
<tr><td>Hiperextensão lombar</td><td>Ineficiente como alongamento dos músculos abdominais e pode estressar as costas</td></tr>
<tr><td>Circundução completa do pescoço</td><td>Hiperestende o pescoço</td><td>Flexão para a frente e lateral, página 177</td></tr>
</table>

Em algumas situações, alongar um músculo pode não ser apropriado. Por exemplo, se um músculo ou uma articulação sofreram lesão, exercícios de alongamento devem ser adiados, a menos que prescritos como parte de um plano de tratamento com acompanhamento médico.

UM OLHAR MAIS ATENTO

George

George, o homem de 65 anos apresentado no Capítulo 2, descobriu que sua flexibilidade estava abaixo do que esperava após fazer o teste de sentar e alcançar. Ele espera melhorar nessa área e, por isso, iniciou um programa de alongamento, após sua pedalada do trabalho para casa às segundas, quartas e sextas-feiras. George começou com os alongamentos do nível 1, descritos na Figura 8.2. Ele descobriu que o tempo que passa alongando é uma ótima maneira de relaxar após um longo dia de trabalho. Além disso, no último mês, ele percebeu que seus movimentos ao pedalar, assim como os do dia a dia, parecem ser mais fáceis de executar.

Como George tem idade avançada, ele também incluiu alguns exercícios de equilíbrio às terças e quintas-feiras. Ele completa as atividades de nível 2, descritas na Figura 8.3, como: inclinar-se sentado na cadeira, com movimentos dos braços e das pernas; posição ereta com balanço para a frente e para trás e para um lado e para o outro; caminhada para a frente e para trás, com posição ampla e estreita; e caminhada com a lateral dos calcanhares e as pontas dos pés. Da mesma maneira que com seu programa de alongamento, ele descobriu que essas atividades não somente o ajudam com seu equilíbrio físico, mas, também, servem como um momento para limpar sua mente das pressões de um dia de trabalho.

Frequência

Os exercícios de equilíbrio e de estabilidade devem ser executados pelo menos duas ou três vezes por semana, para evitar quedas e aumentar a mobilidade.[2]

Intensidade

Ao iniciar um programa de equilíbrio e de estabilidade, comece pelas atividades em posição sentada antes de ficar em pé ou de incluir atividades com movimento. Atividades na posição sentada oferecem mais apoio e, assim, são menos desafiadores do que atividades nas quais você fica em pé ou em movimento. Uma vez que obteve sucesso com um exercício em várias sessões, aumente a dificuldade ou desafie a si próprio, endireitando sua postura, fechando um ou os dois olhos ou incluindo uma atividade adicional (por exemplo, ler, virar a cabeça, pegar uma bola). Quando progredir para um nível mais difícil de um exercício, assegure-se de incluir somente um desafio extra por vez, para garantir segurança e sucesso.

Tempo

O tempo requerido para o treinamento do equilíbrio varia, mas o planejamento para 10 a 15 minutos por sessão permitirá que você inclua uma variedade de exercícios de equilíbrio. Em geral, cada atividade deve ser feita por 10 a 30 segundos como ponto de partida. Se você não consegue manter uma posição por todo esse tempo, permaneça o máximo que conseguir.

Tipo

Atividades de equilíbrio podem ser subdivididas em: atividades que desafiam sua estabilidade em um movimento para a frente e para trás; e atividades que desafiam sua estabilidade em um movimento lado a lado, ou lateral. A necessidade de estabilidade em múltiplas direções é óbvia para esportes e atividades recreacionais. Basquete, beisebol e futebol são esportes competitivos nos quais o corpo deve responder constantemente à mudança nas direções e, até mesmo, ter contato com outros jogadores. De maneira semelhante, outros esportes, como boliche e golfe, requerem equilíbrio conforme o corpo se movimenta e gira. Certamente, até mesmo tarefas diárias, como serviços domésticos e jardinagem, requerem que seu corpo esteja em constante estado de equilíbrio. Por exemplo, uma simples tarefa como passar o aspirador inclui movimentos para a frente e para trás, bem como movimentos para um lado e para o outro, conforme você se movimenta em um cômodo. Por causa das muitas direções nas quais seu corpo se movimenta, você deve escolher exercícios de ambas as categorias, para aumentar a estabilidade e melhorar o equilíbrio.

Seu programa de equilíbrio

A Figura 8.3 descreve um exemplo de um programa de equilíbrio e de estabilidade. Quando iniciar seu programa, comece pelo nível 1, para atividades na posição sentada, em pé e em movimento.

FIGURA 8.3

Exemplo de um programa de equilíbrio progressivo

	Nível 1	Nível 2	Nível 3	Desafio
Atividades de equilíbrio na posição sentada*	Inclinar-se sentado na cadeira	Incluir movimentos com os braços: • Elevar um braço por vez para a frente e, depois, para os lados • Elevar os dois braços para a frente e, depois, para os lados Incluir movimentos com as pernas: • Elevar um joelho por vez • Elevar uma perna (estendida) por vez	Combinar movimentos de pernas e braços	• Sentar-se sobre almofada • Sentar-se em uma bola de estabilidade • Fechar um olho • Fechar os dois olhos • Virar a cabeça para a direita e, depois, para a esquerda
Atividades de equilíbrio na posição em pé*	Posição ereta (quatro variações): pequeno afastamento lateral; médio afastamento lateral; pés paralelos, um deles mais à frente (*semitandem*); e um pé à frente do outro (*tandem*)	Em todas as quatro variações, incluir: • Balanço para a frente e para trás • Balanço para os lados (lado a lado)	Incluir movimentos ao balanço: • Elevar um braço por vez para a frente e, depois, para os lados • Elevar os braços para a frente e, depois, para os lados	• Fechar um olho • Fechar os dois olhos • Virar a cabeça para a direita e, depois, para a esquerda • Segurar um objeto, como um livro, por exemplo

Continua

Continuação

	Nível 1	Nível 2	Nível 3	Desafio
Atividades de equilíbrio com movimento	Caminhar para a frente e para trás	• Caminhada com posição ampla • Caminhada com posição estreita • Caminhar sobre os calcanhares • Caminhar sobre as pontas dos pés	• Caminhada pé ante pé (*tandem walk*) para a frente e para trás • Caminhar enquanto segura um objeto • Caminhar com a cabeça virada	• Pés descalços • Um olho fechado • Recitando um poema • Mudar a superfície (esteira, areia etc.) • Obstáculos
	Caminhar de um lado para o outro	• Caminhar para a lateral sobre os calcanhares • Caminhar para a lateral sobre as pontas dos pés • Girar	• Caminhar para a lateral carregando um objeto • Caminhar para a lateral com a cabeça virada • Caminhada com passo cruzado: cruzar um pé à frente do outro	

* A descrição e as fotografias dessas atividades podem ser encontradas no final do capítulo, a partir da página 177.

Uma vez que você completou o nível 1 por, pelo menos, duas sessões, passe para o nível 2, que é uma progressão das atividades básicas do nível 1. Quando sentir-se confortável com as atividades do nível 2 por, pelo menos, duas sessões, considere incluir algumas opções do nível 3. Você pode incluir atividades desafiadoras a qualquer nível, mas inclua somente uma por vez, para garantir sua segurança.

Para manter sua flexibilidade e seus movimentos eficientes ao longo da vida, você deve esforçar-se para participar de um programa de alongamento pelo menos duas a três vezes por semana. Geralmente, cerca de 10 minutos de alongamento são necessários para trabalhar todos os grandes grupos musculares. Alongamentos estáticos devem ser mantidos por 15 a 60 segundos, com cerca de quatro repetições por alongamento. Para alongamentos dinâmicos, inclua de 5 a 12 repetições ou movimento contínuo por 30 a 60 segundos. Você pode executar exercícios de alongamento isoladamente ou após uma sessão de treinamento cardiorrespiratório ou de força. Além disso, ao incluir atividades de equilíbrio à sua sessão de exercícios, você se beneficiará em suas atividades diárias e reduzirá potencialmente o risco de quedas.

ALONGAMENTOS PARA A FLEXIBILIDADE

Os exercícios para aumentar a flexibilidade relacionados ao longo deste capítulo são fornecidos aqui, organizados por tipo – estático ou dinâmico. Cada alongamento inclui descrição e fotografias para ajudar você a executá-lo corretamente.

Alongamentos estáticos

Alongamentos estáticos, conforme discutido em detalhes anteriormente, são exercícios simples que você pode usar para aumentar sua flexibilidade. Lembre-se de sempre aquecer antes do alongamento.

Pescoço

- *Flexão para a frente*: olhando à frente, mova sua cabeça para a frente e encoste seu queixo no peito; mantenha a posição.

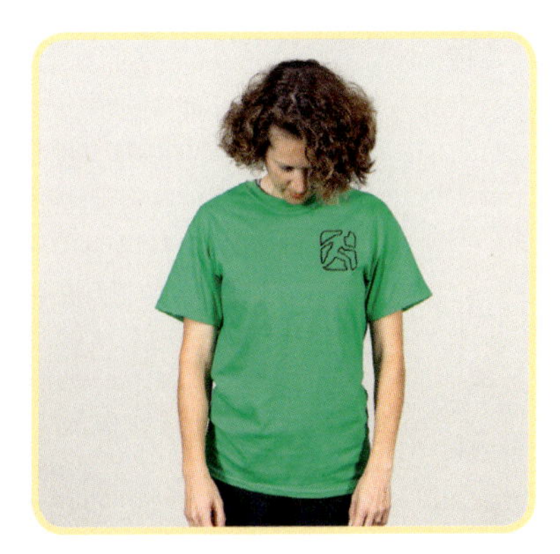

- *Flexão lateral*: olhando à frente, incline sua cabeça para o lado, com as orelhas em direção ao ombro; mantenha a posição. Repita do lado oposto.

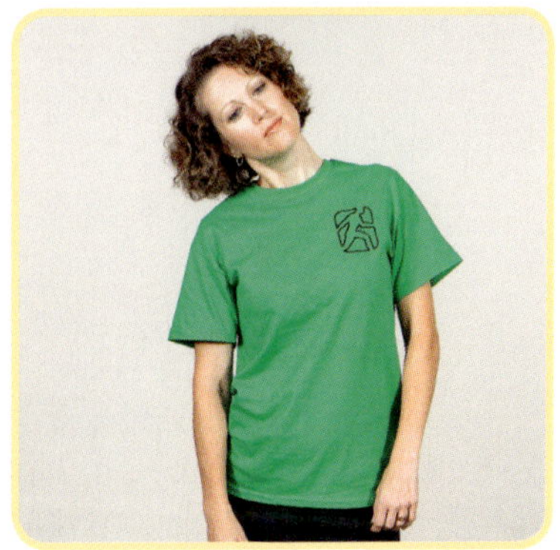

Ombros

- *Braços cruzados no peito*: olhando à frente, estenda o braço direito e cruze-o à frente do peito. Seu braço deve ficar o mais estendido possível e você deve sentir uma leve tensão em seu ombro direito. Segure seu braço direito com sua mão esquerda e faça uma leve pressão, para aumentar a tensão em seu ombro direito. Repita do lado oposto.

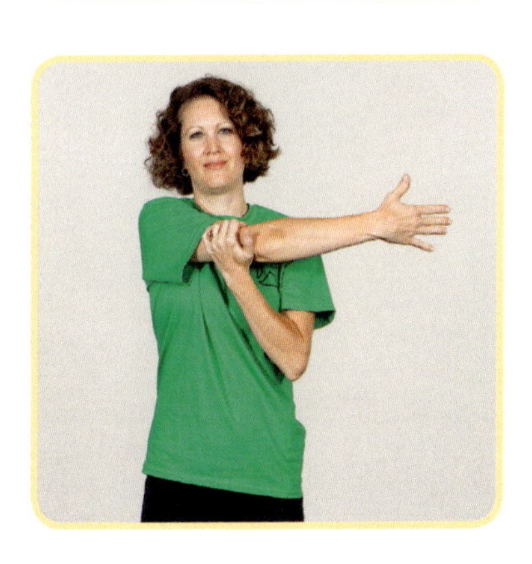

Parte superior das costas

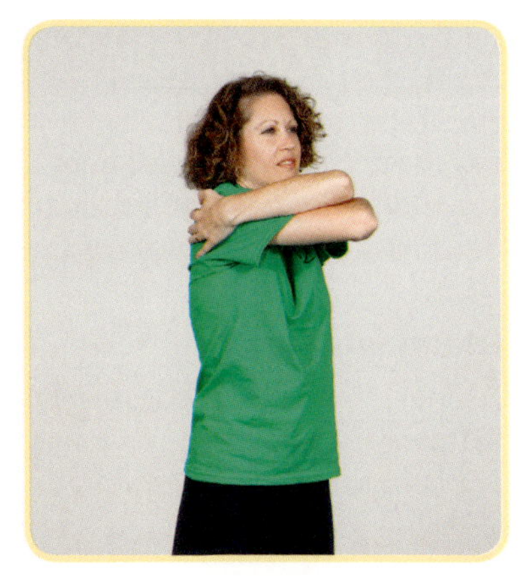

- *Abraço*: cruze seus braços em torno do seu tronco, com os cotovelos apontando para a frente. Enrole a parte superior do corpo e pressione os braços em direção um do outro.

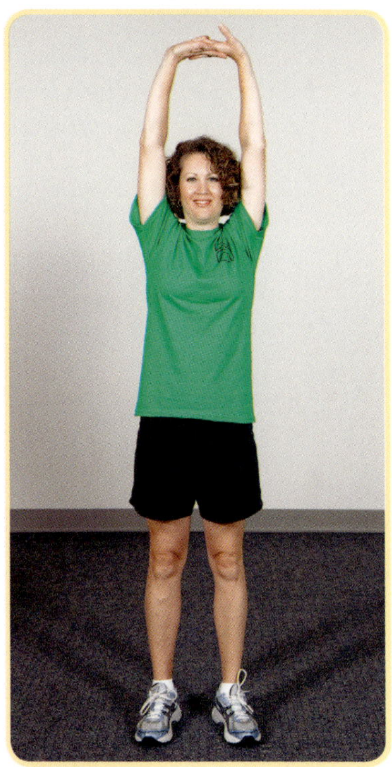

- *Braços elevados acima da cabeça*: olhando à frente, fique em pé e estenda seus braços acima da cabeça, mantendo os ombros em posição neutra (alinhados com seus quadris). Cruze os dedos e pressione com as palmas das mãos para cima. Você pode envolver seus músculos do tronco (torso), fazendo uma rotação suave para um lado do seu corpo e para trás. Mantenha a posição quando sentir a tensão em seu tronco do lado oposto ao que você está se inclinando.

- *Gato ajoelhado*: na posição de quatro apoios (*a*), contraia o abdome e os glúteos e, depois, enrole a coluna por toda a sua extensão (*b*).

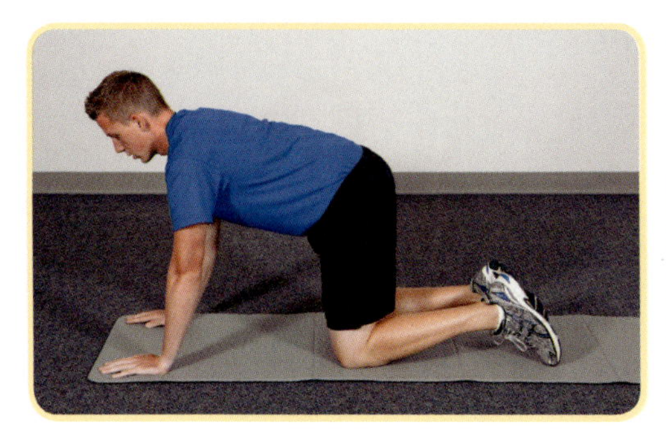

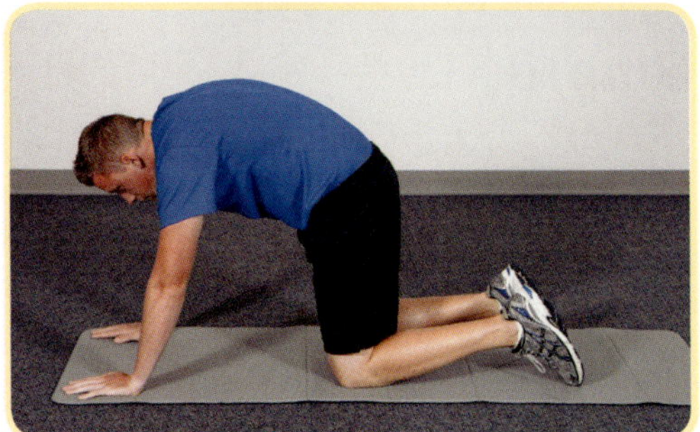

Região lombar

- *Alongamento com rotação dos quadris – supino*: deite-se em decúbito dorsal e flexione os joelhos, de modo que seus pés fiquem apoiados no chão. Estenda os braços para as laterais, para estabilizar a parte superior do corpo (*a*). Movimente lentamente as duas pernas, com seus joelhos flexionados para o lado direito do corpo, enquanto mantém a região dorsal – parte superior das costas – contra o chão e seu abdome orientado em direção ao teto (*b*). Repita o movimento para o lado esquerdo.

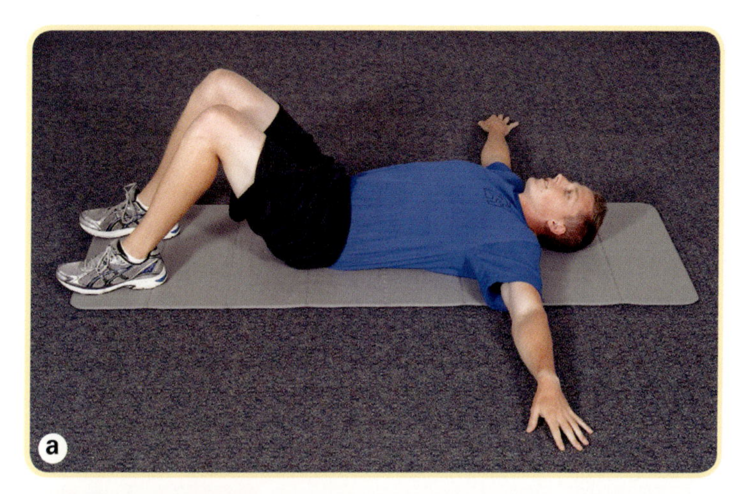

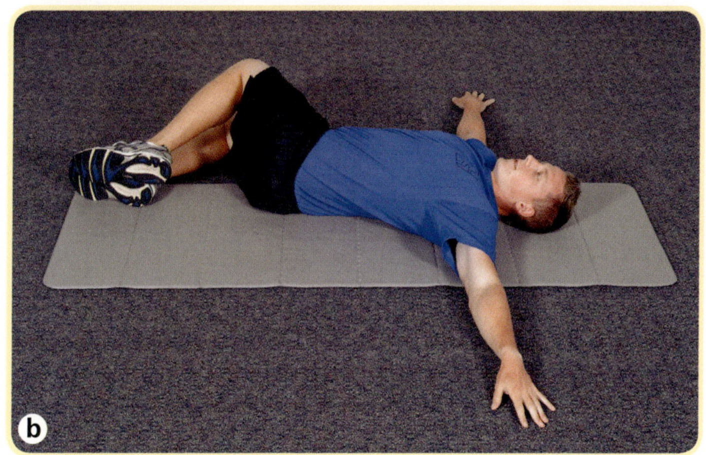

Peito

- *Alongamento do peito*: neste alongamento, seus ombros devem estar relaxados, não elevados. Estenda seus braços em direção às costas, mantendo-os na altura ou um pouco abaixo dos ombros. Uma boa dica para este alongamento é: "Abra bem os braços".

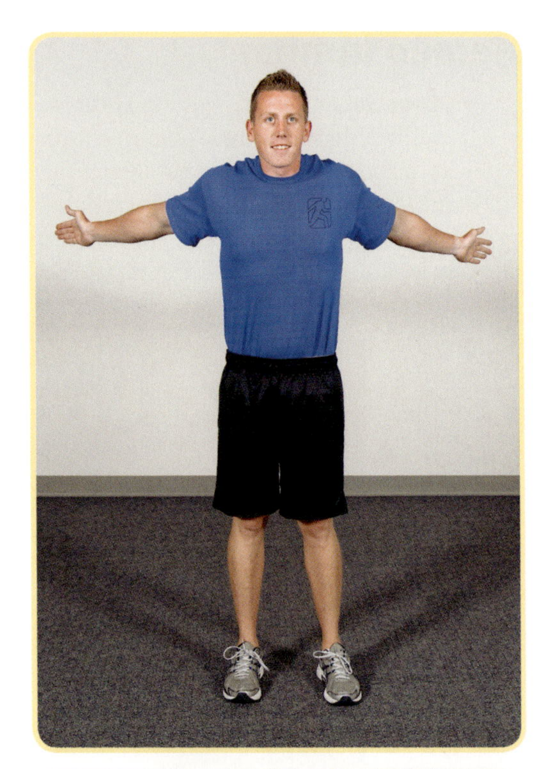

- *Alongamento progressivo do peito*: posicione seus braços contra uma parede com vão (batente de uma porta aberta, corredor etc.) e incline-se à frente, até que sinta leve tensão no peito. Este exercício também alonga o bíceps.

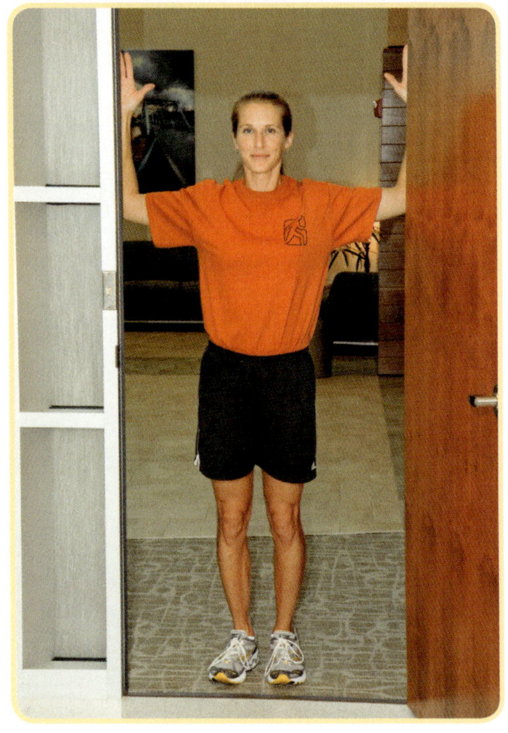

Bíceps

- *Alongamento para o bíceps na parede*: posicione seu braço desde a mão até a parte interna do seu cotovelo contra uma parede e gire seu corpo, afastando-o e expirando lentamente. Repita do lado oposto.

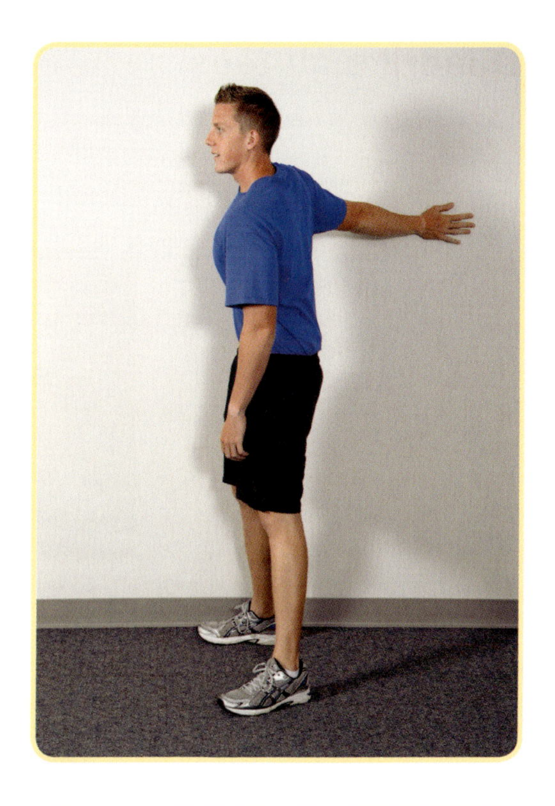

Tríceps

- *Cotovelo atrás da cabeça*: olhando à frente, eleve seu braço direito, flexione o cotovelo e deixe a mão cair atrás da cabeça, tentando alcançar seu ombro esquerdo com a mão direita. A mão esquerda pode ser posicionada no ombro direito para auxiliar com este alongamento. Repita do lado oposto.

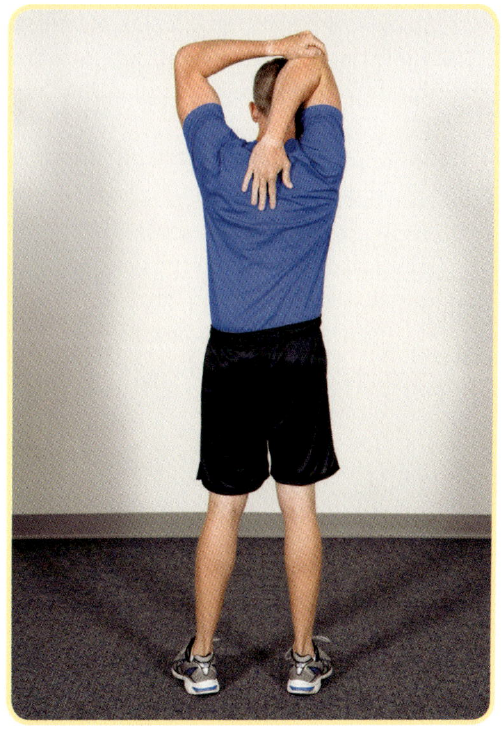

Quadril e glúteos

- *Alongamento com rotação do quadril, sentado*: sente-se com a postura ereta em uma cadeira firme e fixa. Cruze seu tornozelo direito sobre o joelho esquerdo flexionado (*a*) e pressione gentilmente o joelho direito para baixo, até desenvolver uma tensão na porção exterior da coxa direita (*b*). Repita do lado oposto.

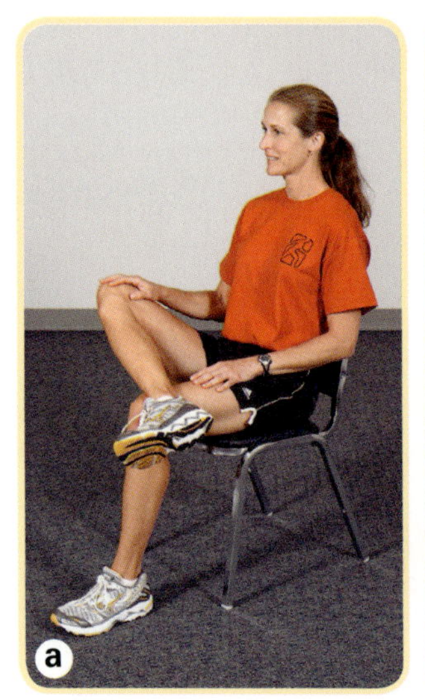

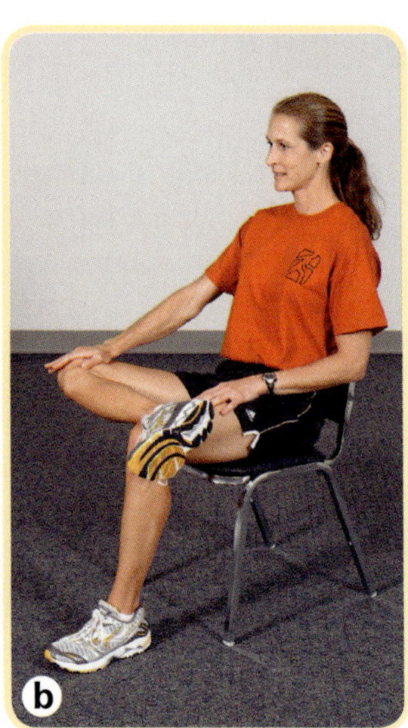

- *Alongamento com rotação do quadril, deitado*: deite-se em decúbito dorsal, com os joelhos flexionados e os pés apoiados no chão. Repouse o tornozelo direito sobre o joelho esquerdo flexionado (*a*). Eleve seu pé esquerdo do chão, passe suas mãos em torno da perna esquerda e puxe-a em direção a seu corpo (*b*). Mantenha o foco na abertura do seu joelho direito, até uma tensão desenvolver-se na porção exterior da sua coxa direita. Repita do lado oposto.

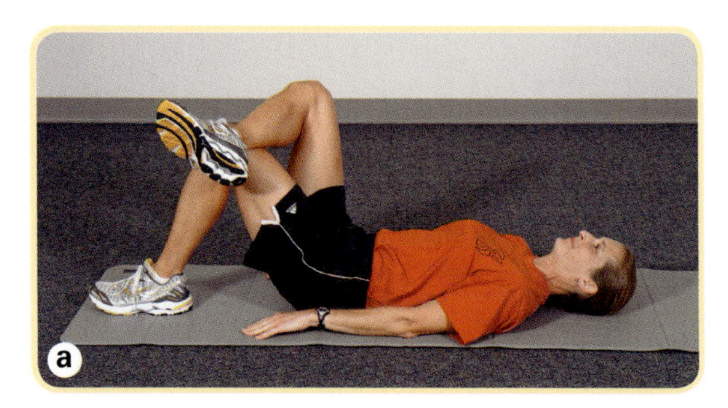

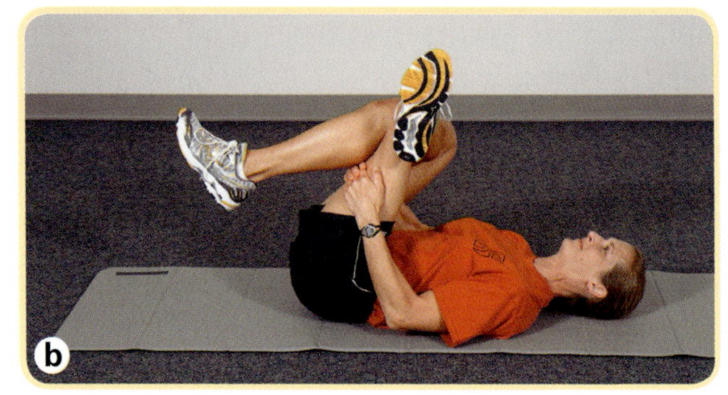

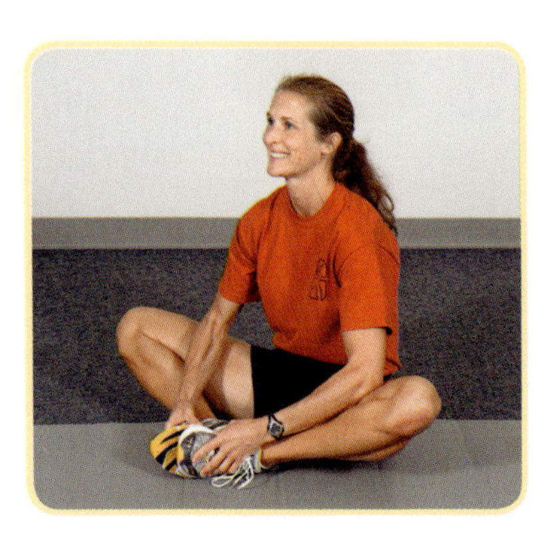

- *Alongamento borboleta*: sente-se com a postura ereta no chão e encoste as solas dos pés uma à outra. Leve seus joelhos em direção ao solo, incline-se à frente dos quadris e use seus cotovelos para pressionar suas pernas para baixo.

• *Alongamento dos flexores do quadril e do joelho*: ajoelhe-se, com os dois joelhos, com o tronco ereto. Apoie seu pé direito no chão, formando um ângulo de 90 graus com as duas pernas (*a*). Jogue o peso do corpo para a frente e mantenha a parte superior do corpo ereta (*b*). Repita do lado oposto.

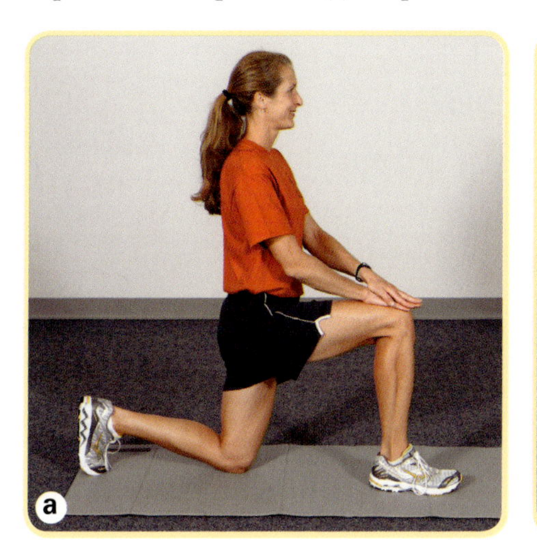
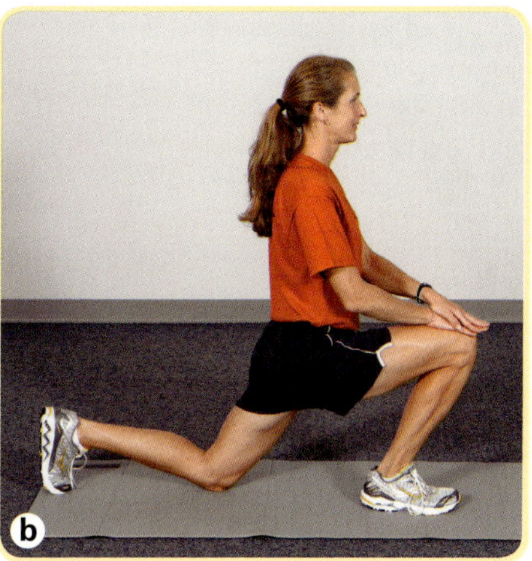

• *Alongamento do flexor do quadril, em pé*: fique em pé, com a postura ereta; coloque as mãos nos quadris. Dê um passo à frente com seu pé direito, na posição afundo (*a*). Seu pé direito ficará à frente do seu corpo e seu pé esquerdo, atrás; seu calcanhar esquerdo pode ser elevado para facilitar o movimento. Mova os quadris para a frente e mantenha essa posição, sentindo a tensão desenvolver-se nos quadris, quadríceps e glúteos (*b*). Repita do lado oposto.

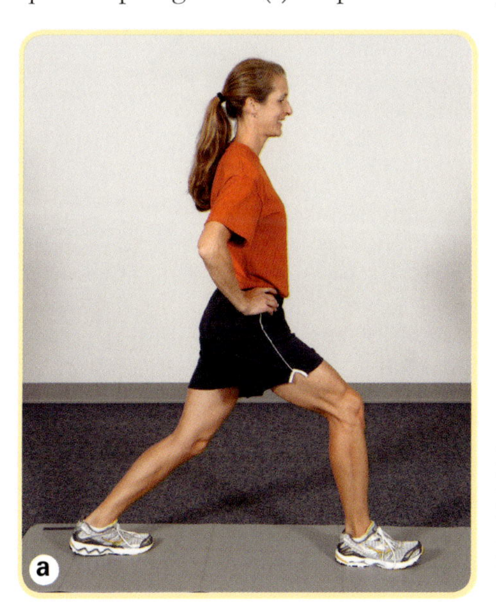
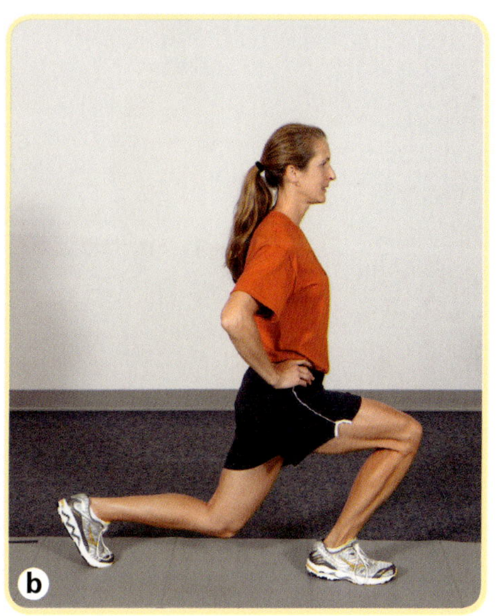

Posteriores da coxa

- *Alongamento dos posteriores da coxa, sentado*: sente-se no chão, com a postura ereta, com ambas as pernas estendidas e as mãos sobre elas (*a*). Leve as mãos lentamente à frente, até os pés, mantendo o peito elevado (*b*).

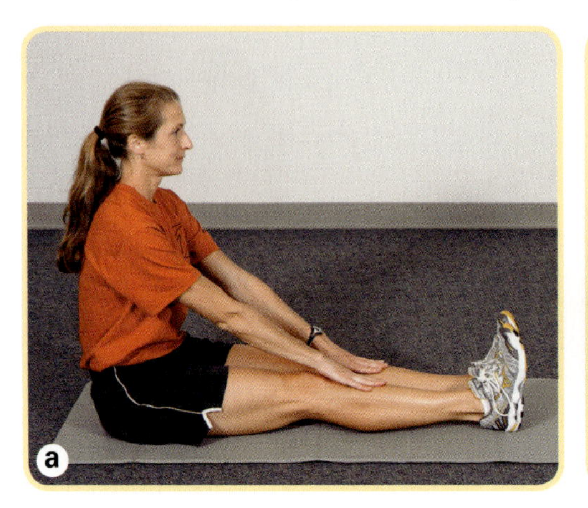

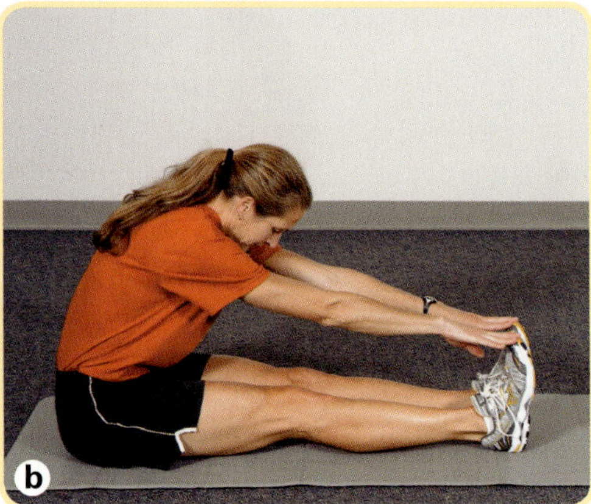

- *Alongamento dos posteriores da coxa, em pé*: fique em pé e afaste levemente seu pé direito à frente do seu pé esquerdo. Leve os quadris para baixo de forma lenta, enquanto flexiona seu joelho esquerdo suavemente e estende seu joelho direito (*a*). Faça uma dorsiflexão do tornozelo direito (*b*). Mantenha a posição e, depois, retorne à posição inicial. Repita com a outra perna.

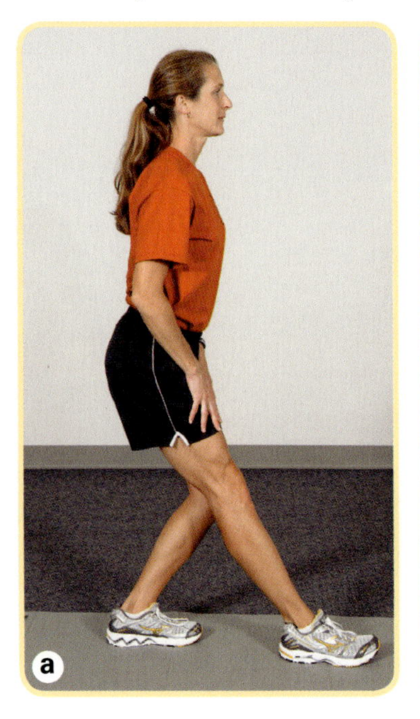

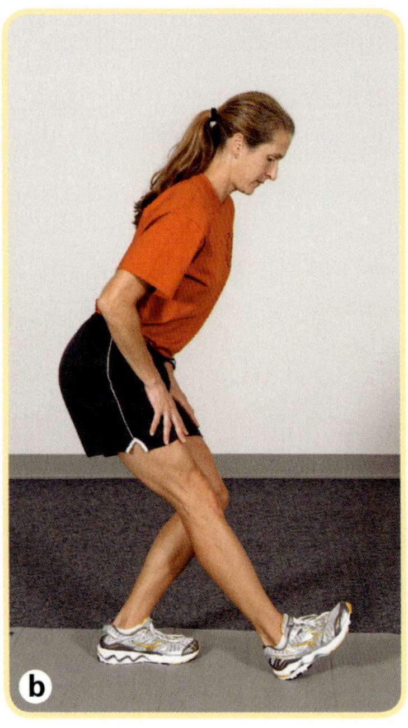

Quadríceps

- *Alongamento do quadríceps, em decúbito ventral*: deite-se em decúbito ventral, com as pernas estendidas. Com a mão esquerda, leve seu calcanhar direito em direção aos glúteos. Mantenha os joelhos alinhados.

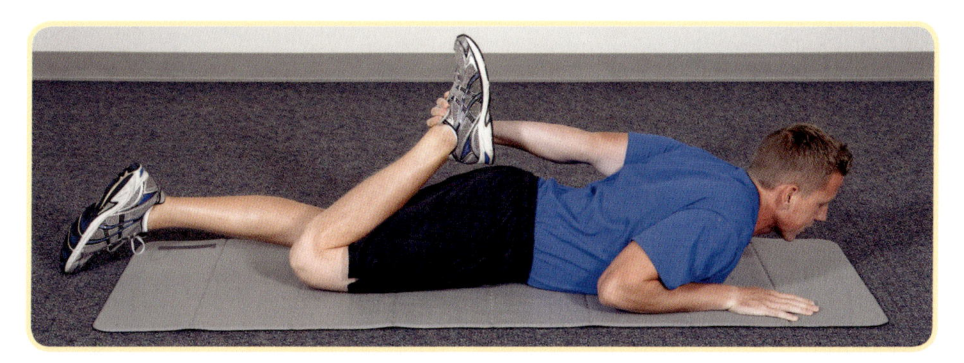

- *Alongamento do quadríceps, de lado*: deite-se no chão, do lado direito. Flexione seu joelho esquerdo, mantendo os joelhos e os quadris alinhados (mantenha os joelhos unidos e não torça sua perna para o lado). Com seu braço esquerdo, leve seu calcanhar esquerdo até os glúteos. Repita do lado oposto.

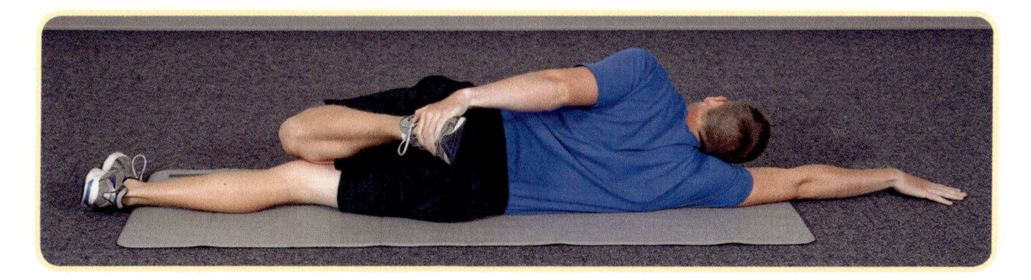

- *Alongamento do quadríceps, em pé*: fique em pé (você pode usar uma cadeira como apoio) e flexione seu joelho direito, levando-o até os glúteos. Segure seu calcanhar direito com sua mão esquerda. Mantenha os joelhos alinhados e unidos, e seu calcanhar atrás dos glúteos. Não torça a perna para fora. Suavemente, puxe sua coxa para trás. Repita do lado oposto.

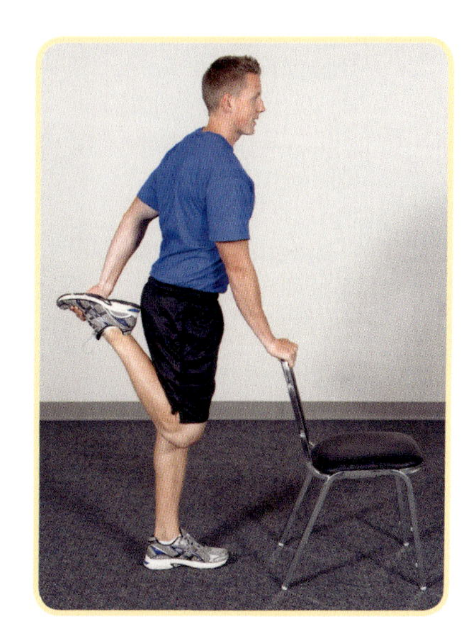

Panturrilhas

- *Alongamento da panturrilha, sentado*: sente-se, com a postura ereta, com ambas as pernas estendidas à sua frente (*a*). Faça uma dorsiflexão dos tornozelos, em direção ao seu corpo (*b*).

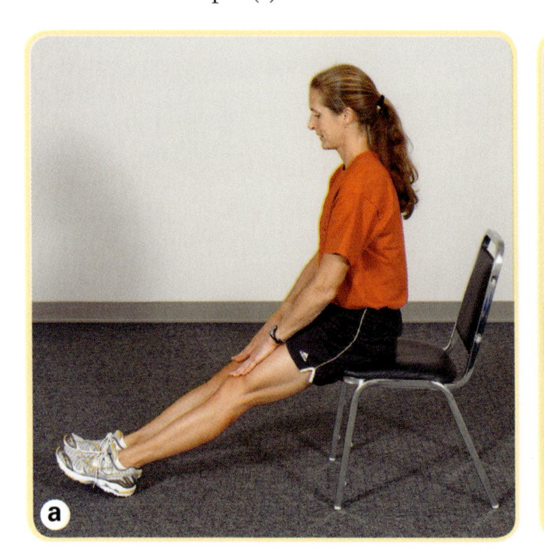

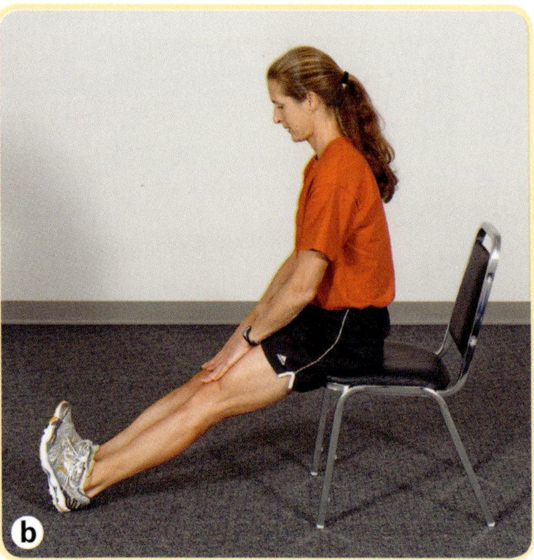

- *Alongamento da panturrilha, em pé:* fique em pé, com suas pernas estendidas na extremidade de um degrau fixo, apoiando-se em um corrimão. Movimente seu pé direito, de modo que o seu calcanhar direito afaste-se da extremidade do degrau (*a*). Lentamente, abaixe o calcanhar direito até que a tensão se desenvolva na panturrilha direita (*b*). Repita do lado oposto.

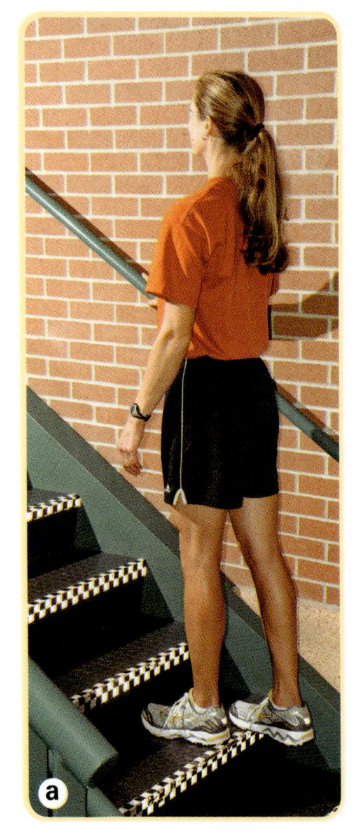

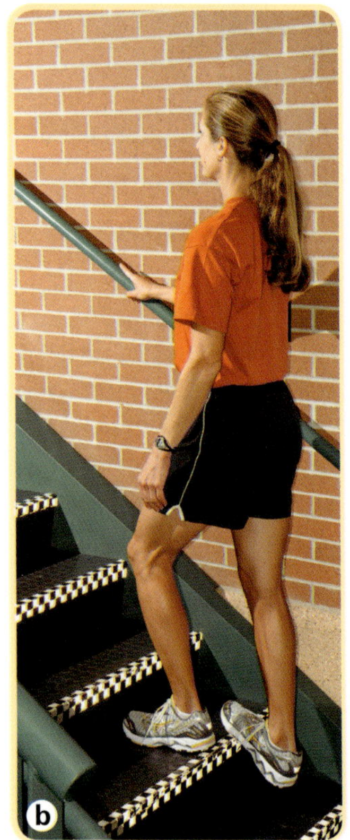

Alongamentos dinâmicos

Os alongamentos dinâmicos, conforme foi discutido anteriormente neste capítulo, são mais ativos do que os alongamentos estáticos. Lembre-se de sempre fazer aquecimento antes de qualquer atividade de alongamento.

Braços e ombros

- *Circundução dos braços*: fique em pé, com seus pés afastados na distância dos ombros e seus joelhos levemente flexionados. Eleve os dois braços para as laterais, até a altura dos ombros, com suas palmas para fora. Faça pequenos círculos com seus braços estendidos, aumentando gradualmente o tamanho dos círculos.

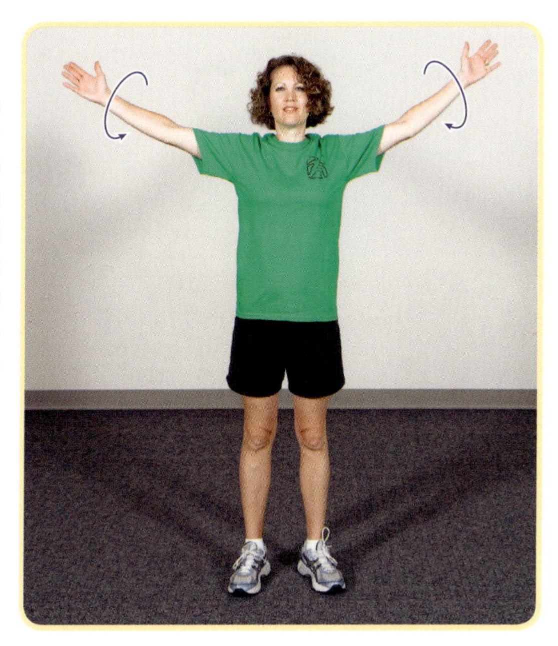

- *Encolher os ombros*: eleve os ombros em direção às orelhas (*a*) e, depois, abaixe-os (*b*).

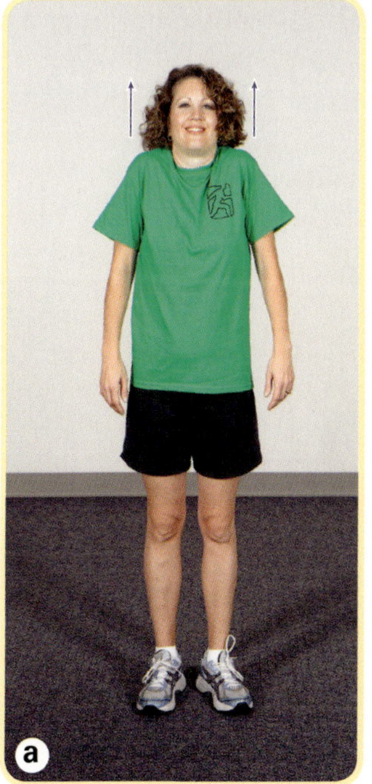

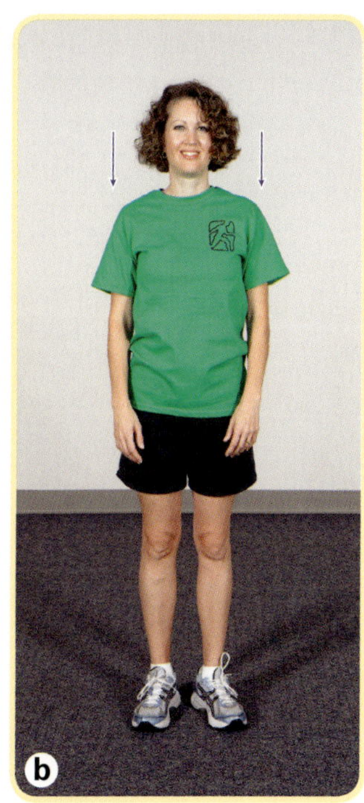

Quadris e glúteos

- *Pêndulo com a perna (da frente para trás)*: posicione sua mão direita no encosto de uma cadeira, para obter equilíbrio. Eleve sua perna esquerda, balançando-a para a frente (à frente do seu corpo) (*a*) e para trás (atrás do corpo) (*b*). Inicie com pequenos balanços e progrida para balanços maiores. Repita com a outra perna.

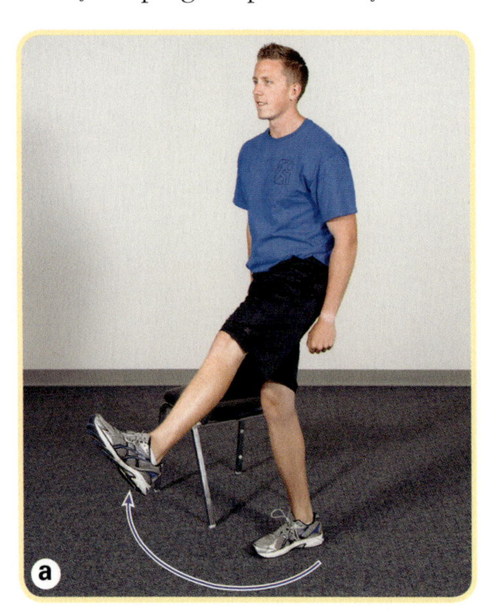

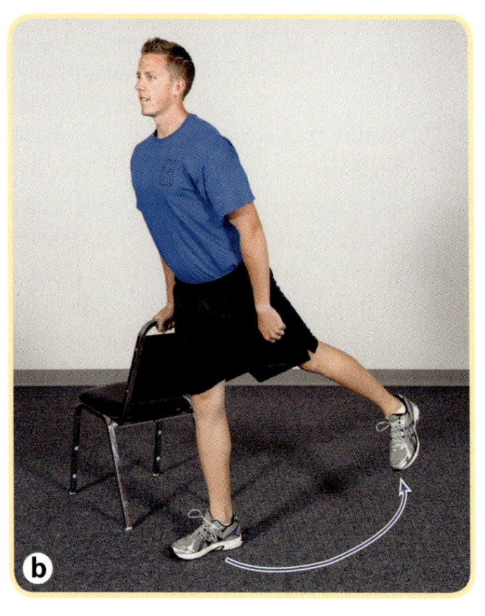

- *Pêndulo com a perna (de um lado para o outro)*: posicione as mãos no encosto de uma cadeira, para obter equilíbrio. Balance sua perna esquerda para o lado esquerdo (*a*) e cruze-a à frente do seu corpo para o lado direito (*b*). Inicie com pequenos balanços e progrida para balanços maiores. Repita com a outra perna.

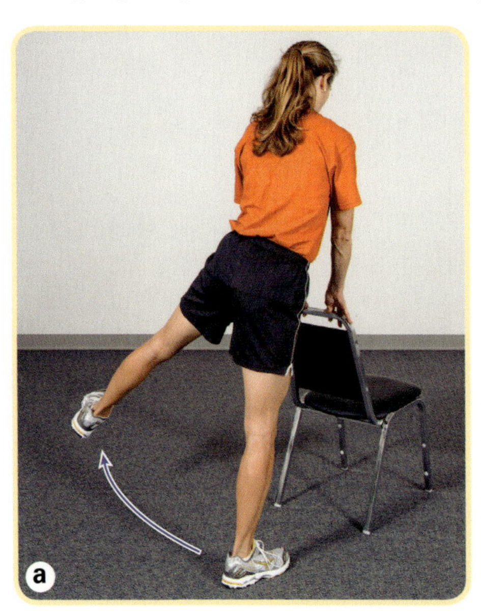

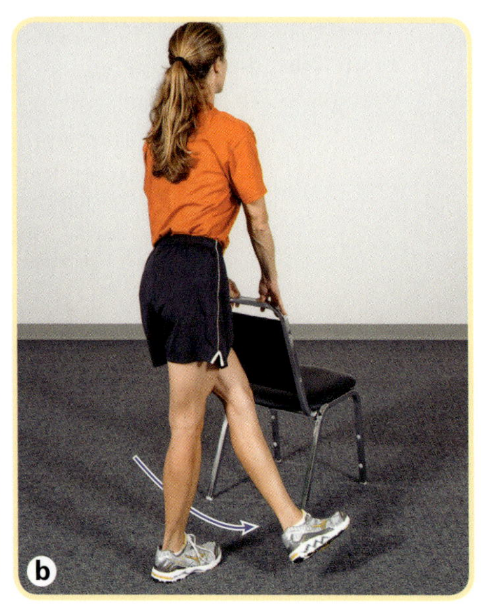

- *Rotação interna do quadril*: fique em pé, com a postura ereta, com seus pés afastados na largura dos ombros. Eleve seu pé esquerdo em direção à lateral do seu corpo e toque a lateral do seu calcanhar esquerdo com sua mão esquerda. Permita que seu joelho faça uma rotação interna, e, então, toque a lateral do seu calcanhar esquerdo com sua mão direita. Alterne os toques em cada pé. Caminhe para a frente enquanto alterna os pés.

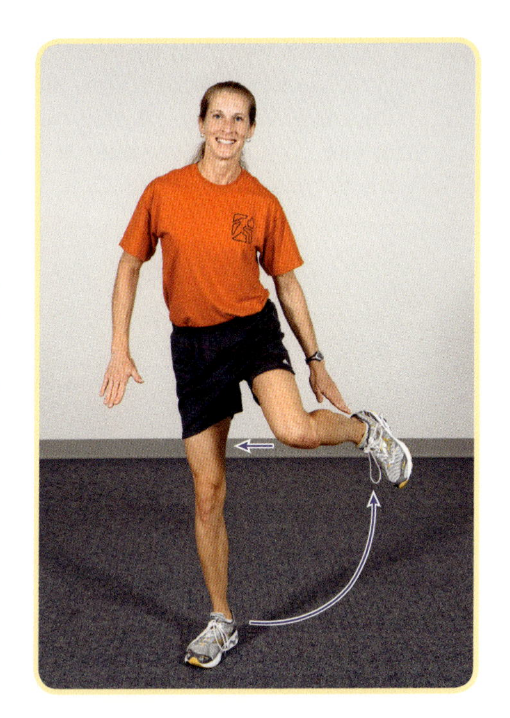

- *Rotação externa do quadril*: fique em pé, com a postura ereta, com seus pés afastados na largura dos ombros. Eleve seu pé esquerdo à frente do seu corpo e toque a parte interna do seu calcanhar esquerdo com sua mão direita. Permita que seu joelho aponte para fora, afastando-se do seu corpo. Faça o movimento com o lado oposto e toque a parte interna do seu calcanhar direito com sua mão esquerda. Alterne os toques em cada pé. Caminhe para a frente enquanto alterna os toques nos pés.

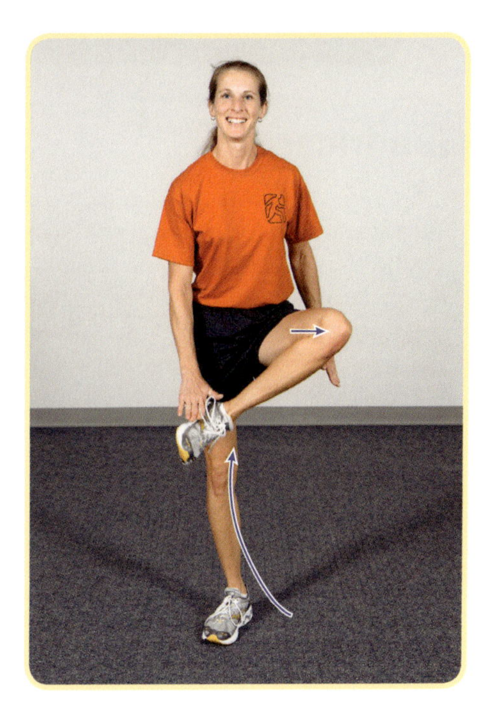

- *Passo lateral*: fique em pé, afaste os pés na distância dos ombros, com os joelhos levemente flexionados e suas mãos sobre seus quadris. Dê um passo à esquerda com seu pé esquerdo (*a*); depois, traga seu pé direito próximo ao pé esquerdo (*b*). Comece com pequenos passos, progrida para passos maiores e, depois, progrida para um passo largo. Troque a direção.

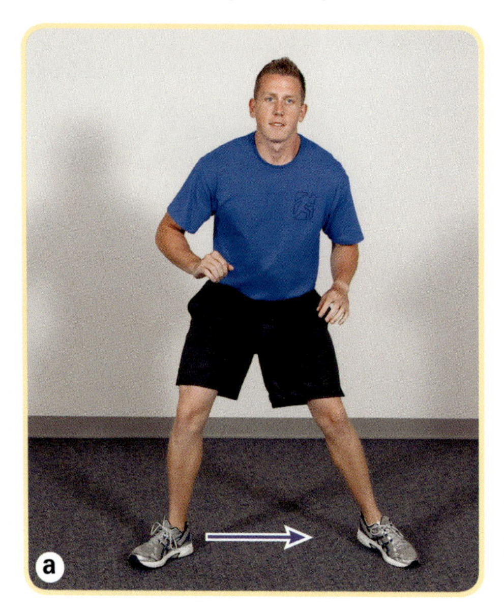

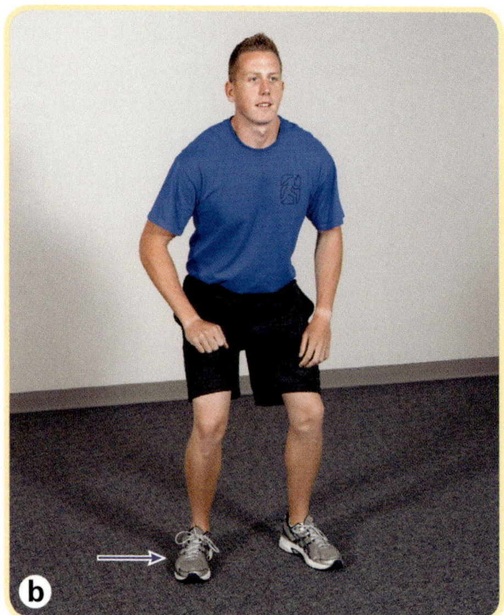

Quadríceps

- *Chute nos glúteos*: inicie marchando, sem sair do lugar. Puxe seu calcanhar bem próximo aos seus glúteos com cada passo. Progrida com movimentos para a frente (caminhando ou correndo), enquanto "chuta" os glúteos.

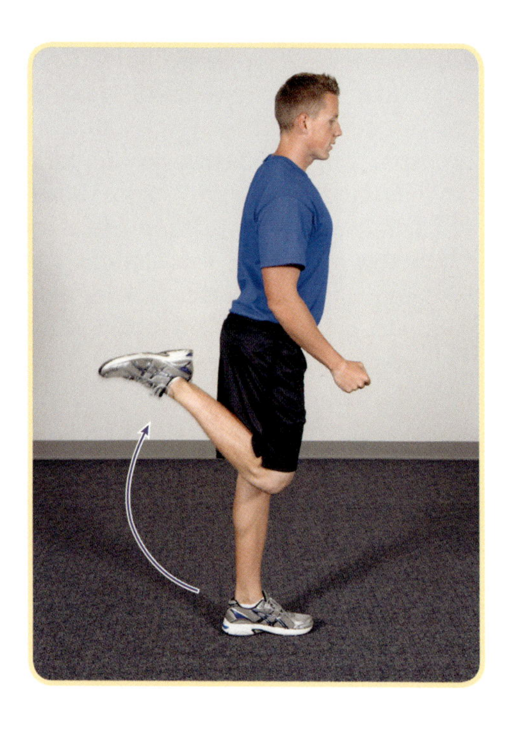

Posteriores da coxa

- *Joelhos no alto*: inicie marchando, sem sair do lugar. Eleve seus joelhos mais alto a cada vez. Movimente-se para a frente (caminhando ou correndo) com os joelhos no alto.

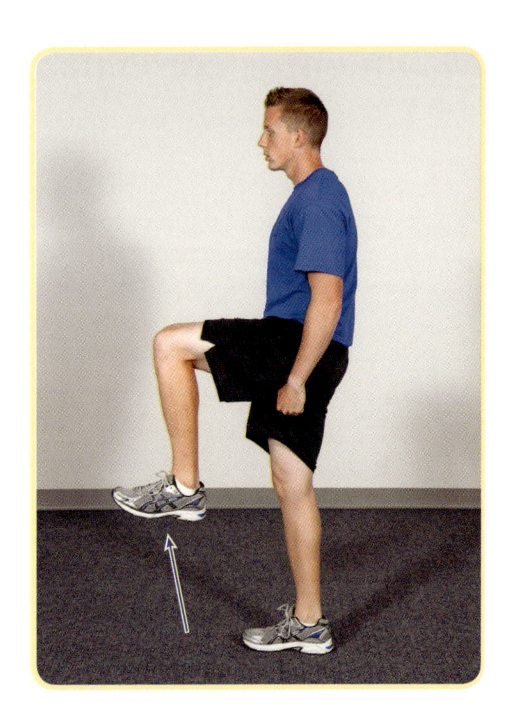

Tornozelos

- *Rotação dos tornozelos*: sente-se em uma cadeira, com a postura ereta, com as duas pernas unidas e estendidas à sua frente. Faça uma dorsiflexão e uma flexão plantar (*a*). Faça uma rotação dos pés na posição horária e anti-horária (*b*).

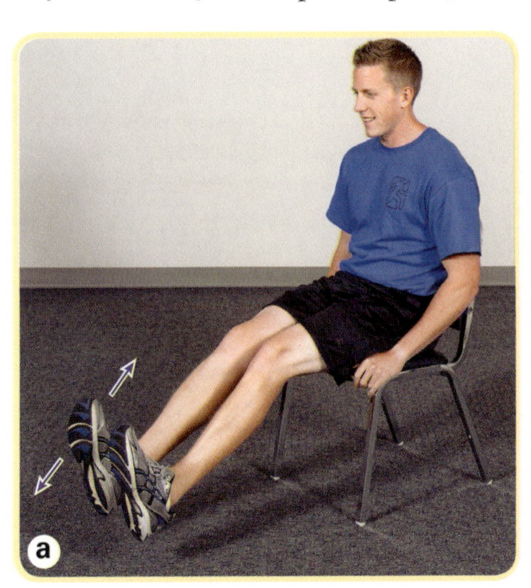

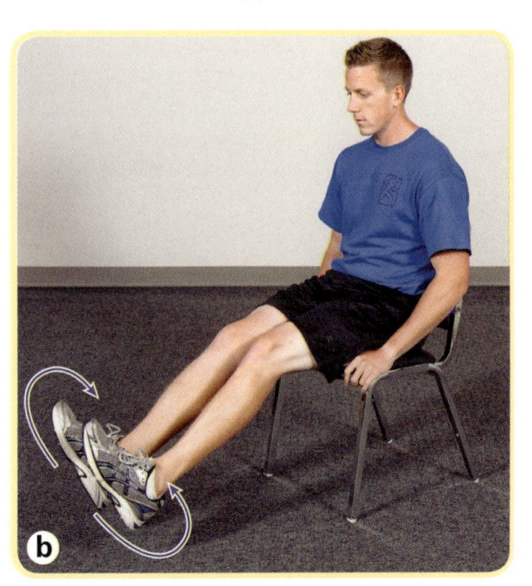

Movimentos combinados

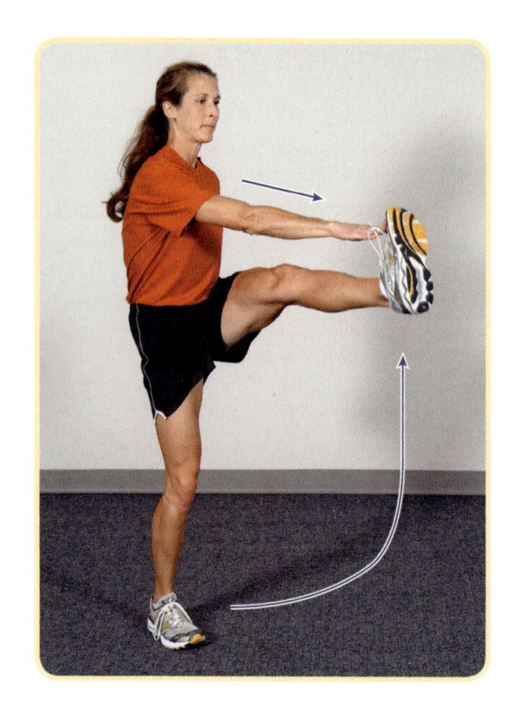

- *Caminhar do soldado*: faça simultaneamente uma rotação do seu braço direito para a frente e eleve sua perna esquerda (estendida). Leve sua mão direita em direção à sua perna esquerda e aos seus dedos do pé. Troque para o lado oposto. Faça a progressão do movimento ao alternar para o lado oposto e, depois, ao caminhar enquanto alterna os lados.

- *Cortador (lenhador)*: fique em pé, com seus pés afastados além da distância dos ombros. Leve os dois braços para baixo e para além do seu pé esquerdo, enquanto flexiona os joelhos levemente (*a*). Movimente seus braços diagonalmente, cruzando seu corpo, e finalize, levando os braços acima da altura do ombro direito (*b*). Repita do lado oposto.

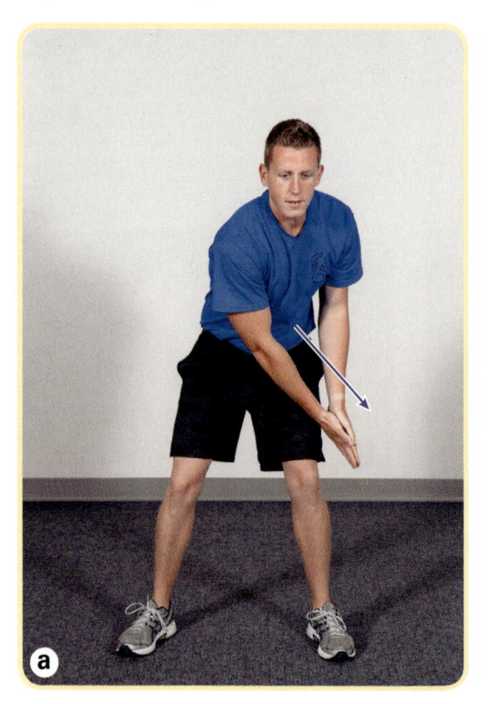

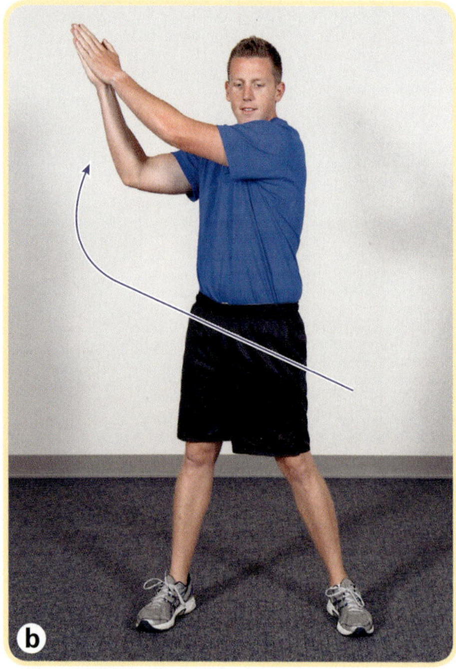

ATIVIDADES DE EQUILÍBRIO E MOVIMENTO

Atividades de equilíbrio e movimento são aquelas que desafiam sua estabilidade. Criar situações nas quais você se sinta instável irá melhorar seu equilíbrio. As atividades desta seção fornecem uma série de opções, variando entre as relativamente fáceis até as mais desafiadoras.

Equilíbrio

- *Inclinar-se sentado na cadeira*: sentado no fundo do assento da cadeira, incline-se para a frente (*a*), para trás (*b*) e de um lado para o outro (*c*).

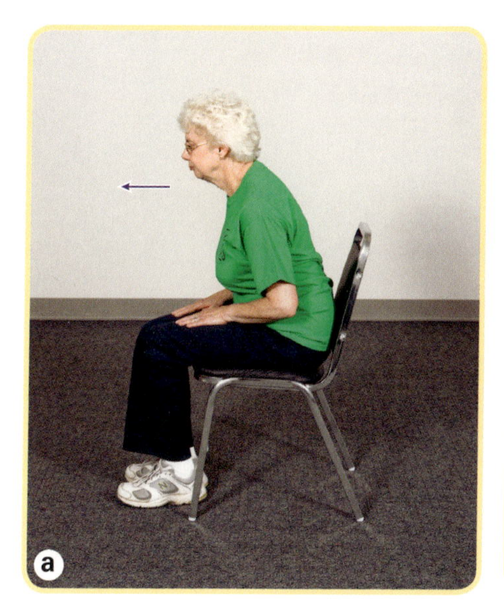

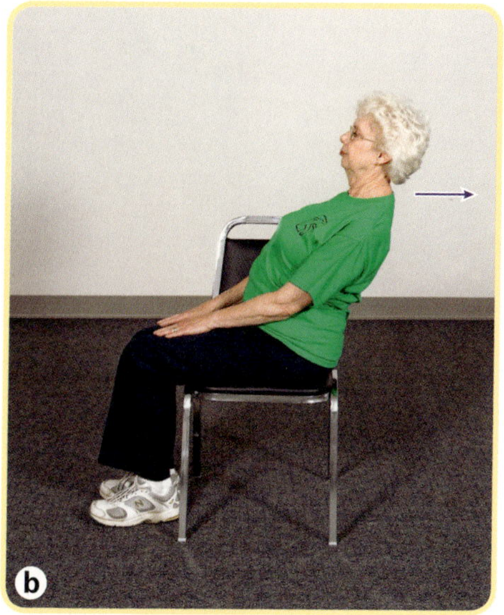

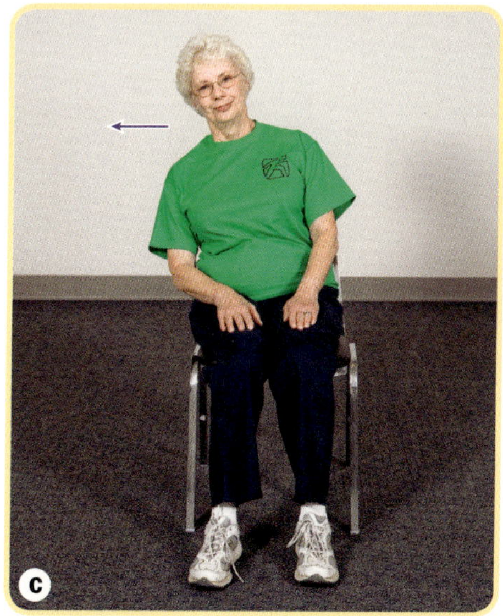

- *Postura ereta*: fique em pé com as seguintes variações para a posição dos pés: postura ampla, na qual os pés ficam afastados na largura dos quadris (*a*); postura estreita, na qual a parte interna dos pés se tocam (*b*); postura *semitandem*, na qual seus pés ficam em uma posição dividida, um pé para a frente e outro pé para trás (*c*); e postura *tandem*, na qual seus pés são posicionados com o calcanhar de um tocando os dedos do outro (*d*).

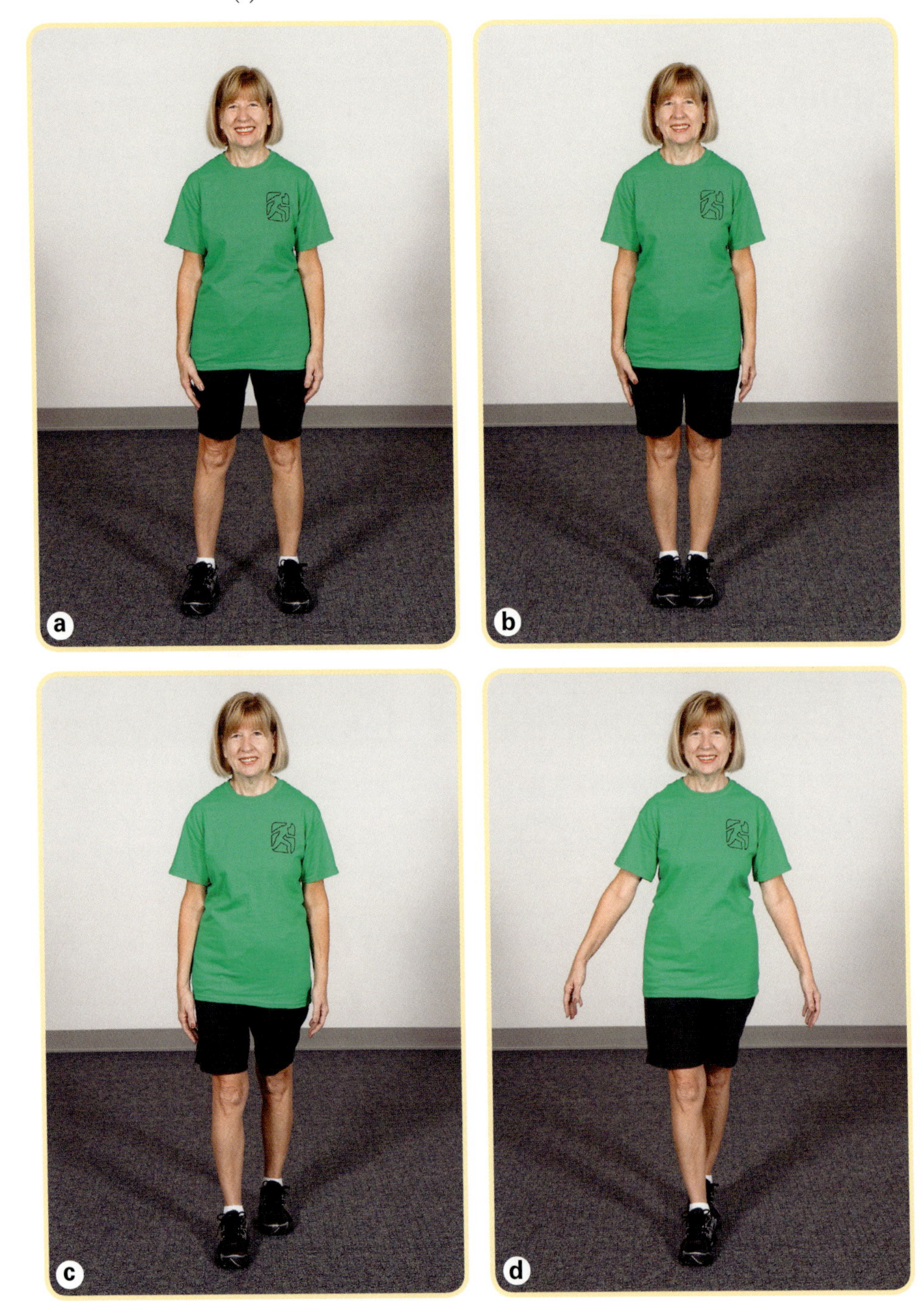

Movimento

- *Passo lateral e caminhar para a frente e para trás*: para o passo lateral, dê 10 passos para a direita e 10 passos para a esquerda. Você deve olhar à frente. Para a caminhada para a frente e para trás, dê 10 passos para a frente e, depois, 10 passos para trás. Você deve olhar fixamente à frente.

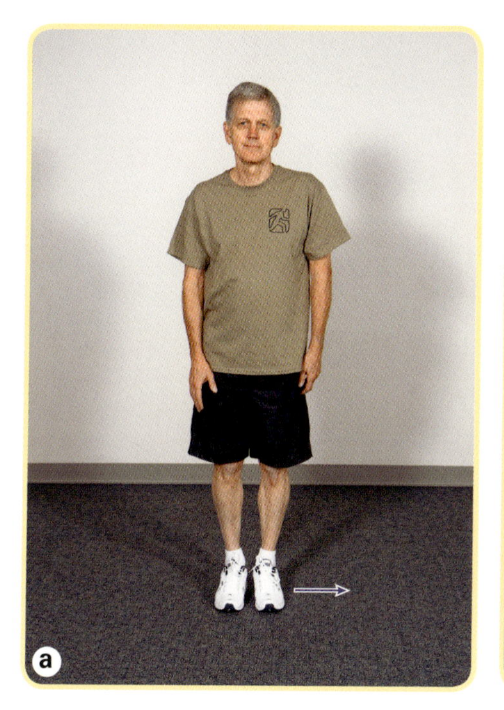

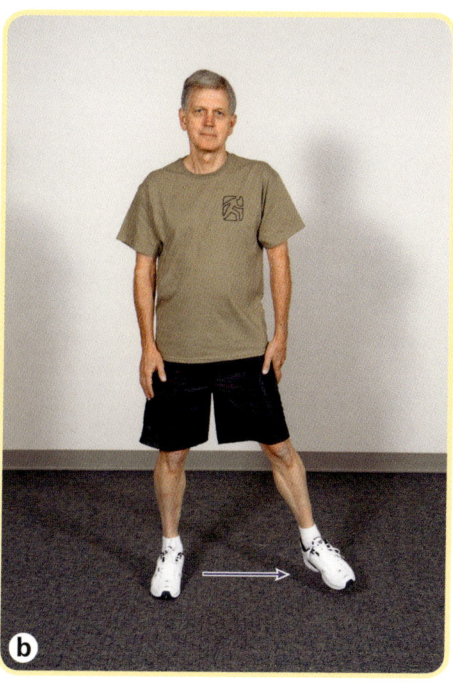

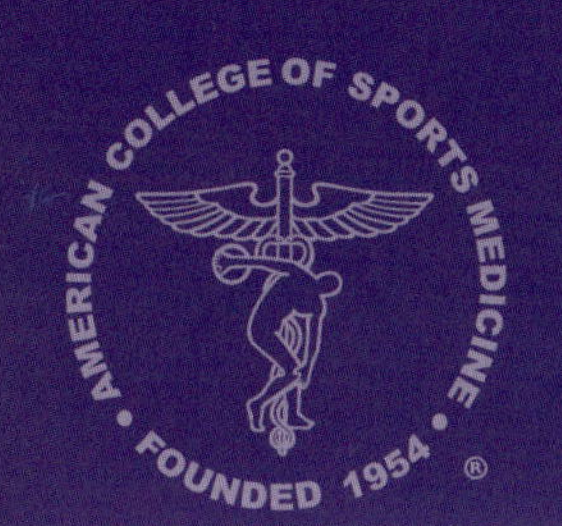

parte III

Condicionamento físico e saúde para todas as idades

Não importa qual a sua idade, ter um estilo de vida fisicamente ativo e fazer escolhas nutricionais sábias permitem que você evolua constantemente seu *Fitness ID*. Mudar é parte da vida, e seu programa de exercícios e sua dieta também evoluem com o passar do tempo. Os capítulos a seguir fornecem recomendações específicas por faixa etária, tanto para atividade física como para nutrição. Cada faixa etária (crianças e adolescentes, adultos e terceira idade) apresenta objetivos específicos relacionados ao exercício e à dieta. Observe como seu condicionamento físico se desenvolve conforme você combina seus objetivos e seu estilo de vida às recomendações alimentares e às orientações de atividades físicas apresentadas nesta seção.

capítulo 9

Crianças e adolescentes: do nascimento até os 17 anos de idade

Nunca é cedo demais para começar a desenvolver hábitos saudáveis. Jovens ativos têm melhor chance de se tornarem adultos mais saudáveis.[21] Fatores de risco para doenças crônicas, como doenças cardíacas, pressão alta, diabetes tipo 2 e osteoporose, têm suas raízes no início da vida.[21] Atividade física regular e boa nutrição são duas maneiras de diminuir a chance de desenvolver fatores de risco para essas doenças.[10] Crianças que são ativas geralmente apresentam melhores níveis tanto de condicionamento aeróbio quanto de muscular e têm baixa porcentagem de gordura corporal. A ansiedade e a depressão podem também ser reduzidas em crianças e em adolescentes que praticam atividades físicas regularmente.[21]

Embora os benefícios da atividade física sejam amplamente divulgados, os níveis de atividade dos jovens estão abaixo dos níveis desejados e tendem a diminuir com a idade. Da mesma maneira, existe uma discrepância entre as dietas recomendadas para os jovens e aquilo que a maioria realmente ingere.[10] Dessa forma, é imprescindível que os adultos estimulem escolhas nutricionais sábias e ofereçam oportunidades às crianças e aos adolescentes para que sejam fisicamente ativos.

Crianças e adolescentes não são versões em miniatura dos adultos; por isso, este capítulo traz recomendações adequadas de atividades físicas para jovens desde a infância até a adolescência. Fornecer uma variedade de atividades agradáveis é imprescindível para motivar os jovens a serem ativos e assim continuarem quando adultos. Este capítulo também aborda a alimentação saudável para jovens, incluindo como os adultos envolvidos em suas vidas podem modificar o ambiente para estimular escolhas alimentares mais saudáveis.

FOCO NA NUTRIÇÃO

Como se discutiu no Capítulo 4, a boa alimentação é importante na busca de uma boa saúde. O documento do governo dos EUA *Dietary Guidelines for Americans* (*Diretrizes Alimentares para Americanos*) aponta que os jovens diminuem o risco de desenvolver uma doença cardíaca ao fazer dietas com calorias suficientes (mas não excessivas) – em particular, dietas nas quais as calorias são provenientes de uma variedade de alimentos e de bebidas densos em nutrientes (incluindo frutas, vegetais, fibras alimentares, cereais integrais, proteína magra, laticínios com baixa gordura e itens com pouco sódio), ao mesmo tempo que mantêm baixa a ingestão de açúcar adicionado, carboidratos refinados e gordura (saturada e total).[22]

Estimular crianças a se alimentarem bem pode ser um desafio. A infância é um período crucial para fornecer bons exemplos e encorajar escolhas saudáveis.[20] Uma excelente maneira de promover comportamentos nutricionais saudáveis nas crianças é deixá-las observar outras ingerindo com prazer frutas, vegetais e cereais integrais. Uma maneira de estabelecer um bom exemplo é planejar antecipadamente e ter frutas, como laranjas e bananas, para oferecer como lanche, em vez de comprar algo menos nutritivo na fila do caixa do supermercado. Você também pode pedir que as crianças ajudem na preparação de refeições ou de lanches por meio tarefas simples, como cortar a alface para uma salada ou adicionar algum vegetal à *pizza*.

Embora no passado a "turma do prato limpo" tenha sido usada para incentivar as crianças a comer, a recomendação atual é encorajá-las a parar de comer quando se sentirem satisfeitas, em vez de comerem até "limpar o prato". Crianças que entendem o conceito de "sentir-se satisfeito" têm menor probabilidade de ficar acima do peso.[20] Ofereça uma série de opções saudáveis e deixe que seus filhos façam as escolhas. Esse tipo de abordagem possibilita às crianças decidirem o que vão comer, e ainda permite que você forneça as orientações necessárias. Como as crianças frequentemente não ingerem o suficiente para ficar satisfeitas até a próxima refeição, uma boa opção é planejar três refeições, mais dois lanches, todos os dias.[20] Os lanches devem ser nutritivos e não podem substituir uma refeição.

Embora as crianças menores sejam influenciadas pelos pais, por tutores e por outros adultos, as crianças mais velhas e os adolescentes costumam fazer mais refeições e lanches fora de casa, e acabam tomando sozinhos decisões sobre o que comer. Um fator que tem efeito universal nas escolhas alimentares é a mídia.[10] Considere, por exemplo, o número de propagandas na televisão que focam em cereais matinais açucarados, biscoitos, chocolates e *fast-food*. Depois, conte o número de propagandas para frutas e vegetais (se houver algum). Certamente, não há comparação! Como adolescentes tendem a consumir mais bebidas adoçadas, batatas fritas, *pizza* e outros tipos de *fast-food*, muitos não seguem as recomendações de alimentação saudável para frutas, vegetais, laticínios, cereais integrais, carnes magras e peixe.[10] Isso resulta em muita gordura na dieta e em uma ingestão insuficiente de nutrientes, como cálcio e ferro, de vitaminas A, D e C e de ácido fólico. Infelizmente, muitos adolescentes "pulam" o café da manhã e, na verdade, consomem um terço de suas calorias durante os lanches, sendo a maior parte nas bebidas adoçadas.[10]

O que os jovens precisam consumir, e por quê?

Os níveis de alguns nutrientes por meio da alimentação, incluindo cálcio, potássio, fibra, magnésio e vitamina E, parecem ser baixos em muitos jovens.[22] O baixo consumo de fibras pode ser relacionado ao subconsumo de cereais integrais, de frutas e de vegetais. Além disso, a baixa ingestão de magnésio e de potássio é refletida no baixo consumo de

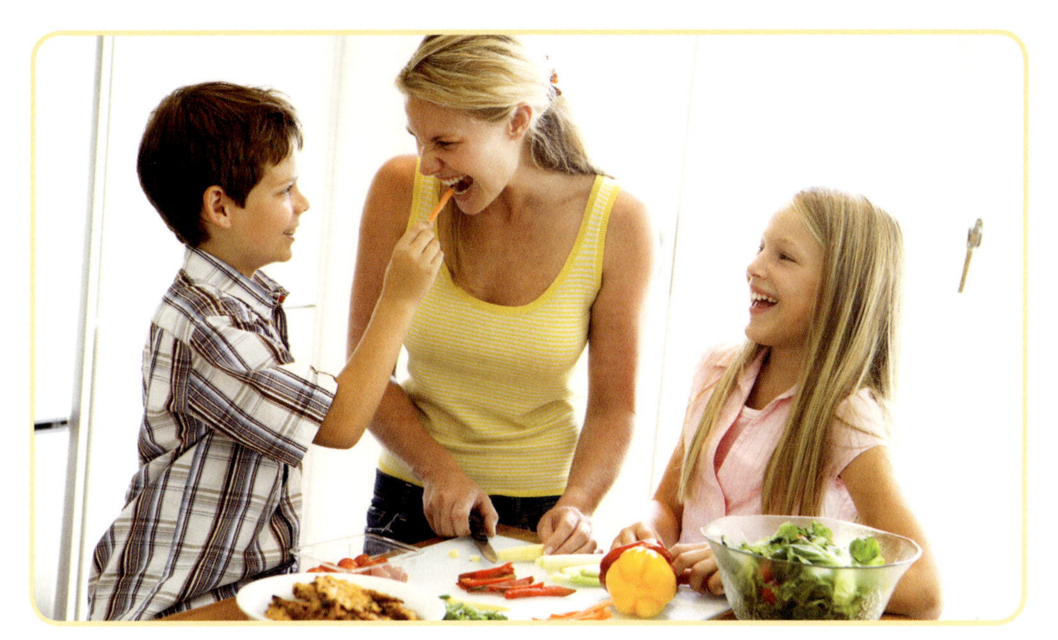

Estimule as crianças a fazerem boas escolhas nutricionais.

frutas e de vegetais. A baixa ingestão de cálcio resulta da ingestão insuficiente do leite e de seus derivados. A ingestão de vitamina E pode ser melhorada pelo consumo de cereais fortificados, assim como de uma variedade de oleaginosas e de óleos.

Fazer algumas substituições simples nas escolhas alimentares pode ajudar a abordar essas áreas de deficiência e a melhorar o teor nutritivo das dietas das crianças. A seguir, algumas maneiras práticas de abordar essas preocupações nutricionais:

- Substitua a fruta por seu suco.
- Substitua os vegetais ricos em amido (por exemplo, batatas brancas) por vegetais de cor verde-escura (por exemplo, brócolis) e vegetais de cor alaranjada (por exemplo, cenouras, batatas-doces).
- Aumente o consumo de leite semidesnatado ou desnatado no lugar do refrigerante.
- Faça o café da manhã diariamente, que deve incluir cereais fortificados com vitamina E.

Substituir itens menos nutritivos por outros mais nutritivos pode melhorar as dietas dos jovens.

O que os jovens precisam reduzir, e por quê?

Embora os especialistas promovam o consumo de frutas, de vegetais e de cereais integrais para uma boa saúde, as principais fontes de calorias para os jovens americanos são sobremesas com cereais (por exemplo, bolos, biscoitos, *donuts*, tortas e barras de granola), *pizzas* e bebidas adoçadas (refrigerantes e sucos).[22] Como resultado, a quantidade de açúcar adicionado e de gordura consumida é excessiva. As *Dietary Guidelines* sugerem que as crianças (bem como os adultos) precisam reduzir seu consumo de gorduras sólidas e de açúcares adicionados (SoFAS, do inglês *solid fats and added sugars*, é uma nova abreviação usada para essas duas metas). Aproximadamente 40% das calorias que os jovens consomem são SoFAS![22] *Vide* o boxe *Principais fontes de SoFAS*, para conferir o que as crianças estão consumindo.

Principais fontes de SoFAS[22]

Os jovens precisam ter uma dieta que forneça nutrientes necessários para um crescimento e um desenvolvimento normais, para a imunidade e para a função cognitiva. Gorduras sólidas e açúcares adicionados (SoFAS) são consumidos em excesso pelos jovens e, frequentemente, resultam em ingestão excessiva de calorias com baixo valor nutritivo. Reduzir o consumo de SoFAS pode ser uma das etapas mais importantes para acabar com a crescente prevalência de obesidade nos jovens.

Por meio de que os jovens consomem gorduras sólidas?

As principais fontes de gorduras sólidas para os jovens são *pizza*, sobremesas com cereais, leite integral, queijo comum e carnes gordurosas. As fontes variam de alguma forma por faixa etária: as crianças mais jovens consomem mais leite integral e os adolescentes obtêm da batata frita os maiores índices.

Por meio de que os jovens consomem açúcares adicionados?

Açúcares adicionados vêm dos refrigerantes (de longe, a fonte número um), dos sucos de frutas adoçados, das sobremesas com cereais e dos chocolates. O refrigerante representa um terço da quantidade de bebidas consumidas pelos jovens. Em média, os jovens consomem 171 calorias por dia provenientes de bebidas adoçadas (refrigerantes e sucos de frutas combinados).

Fonte: adaptado de U.S. Department of Agriculture e U.S. Department of Health and Human Services, 2010.

Por causa do alto teor calórico, mas limitado valor nutritivo dos alimentos frequentemente consumidos pelos jovens (por exemplo, refrigerantes e alimentos fritos, que são ricos em gordura), a ingestão calórica total dos jovens é maior do que a desejada. Quando o número de calorias consumidas não é compatível com a quantidade de atividade física realizada, o resultado é o sobrepeso e a obesidade. Alimentos com alto teor de gordura são considerados densos em calorias, significando que, por grama, o teor calórico é alto e o nutritivo é relativamente baixo. Idealmente, alimentos devem ser ricos (ou seja, densos) em nutrientes, em relação ao número de calorias que contêm. O Quadro 4.1, na página 85, oferece alguns exemplos de alternativas com calorias reduzidas e baixa gordura, em vez dos alimentos com alta gordura. Além das simples substituições, os adultos podem fazer outras mudanças para abordar o sobrepeso e a obesidade nos jovens, como as seguintes:[22]

- Limitar as refeições do tipo *fast-food*.
- Limitar o tempo em frente à tela (da TV, do computador).
- Não deixá-los "pular" o café da manhã.
- Verificar o tamanho das porções dos alimentos.

Juntas, essas ações podem ajudar a abordar o crescente problema de sobrepeso e de obesidade nos jovens.

Qual deve ser o foco da alimentação para crianças e adolescentes?

Obviamente, melhorar as dietas das crianças e dos adolescentes exigirá maior atenção às escolhas alimentares em casa, na escola e nos ambientes de convívio social. Promover a boa alimentação desde cedo e fornecer modelos positivos para a alimentação saudável são importantes maneiras de melhorar o padrão de alimentação dos mais jovens. A finalidade das escolhas alimentares mais saudáveis não é somente evitar doenças crônicas (embora sejam bem claros os efeitos positivos relacionados às doenças cardíacas e a outras condições crônicas), mas, sobretudo, atender às exigências nutricionais que conduzem ao melhor nível possível de funcionamento e à capacidade de engajar-se em uma atividade física. O alimento é o combustível para a atividade física e a opção pelo melhor combustível fornece os nutrientes necessários para um desempenho ideal durante as atividades do dia a dia e a atividade física vigorosa.

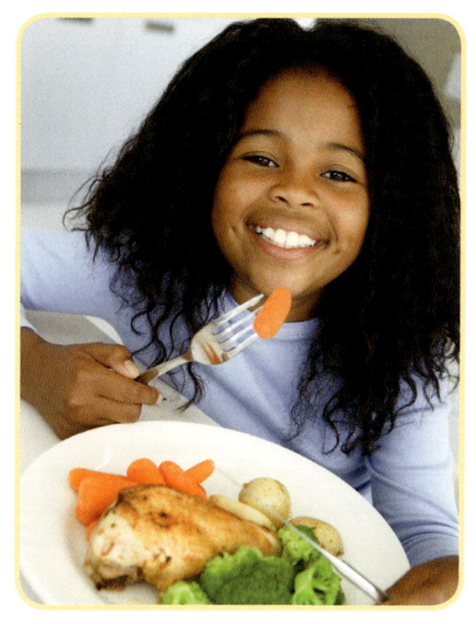

Seguir as *Dietary Guidelines* é uma maneira de proporcionar uma melhor nutrição para as crianças.

O crescimento normal requer boa nutrição.[20] Assim como os adultos, o peso das crianças em relação à altura pode ser avaliado facilmente por meio do índice de massa corporal (IMC), conforme descrito na página 42, no Capítulo 2. No entanto, o IMC é um pouco mais complexo para os jovens, por causa dos diversos padrões de crescimento. Como resultado, gráficos de IMC por idade são recomendados para jovens dos 2 aos 20 anos de idade (*vide* a Figura 9.1 ou acesse www.cdc.gov/growthcharts/ e digite *BMI calculator* – "calculadora de IMC", em inglês – na caixa de busca do *site*, para obter uma calculadora *on-line* de uso fácil e uma interpretação individualizada do resultado).[6]

Implementando as *Dietary Guidelines* para os jovens

As diretrizes alimentares da American Heart Association (AHA – Associação Americana do Coração) para jovens (a partir dos 2 anos de idade) têm o intuito de proporcionar a melhor nutrição possível.[10] A seguir, algumas dicas para melhorar a alimentação.

- Ao preparar e servir alimentos, verifique os tamanhos de porção recomendados.
- Remova a pele do frango antes de ingeri-lo.
- Reduza a ingestão de sal, incluindo o dos alimentos processados.
- Reduza os açúcares adicionados, incluindo bebidas e sucos adoçados artificialmente. O consumo de bebidas e de sucos de frutas adoçados deve ser limitado a 115 a 170 ml, para crianças de 1 a 6 anos de idade, e 230 a 340 ml por dia, para aquelas entre 7 e 18 anos de idade.[10]
- Limite os molhos e condimentos como molho Alfredo (N.T.: molho branco à base de creme de leite, parmesão e noz moscada), molho cremoso, de queijo e tipo holandês.
- Certifique-se de que "grão integral" seja o primeiro ingrediente no rótulo do alimento quando estiver selecionando produtos que realmente sejam compostos por grãos integrais.
- Ingira leguminosas (feijões) e tofu no lugar da carne em algumas refeições principais.
- Leia os rótulos dos alimentos (especialmente de pães, de cereais matinais e de alimentos prontos, como sopas) para verificar o teor de sal e de açúcar. Quando possível, opte por alternativas ricas em fibras, com pouco sal e açúcar.

Fonte: adaptado de Gidding, Dennison, Birch, et al., 2005, p. 2062.

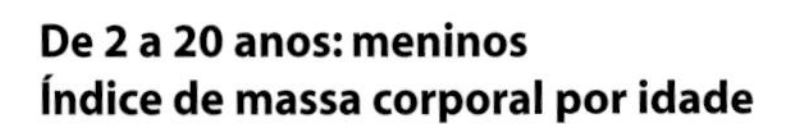

De 2 a 20 anos: meninos
Índice de massa corporal por idade

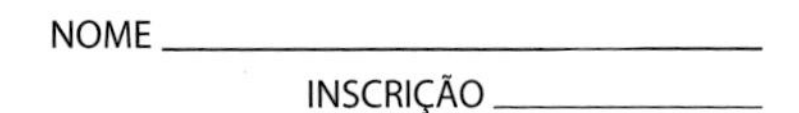

NOME ______
INSCRIÇÃO ______

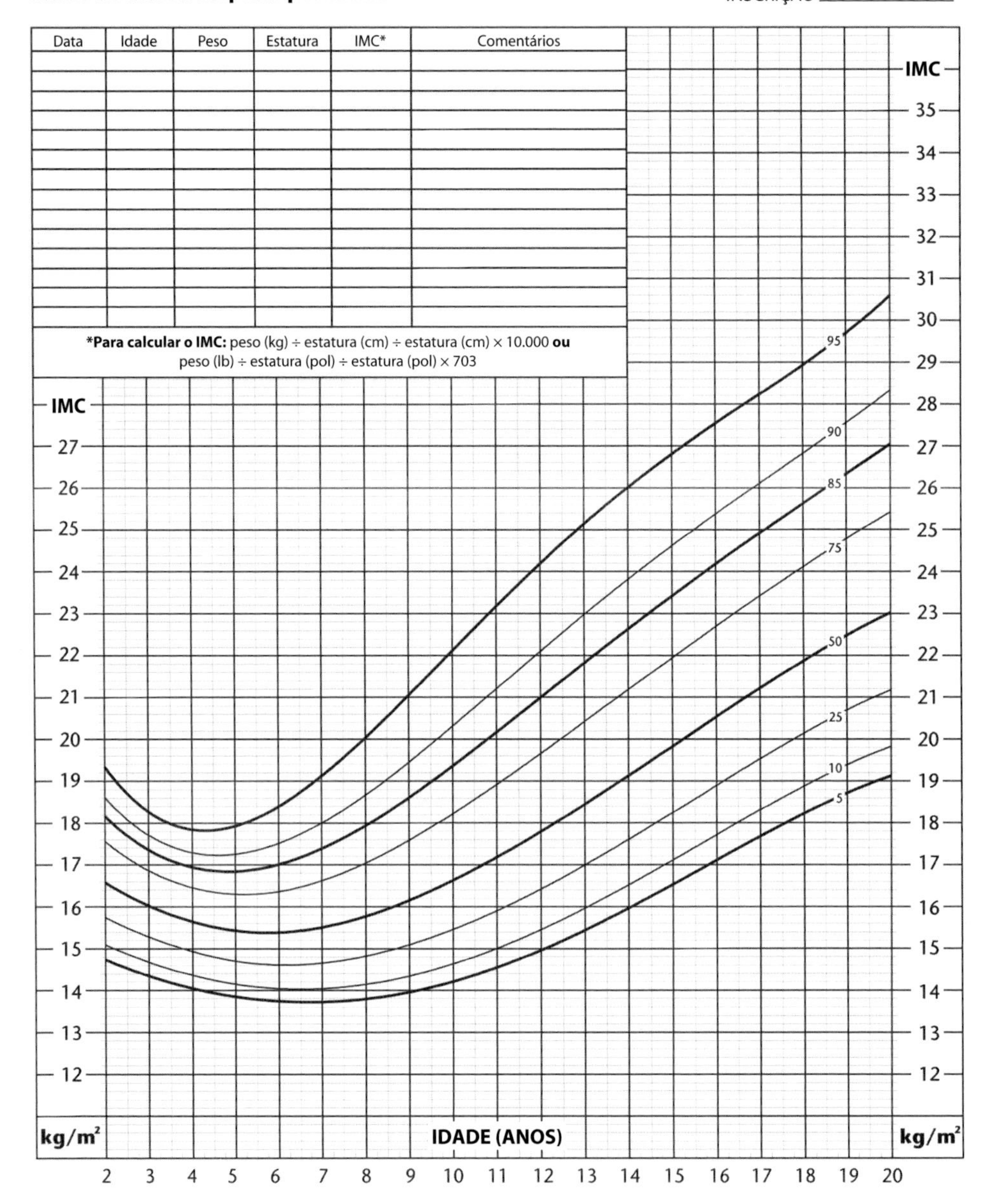

Figura 9.1*a* Gráfico do índice de massa corporal por idade, para meninos.
Fonte: reproduzida de Centers for Disease Control and Prevention, 2009. ACSM, 2011, *ACSM's Complete Guide to Fitness & Health* (Champaign, IL: Human Kinetics).

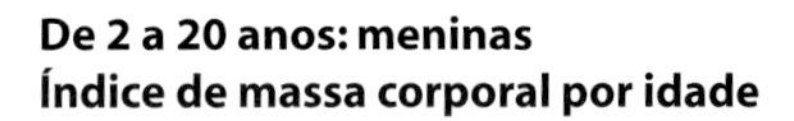

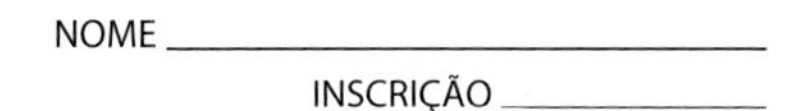

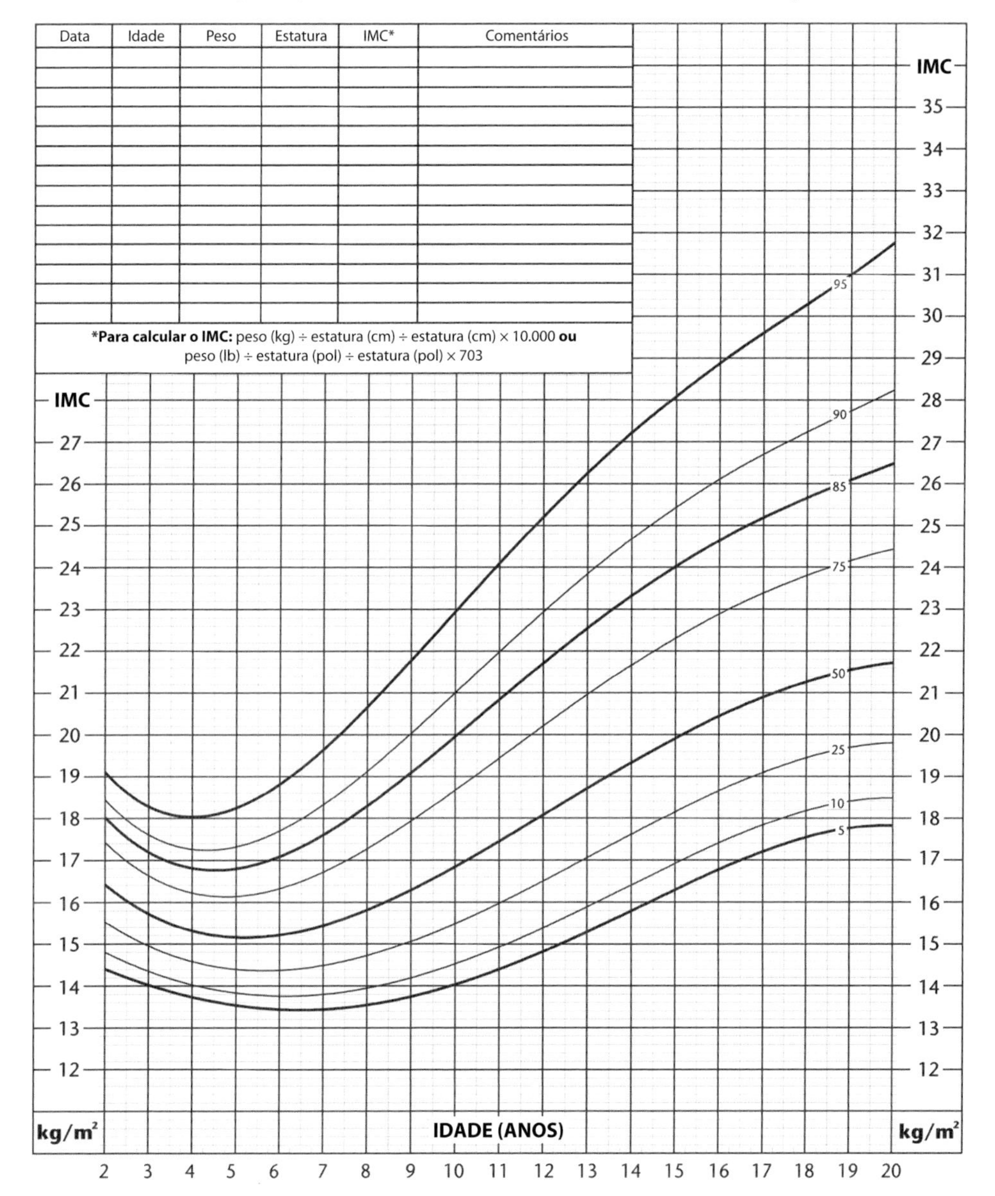

Figura 9.1*b* Gráfico do índice de massa corporal por idade, para meninas.

Fonte: reproduzida de Centers for Disease Control and Prevention, 2009. ACSM, 2011, *ACSM's Complete Guide to Fitness & Health* (Champaign, IL: Human Kinetics).

Siga a linha horizontal do IMC da criança, até que ela se cruze com a linha vertical da idade da criança; perceba a linha do percentil mais próxima ao ponto de intersecção. Geralmente, considera-se um peso saudável aquele que está entre o 5º e o 85º percentil. O risco de sobrepeso é considerado a partir do 85º percentil até o 95º, e a classificação de sobrepeso é dada para jovens do 95º percentil para cima.[6] O IMC não considera a composição corporal e, dessa forma, se um jovem é considerado com sobrepeso ou em risco de sobrepeso, um acompanhamento médico seria apropriado.

Consumir um número adequado de calorias e de alimentos de diversas categorias resulta na nutrição ideal. *Vide* a Tabela 9.1 para calorias diárias específicas por idade e tamanhos recomendados de porções de grãos, frutas, vegetais, leite e laticínios para meninos e meninas.[10] Observe que as recomendações calóricas da Tabela 9.1 são para uma criança sedentária; para uma criança moderadamente ativa, deve-se acrescentar cerca de 200 calorias; e para uma criança muito ativa fisicamente, deve-se acrescentar de 200 a 400 calorias.[10]

Tabela 9.1 Calorias diárias estimadas[1] e porções recomendadas para crianças e adolescentes

	1 ano	2 a 3 anos	4 a 8 anos	9 a 13 anos	14 a 18 anos
Calorias[2]	900 kcal	1.000 kcal	1.400 kcal para meninos; 1.200 kcal para meninas	1.800 kcal para meninos; 1.600 kcal para meninas	2.200 kcal para meninos; 1.800 kcal para meninas
Gordura	30% a 40% kcal	30% a 35% kcal	25% a 35% kcal	25% a 35% kcal	25% a 35% kcal
Leite/laticínios[3]	2 xícaras[6]	2 xícaras	2 xícaras	3 xícaras	3 xícaras
Carne magra/ feijões	45 g	60 g	115 g para meninos; 85 g para meninas	145 g	170 g para meninos; 145 g para meninas
Frutas[4]	1 xícara	1 xícara	1,5 xícara	1,5 xícara	2 xícaras para meninos; 1,5 xícara para meninas
Vegetais[4]	¾ xícara	1 xícara	1,5 xícara para meninos; 1 xícara para meninas	2,5 xícaras para meninos; 2 xícaras para meninas	3 xícaras para meninos; 2,5 xícaras para meninas
Cereais[5]	60 g	85 g	145 g para meninos; 115 g para meninas	170 g para meninos; 145 g para meninas	200 g para meninos; 170 g para meninas

[1] Calorias estimadas baseadas em um estilo de vida sedentário. Atividade física incluída requer calorias adicionais: de 0 a 200 kcal/dia, se fisicamente ativo, e de 200 a 400 kcal/dia, se muito fisicamente ativo.

[2] Para jovens com 2 anos ou mais, adaptado da Tabela 2, da Tabela 3 e do Anexo A-2 das *Dietary Guidelines for Americans* (2005),[14] http://healtheirus.gov/dietaryguidelines. As necessidades nutricionais e energéticas de cada grupo são calculadas de acordo com as formas de densidade de nutrientes em cada grupo (por exemplo, carnes magras e leite desnatado).

[3] O leite sugerido é desnatado (exceto para crianças com menos de 2 anos de idade). Se o leite semidesnatado (1% ou 2% de gordura) ou integral for consumido, isso aumentará, para cada xícara, respectivamente, 19, 39 ou 64 kcal de calorias e adicionará 2,6, 5,1 ou 9,0 de gordura total, das quais 1,3, 2,6 ou 4,6 gramas são de gordura saturada.

[4] O tamanho das porções são de ¼ de xícara para 1 ano de idade; ⅓ de xícara para 2 a 3 anos de idade; e ½ xícara para ≥ 4 anos de idade. Uma variedade de vegetais deve ser selecionada de cada subgrupo ao longo da semana.

[5] Metade de todos os cereais devem ser integrais.

[6] Para crianças de 1 ano de idade, os cálculos são baseados em leite semidesnatado (2% de gordura). Se 2 xícaras de leite integral são colocadas no lugar do semidesnatado, 48 kcal de calorias serão adicionadas. A American Academy of Pediatrics (AAP – Academia Americana de Pediatria) recomenda que a ingestão de leite com baixas calorias ou com calorias reduzidas não se inicie antes dos 2 anos de idade.

Fonte: reproduzida com permissão. *Circulation*. 2005;112:2061-2075. © American Heart Association, Inc.

UM OLHAR MAIS ATENTO

Erica

Erica é uma menina de 10 anos de idade, cuja altura é de 137 cm e cujo peso é de 45,4 kg; assim, seu IMC é de 24,1. Isso a coloca aproximadamente no 95º percentil do gráfico de IMC por idade, sendo, então, classificada como potencialmente obesa. Seus pais estão preocupados com seu ganho de peso nos últimos anos e por isso desenvolveram o seguinte plano, depois de uma consulta com o pediatra de Erica e de uma conversa com ela sobre as opções:

- Os pais de Erica criaram para ela um quadro de atividades, no qual ela monitora suas atividades físicas (por exemplo, caminhar até a escola, levar o cachorro para passear no parque, andar de bicicleta). Eles fazem a mesma coisa. O primeiro a atingir 300 minutos de atividades leva a família para um passeio no fim de semana (por exemplo, olhar vitrines no *shopping*, fazer um piquenique no parque, passar um dia na praia). Então, recomeçam a contagem de pontos, até obterem mais 300 minutos. Cada membro da família encontrou uma maneira de aumentar sua atividade, e o baixo nível de competição criou uma atmosfera divertida de estímulo para praticar mais atividades.
- A família de Erica concordou em limitar a TV a um programa por noite. Antes disso, o foco deles era a televisão, sempre com um lanche altamente calórico e com baixo teor nutritivo como acompanhamento. Agora eles fazem cestas, jogam *Frisbee golf* e, juntos, dançam assistindo a vídeos (até mesmo o pai!). Substituir o tempo em frente à TV com atividades agradáveis não somente proporciona mais atividade física, como também reduz o consumo de calorias desnecessárias.
- Do ponto de vista nutricional, a família se comprometeu a diminuir o número de idas a restaurantes de *fast-food*. Algumas refeições preparadas em grande quantidade durante os finais de semana os ajudam a preparar rápida e facilmente suas refeições para a semana, tanto para o trabalho quanto para a escola. Essa tarefa adicional é feita em família, e as refeições são mais nutritivas do que aquelas que todos estavam consumindo.
- O café da manhã é outro novo comprometimento. Os pais de Erica geralmente tomavam apenas café e ela comia muito pouco antes de correr para a escola. Com o alarme ajustado 20 minutos mais cedo do que antes, a família pode tomar o café da manhã unida.
- O consumo de refrigerante era rotineiro para a família e geralmente acompanhava todas as refeições e todos os lanches. O refrigerante foi substituído por leite semidesnatado para Erica no café da manhã e no jantar. Água aromatizada com limão foi a substituta nas outras refeições e nos lanches.

Todas essas mudanças são etapas para ajudar Erica (e seus pais) a aumentar sua atividade física e criar uma dieta mais nutritiva.

Como ocorre com a atividade física, ter uma alimentação adequada desde a infância pode continuar ao longo da fase adulta. Estabelecer um exemplo positivo e fornecer oportunidades para fazer boas escolhas nutritivas são a chave para desenvolver uma base sólida para uma alimentação saudável na juventude. As seguintes dicas podem ajudar uma família a alimentar-se corretamente:[20]

- *Faça que metade dos grãos que ingira seja integral.* Selecionar cereais integrais mais frequentemente (por exemplo, pão de aveia integral, arroz integral, aveia integral, pipoca com baixo teor de gordura).

- *Varie nos vegetais consumidos.* Ingerir grande variedade de vegetais, principalmente os de folhas verde-escuras e os de cor alaranjada (por exemplo, espinafre, brócolis, cenouras, batatas-doce).
- *Mantenha o foco nas frutas.* As frutas podem ser parte das refeições ou lanches, sejam elas frescas, congeladas, enlatadas ou secas.
- *Consuma alimentos ricos em cálcio.* Leite semidesnatado ou desnatado e laticínios do leite devem ser consumidos diversas vezes por dia, para ajudar na construção de ossos fortes.
- *Escolha opções magras de proteína.* A proteína pode ser encontrada em carnes magras ou com baixa gordura, no frango, no peru e nos peixes, bem como em feijões e ervilhas secos.
- *Opte por outro tipo de óleo.* Boas fontes de óleo são os peixes, as oleaginosas e os óleos líquidos (por exemplo, óleo de milho, de soja, de canola e de oliva).
- *Não exagere no açúcar.* Verifique os rótulos dos alimentos e das bebidas que não contenham açúcar ou adoçantes como um dos principais ingredientes.

Por fim, a pirâmide alimentar para crianças do U.S. Department of Agriculture (Departamento de Agricultura dos EUA), na Figura 9.2, é uma excelente fonte. O *site* www.mypyramid.gov também inclui recursos para grupos mais jovens, incluindo pôsteres para *download* e outros materiais para crianças.

FOCO NA ATIVIDADE FÍSICA

Desde a década de 1970, a prevalência da obesidade nos jovens americanos aumentou de 5% para 10,4% entre crianças de 2 a 5 anos de idade; de 6,5% para 17,0% entre crianças de 6 a 11 anos de idade; e de 5% para 18,1% para jovens entre 12 a 19 anos de idade.[6] Embora a prevalência atual de obesidade nos jovens americanos seja alarmante, o resultado projetado de uma vida inteira com peso corporal não saudável é ainda mais desanimador. Jovens com sobrepeso tendem a continuar com sobrepeso quando adultos, tendo, assim, maior risco de desenvolver doenças relacionadas à obesidade.

Cortes de verbas em educação física e mais tempo gasto em atividades sedentárias conduziram ao crescente nível de sobrepeso nos jovens e contribuíram para uma redução substancial de atividade física na infância.[5] Metade dos meninos e três quartos das meninas estadunidenses não participam de atividades físicas diárias![5] As consequências em longo prazo de altos níveis de peso corporal e de sedentarismo incluem maior risco de morte precoce e presença de condições crônicas de saúde, como diabetes e alguns tipos de câncer.[9,18]

Benefícios da atividade física para crianças e adolescentes

A participação regular em atividades físicas durante a infância e a adolescência melhora a saúde cardiovascular e musculoesquelética, produz alterações benéficas nos níveis de lipídio no sangue (colesterol) e tem sido relacionada à boa autoimagem física e ao bom desempenho acadêmico.[3,19] Como jovens com sobrepeso tendem a continuar com sobrepeso quando adultos,[8] a atividade física desde a infância pode desempenhar um papel-chave no desenvolvimento de boa saúde e pode evitar o ganho de peso não saudável.[16] O fato de que o sedentarismo e os baixos padrões de atividade física tendem a ser mais difíceis de modificar com o avanço da idade[17] enfatiza ainda mais a necessidade de estimular os jovens a desenvolver e a manter um estilo de vida ativo.

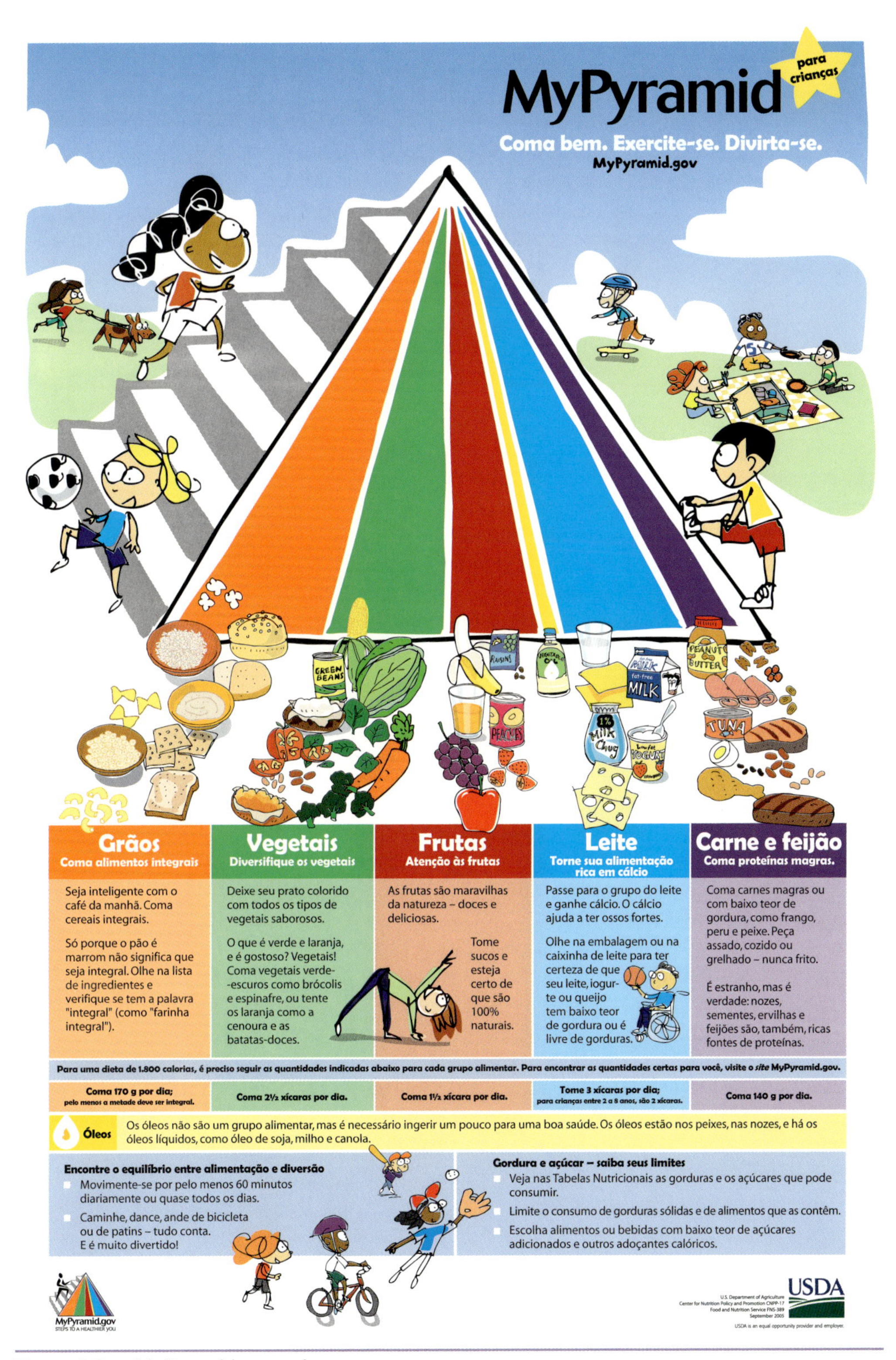

Figura 9.2 MyPyramid para crianças.
Fonte: U.S. Department of Agriculture.

Triagens médicas e atividade física

A maioria das crianças e dos adolescentes saudáveis pode iniciar um programa de atividade física sem uma visita ao médico. No entanto, se houver uma condição preexistente (por exemplo, asma, diabetes ou obesidade) ou se houver qualquer outra circunstância especial ou alguma preocupação, um médico deve ser consultado antes que a atividade seja aumentada. Muitas vezes, alguns simples ajustes podem ser feitos ao programa de atividade, como iniciar com uma quantidade menor de atividade e progredir lentamente. Para os jovens envolvidos em esportes competitivos, geralmente, um exame físico é requisitado, para garantir que não haja condições que possam limitar a capacidade de suportar as exigências de um esporte específico.

A seção a seguir apresenta orientações de atividades físicas para cada fase de desenvolvimento da criança, relativas à frequência, à intensidade, ao tempo e ao tipo (ou seja, perfis FITT) da atividade física recomendada. A frequência de intensidade da atividade física varia de moderada a vigorosa. Atividades físicas moderadas (como caminhada rápida até a escola) podem ser desempenhadas e mantidas facilmente, ao passo que atividades vigorosas (como correr no *playground*) são mais intensas e caracterizam aumentos substanciais na frequência cardíaca, na frequência de respiração e na transpiração, e, muitas vezes, requerem mais períodos de repouso.[21]

Atividade física para bebês e crianças de 1 a 5 anos

Quando é cedo demais para estimular as crianças a serem ativas? Essa é uma questão que foi abordada pela National Association for Sport and Physical Education (NASPE – Associação Nacional para o Esporte e a Educação Física) para crianças de até 5 anos de idade, em um documento intitulado *Active Start*.[13] Agora em sua segunda edição, *Active Start* destaca o papel que os pais, os cuidadores e os professores desempenham ao estimular as crianças a serem ativas, o que inclui servir de modelos como pessoas ativas e criar ambientes que facilitem a exploração de brincadeiras e de movimentos.[14] A posição global da NASPE é de que todas as crianças desde o nascimento até os 5 anos de idade pratiquem atividades físicas diárias que promovam as bases e as habilidades motoras em condicionamento físico relacionado à saúde. As seções seguintes proporcionam orientação adequada e exemplos de atividades de acordo com a idade: para bebês (do nascimento a 1 ano de idade), crianças de 1 a 3 anos de idade e de 3 a 5 anos de idade.

Bebês (do nascimento até 1 ano de idade)

Desde os primeiros dias de vida, a capacidade de movimentar-se e de explorar permite aos bebês começar a distinguir e a compreender o que está ao seu redor. Durante o primeiro ano de vida, as crianças começam a desenvolver e a repetir padrões de movimento conforme os músculos aprendem a responder à informação do cérebro. Consequentemente, os bebês precisam de inúmeras oportunidades de participar de uma variedade de atividades físicas que promovam o desenvolvimento de habilidades e de capacidades motoras. A aquisição de novas habilidades motoras auxilia, também, os recém-nascidos a se adaptarem ao mundo físico que os rodeia.[1]

Perfil FITT para bebês: pais e cuidadores devem brincar com os bebês diversas vezes ao dia durante os passeios, especialmente quando eles estão alertas e felizes. Embora pais e cuidadores utilizem essas oportunidades para engajar os bebês em brincadeiras ativas, o nível de intensidade da atividade deve ser determinado pela criança. Quando os bebês não estão interessados em brincadeiras ativas, por exemplo, eles geralmente comunicam isso por meio do choro ou virando o rosto. Diversas expressões positivas, faciais, não verbais e verbais, devem ser usadas para motivar os bebês a serem ativos.

Os bebês devem ser estimulados a participar de uma variedade de atividades que promovam o desenvolvimento das habilidades motoras básicas, como alcançar, pegar, segurar, apertar, engatinhar, sentar e ficar em pé. Exemplos de atividades incluem brincadeiras como adoletá (rima batendo palmas um com o outro) e esconder o rosto e achar ("*Achou!*"); colocar objetos de diferentes tamanhos, texturas, cores e formas dentro de algum lugar ou apenas longe do seu alcance; ou auxiliar com habilidades motoras como sentar, engatinhar, ficar em pé e andar. Bebês também gostam de agitar objetos conforme a música, balançar em uma cadeirinha, engatinhar sobre uma superfície colorida, ou ficar numa posição sentada ou deitada com apoio enquanto tentam alcançar e manipular um móbile suspenso.

Ambientes de atividade recomendados para bebês: bebês devem ser colocados, durante o dia, em ambientes que promovam o movimento e a exploração. Se o ambiente é muito pequeno, ou se o bebê é colocado em ambientes sedentários ou restritivos (por exemplo, uma cadeirinha ou um chiqueirinho) por longos períodos, pode ocorrer um atraso no aprendizado e na prática de habilidades motoras fundamentais, como rolar, sentar, engatinhar, rastejar e andar. O equipamento para brincar deve ser atóxico, não ter extremidades pontudas e ser livre de peças que podem ser engolidas. Brincar, rolar e engatinhar são atividades que podem ser feitas em um tapete ou um cobertor de, pelo menos, 1,5 por 2,1 m.[13]

Crianças de 1 a 3 anos

Uma vez que a criança saiba caminhar, uma nova perspectiva para opções de atividades físicas surge. Aprender a ficar em pé e a caminhar em uma posição ereta e sem apoios permite à criança adquirir movimentos básicos refinados (por exemplo, caminhar, correr, pular, saltar, arremessar, pegar, chutar, balançar) que formam a base de muitas atividades esportivas, de condicionamento físico e de dança. Embora a capacidade para desempenhar esses padrões de movimento básicos seja parcialmente produto do crescimento físico, também é essencial que haja um ambiente que apoie, estimule e proporcione oportunidades para a criança engajar-se em uma atividade física estruturada ou não. A exposição regular a atividades físicas adequadas à idade e ao desenvolvimento ajuda as crianças a se tornarem mais confiantes em suas tentativas de dominar o ambiente físico, enquanto desenvolvem resistência cardiorrespiratória, força, equilíbrio e flexibilidade.

Perfil FITT para crianças de 1 a 3 anos: quando alertas e despertas, as crianças devem engajar-se em múltiplas sessões de atividades físicas, de moderadas a vigorosas, em ambientes internos e ao ar livre. Embora o tempo de duração dessas sessões varie dependendo da idade e do estágio de desenvolvimento da criança, pelo menos 30 minutos de atividade física estruturada e 60 minutos, no mínimo (até sete horas, no máximo), de atividade física não estruturada devem ser acumulados a cada dia.[14] Crianças não devem ficar sedentárias por mais que 60 minutos por vez, exceto quando estão dormindo.[14]

Atividades físicas estruturadas para crianças devem ser planejadas e dirigidas por um adulto (pai ou cuidador), e podem incluir atividades como músicas para cantarem juntos, dançar ritmos diversos gravados em *CDs* ou *DVDs* de música, mover-se em um trajeto com obstáculos que proporcionem oportunidades para empregar habilidades manipulativas ou locomotoras, e brincadeiras simples de pega-pega. A atividade física não estruturada é iniciada pela criança conforme ela explora o ambiente que a cerca. Exemplos incluem brincar no *playground*; utilizar diferentes brinquedos com rodas (por exemplo, triciclos, patinetes), com capacete de segurança; e cavar e construir formas na areia. O interesse de uma criança em ser fisicamente ativa pode ser aumentado pelo uso de brinquedos e de outros objetos adequados à idade em uma variedade de ambientes que proporcionem movimento.

Ambientes para a prática de atividades físicas recomendados para crianças pequenas: áreas internas e externas para crianças pequenas devem obedecer ou exceder os padrões de segurança recomendados e devem ser grandes o suficiente para facilitar as atividades com os grandes músculos. Os ambientes para brincar devem ser aprovados para crianças, acessíveis e convidativos. Cada criança deve ter um espaço interno mínimo de 3,3 m^2 de sala de atividade e um espaço externo de, pelo menos, 7 m^2.[13]

Crianças de 3 a 5 anos

Os anos de pré-escola representam a época ideal para aprender e refinar movimentos em uma variedade de ambientes de atividade, de modo que a criança desenvolva habilidades motoras fundamentais antes de entrar no jardim de infância. Habilidades motoras são uma sequência de movimentos que permitem que a criança se movimente e aja a fim de completar tarefas físicas de maneira suave e coordenada. Promover o desenvolvimento de padrões de movimento necessários nesse estágio da vida será levado para o futuro. O período dos 3 aos 5 anos de idade é, também, uma boa época para ajudar as crianças a desenvolverem bons hábitos alimentares; gastarem calorias suficientes para prevenir o ganho de peso excessivo; e aumentarem o condicionamento cardíaco, a força muscular, a flexibilidade e a densidade óssea. O perfil de atividade física de uma criança de 3 a 5 anos dependerá de uma série de fatores, incluindo idade, maturidade, capacidade e exposição prévia ao aprendizado e ao desenvolvimento motor. Consequentemente, pais e cuidadores devem ter em mente que dependendo da idade, as crianças demonstram graus variados de proficiência ao desempenhar tarefas motoras.

Perfil FITT para crianças de 3 a 5 anos: pais e cuidadores dessas crianças devem planejar sessões de atividades física estruturadas que tenham intensidade moderadas a vigorosas e duração de 6 a 10 minutos. Um mínimo de 60 minutos de atividade física estruturada deve ser acumulado diariamente.[14] Embora as crianças de 3 a 5 anos tenham a capacidade de sustentar uma atividade física estruturada e adequada ao desenvolvimento por longa duração (por exemplo, de 30 a 45 minutos), elas devem ser estimuladas a acumular múltiplas sessões curtas de atividade estruturada por dia. Além de engajarem-se em atividades estruturadas, essas crianças devem participar de atividades físicas não estruturadas em ambientes internos e externos por, no mínimo, 60 minutos, até diversas horas por dia, em níveis de intensidade autosselecionados.[14] Com exceção do período em que estão dormindo, períodos de atividade sedentária com mais de uma hora de duração devem ser evitados.[14]

Crianças de 3 a 5 anos podem apreciar uma série de atividades físicas estruturadas, incluindo trajetos com obstáculos que promovam habilidades motoras e manipulativas, imitação de movimentos dos animais, para desenvolver força e flexibilidade, e atividades cardiorrespiratórias que melhorem o condicionamento aeróbio. Jogos de imitação (como "O mestre mandou") utilizando uma variedade de padrões de movimento, dançar no tempo e ritmo da música e receber instrução formal em diferentes habilidades motoras são outras formas estruturadas de atividade física que são adequadas às crianças na fase pré-escolar. Atividades físicas não estruturadas para crianças de 3 a 5 anos de idade incluem escalar estruturas no *playground*; brincar com bastões e bolas; subir e descer correndo superfícies inclinadas; usar uma variedade de brinquedos com rodas (com capacete de segurança); correr atrás de bolinhas de sabão, bolas e bambolês. Brincadeiras ativas que envolvam fantasiar-se, fazer caças ao tesouro e executar padrões de movimento específicos (por exemplo, galopar como um cavalo) enquanto outras crianças imitam a atividade são outras opções de atividade menos formais para a criança nessa fase.

Ambientes para a prática de atividades físicas recomendados para crianças de 3 a 5 anos: espaços de atividade para crianças de 3 a 5 anos devem ser grandes o suficiente para acomodar as brincadeiras dirigidas pela criança ou as atividades físicas supervisionadas por um adulto. O ambiente deve ter capacidade para ser modificado ou reordenado de modo que permita diferentes tipos de atividade. Idealmente, cada criança deve ter um espaço interno mínimo de 1,5 por 2,1 m para atividades de movimento estruturadas e um mínimo de 7 m^2 de espaço externo.[13] Áreas maiores podem ser necessárias para acomodar atividades como correr, saltar e chutar.

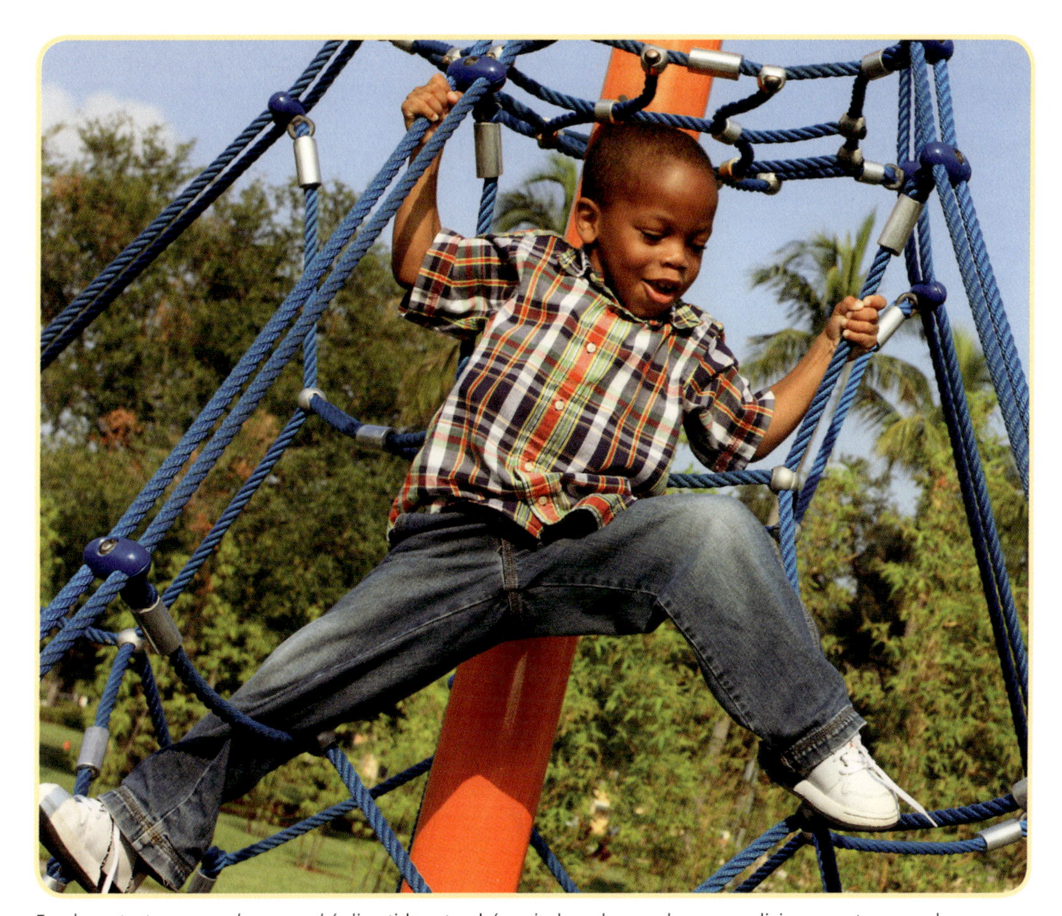

Escalar estruturas no *playground* é divertido e também ajuda a desenvolver o condicionamento muscular.

Atividades físicas para crianças e adolescentes

A associação entre atividade física e boa saúde em jovens na idade escolar é amplamente difundida.[15,19,21] Atividade física regular durante a infância e a adolescência tem efeitos benéficos na saúde cardiovascular e musculoesquelética, na composição corporal e nos níveis de lipídios no sangue.[19] Além disso, benefícios à saúde mental (por exemplo, diminuição da ansiedade e da depressão, melhora da autoimagem) e ao desempenho acadêmico têm sido relacionados aos níveis de atividade física e de condicionamento físico nas crianças em fase escolar.[19]

Orientações de atividade física para crianças e adolescentes

As orientações atuais indicam que jovens em fase escolar (dos 6 aos 17 anos de idade) devem acumular um mínimo de 60 minutos, até diversas horas, de atividade física adequada à faixa etária em todos os dias da semana, ou na maioria deles.[15,19,21] Em contrapartida, especialistas recomendam que crianças e adolescentes evitem períodos prolongados (mais que duas horas) de sedentarismo durante o período de aulas, assim como fora do horário escolar.

O perfil de atividades físicas de crianças e adolescentes deve caracterizar atividades que estimulem o sistema aeróbio, aumentem o condicionamento muscular e produzam ossos mais fortes. Jovens em idade escolar também devem participar de atividades que sejam agradáveis e adequadas à sua faixa etária, ao seu nível de desenvolvimento e às suas preferências pessoais. Assim como descrito na próxima seção, uma variedade de atividades, de jogos e de esportes pode ser utilizada para atender às orientações recomendadas.

Perfil FITT para o condicionamento aeróbio: a maior parte do período diário de 60 minutos de exercício das crianças deve incluir atividades físicas rítmicas, para os grandes músculos, e ser moderada a vigorosa. Uma atividade de intensidade moderada pode ser considerada no nível 5 ou 6 em uma escala de 10 pontos de esforço (na qual 0 é sentar-se em repouso e 10 é o nível máximo de esforço possível).[21] Já uma atividade aeróbia de intensidade vigorosa (nível 7 ou 8 em uma escala de 10 pontos) também deve ser desempenhada, pelo menos, três dias por semana.[21] Por causa da frequente participação de jovens em pequenas sessões de atividade entremeadas por intervalos breves de descanso, qualquer tempo gasto em atividades aeróbias moderadas ou vigorosas pode ser considerado para alcançar as diretrizes de condicionamento aeróbio. No entanto, a maior parte de uma hora da meta de tempo deve ser gasta com atividade. Por exemplo, durante um intervalo de 20 minutos, uma criança pode acumular 12 minutos de atividade física em períodos que durem de alguns segundos até vários minutos, e um total de 8 minutos de repouso. Algumas atividades, como andar de bicicleta, podem ser classificadas como moderadas a vigorosas, dependendo de quão intensamente a energia está sendo gasta. O Quadro 9.1 relaciona atividades aeróbias para crianças e adolescentes que podem ser desempenhadas em intensidades moderadas ou vigorosas.

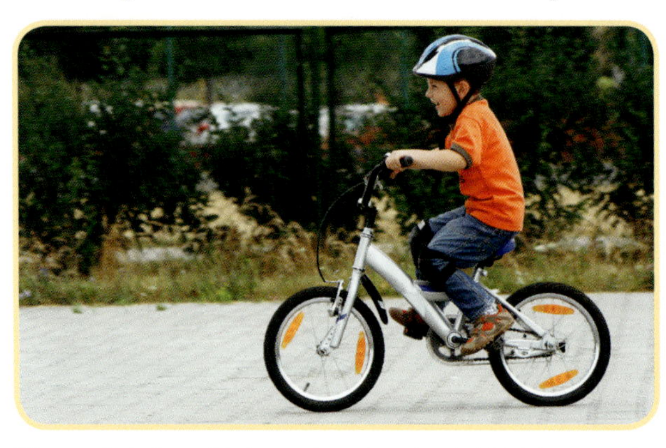

Crianças de todas as idades gostam de andar de bicicleta, o que é uma ótima maneira de aumentar o condicionamento aeróbio.

Quadro 9.1 Exemplos de atividades aeróbias para crianças e adolescentes

	Crianças	Adolescentes
Intensidade moderada	• Recreação ativa, como fazer trilhas, andar de *skate* ou de patins • Andar de bicicleta • Andar rapidamente	• Recreação ativa, como canoagem, fazer trilhas, andar de *skate* e patins *in-line* • Andar de bicicleta ou exercitar-se em uma bicicleta ergométrica • Andar rapidamente • Trabalho em casa ou no jardim, como passar pano no chão e empurrar um cortador de grama
Intensidade vigorosa	• Jogos ativos envolvendo corrida e perseguição, como pega-pega • Andar de bicicleta • Pular corda • Artes marciais, como judô e caratê • Correr • Esportes como futebol, hóquei no gelo ou campo, basquete, natação e tênis • Esqui *cross-country*	• Jogos ativos envolvendo corrida e perseguição, como *flag football* (N.T.: versão do futebol americano com contato reduzido) • Andar de bicicleta • Pular corda • Artes marciais, como judô e caratê • Corrida • Esportes como futebol, hóquei no gelo ou no campo, basquete, natação e tênis • Esqui *cross-country* • Dança vigorosa

Fonte: adaptado de U.S. Department of Health and Human Services, 2008.

Perfil FITT para o condicionamento muscular e o fortalecimento ósseo: As recomendações atuais para atividade física de crianças e adolescentes definem que uma porção do período de 60 minutos diários inclua atividades de fortalecimento muscular pelo menos três dias por semana.[21] As principais metas do fortalecimento devem ser os grupos dos grandes músculos superiores e inferiores do corpo (por exemplo, pernas, quadris, costas, abdome, braços, peito, ombros). O Quadro 9.2 relaciona jogos e exercícios de treinamento de força que promovem o fortalecimento muscular. Um exemplo de aparelho de musculação adequadamente alinhado é mostrado na Figura 9.3.

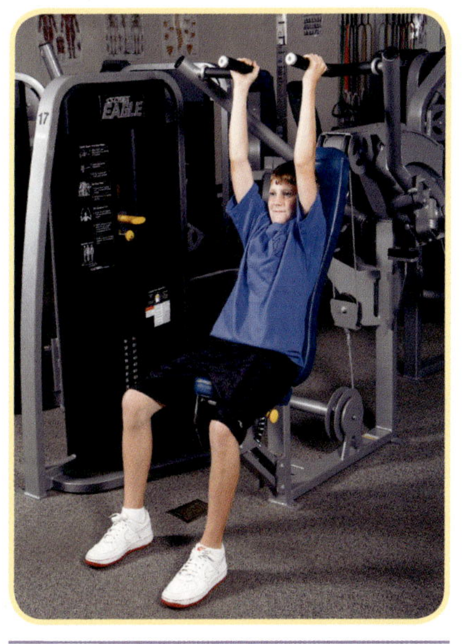

Figura 9.3 Os jovens podem beneficiar-se do treinamento de força adequadamente planejado e supervisionado.

O American College of Sports Medicine (ACSM – Colégio Americano de Medicina Esportiva) apoia o uso do treinamento de força para jovens, desde que o programa de treino seja adequadamente planejado e competentemente supervisionado.[7] Ainda existem mitos em torno do treinamento de força para jovens, incluindo que os padrões de crescimento podem ser prejudicados, resultando em crescimento reprimido, ou que os ganhos de força não são possíveis nos mais jovens. Na verdade, o treinamento de força melhora a força muscular e a resistência nos jovens e auxilia a fortalecer os ossos, sem efeitos negativos no crescimento físico. Além disso, o treinamento de força reduz potencialmente a incidência e a severidade da lesão, em vez de causá-la.[4]

Para manter a segurança das sessões de treinamento, os adultos devem garantir que crianças e adolescentes sejam maduros o suficiente para seguir orientações. As sessões devem também ser supervisionadas por um adulto com conhecimento no assunto, que entenda as normas-padrão de segurança. Os jovens devem ser instruídos a usar movimentos controlados para todas as atividades do treinamento de força. Além disso, a técnica adequada é um requerimento fundamental e deve ser enfatizado, em vez de manter o foco em quanto peso pode ser levantado. Aquecimento e desaquecimento devem ser parte de cada sessão do treinamento de força.

Então, quando é cedo demais para começar o treinamento de força? O treinamento de força tem sido usado por meninos e meninas a partir dos 7 ou 8 anos de idade.[7] As opções incluem usar tubos emborrachados ou aparelhos de musculação especialmente desenvolvidos para crianças. As crianças mais jovens são capazes de participar de atividades de fortalecimento muscular, como flexões (regular ou modificada) ou abdominais. O objetivo do treinamento de força é aumentar a força musculoesquelética como parte de um programa de condicionamento físico coerente que inclui, também, o desenvolvimento da resistência, da flexibilidade e da agilidade.

As orientações para o treinamento de força descritas no Capítulo 7 podem ser modificadas para crianças e adolescentes ao dividi-las em uma a três séries de 8 a 15 repetições de determinado exercício.[2] O treinamento de força pode ocorrer dois ou três dias da semana, com um dia entre as sessões, para permitir que os músculos respondam e se recuperem.[7] A intensidade do treinamento deve ser moderada e focada no aprendizado e na execução do exercício de força com técnicas adequadas.[7]

Quando os músculos se contraem, eles forçam os ossos, estimulando, assim, seu crescimento. Portanto, atividades para o desenvolvimento dos músculos que gerem alto impacto, como correr, pular e jogar basquete, também fazem os ossos se tornarem mais fortes e densos. Em razão da atividade com pesos durante a infância ter influência potencialmente duradoura e positiva, é essencial que crianças e adolescentes participem de atividades que desenvolvam os ossos. Como ocorre com as atividades de fortalecimento muscular, as atividades de condicionamento ósseo devem ser executadas, pelo menos, três dias por semana, como parte de um período de 60 minutos de atividade física diária.[21] O Quadro 9.2 identifica várias atividades que podem ser usadas para aumentar a força óssea de jovens em idade escolar.

Quadro 9.2 Exemplos de atividades para crianças e adolescentes que fortalecem os músculos e os ossos

	Crianças	Adolescentes
Fortalecimento muscular	Brincadeiras como cabo de guerra Flexões (com os joelhos apoiados no chão) Exercícios de força usando o peso corporal ou bandas elásticas Escalada com corda ou na árvore Abdominais: *sit-up*, *curl-up* ou *crunch* Balançar em brinquedos do *playground* ou em barras	Brincadeiras como cabo de guerra Flexões de braços ou barras Exercícios de força usando bandas elásticas, pesos livres e aparelhos de musculação Escalar paredes Abdominais: *sit-up*, *curl-up* ou *crunch*
Fortalecimento ósseo	Brincadeiras como amarelinha Saltitar, impulsionar e pular Pular corda Correr	Saltitar, impulsionar e pular (um e dois pés) Pular corda Correr Esportes como ginástica, basquete, vôlei e tênis

Fonte: adaptado de U.S. Department of Health and Human Services, 2008.

Monitorando as mudanças do condicionamento físico para jovens

Crianças e adolescentes apresentam uma ampla gama de interesses e de níveis de aptidão física. Embora alguns gostem de esportes competitivos e outros tenham preferência por atividades recreacionais, jovens de todas as idades podem atender às orientações apresentadas neste capítulo. Avaliações físicas para jovens (por exemplo, o teste FITNESSGRAM descrito no Capítulo 2) podem ser usadas para determinar se há aptidão física suficiente para proporcionar os importantes benefícios à saúde discutidos neste capítulo. O IMC também pode ser monitorado de ano em ano (porque é relativo à idade). O Capítulo 2 fornece instruções sobre como conduzir suas avaliações físicas e interpretar os resultados. Para os jovens, os resultados devem estar dentro de uma zona saudável de aptidão física (ZSAF) ou têm necessidade de melhora. A Figura 9.4 pode ser usada para monitorar o progresso de uma criança ao longo do tempo. Pode-se ter como objetivo que todas as avaliações estejam na "ZSAF ou acima". Deve-se observar que o teste FITNESSGRAM é parte integral de muitos programas de Educação Física Escolar.

FIGURA 9.4

Gráfico de progresso de avaliação física para jovens*

	Atual	Avaliação há 6 meses	Avaliação há 1 ano
Corrida de uma milha	___ ZSAF ou acima ___ Precisa melhorar	___ ZSAF ou acima ___ Precisa melhorar	___ ZSAF ou acima ___ Precisa melhorar
Abdominal	___ ZSAF ou acima ___ Precisa melhorar	___ ZSAF ou acima ___ Precisa melhorar	___ ZSAF ou acima ___ Precisa melhorar
Flexão de braços	___ ZSAF ou acima ___ Precisa melhorar	___ ZSAF ou acima ___ Precisa melhorar	___ ZSAF ou acima ___ Precisa melhorar
Sentar e alcançar	___ ZSAF ou acima ___ Precisa melhorar	___ ZSAF ou acima ___ Precisa melhorar	___ ZSAF ou acima ___ Precisa melhorar
IMC por faixa etária	___ Percentil	___ Percentil	___ Percentil

* ZSAF = zona saudável de aptidão física

Fonte: adaptada de ACSM, 2011, *ACSM's Complete Guide to Fitness & Health* (Champaign, IL: Human Kinetics).

Crianças e adolescentes que não atendem às orientações antes mencionadas devem elevar gradualmente seus níveis de atividade física e ter como meta serem ativos mais frequentemente, por longos períodos, ou ambos.[21] Os jovens que já atendem às diretrizes para atividades físicas devem considerar se tornarem mais ativos, especialmente em vista de pesquisas recentes que sugerem outros benefícios à saúde que podem ser obtidos quando níveis mínimos recomendados de atividade física são ultrapassados.[11] Por fim, jovens que excedem as orientações recomendadas para a atividade devem continuar a manter seu nível de desempenho e variar suas rotinas de atividade física para evitar lesões.[21]

Embora crianças e adolescentes possam atender às orientações recomendadas para atividade física participando das atividades relacionadas nos Quadros 9.1 e 9.2, elas também devem buscar oportunidades para serem ativas ao longo do dia. Exemplos de estilo de vida com atividade física incluem caminhar ou andar de bicicleta com amigos, fazer uma "pausa com atividade física" quando estiverem estudando ou jogando *videogame* ou ajudar nas tarefas domésticas, como passar o aspirador de pó e lavar o carro da família. Ter um pôster com um *checklist* é uma maneira de promover visualmente essas atividades de estilo de vida. Após checar todos os itens, uma pequena recompensa pode ser recebida (por exemplo, um cartão-presente, ingressos para um jogo ou evento esportivo, roupas novas para praticar exercícios). Explorar parques da cidade, trilhas e espaços verdes permite que a família toda seja ativa.

Uma abordagem ainda mais simples para promover a atividade física em jovens é maximizar o tempo em atividades externas e minimizar o tempo em ambientes fechados (é muito mais difícil ser sedentário quando se está em um ambiente externo e muito mais fácil quando se está em ambiente interno). Pais, outros familiares e professores que participam de atividades físicas regulares também podem ser modelos de como integrar atividade e movimento na vida diária.

Exemplos práticos para atender às diretrizes de atividades físicas para crianças e adolescentes

Pode-se criar um número infinito de rotinas que combinam atividade aeróbia com exercícios para fortalecimento muscular e desenvolvimento ósseo, para atender às atuais recomendações de atividade física para crianças e adolescentes. Mesmo jovens não interessados em esportes competitivos podem gostar de cumprir essas recomendações. Os adultos podem oferecer às crianças um "cardápio de atividade física" que relacione diversas atividades a serem escolhidas, proporcionando variedade e promovendo a criatividade. As Figuras 9.5 e 9.6 mostram um planejamento semanal de atividades para Latoya, uma estudante de 8 anos de idade do ensino fundamental, cujo foco está em brincadeiras ativas, e Antonio, um estudante de 14 anos de idade do ensino médio, que está mais interessado em atividade física organizada e relacionada a um esporte. Os planejamentos para ambos são adequados à idade. Perceba como a atividade física é entrelaçada à rotina diária de Latoya e como a atividade geral é incorporada à rotina semanal de Antonio, com jogos esportivos organizados.

Considere o exemplo do perfil semanal de atividade física de Latoya e veja como ela incorporou tanto a atividade aeróbia de intensidade moderada e alguma atividade aeróbia de intensidade vigorosa como atividades que ajudarão a fortalecer seus músculos e ossos:

- *Atividade aeróbia de intensidade vigorosa*: natação (dom., sex.), pular corda (seg., qua.), brincar de pega-pega e correr (seg.), jogar basquete (qua.).
- *Atividade aeróbia de intensidade moderada*: jogar *Frisbee golf* (ter., qui.), caminhada (dom., sex., sáb.).
- *Atividade de fortalecimento muscular*: balançar em barras (ter., qui.), escalada (qua.), fazer abdominais (ter., sáb.).
- *Atividade de fortalecimento ósseo*: jogar amarelinha (qui.), pular corda (seg., qua.), brincar de pega-pega e correr (seg.), jogar basquete (qua.), escalada (qua.).

Considere o exemplo de uma semana do perfil de atividade física de Antonio. Ele atende e ultrapassa as orientações pelo menos com relação a uma hora de atividades físicas moderadas a vigorosas a cada dia, e inclui atividades vigorosas pelo menos três dias a cada semana (na verdade, quase todos os dias!).

- *Atividade aeróbia de intensidade vigorosa*: *flag football* (seg., sex.), basquete (ter., qui., sex.), andar de *skate* (qua.), jogar tênis (sáb.).
- *Atividade aeróbia de intensidade moderada*: cortar a grama (sáb.), beisebol (ter., qui.), jardinagem (sáb.).
- *Atividade de fortalecimento muscular*: musculação (seg., qua., sáb.).
- *Atividade de desenvolvimento ósseo*: vôlei (qua.), basquete (ter., qui., sex.).

FIGURA 9.5

Exemplo de um programa de atividade física semanal de Latoya

(menina de 8 anos de idade, matriculada no ensino fundamental)

Dia	Atividades
Domingo	• Passear com o cachorro (30 minutos) • Ajudar a lavar o carro da família (20 minutos) • Nadar na piscina do clube do bairro (30 minutos)
Segunda-feira	• Pular corda (5 minutos) • Brincar de pega-pega e correr durante o recreio (15 minutos) • Jogar futebol na aula de Educação Física (40 minutos)
Terça-feira	• Fazer abdominais em casa (5 minutos) • Jogar *Frisbee golf* na escola (40 minutos) • Balançar em barras (5 minutos) • Participar de uma brincadeira ativa com colegas na escola (15 minutos)
Quarta-feira	• Pular corda (5 minutos) • Brincar no trepa-trepa (que envolve escalar o brinquedo e descer dele) durante o recreio (15 minutos) • Jogar futebol de salão após a escola (30 minutos) • Jogar basquete em casa com seu irmão (10 minutos)
Quinta-feira	• Jogar *Frisbee golf* na escola (40 minutos) • Brincar de amarelinha (10 minutos) • Balançar em barras (5 minutos) • Participar de brincadeira ativa com colegas durante o recreio (20 minutos)
Sexta-feira	• Fazer caminhada com uma amiga pelo bairro (30 minutos) • Nadar na piscina de um clube do bairro (30 minutos)
Sábado	• Fazer caminhada em um parque da cidade com sua família (60 minutos) • Fazer exercícios abdominais e de alongamento (10 minutos)

FIGURA 9.6

Exemplo de um programa de atividade física semanal de Antonio

(menino de 14 anos de idade matriculado do ensino médio)

Dia	Atividades
Domingo	Cortar a grama usando um cortador (1 hora)
Segunda-feira	Jogar *flab football* na aula de Educação Física (45 minutos) Fazer musculação em casa (45 minutos)
Terça-feira	Jogar basquete na escola (30 minutos) Jogar beisebol depois da escola (1 hora)
Quarta-feira	Jogar vôlei na aula de Educação Física (45 minutos) Andar de *skate* no quintal de casa (15 minutos) Fazer musculação em casa (45 minutos)
Quinta-feira	Jogar basquete na escola (30 minutos) Jogar beisebol depois da escola (1 hora)
Sexta-feira	Jogar *flag football* na escola (30 minutos) Jogar beisebol depois da escola (1 hora)
Sábado	Fazer trabalhos gerais de jardinagem (30 minutos) Fazer musculação em casa (45 minutos) Jogar tênis no parque (1 hora)

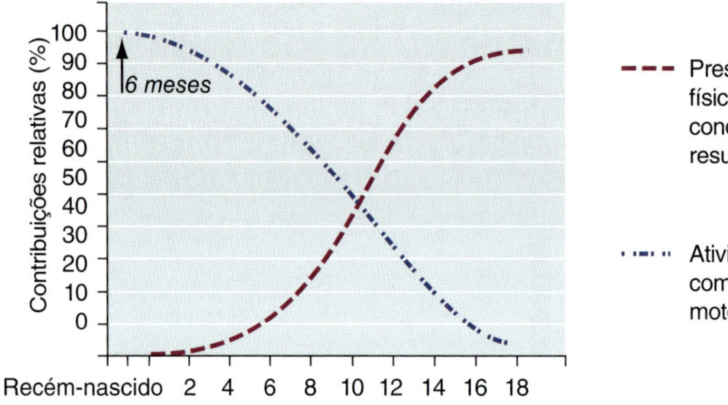

Figura 9.7 Contribuições relativas de desenvolvimento de habilidade motora e prescrição de atividade física durante a infância e a adolescência.

Fonte: reproduzida com permissão de Strong, Malina, Blimkie, et al., 2005, p. 736.

Esta seção do capítulo apresentou uma abordagem integrada à atividade física desde a infância até a adolescência. A exploração dos movimentos e a aquisição de habilidades motoras básicas começa cedo e continua durante os primeiros anos de vida. Uma vez que a criança é matriculada na escola, seu repertório motor se expande e os padrões de habilidade motora são submetidos a um refinamento. Os anos de escola também são uma época em que os jovens recebem instrução especializada em Educação Física e ganham familiaridade com vários jogos e esportes. Com o início da adolescência, pode-se enfatizar mais o uso da atividade física para melhorar e manter a saúde cardiovascular e musculoesquelética. A Figura 9.7 ilustra como as contribuições relativas ao desenvolvimento da habilidade motora e à atividade física são agentes para melhora da saúde e mudança no condicionamento físico desde o nascimento até os 18 anos.

Os benefícios da atividade física e dos exercícios para crianças e adolescentes são numerosos. Com um planejamento nutricional equilibrado para complementar um programa de atividades, os jovens podem ser bem-sucedidos em atividades diárias, bem como em esportes e em atividades recreacionais. Jovens saudáveis também têm melhor chance de se tornarem adultos saudáveis. Nunca é cedo, nem tarde demais para desenvolver bons hábitos.

capítulo 10

Adultos: entre 18 e 64 anos de idade

Se você é um adulto saudável e tem entre 18 e 64 anos, este capítulo é para você. (Se você está entre os 50 e 64 anos e têm alguma condição crônica ou limitação funcional, o Capítulo 11 fornecerá orientações mais adequadas). A fase adulta deve ser uma época de experimentação da vida ao máximo. Com boa saúde e bom condicionamento físico, você pode aproveitar completamente seus papéis dentro da família, da comunidade, do trabalho. Infelizmente, ao longo dessa passagem de anos, uma mudança em direção a um comportamento sedentário costuma ocorrer, como se nota na Figura 10.1. O tempo de inatividade nas horas de lazer aumenta – ou, em outras palavras, o lazer ativo inicia sua queda. Além disso, embora seja ideal que 100% dos adultos participem de atividades aeróbias e de treinamento de força, a porcentagem diminui com o avançar da idade. Embora isso seja um pouco desencorajador, vamos focar no lado positivo: em você! Ao ler este livro, você está caminhando para a mudança no seu caminho pessoal de saúde. Ao focar na nutrição e na atividade física, você pode reivindicar uma vida mais saudável e ativa.

FOCO NA NUTRIÇÃO

Nutrição é o processo de ingerir alimentos de modo que seu corpo possa utilizá-los para fornecer energia para suas atividades diárias e seus exercícios. Frequentemente, a palavra *nutrição* aparece em imagens de alimentos sem graça e sem gosto. Alimentar-se de maneira saudável não significa sobreviver à base de torradas e cenoura em palitos. Uma dieta equilibrada deve incluir uma variedade de alimentos saborosos que forneçam nutrientes, conforme descrito no Capítulo 4. O alimento pode ter funções não relacionadas à nutrição também. Por exemplo, eventos sociais, passeios em feriados e expressar apoio a famílias que estejam enfrentando uma doença ou uma tragédia são ocasiões que, geralmente, incluem alimentos. A comida faz parte da vida diária. Em vez de ver a nutrição como um obstáculo, você pode focalizar boas escolhas alimentares como parte de seu novo e saudável estilo de vida.

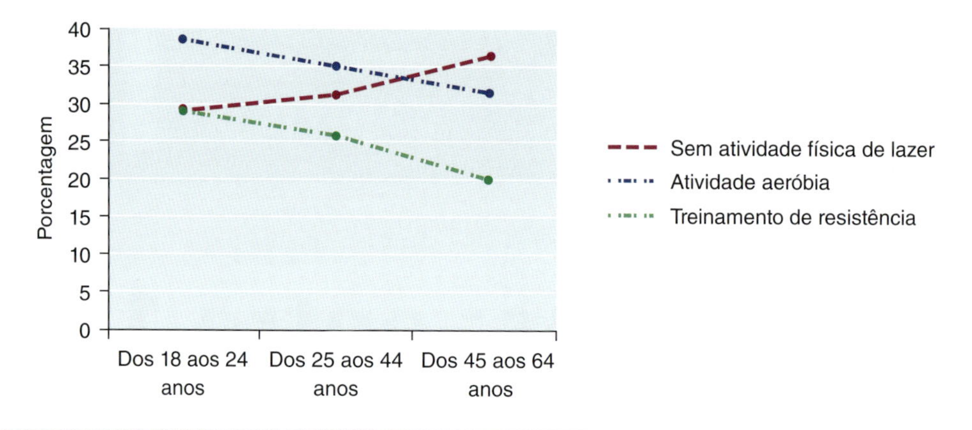

Figura 10.1 Padrões de atividade em adultos na América do Norte.
Fonte: Centers for Disease Control and Prevention – Wide-ranging Online Data for Edpidemiologic Research.

Você deve estar se perguntando: "Será que a nutrição realmente exerce um impacto muito grande?". Para estabelecer a importância da nutrição, considere que uma média estimada de 16% das mortes em homens e 9% das mortes em mulheres têm sido atribuídas à falta de nutrientes na alimentação.[3] Acertar nas quantidades não é um mistério. O documento do governo dos EUA *Dietary Guidelides for Americans* (*Diretrizes Alimentares para Americanos*) fornece uma síntese das pesquisas relacionadas à nutrição e aos alimentos para proporcionar orientação relacionada à alimentação saudável.[3]

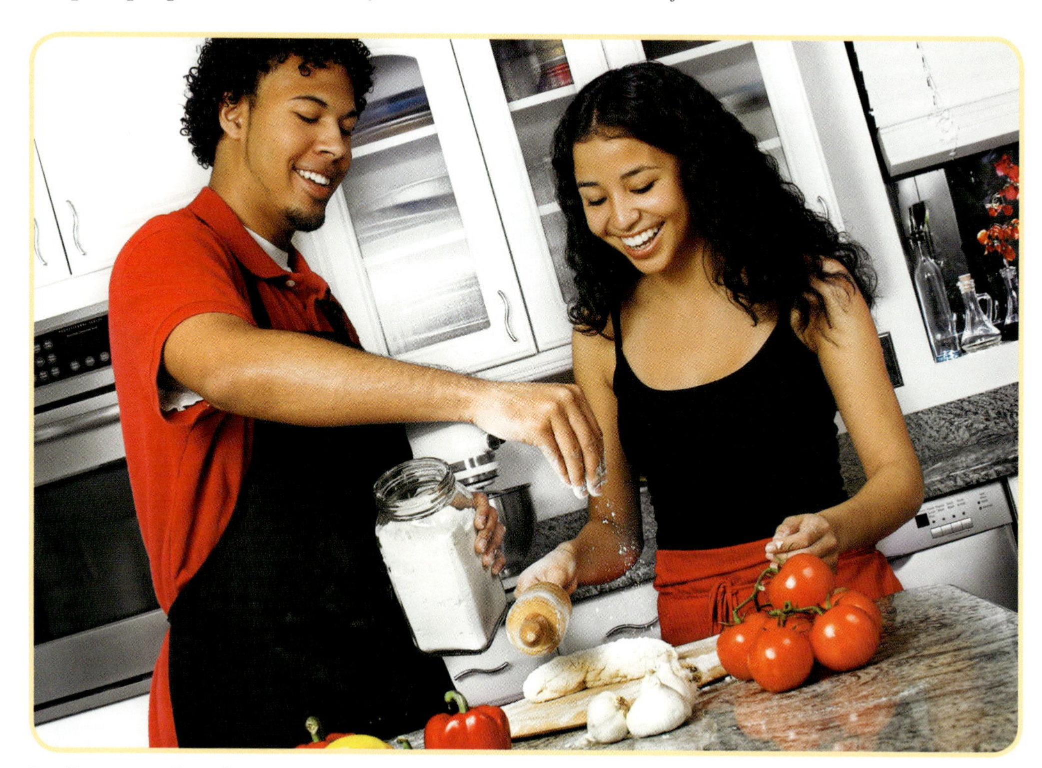

Focalize em escolhas alimentares positivas como parte do seu estilo de vida saudável.

O que os adultos precisam consumir, e por quê?

As *Dietary Guidelines for Americans* (*Diretrizes Alimentares para Americanos*) apontam que os americanos adultos frequentemente têm falta de cálcio, de potássio, de fibras e de magnésio, assim como de vitaminas A, C e E.[3] Não é difícil encontrar alimentos que contêm tais vitaminas e minerais. O Quadro 10.1 relaciona alguns exemplos de boas fontes. Reflita sobre seus hábitos alimentares e considere pequenas mudanças que você pode fazer para garantir que consuma quantidades adequadas desses nutrientes.

Quadro 10.1 **Exemplos de fontes alimentares de nutrientes e de fibras que frequentemente faltam nas dietas dos adultos**

Nutriente	Fonte alimentar
Cálcio	Leite, iogurte, queijo Cereal ou aveia (fortificados com cálcio) Bebidas à base de soja (fortificadas com cálcio) Salmão com espinha Couve, espinafre, quiabo, nabo (preparados após congelados)
Potássio	Batata, batata-doce (assadas) Massa, purê, suco e molho de tomate Leite, iogurte Amêijoa, alabote, albacora, truta arco-íris, rascasso, bacalhau Banana, cantalupo
Magnésio	Oleaginosas (castanha-do-pará, amêndoa, castanha-de-caju, pinhão, amendoim, avelã) Sementes de abóbora, amêndoas tostadas Alabote, escamudo, perca, hadoque, albacora, truta arco-íris (cozidos) Espinafre, fava (preparados após congelados) Arroz integral, feijões (*great northern*, branco, preto, rajado)
Vitamina A	Miúdos (fígado, rim) Batata-doce assada Couve, espinafre, nabos (preparado após congelados) Suco de cenoura, cenouras frescas cozidas, cenouras cruas Pimentão vermelho, couve-chinesa, folhas de mostarda (cozidos)
Vitamina C	Pimentões vermelhos ou verdes, crus ou cozidos Laranja, kiwi, morango, abacaxi, manga, goiaba Brócolis, cantalupe Suco de tomate, suco de toranja, coquetel de vegetais Couve-de-bruxelas, couve, couve-flor (cozidos)
Vitamina E	Cereais (fortificados) Oleaginosas (amêndoa, avelã, pinhão, amendoim, castanha-do-pará) Sementes de girassol (tostadas) Óleos (de girassol, de sementes de algodão, de cártamo, de canola) Manteiga de amendoim
Fibras	Feijões (rajado, comum, preto, branco, pinto, lima, *great northern*) Farelo ou cereal de aveia Batata-doce *Muffin* inglês de aveia integral, espaguete Maçã, pera, banana, framboesas, amoras, tâmaras, figos secos

Fonte: adaptado do U.S. Department of Health and Human Services e U.S. Department of Agriculture, 2005, p. 56-65.

A ausência de algum desses nutrientes e de outros é provavelmente relacionada à falta de consumo de vegetais, de frutas, de cereais integrais, de leite e laticínios e de óleos.[5] Dê uma nova olhada no Quadro 10.1 para identificar alguns itens de cada coluna que você poderia adicionar à sua dieta. Além disso, as mulheres em idade reprodutiva devem consumir alimentos ricos em ácido fólico e em ferro.[5] Particularmente, mulheres gestantes devem consumir 400 microgramas de ácido fólico por dia para evitar defeitos no tubo neural de seus bebês (para mais informações sobre nutrição durante a gestação, *vide* o Capítulo 18). Baixos níveis de ferro são comuns entre as mulheres, e essa é a razão pela qual os especialistas recomendam que elas consumam alimentos ricos em ferro (por exemplo, carne, aves, peixe, cereais fortificados, cereais integrais). Quando consumir produtos como cereais e grãos fortificados, você também poderá consumir alimentos ricos em vitamina C (por exemplo, suco de laranja acompanhando o cereal fortificado), o que ajuda na absorção do ferro pelo corpo.[5]

O que os adultos precisam reduzir, e por quê?

Embora os adultos ingiram menos alguns alimentos, eles exageram no consumo de outros. Especificamente, os adultos estão consumindo muitas calorias, bem como grandes quantidades de sal, de açúcares adicionados, de colesterol e de gorduras (particularmente as saturadas e as trans).[3] Para manter o peso corporal, o número de calorias consumidas em alimentos e em bebidas deve ser igual ao número de calorias que o corpo usa para as funções básicas, bem como para fornecer energia para o trabalho, as atividades diárias e os exercícios. Alterações nesse equilíbrio como resultado de calorias extras, mesmo que em pequenas quantidades, diariamente, podem ser as culpadas pelo aumento gradual no peso corporal frequentemente visto na fase adulta. Um dos benefícios de um estilo de vida fisicamente ativo são as calorias adicionais usadas diária ou semanalmente. Para informações mais detalhadas sobre controle de peso, *vide* o Capítulo 13.

A ingestão de sal (mais tecnicamente, de sódio) é relacionada à pressão alta (*vide* o Capítulo 15 para mais informações sobre como o sódio pode ser relacionado à pressão alta). Adultos de meia-idade, assim como indivíduos da terceira idade, podem ser mais sensíveis ao sal do que os outros.[3] Para reduzir o risco de desenvolvimento de pressão alta, fique de olho no seu consumo de sódio. O sódio naturalmente obtido no alimento e o sal adicionado durante o preparo ou à mesa contam para sua ingestão total. A maior parte do consumo de sal, no entanto, está relacionada àquilo que os fabricantes adicionam aos alimentos processados. Os petiscos mais consumidos que, geralmente, têm alta quantidade de sódio incluem *pretzels*, batatas e tortilhas de milho e molhos. Alguns itens variam em seu teor de sódio, dependendo dos fabricantes. As sopas são um bom exemplo de produto que pode ter um alto teor de sódio ou um teor razoável, nas opções com baixo sódio. Verifique os rótulos. Produtos com baixo sódio devem conter menos que 140 miligramas de sódio ou menos que 5% do valor diário para sódio.[3]

Outras áreas de excesso de consumo incluem as gorduras saturadas e trans, o colesterol e os açúcares adicionados. O Capítulo 4 explica como trocar alimentos com alto teor de gordura e muitas calorias por opções com pouca gordura e menos calorias. Além disso, o Capítulo 4 orienta sobre como detectar, nos rótulos dos alimentos, evidências de açúcar adicionado. Ao prestar atenção aos rótulos dos alimentos, você pode otimizar suas escolhas.

Qual deve ser o foco dos adultos?

Os adultos devem ter foco na ingestão adequada de todas as vitaminas e de todos os minerais e, em particular, aqueles relacionados anteriormente como alimentos pouco consumidos.

O foco deve ser em fontes naturais em vez de itens processados. Comparados aos naturais, os alimentos processados tendem a fornecer menos vitaminas e minerais e têm mais calorias. Ingerir mais alimentos processados pode levar ao sobrepeso e à obesidade; além disso, esses produtos contêm poucos micronutrientes.[5] As *Dieteary Guidelines for Americans* oferecem as seguintes recomendações para grupos alimentares que devem ser incluídos na dieta:[3,5]

- *Frutas e vegetais*: consuma mais frutas e vegetais (ingerir pelo menos 2,5 xícaras de vegetais está associado com a diminuição do risco de doenças cardiovasculares). Quando selecionar vegetais, escolha de cada um dos cinco subgrupos, que incluem vegetais de folhas verde-escuras, vegetais de cor alaranjada, legumes, vegetais ricos em amido e outros.
- *Produtos com cereais integrais*: mantenha seu foco nos cereais integrais. Pelo menos metade dos grãos que você consome deve ser integral.
- *Derivados do leite*: consuma 3 xícaras de leite (desnatado ou semidesnatado) ou o equivalente em laticínios por dia.

Mudanças simples geram um impacto ao longo do tempo. Levar ao trabalho uma maçã, uma laranja ou um pote com vegetais cortados pode ajudá-lo a evitar a compra de algo menos nutritivo. Idealmente, as seleções dos alimentos devem ser densas em nutrientes. Isso significa simplesmente que o item alimentar deve conter a máxima quantidade possível de vitaminas, de minerais e de fibras para o menor número de calorias.[5] Compare 100 calorias de jujuba com 100 calorias de laranja em fatias. Em primeiro lugar, a laranja oferece mais quantidade (mais do que uma xícara) para as mesmas 100 calorias (*vide* a Figura 10.2)! Em segundo lugar, a laranja oferece cálcio, potássio, vitamina C e ácido fólico, entre outras vitaminas e minerais. Em contrapartida, 100 calorias de jujuba (cerca de 25 unidades) fornecem algum potássio e sódio, mais açúcar adicionado. A quantidade de potássio na laranja é maior do que 375 miligramas comparados a 10 miligramas nas jujubas. Esse simples exemplo demonstra claramente os benefícios de consumir alimentos naturais, densos em nutrientes.

Com relação às áreas de típico consumo exagerado (gorduras, açúcares, sódio e calorias), mantenha seu foco em frutas e vegetais densos em nutrientes e em cereais integrais. Ao fazer isso, você ficará alinhado com as seguintes *Dietary Guidelines*:[3,5]

- A ingestão total de gordura deve ser de 20% a 35% de calorias totais, com limitação das gorduras saturadas (menos de 10% de calorias ou progredir até menos de 7%) e gorduras trans (o menos possível). As gorduras poli-insaturadas e monoinsaturadas devem ser a principal fonte de gordura.

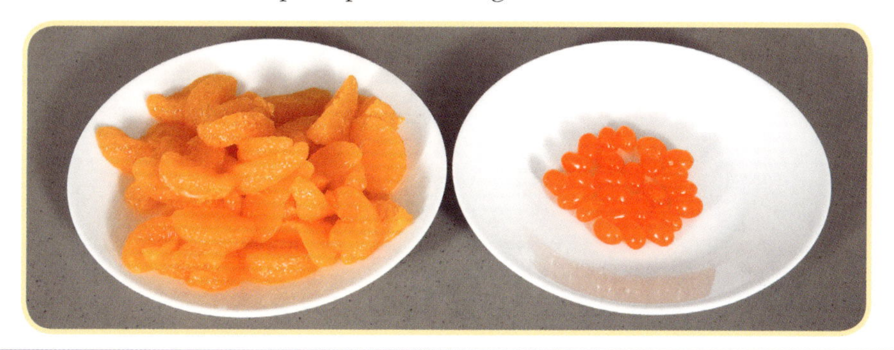

Figura 10.2 Para compreender a densidade dos nutrientes, compare 100 calorias de laranja fatiada com 100 calorias de jujuba.

- A ingestão de carboidrato deve ser proveniente principalmente de frutas, de vegetais ricos em fibras e de cereais integrais, em vez de açúcares adicionados ou adoçantes.
- O consumo de sódio deve ser menor que 2.300 miligramas por dia (essa quantidade equivale a uma colher de chá); reduzir para menos de 1.500 miligramas por dia é ainda melhor.
- O peso corporal deve estar dentro de uma faixa saudável; sobrepeso e obesidade são relacionados com muitas calorias e pouca atividade física. *Vide* o Capítulo 13 para obter mais informações sobre como a nutrição e a atividade física juntas podem ajudar você a manter ou a recuperar um peso corporal saudável.

Com essas orientações em mente, você pode perceber se sua dieta atual está no trilho ou se há mudanças necessárias. No caso da última alternativa, considere uma série de substituições em vez de uma incrível renovação repentina. O alimento deve ser apreciado, e com alguma atenção, ele também pode ser bom para sua saúde.

FOCO NA ATIVIDADE FÍSICA

Incorporar um programa de exercícios à sua rotina ocupada pode parecer impossível. A fase adulta é cheia de responsabilidades em casa e no trabalho. O tempo gasto em exercícios físicos pode parecer algo superficial ou, até mesmo, egoísta. Na verdade, um programa de exercícios regular é um dos investimentos mais importantes que você pode fazer para o seu futuro e o da sua família. Se você está lendo este livro desde o início, já está ciente da impressionante lista de benefícios dos exercícios, tanto físicos como mentais. Sua saúde é valiosa, mas requer atenção regular.

A cada dia, você tem a oportunidade de fazer investimentos para sua saúde futura. Tal qual um sólido planejamento financeiro para sua aposentadoria, você precisa começar cedo e perseverar para obter o melhor benefício. Você não precisa gastar horas por dia para tornar-se saudável, mas isso requer um comprometimento do seu tempo. Ashley (*vide* o boxe *Um olhar mais atento*) descobriu como se perde rapidamente o condicionamento físico (e, infelizmente, como se ganha peso rapidamente) quando negligenciou a atividade física e a nutrição. Reflita por algum tempo nas razões pelas quais você pode beneficiar-se ao incluir exercícios em seu planejamento semanal. Essa reflexão é um processo que você irá repetir no futuro, porque suas áreas de foco mudarão com o passar do tempo. O Capítulo 3 traz orientações adicionais sobre como formular expectativas e objetivos pessoais, assim como dicas para incluir o exercício físico em uma agenda lotada.

Os benefícios dos exercícios para adultos de todas as etnias, tanto homens como mulheres, têm sido claramente documentados.[4] Como foi discutido mais detalhadamente no Capítulo 1, a atividade física reduz os riscos de morte prematura por doença cardíaca e alguns tipos de câncer.[4] Se você melhorar seu condicionamento físico com exercício aeróbio regular, poderá colher seus frutos: diminuição da pressão arterial, melhores níveis de colesterol e menor risco de doenças cardíacas e de AVC.[4] Pessoas que se exercitam regularmente também podem diminuir o risco de desenvolver diabetes tipo 2, câncer de cólon e de mama. Além disso, adultos que participam de atividades físicas regulares têm um peso e uma composição corporal mais saudável, entre outros benefícios, como fortalecimento ósseo, melhor qualidade do sono e menor risco de depressão.[4] Esses benefícios são impressionantes – e são todos seus!

Considerando os numerosos benefícios do exercício físico à saúde, é surpreendente ver como muitas pessoas não são ativas. Embora as razões variem muito, para alguns, o medo de sofrer alguma lesão ou de ter um ataque cardíaco durante a atividade física

UM OLHAR MAIS ATENTO

Ashley

Ashley é uma jovem profissional de 28 anos que trabalha na mesma empresa há cinco anos. Sua função inclui uma significativa quantidade de trabalho no computador e de tempo sentada à sua mesa. Além disso, ela se reúne com os clientes, geralmente, no horário de almoço. A combinação de um trabalho relativamente sedentário e almoços altamente calóricos resultou no ganho de 25 libras (11,4 kg) desde a época da faculdade. Um convite para uma confraternização de 10 anos da turma do colegial incitou Ashley a uma reflexão pessoal. Ela percebeu que não estava feliz com seu peso corporal e queria perder pelo menos 15 libras (6,8 kg) antes dessa reunião, que seria em 3 meses; além disso, ela está frustrada, pois se sente cansada o tempo todo. Ao seu sedentarismo durante o dia, une-se o fato de não fazer quase nada quando está em seu apartamento à noite, exceto jantar algo e assistir à TV.

Ashley precisa de um programa de exercícios equilibrado, incluindo exercício aeróbio, treinamento de força e exercícios para a flexibilidade. Para perder peso, ela precisará ajustar sua ingestão de calorias (consumo de alimentos), assim como seu gasto calórico (atividade física). Seguindo os conceitos descritos no Capítulo 13, Ashley perderá gradualmente o peso e manterá sua perda com o passar do tempo. Combinado com o treinamento de força, o exercício aeróbio ajudará a alcançar seu objetivo de perda de peso, bem como a lidar com seu estresse. Ashley descobriu algumas maneiras sem custo para ser ativa, incluindo usar a sala de ginástica no seu local de trabalho, fazer caminhada na vizinhança após o trabalho e praticar exercícios assistindo a DVDs alugados (eles incluem dança aeróbia, exercícios com bola e *power* ioga). Ao fazer uma série de pequenas alterações em sua dieta, em combinação com o aumento da atividade física, ela aumenta a probabilidade de perder as 15 libras e de manter seu novo peso.

O exemplo de Ashley mostra a importância de refletir sobre o que é importante. Para Ashley, as questões eram tanto sua aparência física como o sentimento de cansaço o tempo todo. Ao refletir sobre suas próprias preocupações, você pode começar a planejar como abordá-las. Além disso, incluir exercícios não implica um grande gasto. Ashley encontrou maneiras simples para incluir a atividade física, e não teve custos monetários para isso.

ultrapassa qualquer benefício. Os riscos de eventos adversos durante a atividade física são reais, mas, para a maioria das pessoas, eles são maiores do que os benefícios.[4]

Para ajudar a minimizar os riscos, inicie com intensidade baixa a moderada e desenvolva seu condicionamento lentamente ao longo do tempo.[1] Verifique seus fatores de risco de doenças cardíacas usando as triagens no Capítulo 2. Se necessário, consulte seu médico para determinar se você precisa modificar qualquer orientação geral para exercícios por causa de seu histórico e de sua situação de saúde.

Orientações de atividade física para adultos

Adultos precisam evitar o costumeiro pouco movimento diário ou, até mesmo, o sedentarismo nas atividades cotidianas e devem incluir atividade física focada no condicionamento aeróbio, no condicionamento muscular e na flexibilidade. O American College of Sports Medicine (ACSM – Colégio Americano de Medicina Esportiva) apoia totalmente a inclusão desses três componentes para proporcionar um programa de atividade física completo e equilibrado.

Condicionamento aeróbio

O condicionamento aeróbio refere-se à maneira como o corpo é capaz de inalar e de usar o oxigênio durante as atividades físicas. A avaliação do condicionamento aeróbio requer avaliações laboratoriais complexas, mas o Capítulo 2 descreveu duas maneiras simples de estimar seu condicionamento (para mais detalhes do teste de caminhada de uma milha e do teste de corrida de 1,5 milha, *vide* o Capítulo 2). A pontuação final de qualquer um dos testes será sua $\dot{V}O_2$máx, ou a máxima quantidade de oxigênio que seu corpo usa durante uma atividade. Quanto maior o valor, melhor é seu condicionamento aeróbio. Você pode comparar sua pontuação à das pessoas de seu sexo e de sua idade na Tabela 2.2, na página 46.

Como você deve ter percebido ao procurar sua pontuação, o $\dot{V}O_2$máx tende a diminuir com o passar dos anos. A perda de condicionamento ocorre como resultado de alterações físicas associadas ao envelhecimento, mas também é influenciada pelo nível de atividade. Estilos de vida sedentários, ou inativos, aceleram o declínio do condicionamento físico relacionado à idade. Em contrapartida, manter um estilo de vida fisicamente ativo, com atenção às atividades aeróbias, pode ajudar você a conservar seu condicionamento. Embora um programa de exercícios equilibrado não seja uma fonte da juventude, manter (ou iniciar) um programa de exercícios irá lhe proporcionar melhor qualidade de vida.

A publicação do governo americano *Physical Guidelines for Americans* (*Diretrizes de Atividades Físicas para Americanos*) e o ACSM recomendam que adultos participem de atividade aeróbia regular.[1,4] A seguir, tipos de exercícios que proporcionam benefícios à saúde:[1,4]

- atividade aeróbia de intensidade moderada pelo menos 30 minutos por dia, cinco dias por semana (ou um total de 150 minutos semanais); ou
- atividade aeróbia de intensidade vigorosa pelo menos de 20 a 25 minutos por dia, três dias por semana (ou um total de 75 minutos semanais); ou
- uma combinação de atividade aeróbia de intensidade moderada e vigorosa pelo menos de 20 a 30 minutos por dia, de três a cinco dias por semana.

Intensidade moderada se refere a atividades que aumentam perceptivelmente sua frequência cardíaca e sua respiração. Um exemplo é a caminhada rápida. Atividades de intensidade vigorosa aumentam substancialmente a frequência cardíaca e a respiração. Exemplos são o *jogging* e a corrida. Para mais detalhes sobre o condicionamento aeróbio, *vide* o Capítulo 6.

Para benefícios adicionais à saúde, como diminuir o risco de câncer de cólon e de mama, as *Physical Activity Guidelines* sugerem maior quantidade de atividade física, que pode ser alcançada seguindo as metas:[4]

- 300 minutos de atividade de intensidade moderada por semana; ou
- 150 minutos de atividade de intensidade vigorosa; ou
- uma combinação de atividade de intensidade moderada e vigorosa (por exemplo, aproximadamente, 40 a 60 minutos por dia, de três a cinco vezes por semana).

Exceder os níveis precedentes poderá trazer ainda mais benefícios (por exemplo, menor risco de morte prematura), embora os cientistas ainda não tenham determinado qual é o limite máximo, acima do qual não se acumulam mais benefícios à saúde.[4]

Condicionamento muscular

O condicionamento muscular inclui força muscular (quanto peso você consegue suspender em um único esforço máximo), assim como resistência muscular (manter a contração de um músculo ou contrair um músculo repetidamente sem ficar cansado). O condicionamento muscular é um componente vital de um programa de exercícios.[4] A perda muscular é resultado comum do envelhecimento e é tecnicamente referida como

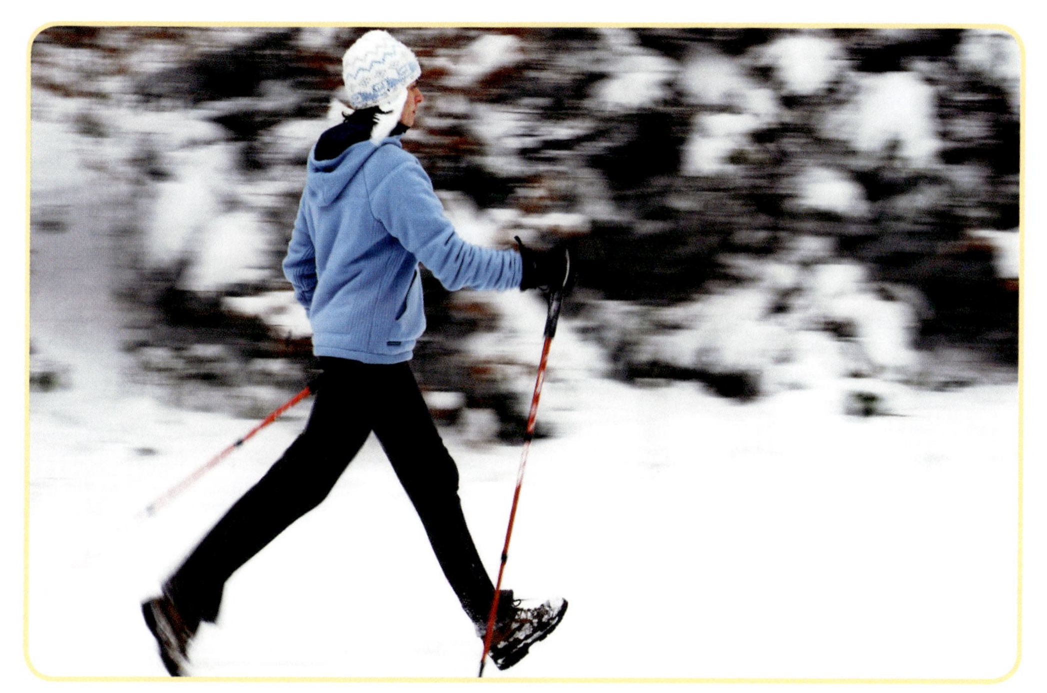

Aproveite as oportunidades sazonais para exercitar-se.

sarcopenia. Conforme a função muscular é perdida, a capacidade de gerar força declina.[2] Essa perda muscular se traduz em dificuldade para suspender, empurrar, puxar e outras atividades do dia a dia. Além disso, o condicionamento muscular é vital para a participação na maioria das atividades recreativas e esportivas.

As *Physical Activity Guidelines for Americans* e o ACSM sugerem o treinamento de força alguns dias por semana para manter o condicionamento físico ou melhorar seu nível atual de condicionamento. Você deve treinar a resistência de cada um dos principais grupos musculares duas ou três vezes por semana, garantindo que tenha 48 horas de tempo de recuperação entre as sessões (ou seja, não treine a resistência com a mesma parte do corpo dois dias seguidos). Cada sessão deve incluir duas a quatro séries de 8 a 12 repetições e um repouso entre as séries de dois a três minutos.[1] Para mais detalhes sobre o treinamento de força, *vide* o Capítulo 7, que inclui sugestões de atividades.

Flexibilidade

A flexibilidade é um atributo que pode influenciar sua capacidade de desempenhar atividades no seu dia a dia. A capacidade de alcançar, curvar-se e girar proporciona liberdade de movimento. Muitas atividades e esportes recreacionais também fazem uso da amplitude total de movimento (por exemplo, golfe, tênis e natação). Portanto, o alongamento é recomendado para todos os adultos.

O alongamento deve ter como meta todas as principais articulações no corpo e deve ser feito quando os músculos estão aquecidos para ser mais efetivo.[1] O ACSM recomenda que adultos façam alongamento pelo menos de duas a três vezes por semana. Quando fizer o alongamento estático, mantenha a posição de alongamento por, pelo menos, 15 a 60 segundos, e repita isso por, pelo menos, quatro vezes. Para um alongamento dinâmico, assegure-se de fazer movimentos controlados e trazer a parte do corpo visada à sua amplitude total de movimento. Mais detalhes sobre flexibilidade e alongamento podem ser encontrados no Capítulo 8.

UM OLHAR MAIS ATENTO

Joaquin

Joaquin, de 50 anos de idade, é professor em uma faculdade da cidade. Anos atrás, como estudante, era atleta de corrida. Nos anos seguintes, ele parou de exercitar-se por causa de sua rotina cheia de trabalho e de compromissos familiares. Ele pensou que estava fazendo o certo com relação ao seu condicionamento físico, uma vez que seu corpo manteve um peso estável. No entanto, notou que, ao fazer um *tour* pelo *campus* com um grupo de estudantes e familiares, não estava muito bem, por conta da falta de exercícios. Embora seu declínio físico tenha sido de modo gradual, ele vê esse acontecimento como um sinal para recomeçar a se concentrar em sua saúde e aumentar suas atividades físicas.

Após falar com seu treinador, Joaquin iniciou um programa de atividades físicas de intensidade moderada, que incluía exercícios aeróbios, treinamento de força e exercícios de flexibilidade. Inicialmente ele caminhava antes e depois do trabalho e fazia alongamentos antes do jantar. Depois de algumas semanas, já estava se sentindo melhor e incentivou sua esposa a acompanhá-lo nas caminhadas. Com o tempo, eles aumentaram a velocidade e também compraram bicicletas para passeios longos nos fins de semana. Para seus treinos de força, Joaquin comprou bandas elásticas em uma loja de esportes e incorporou-as em alguns exercícios utilizando o peso de seu corpo (ex.: abdominais e flexões). No local de trabalho, ele começou a frequentar uma pequena academia na hora do almoço para proporcionar uma variedade adicional de exercícios de treinamento de força.

Embora Joaquin não tenha mais o mesmo objetivo de competir que tinha quando participava do time de corrida há 30 anos, ele encontrou tempo para se dedicar aos exercícios que serão benéficos, especialmente para a sua saúde e seu condicionamento físico. Agora ele consegue acompanhar os grupos no *tour* pela universidade e descobriu que um programa de exercícios adequado tornou muitas de suas atividades diárias mais fáceis. Além disso, o tempo que gasta se exercitando alivia seu estresse de tal modo que o fato tem sido notado por sua família e seus alunos.

Programas para conhecer e ir além das orientações de atividades físicas para adultos

Nos Capítulos 6, 7 e 8 constam informações detalhadas de atividades físicas que promovem condicionamento físico aeróbio e muscular, e flexibilidade. Agora é hora de unirmos esses componentes em um único programa semanal.

Ao iniciar um programa de treinamento, tenha em mente: seja realista. Reflita a respeito do tipo de programa que dará certo com seus horários. Lembre-se de que você pode dividir suas atividades físicas em vários períodos curtos ao longo do dia (cada atividade deverá ter ao menos 10 minutos de duração). Inclusive, fazer uma caminhada agradável pela manhã, à tarde e à noite, é uma opção para conciliar atividades aeróbias de média intensidade. Para as outras atividades, um período de 30 minutos pode funcionar melhor. Não existe padrão certo ou errado. O "melhor" programa de treino é aquele que você gosta de praticar e continua a fazê-lo durante anos. Observe como Joaquin (ver *Um olhar mais atento*) encontrou atividades físicas que conciliavam com seus horários e como ele aproveitou e ainda incentivou sua esposa a acompanhá-lo nos treinos.

Tornar seu programa de treinamento agradável é recomendado para diminuir o risco de lesões e evitar a fadiga muscular, que podem causar desencorajamento. As Figuras 10.3, 10.4 e 10.5 mostram exemplos de programas para praticantes iniciantes, intermediários e avançados, respectivamente. Perceba que cada programa inclui atividades aeróbias, de força e alongamento. Cada um desses componentes é necessário para equilibrar o programa de atividades físicas.

Você verá que poderá progredir facilmente nos níveis do programa, ou talvez sejam necessárias algumas semanas para cada etapa.

O ACSM e as *Diretrizes de Atividades Físicas para Americanos* (*Physical Guidelines for Americans*) recomendam:

- Atividades aeróbias: em geral, de três a cinco vezes por semana, dependendo da intensidade da atividade.
- Treinamento de força: em geral, de duas a três vezes por semana.
- Alongamento para flexibilidade: no mínimo, de duas a três vezes por semana.

FIGURA 10.3

Exemplo de um programa de exercícios para adultos de nível iniciante*

Semana	Aeróbios	Força	Alongamento**	Comentários
1 a 2	Três dias por semana; 10 a 20 minutos por dia; intensidade leve (nível 3 ou 4)	Dois dias por semana; 8 a 12 repetições de seis exercícios***	Dois dias por semana; 10 minutos de atividades de alongamento	Uma maneira fácil de iniciar uma atividade aeróbia é com caminhadas. Escolha um ritmo confortável. Se você não é muito ativo, tenha como meta 10 minutos por vez para sua atividade aeróbia. Inclua algumas atividades de alongamento (*vide* o Capítulo 8) após a caminhada. Para treinamento de força, *vide* o Capítulo 7, página 147, para detalhes sobre quais atividades incluir
3 a 4	Três dias por semana; 20 a 30 minutos por dia; intensidade leve a moderada (nível 4 ou 5)	Dois dias por semana; uma ou duas séries, 8 a 12 repetições de seis exercícios***	Dois dias por semana; 10 minutos de atividades de alongamento	O foco para as próximas semanas será ficar confortável com, pelo menos, 20 minutos de exercício aeróbio, em, pelo menos, três dias por semana. Continue com seu programa de treinamento de força
5 a 7	Três ou quatro dias por semana; 30 a 40 minutos por dia; intensidade moderada (nível 5)	Dois dias por semana; duas séries, 8 a 12 repetições de seis exercícios***	Dois dias por semana; 10 minutos de atividades de alongamento	Para as próximas três semanas, fique confortável com até 40 minutos de exercício aeróbio pelo menos três dias por semana (para cada semana, inclua de 5 a 10 minutos por sessão). Continue com seu programa de treinamento de força, completando duas séries por exercício e incluindo mais peso, se sentir facilidade em 12 repetições de certo exercício
8 a 10	Três ou quatro dias por semana; 35 a 50 minutos por dia; intensidade moderada (nível 5 ou 6)	Dois dias por semana; duas séries, 8 a 12 repetições de seis exercícios***	Dois dias por semana; 10 minutos de atividades de alongamento	Nos últimos meses, você tem desenvolvido uma boa base de condicionamento aeróbio. Para obter mais variedade, você pode considerar outras atividades como andar de bicicleta ou nadar (para mais ideias, *vide* o Capítulo 6). Se você gosta de caminhadas, também pode mantê-las. Para seu programa de treinamento de força, considere variar os exercícios e tentar outros (*vide* o Capítulo 7 para detalhes)

* Todas as sessões de atividades devem ser precedidas e seguidas de 5 a 10 minutos de aquecimento e de desaquecimento.

** Incluir atividades de alongamento após exercícios aeróbios para aumentar a flexibilidade. Para alongamentos específicos dos principais grupos musculares, *vide* o Capítulo 8.

*** O treinamento de força é mais detalhadamente explicado no Capítulo 7. Iniciantes devem selecionar um exercício para cada uma das seguintes áreas do corpo: quadris e pernas, peito, costas, ombros, região lombar e abdome.

FIGURA 10.4

Exemplo de um programa de exercícios para adultos de nível intermediário*

Semana	Aeróbios	Força	Alongamento**	Comentários
1 a 2	Três ou quatro dias por semana; 35 a 60 minutos por dia; intensidade moderada (nível 5 ou 6)	Dois dias por semana; uma ou duas séries, 8 a 12 repetições de 8 a 10 diferentes exercícios***	Dois ou três dias por semana; 10 minutos de atividades de alongamento	Você deve praticar atividades aeróbias por um total de 150 a 200 minutos por semana (atividade de intensidade moderada). Para o treinamento de força, inclua exercícios para bíceps e tríceps (além de áreas do corpo previamente focadas) e para quadríceps e posteriores da coxa na segunda semana, de modo que você terá um total de 10 exercícios no programa (*vide* o Capítulo 7 para detalhes).
3 a 5	Três a cinco dias por semana; 30 a 60 minutos por dia; intensidade moderada (nível 5 a 6)	Dois dias por semana; uma ou duas séries, 8 a 12 repetições de 10 diferentes exercícios***	Dois dias por semana; 10 minutos de atividades de alongamento	O foco para as próximas três semanas é aumentar o tempo que você gasta com exercícios aeróbios e a intensidade, mas não faça os dois ao mesmo tempo. Se você sentir-se mais confortável com atividades de nível moderado, 200 minutos por semana é o adequado. Se você sentir-se preparado para aumentar a intensidade (por exemplo, fazer *jogging* em vez de caminhada), pode reduzir o tempo para 20 a 30 minutos por dia e, ainda, sentir os mesmos benefícios (observe que a meta para atividade de intensidade vigorosa é de 75 a 100 minutos por semana). Você também pode considerar uma combinação de atividades de intensidade moderada e vigorosa (*vide* o Capítulo 6 para mais detalhes). Continue com seu programa de treinamento de força.
6 a 10	Três a cinco dias por semana; 30 a 60 minutos por dia; intensidade moderada (nível 6)	Dois dias por semana; duas séries, 8 a 12 repetições de 10 exercícios***	Dois ou três dias por semana; 10 minutos de atividades de alongamento	Para sua atividade aeróbia, você pode tanto aumentar o tempo gasto por dia ou aumentar o número de dias por semana. Por fim, você pode querer que o total da sua semana seja de 200 a 300 minutos de atividade de intensidade moderada ou de 100 a 150 minutos de atividade de intensidade vigorosa (lembre-se de que dois minutos de atividade moderada equivalem a um minuto de atividade vigorosa) ou uma combinação de atividades de intensidades moderada e vigorosa. Para seu treinamento de força, considere alguns exercícios diferentes nessa semana enquanto ainda focalizar os mesmos grupos musculares (*vide* o Capítulo 7 para detalhes).

* Todas as sessões de atividades devem ser precedidas e seguidas de 5 a 10 minutos de aquecimento e de desaquecimento.

** Incluir atividades de alongamento após exercícios aeróbios para aumentar a flexibilidade. Focar todos os grupos musculares, mantendo cada posição de 15 a 60 segundos. Para alongamentos específicos que focalizem os principais grupos musculares, *vide* o Capítulo 8.

*** O treinamento de força é mais detalhadamente explicado no Capítulo 7. Selecione um exercício para cada região do corpo; quadris e pernas, peito, costas, ombros, região lombar e abdominais. Conforme você progride, irá expandir o número de áreas do corpo, incluindo quadríceps e posteriores da coxa, assim como bíceps e tríceps. Com isso, dez áreas do corpo serão trabalhadas. Exemplos de exercícios que você pode incluir para cada área do corpo podem ser encontrados no Quadro 7.2, na página 149.

FIGURA 10.5

Exemplo de um programa de exercícios para adultos de nível avançado*

Semana	Aeróbios	Força	Alongamento**	Comentários
1 a 2	• Cinco dias por semana de exercícios moderados; ou • Três dias por semana de exercícios vigorosos; ou • Três a cinco dias por semana de uma combinação de exercícios moderados e vigorosos	Dois dias por semana; duas séries 8 a 12 repetições de 10 diferentes exercícios***	Dois ou três dias por semana, no mínimo; 10 minutos de atividades de alongamento	Parabéns por seu comprometimento contínuo com os exercícios. Para encontrar atividades aeróbias específicas, *vide* o Capítulo 6. Por fim, você pode querer que seu total semanal seja de 200 a 300 minutos de atividade de intensidade moderada ou de 100 a 150 minutos de atividade de intensidade vigorosa (lembre-se de que dois minutos de atividade moderada é o mesmo que um minuto de atividade vigorosa) ou uma combinação das atividades moderadas e vigorosas. *Vide* o Capítulo 7, página 147, para detalhes de atividades de treinamento de força que podem ser incluídas
3 a 4	Dois ou três dias por semana de atividade moderada e um ou dois dias de atividade vigorosa	Dois ou três dias por semana; duas séries 8 a 12 repetições de 10 diferentes exercícios***	Três dias por semana, no mínimo; 10 minutos de atividades de alongamento	Para as próximas semanas, tente combinar suas atividades. Experimente uma nova atividade aeróbia ou mude a intensidade de uma atividade que você já pratica regularmente. Continue com seu programa de treinamento de força
5 a 7	• Cinco dias por semana de exercícios moderados; ou • Três dias por semana de exercícios vigorosos; ou • Três a cinco dias por semana de exercícios moderados e vigorosos	Dois dias por semana; duas séries de 8 a 12 repetições de 10 exercícios***	Três dias por semana, no mínimo; 10 minutos de atividades de alongamento	Continue com seu programa de treinamento aeróbio. Para seu treinamento de força, considere alguns exercícios diferentes (*vide* o Capítulo 7 para mais detalhes). Se você costuma usar aparelhos, tente alguns exercícios com halteres para que seja mais desafiador para seus músculos. Certifique-se de manter boa postura ao tentar novas atividades
8 a 10	• Cinco dias por semana de exercícios moderados; ou • Três dias por semana de exercícios vigorosos; ou • Três a cinco dias por semana de exercícios moderados e vigorosos	Dois dias por semana; três séries, 8 a 10 repetições de 10 exercícios***	Três dias por semana, no mínimo; 10 minutos de atividades de alongamento	Continue com seu programa de treinamento aeróbio. Para seu treinamento de força, considere três séries em vez de duas (*vide* o Capítulo 7 para mais detalhes). Você pode ter que reduzir suas repetições para adicionar uma série

* Todas as sessões de atividades devem ser precedidas e seguidas de 5 a 10 minutos de aquecimento e de desaquecimento.

** Incluir atividades de alongamento após exercícios aeróbios para aumentar a flexibilidade. Para alongamentos específicos que focalizem os principais grupos musculares, *vide* o Capítulo 8.

*** O treinamento de força é mais detalhadamente explicado no Capítulo 7. Selecione um exercício para cada uma das seguintes regiões do corpo: quadris e pernas, peito, costas, ombros, região lombar, abdominais, quadríceps, posteriores da coxa, bíceps e tríceps. Exemplos de exercícios que você pode incluir para cada área do corpo podem ser encontrados no Quadro 7.2, na página 149.

Cada atividade contida nas Figuras 10.3, 10.4 e 10.5 apresenta uma ordem de dias para serem combinadas com seus objetivos, assim como suas forças e suas fraquezas. As avaliações físicas simples no Capítulo 2 fornecem informações sobre as áreas nas quais você pode precisar gastar algum tempo adicional. Repetir as avaliações físicas periodicamente (por exemplo, a cada três ou seis meses) pode ser útil para mapear seu progresso. Isso será abordado na próxima seção, sobre rastreamento do progresso.

Rastreando seu progresso

Independentemente de onde você comece (iniciante, intermediário, avançado), avançar no seu condicionamento físico proporcionará benefícios adicionais para sua saúde e seu condicionamento. Você pode avançar com seu condicionamento aeróbio manipulando os componentes FITT nos exemplos de programas de atividade nas Figuras 10.3, 10.4 e 10.5. Aumentar o número de dias por semana (frequência) ou o número de minutos que você gasta em cada sessão de exercício (tempo) são dois caminhos simples para o progresso. O quanto você se exercita (intensidade) é outro fator. Tenha em mente que atividades moderadas e vigorosas são maneiras de melhorar sua saúde. Se você acha que atividades de intensidade moderada lhe agradam mais, terá que gastar mais tempo se exercitando do que se optar por atividade de intensidade vigorosa. Da mesma maneira, você pode melhorar seu condicionamento muscular ao modificar a quantidade de sessões de treinamento de força por semana, a quantidade de peso ou de resistência que você usa, e, até mesmo, o tipo de atividades de força que você pratica.

FIGURA 10.6

Avaliação do progresso do condicionamento físico para adultos

	Avaliação 1 (ponto de partida)	Avaliação 2*	Avaliação 3**
Avaliações de composição corporal			
Índice de massa corporal			
Circunferência da cintura			
Avaliações do condicionamento cardiorrespiratório			
Teste de caminhada de uma milha de Rockport (estimativa do $\dot{V}O_2$máx) ou teste de corrida de 1,5 milha (estimativa do $\dot{V}O_2$máx)			
Avaliações de condicionamento muscular			
1 repetição máxima (para força)			
Teste de abdominal (para resistência)			
Teste de flexão de braços (para resistência)			
Avaliação de flexibilidade			
Teste de sentar e alcançar			

* Ponto de partida: dois meses para iniciante, três meses para intermediário e quatro meses para avançado.

** Ponto de partida: quatro meses para iniciante, seis meses para intermediário e oito meses para avançado.

Fonte: retirado de ACSM, 2011. *ACSM's Complete Guide to Fitness & Health* (Champaign, IL: Human Kinetics).

Conforme você ajusta esses componentes FITT, poderá avaliar a resposta do seu corpo de diferentes maneiras. Se você está no nível iniciante ou no intermediário, pode usar as avaliações de condicionamento do Capítulo 2 a cada dois ou quatro meses. Se você está no nível avançado, avaliar a cada quatro ou seis meses poderá fornecer *feedback* suficiente, porque as mudanças que você sofrerá não serão drásticas. A melhora será naturalmente menor à medida que seu condicionamento aumenta (porque você estará mais próximo da sua capacidade máxima). Nesse ponto, aumentar o tempo entre as avaliações para seis meses ajudará você a avaliar seu nível sem que isso se torne uma sobrecarga desnecessária. Na Figura 10.6, você pode registrar suas pontuações ou classificações.

Entre as avaliações físicas, você pode observar seu progresso de maneiras menos objetivas, incluindo o seguinte, para o condicionamento aeróbio:

- Sua frequência cardíaca em repouso é menor.
- Quando faz a mesma atividade, sua frequência cardíaca e sua percepção de esforço são menores.
- Sua frequência cardíaca retorna aos níveis de repouso mais rapidamente, acompanhando seu exercício.
- Você é capaz de completar o mesmo tempo de atividade, porém com mais intensidade.
- Você é capaz de exercitar-se por mais tempo na mesma intensidade.
- Você está aumentando o tempo total gasto com exercícios a cada semana.

Ao monitorar seus exercícios físicos, você pode observar esses sinais positivos de condicionamento físico melhorado.

Para o treinamento de força, você pode observar o seguinte como evidência de melhora:

- Você é capaz de suspender o mesmo peso 12 vezes em vez de apenas 8 antes de sentir fadiga.
- Você é capaz de aumentar o peso levantado ou a resistência que você superou.
- Você é capaz de completar mais exercícios como o peso corporal (por exemplo, flexões, abdominais).
- Você aumenta o número de séries completas focando em um grupo muscular específico.

Para a flexibilidade, você pode observar que é capaz de alcançar mais longe ou manter uma posição com menos tensão do que você conseguiria anteriormente, em seu programa de alongamento.

A Figura 10.7 é voltada a praticantes de exercícios físicos no nível iniciante e no intermediário, e destaca algumas maneiras simples de mapear seu progresso em condicionamento aeróbio, além das avaliações de condicionamento padronizadas.

Conforme você progride de semana a semana, responda a este questionário:

- O mesmo exercício físico está mais fácil do que na semana passada?
- Minha frequência cardíaca está mais baixa para o mesmo nível de intensidade?
- Posso estender a sessão por mais 10 minutos?
- Posso aumentar a intensidade levemente e, ainda assim, completar o mesmo tempo de exercício físico?
- Minha frequência cardíaca em repouso está mais baixa?

Se você responder "sim" à maioria dessas questões, está no caminho certo. Se responder "não" a diversas perguntas, você precisa diminuir o ritmo do seu progresso, para garantir que seu corpo tenha tempo suficiente para adaptar-se. Porque cada pessoa é única, uma abordagem do tipo "receita de bolo" ao exercício não funciona. Para melhorar, você precisa oferecer ao seu corpo novos desafios, mas também precisa permitir ao seu corpo tempo suficiente para responder a eles e melhorar. É por esse motivo que os aumentos em tempo ou em intensidade são feitos lentamente por semanas. Quando avaliar o sucesso do seu programa de exercícios, não esqueça do "E", de FITTE – entusiasmo! Continue a buscar atividades que você aprecie, de modo que possa manter sua atividade.

A Figura 10.8 fornece alguns marcadores do progresso no treinamento de força para os níveis iniciante e intermediário. Perceba que as avaliações físicas formais descritas no Capítulo 2 devem ser feitas pelo menos com alguns meses de intervalo entre uma e outra, para dar ao seu corpo tempo para responder ao treinamento.

Para ajudá-lo a monitorar o nível da sua flexibilidade, a Figura 10.9 fornece alguns marcadores semanais simples. As avaliações físicas padronizadas descritas no Capítulo 2 não são necessárias semanalmente. Incluí-las a cada dois ou quatro meses permite que você avalie seu progresso sem que se torne excessivamente focado nas pontuações.

Para praticantes avançados, melhorias em condicionamento físico aparecerão em menores quantidades. Com o passar dos anos, manter seu nível de condicionamento também pode ser um objetivo principal. A Figura 10.10 é resumo que pode ser útil para praticantes avançados. Anotar seus exercícios pode ser útil, pois você pode revê-los. Um cronograma de atividades fornece a quantidade de sessões que você tem dedicado ao condicionamento aeróbio, ao condicionamento muscular e à flexibilidade (*vide* a Figura 3.2, na página 71, para um exemplo).

FIGURA 10.7

Progresso no condicionamento aeróbio para os níveis iniciante e intermediário

	Frequência cardíaca em repouso (registre uma vez por semana)	Tempo total gasto em exercícios aeróbios (minutos por semana)	Tempo gasto em atividades moderadas e vigorosas (minutos por semana)	
			Moderadas	Vigorosas
Semana 1				
Semana 2				
Semana 3				
Semana 4				
Semana 5				
Semana 6				
Semana 7				
Semana 8				
Semana 9				
Semana 10				

Fonte: ACSM, 2011. *ACSM's Complete Guide to Fitness & Health* (Champaign, IL: Human Kinetics).

FIGURA 10.8

Progresso no condicionamento muscular para os níveis iniciante e intermediário

	Número de sessões semanais de treinamento de força	Número de repetições por série	Número de séries por grupo muscular	Número de diferentes exercícios dentro da sessão
Semana 1				
Semana 2				
Semana 3				
Semana 4				
Semana 5				
Semana 6				
Semana 7				
Semana 8				
Semana 9				
Semana 10				

Fonte: ACSM, 2011. *ACSM's Complete Guide to Fitness & Health* (Champaign, IL: Human Kinetics).

FIGURA 10.9

Progresso na flexibilidade para os níveis iniciante e intermediário

	Tempo gasto em alongamento por sessão	Número de sessões de alongamento por semana
Semana 1		
Semana 2		
Semana 3		
Semana 4		
Semana 5		
Semana 6		
Semana 7		
Semana 8		
Semana 9		
Semana 10		

Fonte: ACSM, 2011. *ACSM's Complete Guide to Fitness & Health* (Champaign, IL: Human Kinetics).

FIGURA 10.10

Progresso no condicionamento físico para o nível avançado

	Frequência cardíaca em repouso (registre uma vez por semana)	Tempo total gasto em exercícios aeróbios (minutos de atividade moderada e vigorosa por semana)	Número de sessões semanais de treinamento de força	Número de exercícios de treinamento de força por sessão	Número de repetições por sessão	Número de sessões por semana de atividades de alongamento
Semana 1		Moderada: ___ minutos Vigorosa: ___ minutos				
Semana 2		Moderada: ___ minutos Vigorosa: ___ minutos				
Semana 3		Moderada: ___ minutos Vigorosa: ___ minutos				
Semana 4		Moderada: ___ minutos Vigorosa: ___ minutos				
Semana 5		Moderada: ___ minutos Vigorosa: ___ minutos				
Semana 6		Moderada: ___ minutos Vigorosa: ___ minutos				
Semana 7		Moderada: ___ minutos Vigorosa: ___ minutos				
Semana 8		Moderada: ___ minutos Vigorosa: ___ minutos				
Semana 9		Moderada: ___ minutos Vigorosa: ___ minutos				
Semana 10		Moderada: ___ minutos Vigorosa: ___ minutos				

Fonte: ACSM, 2011. *ACSM's Complete Guide to Fitness & Health* (Champaign, IL: Human Kinetics).

Independentemente do seu nível atual de condicionamento físico, registrar seus exercícios e refletir sobre seu progresso permite que você verifique seus objetivos em curto prazo (por exemplo, aumentar o número de minutos por semana, aumentar a intensidade, incluir diferentes exercícios de treinamento de força) conforme você prossegue em direção aos seus objetivos em longo prazo (por exemplo, alcançar a categoria "Bom" para condicionamento aeróbio, perder peso, aumentar sua flexibilidade).

A fase adulta pode ser uma época turbulenta e ocupada. Frequentemente, a saúde e o condicionamento físico ficam em segundo plano quando *é o mínimo que você deve fazer*. Tomar o controle de dieta e de suas atividades físicas lhe proporcionará muitos benefícios (por exemplo, menor risco de doenças cardíacas e de diabetes tipo 2), assim como melhor qualidade de vida. Dentro da sua dieta, mantenha o foco em frutas, vegetais, cereais integrais e produtos derivados do leite com baixa gordura, e evite o consumo excessivo de gordura (principalmente da saturada e da trans), de sódio e de açúcar. Praticar atividades físicas e ter um plano nutricional sólido o ajudará a manter seu peso corporal desejado, bem como promover seu condicionamento físico total. Atividades aeróbias, treinamento de força e alongamento, juntos, proporcionam um programa completo para maximizar os benefícios para sua saúde.

Terceira idade: 65 anos ou mais

A terceira idade simplesmente acontece? Ou você pode atuar na decisão sobre seu destino ao envelhecer? Muitos estudos sugerem que manter um alto nível de atividade física pode ajudar a postergar algumas das consequências negativas do envelhecimento. Evitar um estilo de vida sedentário pode ser uma das maneiras mais eficazes de promover independência e manter uma alta qualidade de vida na terceira idade. Para as finalidades deste capítulo, o termo *terceira idade* se refere a qualquer pessoa acima de 65 anos. As orientações apresentadas neste capítulo também são adequadas a adultos de 50 a 64 anos com condições crônicas ou limitações funcionais que afetem sua capacidade de serem ativos.[13]

Os avanços na Medicina ao longo do século XX resultaram no declínio de doenças infecciosas e no aumento da média da expectativa de vida.[36] Como consequência, doenças crônicas, por exemplo doenças cardíacas, diabetes tipo 2, obesidade e alguns tipos de câncer, agora, tornaram-se as principais causas de morte.[31,32,36,44,47] Já que essas condições levam tempo para se desenvolver, a terceira idade apresenta maior risco relativo. A boa notícia é que você pode atuar para diminuir seu risco e evitar muitas das condições crônicas que afetam a terceira idade ao abordar fatores de risco biológicos, como hipertensão, obesidade e colesterol alto. Além disso, você pode também evitar alguns fatores relacionados ao estilo de vida que aumentam o risco, como uma dieta não saudável, sedentarismo, tabagismo e abuso de álcool.

FOCO NA NUTRIÇÃO

Alimentar-se bem é um importante componente no desenvolvimento de um estilo de vida saudável e ativo. O National Institute on Aging (NIA – Instituto Nacional do Envelhecimento) enfatiza que seguir um planejamento de alimentação saudável é um componente essencial para um envelhecimento bem-sucedido. O NIA recomenda que todos os adultos da terceira idade sigam um regime de dieta baseado nas *Dietary Guidelines for Americans* (*Diretrizes Alimentares para Americanos*), do governo dos EUA,[43] conforme discutido no Capítulo 4. Os principais componentes de uma dieta saudável para a terceira idade são:

- Aumentar o consumo de vegetais, frutas, cereais integrais e leite e seus derivados com baixa gordura ou livres de gordura.
- Incluir fontes de proteína saudável na dieta, como carnes magras, aves, peixes, feijões, ovos e oleaginosas.
- Limitar o consumo de gorduras saturadas e trans, colesterol, sal e açúcares adicionados.
- Equilibrar calorias dos alimentos e das bebidas queimando-as mediante atividades físicas para manter um peso saudável.

O que a terceira idade precisa consumir, e por quê?

As *Dietary Guidelines* são baseadas em uma pesquisa respaldada,[44] mas precisam ser colocadas em prática regularmente para oferecerem algum benefício. Conforme foi destacado sobre os adultos no Capítulo 10, o baixo consumo de cálcio, de potássio, de fibras, de magnésio e de vitaminas A, C e E continua na terceira idade.[45] Com a idade, a taxa metabólica diminui, resultando em menos calorias requeridas para manter o peso corporal. Conforme o consumo de calorias diminui, torna-se mais difícil verificar se o consumo de nutrientes está satisfatório.

Dicas para uma alimentação saudável na terceira idade

O NIA desenvolveu diversas dicas para uma alimentação saudável, que serão resumidas a seguir:

- Ingira uma variedade de frutas e de vegetais. Ingerir frutas e vegetais de diferentes cores traz ao seu corpo uma ampla gama de nutrientes valiosos, incluindo fibras, ácido fólico, potássio e vitaminas A e C.
- Tenha uma dieta rica em alimentos que contêm fibra, como grãos secos, frutas, vegetais e cereais integrais.
- Tempere os alimentos com limão, ervas ou especiarias em vez de manteiga e sal.
- Procure alimentos com baixo nível de gordura e de colesterol, especialmente de gorduras saturadas (a maioria em alimentos de origem animal) e trans (encontradas em muitos bolos, biscoitos, bolachas, sorvetes, margarinas e pipocas de micro-ondas). Gorduras saturadas e trans podem ter efeito negativo nos níveis de colesterol.
- Escolha e prepare os alimentos com pouco sal.
- Escolha aves e cortes magros de carne. Retire a gordura extra e remova a pele do frango e do peru antes de cozinhá-los. Grelhe, torre, asse, cozinhe no vapor ou no micro-ondas ou afervente alimentos, em vez de fritá-los.
- Alcance e mantenha um peso saudável. Isso é importante para sua saúde e seu bem-estar. O segredo é equilibrar a "energia que entra" com a "energia que sai" nessa longa estrada. "Energia que entra" são as calorias dos alimentos e das bebidas que você consome a cada dia e "energia que sai" são as calorias que você queima com as funções básicas do corpo e durante a atividade física.
- Observe os tamanhos de suas porções. Controlar o tamanho da porção ajuda a limitar a ingestão calórica, especialmente quando os alimentos forem ricos em calorias.

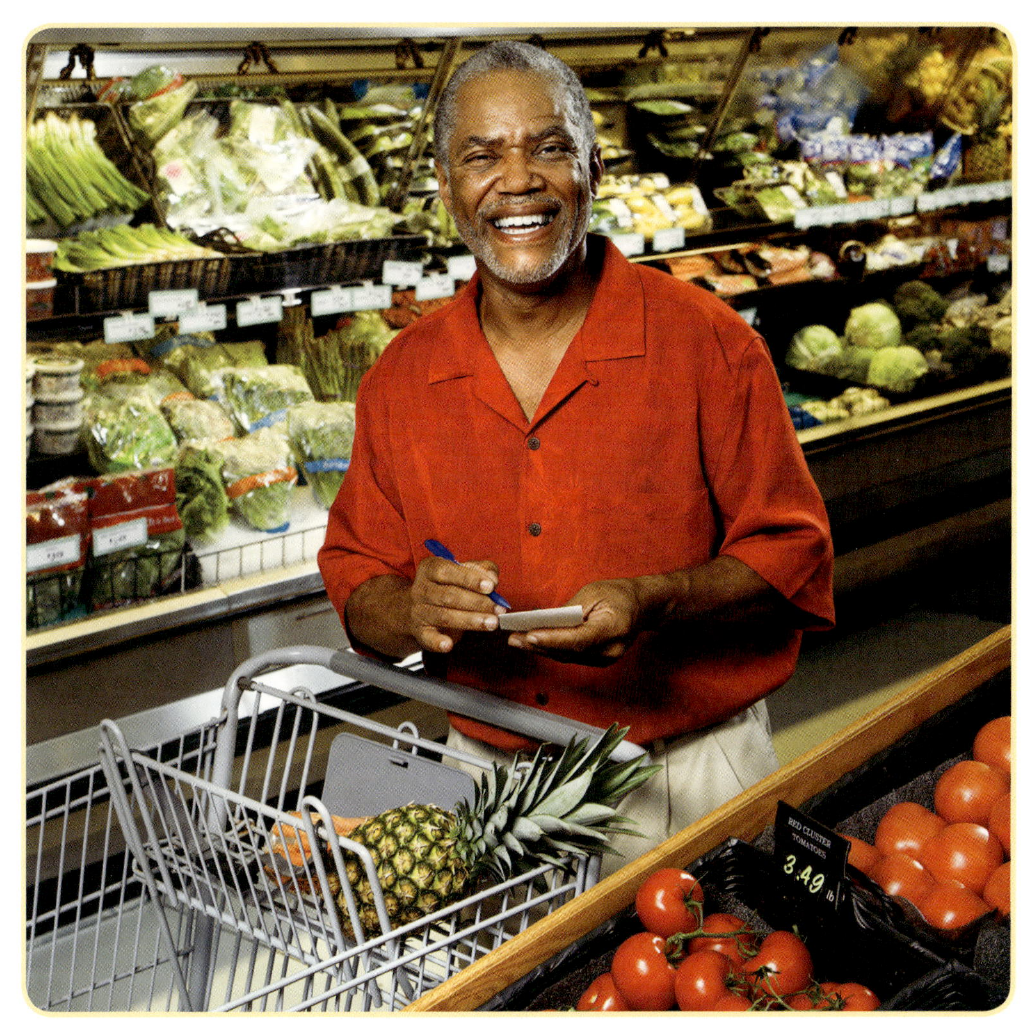

Alimentação saudável é parte essencial de um envelhecimento bem-sucedido.

Adultos acima dos 50 anos devem dar atenção especial ao consumo suficiente de vitamina B_{12}[45] e seu médico deve checar o nível dessa vitamina. Como muitos adultos da terceira idade têm dificuldade de absorver naturalmente a vitamina B_{12} dos alimentos, eles devem consumir produtos fortificados com ela, pois é na forma cristalina que é mais facilmente absorvida.[45] A Recommended Dietary Allowance (RDA – Dose Diária Recomendada, ou DDR) para a B_{12} é de 2,4 microgramas por dia. Cereais instantâneos são um exemplo de alimento tipicamente fortificado com vitamina B_{12}.

Da mesma maneira, adultos da terceira idade beneficiam-se com o consumo extra de vitamina D dos alimentos fortificados (por exemplo, laticínios) e de suplementos.[43] O nível de vitamina D depende da quantidade tomada, assim como a quantidade formada pela ação da luz do Sol na pele. Como muitos adultos da terceira idade têm dificuldade de formar a vitamina D em suas peles, eles devem tentar consumir cerca de 20 microgramas de vitamina D por dia.[43]

O que os adultos da terceira idade devem reduzir, e por quê?

Adultos da terceira idade não são os únicos que consomem mais calorias do que gastam todos os dias. Como a taxa metabólica naturalmente diminui com o passar dos anos, uma maneira de permanecer em equilíbrio metabólico é gastar mais calorias com exercícios e atividades físicas.

As pessoas na terceira idade são encorajadas a diminuir a ingestão de sódio (não mais que 1.500 mg por dia) e ingerir a quantidade recomendada de potássio (4.700 mg por dia) com a alimentação.[45] Adultos com mais de 50 anos têm 90% de risco de sofrer de pressão alta. Por causa do impacto do sódio na pressão sanguínea (para mais informações, *vide* o Capítulo 15), a ingestão dele sempre deve ser verificada. Aumentar a ingestão de potássio pode ajudar a diminuir o impacto negativo que o sódio tem sobre a pressão arterial.[45] Como precaução, adultos da terceira idade que tomam medicamentos que podem interferir com a excreção normal de potássio ou que têm doença renal devem consultar um médico sobre a ingestão adequada de potássio para evitar níveis excessivos no sangue.[45]

Qual deve ser o foco dos adultos da terceira idade?

Adultos da terceira idade beneficiam-se de alimentos densos em nutrientes, especialmente em razão de suas baixas necessidades calóricas. Alimentos densos em nutrientes englobam vegetais (incluindo feijões e ervilhas cozidos de seus grãos secos – N.T.: não enlatados), frutas, cereais integrais e leite e laticínios livres de gordura ou com baixa gordura.[45] Esses alimentos fornecem a maioria dos nutrientes com o mínimo de calorias – portanto, eles são "densos" quando se trata do valor nutricional por caloria. Recomenda-se seguir as *Dietary Guidelines* (conforme descrito no Capítulo 4).

FOCO NA ATIVIDADE FÍSICA

Embora as inter-relações entre os fatores de risco para doenças cardíacas possam parecer complexas e sejam únicas para cada pessoa, a Organização Mundial de Saúde (OMS) identificou a atividade física regular como, provavelmente, a única maneira efetiva de diminuir seu risco.[27] Pesquisadores identificaram que pessoas que são altamente ativas têm risco muito menor de desenvolver doenças cardíacas (assim como morrer por todas as outras causas) comparadas a pessoas da mesma faixa etária que são só moderadamente ou menos ativas.[11] Um estilo de vida ativo pode fazer a diferença!

Quanta atividade física você precisa para manter-se saudável? Quanto você tem de exercitar-se para maximizar os benefícios à saúde? Que tipo de exercício é o melhor? Essas questões são frequentemente feitas por pessoas da terceira idade que estão prestes a iniciar um programa de exercícios. Apesar de as respostas a essas questões dependerem de uma ampla variedade de fatores, incluindo níveis atuais de saúde e de condicionamento físico, experiência anterior com exercícios e preferências pessoais, existe uma série de orientações sobre quanto e que tipo de exercícios os adultos da terceira idade necessitam.

Recomendações do ACSM e da American Heart Association (AHA) para frequência, intensidade e duração do exercício para adultos mais velhos são resumidas na seção seguinte. Elas abordam condicionamento aeróbio, condicionamento muscular, flexibilidade e equilíbrio. Se você está inativo, deve ir devagar com seu novo programa de atividades. Não se preocupe em alcançar os níveis-alvo imediatamente. Antes de iniciar, verifique as ferramentas de triagem de saúde no Capítulo 2, para garantir que esteja preparado para começar a tornar-se fisicamente ativo. Consultar seu médico é sempre adequado se você tem alguma preocupação ou questão específica.

Benefícios da atividade física para a terceira idade

Embora houvesse algum ceticismo quanto aos benefícios do exercício e da atividade física para a saúde, nos últimos 20 a 30 anos, um número substancial de pesquisas confirmou muitos efeitos positivos à terceira idade que participa de atividades físicas regulares. A publicação do governo norte-americano *Physical Activity Guidelines for Americans* (*Diretrizes de Atividades Físicas para Americanos*) concluiu que, comparadas a pessoas menos ativas, aquelas que praticam atividades apresentam menores taxas de mortalidade por todas estas causas: doenças cardíacas, pressão alta, AVC, diabetes tipo 2, síndrome metabólica, câncer de cólon, câncer de mama e depressão.[40]

Os benefícios da atividade física para pessoas da terceira idade são significativos.[13,27] Apesar de não haver nenhuma atividade física que possa parar o processo biológico do envelhecimento, há evidências de que a atividade física regular possa minimizar os efeitos fisiológicos de um estilo de vida sedentário e aumentar a expectativa de vida saudável ao limitar o desenvolvimento e a progressão de doenças crônicas e condições de invalidez.[16] É importante também ressaltar que a atividade física não somente beneficia sua saúde física: há fortes evidências que sugerem que ela pode melhorar a saúde psicológica e o bem-estar. A atividade física regular pode influenciar favoravelmente uma ampla gama de sistemas corporais e, assim, ser um fator do estilo de vida que diferencia aqueles que têm um envelhecimento bem-sucedido e aqueles que não têm.

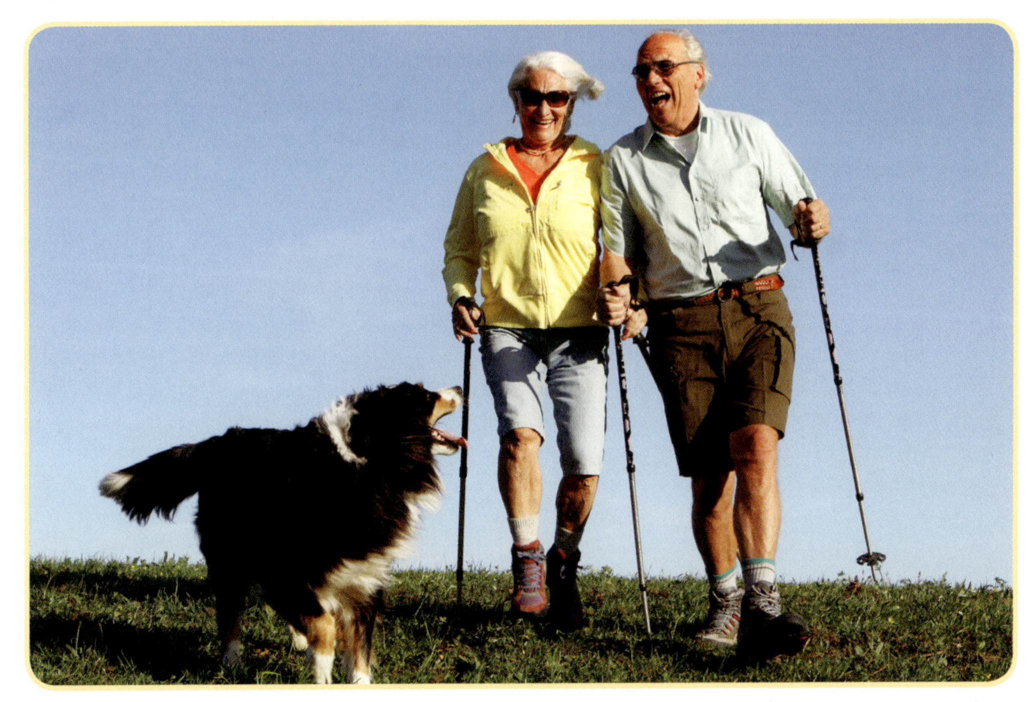

Os benefícios da atividade física para pessoas da terceira idade são bem documentados.

O exercício físico regular pode ser um importante elemento no controle de muitas doenças. Frequentemente, médicos recomendam exercícios como parte do tratamento de uma série de condições médicas enfrentadas pela terceira idade, incluindo doenças cardíacas,[15,31,39] hipertensão,[12,30,39] doença vascular periférica,[25] diabetes tipo 2,[34] obesidade,[46] colesterol elevado,[9,39] osteoporose,[16] osteoartrite,[2,3] claudicação[38] e doença pulmonar obstrutiva crônica.[5] Além disso, em posicionamento conjunto, o ACSM e a AHA[27] concluíram que a atividade física tem valia no tratamento e no controle de depressão e dos distúrbios da ansiedade,[11] da demência,[14] da dor,[4] do colapso cardíaco,[32] da síncope,[10] do AVC,[17] da dor nas costas[19] e da constipação.[24] Há também evidências de que a atividade física previne ou atrasa a deterioração[1,23,47] e a incapacidade[20,29,35] cognitivas e melhora a qualidade do sono.[21,36] Que lista esmagadora de benefícios! A atividade física e os exercícios podem ter um importante papel na sua vida.

A OMS sugere que os benefícios da atividade física para a terceira idade abrangem as três áreas gerais: fisiológica, psicológica e social (*vide* o boxe *Foco triplicado nos benefícios da atividade física para a terceira idade*). As orientações da OMS concluem que a atividade física regular fornece benefícios substanciais relacionados à saúde. Além disso, é algo barato, seguro e prontamente disponível.

Foco triplicado nos benefícios da atividade física para a terceira idade

A seguir, uma lista dos benefícios fisiológicos, psicológicos e sociais da atividade física para a terceira idade, segundo as orientações da OMS.[47]

Benefícios fisiológicos

Benefícios fisiológicos imediatos provenientes de atividade física na terceira idade incluem:

- Níveis de glicose: a atividade física ajuda a regular os níveis de açúcar no sangue (glicose).
- Atividade catecolamina: alguns hormônios "relacionados com atividade" são estimulados pela atividade física.
- Qualidade do sono melhorada: tem sido demonstrado que a atividade física aumenta a qualidade e a quantidade do sono em pessoas de todas as idades.

Benefícios fisiológicos em longo prazo provenientes da atividade física na terceira idade incluem:

- Resistência aeróbia ou cardiorrespiratória: melhorias substanciais em quase todos os aspectos de funcionamento cardiorrespiratório foram observadas depois de treinamentos físicos adequados.
- Treinamento de força ou fortalecimento muscular: pessoas de todas as idades podem beneficiar-se de exercícios de fortalecimento muscular. O treinamento de força pode ter um impacto significativo na manutenção da independência na terceira idade.
- Flexibilidade: exercícios que estimulam o movimento por meio da amplitude total auxiliam na preservação e na restauração da flexibilidade.
- Equilíbrio e coordenação: a atividade física regular ajuda a prevenir ou a postergar declínios em equilíbrio e em coordenação associados à idade, que são o principal risco de quedas.
- Velocidade do movimento: geralmente, o tempo de movimento e de reação diminui com o avanço da idade. Pessoas que são regularmente ativas, muitas vezes, podem postergar esses declínios relacionados à idade.

Benefícios psicológicos

Benefícios psicológicos imediatos provenientes de atividade física na terceira idade incluem:

- Relaxamento: a atividade física adequada aumenta a sensação de relaxamento.
- Redução do estresse e da ansiedade: há evidências de que a atividade física regular pode reduzir o estresse e a ansiedade.
- Melhora do humor: diversas pessoas relatam uma melhora no estado de humor após a prática de atividades físicas adequadas.

Benefícios psicológicos em longo prazo provenientes da atividade física na terceira idade incluem:

- Melhora do bem-estar geral: melhorias em quase todos os aspectos do funcionamento psicológico têm sido observadas após períodos prolongados de atividade física.
- Melhora da saúde mental: a prática regular de exercícios pode dar uma importante contribuição ao tratamento de diversas doenças mentais, incluindo depressão e ansiedade.
- Melhoria cognitiva: a atividade física regular pode ajudar a adiar declínios relacionados com a idade na maneira como o cérebro e os nervos processam a informação e, dessa forma, melhoram o tempo de reação.
- Melhor controle e desempenho motor: a atividade física regular ajuda a prevenir ou a adiar declínios relacionados com a idade no controle da contração muscular para movimentos precisos ou mais gerais.
- Aquisição de habilidades: novas habilidades podem ser aprendidas e habilidades existentes podem ser refinadas por todas as pessoas, independentemente de sua faixa etária.

Benefícios sociais

Benefícios sociais imediatos provenientes da atividade física na terceira idade incluem:

- Autocapacitação: em vez de adotar voluntariamente um estilo de vida sedentário, a participação em uma atividade física adequada ajuda a dar autonomia à terceira idade, permitindo que ela tenha um papel mais ativo na sociedade.
- Maiores integrações social e cultural: programas de atividade física, especialmente quando feitos em grupos pequenos ou em ambientes que estimulem a sociabilidade, aumentam as interações sociais e culturais para muitos indivíduos da terceira idade.

Benefícios sociais em longo prazo provenientes da atividade física na terceira idade incluem:

- Maior integração: pessoas regularmente ativas têm mais probabilidade de participarem da sociedade e de contribuírem ativamente com seu meio social.
- Fazer novas amizades: a participação em atividades físicas, especialmente em pequenos grupos e em outros ambientes sociais, estimula novas amizades e novos conhecimentos.
- Ampliação das redes de convívio social e cultural: a atividade física frequente proporciona oportunidades para ampliar as redes de convívio social.
- Manutenção do seu papel e aquisição de novos papéis: um estilo de vida ativo ajuda a fomentar ambientes estimulantes necessários para manter um papel ativo na sociedade, assim como para adquirir novos papéis positivos.
- Aumento de atividades intergerações: a atividade física pode ser compartilhada entre gerações e, assim, proporciona oportunidades para idosos e jovens interagirem entre si.

Orientações para atividade física na terceira idade

As *Physical Activity Guidelines* expõem claramente que a "atividade física regular é essencial para um envelhecimento saudável"[40] – não somente *útil* ou *sugerida*, mas *essencial*. Para adultos com mais de 65 anos sem condições crônicas, a orientação fornece ajustes e inclui condicionamento aeróbio e muscular, além da flexibilidade. Ademais, o treinamento em equilíbrio é recomendado para pessoas da terceira idade que correm risco de quedas. Aqueles com condições crônicas devem alcançar o máximo de atividade física possível, dentro das limitações de suas capacidades, e sempre consultar seus médicos.[40]

Condicionamento aeróbio

Exercícios aeróbios são aqueles que requerem que o corpo se movimente de maneira rítmica por um período de tempo. Os exemplos incluem caminhada, *jogging*, andar de bicicleta e jogar tênis, dos quais a caminhada é a atividade mais comum na terceira idade. Para esses adultos, recomenda-se qualquer tipo de exercício que não impõe impacto excessivamente estressante ao corpo. Exercícios aquáticos e bicicleta ergométrica podem ser vantajosos nos casos de tolerância limitada para atividade com descarga de peso. Para mais informações sobre atividades aeróbias, *vide* o Capítulo 6.

Em uma escala de 0 a 10 para nível de execução física, considere a intensidade moderada como nível 5 ou 6. Isso seria considerado um nível médio de esforço, no qual você sente o aumento de suas frequências respiratória e cardíaca. Intensidade vigorosa seria um nível 7 ou 8, que produziria maiores aumentos nas frequências respiratória e cardíaca. Para atividades de intensidade moderada (como caminhadas), deve-se acumular de 30 a 60 minutos por dia (para maior benefício). Você pode fazer isso em múltiplas sessões de, pelo menos, 10 minutos cada ou continuamente. O objetivo é ser ativo por um total de 150 a 300 minutos por semana. Se você aprecia uma atividade mais intensa, então, tenha como meta de 20 a 30 minutos por dia ou mais, até um total de 75 a 150 minutos por semana. A atividade vigorosa pode incluir *jogging* ou corrida para pessoas saudáveis da terceira idade ou caminhada mais rápida para aqueles que estão mais descondicionados.

UM OLHAR MAIS ATENTO

Alex

Alex é um homem de 70 anos de idade que se aposentou no ano passado do seu emprego de jardineiro. Ele trabalhou quase toda a sua vida adulta ao ar livre e, portanto, era uma pessoa bem ativa (por exemplo, cortando e aparando a grama, carregando sacos de semente e terra, trabalhando em projetos de ajardinamento). Além disso, ele sempre apreciou esportes aquáticos (velejar, mergulhar) e, na maioria dos fins de tarde, poderia ser encontrado caminhando à beira-mar, próximo à sua casa. Agora aposentado, Alex ainda quer manter seu condicionamento físico. Sem os estresses físicos do trabalho de manutenção de jardins para promover seu condicionamento muscular, ele iniciou um programa de treinamento de força formal pela primeira vez em sua vida desde suas épocas de atleta no colegial. Ele mantém seu condicionamento aeróbio com caminhadas noturnas pela praia, seguidas de atividades de alongamento (para flexibilidade). Também aproveita uma estrada local para andar de bicicleta por 45 minutos, pelo menos três dias por semana. Para o treinamento de equilíbrio, ele participa de um grupo de pessoas da terceira idade que se encontram duas vezes por semana em um pavilhão em frente à praia para fazer *tai chi chuan*. Alex gosta de seu programa de atividade e descobriu que está mantendo seu condicionamento físico (até mesmo tendo alguma melhora em sua flexibilidade) com seu novo plano de ação.

Se você está participando de atividades de intensidade moderada, os especialistas recomendam que se exercite no mínimo cinco dias por semana; caso seu exercício seja vigoroso, recomenda-se um mínimo de três dias por semana. Se você gosta de combinar o nível de intensidade em dias variados, considere três a cinco dias por semana como sua meta. Se acha que não é capaz de cumprir com o mínimo recomendado de 150 minutos por semana por causa de uma condição crônica de saúde, tente ser tão ativo quanto suas capacidades e condições permitem. Lembre-se: qualquer atividade é melhor do que nenhuma atividade. Seja qual for seu nível atual de condicionamento físico, você se beneficiará fazendo um pouco mais.

Condicionamento muscular

O treinamento de força é descrito em detalhes no Capítulo 7. Independentemente de sua idade, fortalecer seus músculos o beneficiará em suas atividades do dia a dia. Diversos tipos de exercícios de força são descritos no Capítulo 7, incluindo levantamento de peso (com halteres ou aparelhos de musculação), exercícios com cordas ou bandas elásticas e exercícios calistênicos (por exemplo, flexões de braços, puxada alta, abdominais). Com esses tipos de treinamento de força você deve executar de 8 a 10 exercícios envolvendo os principais grupos musculares, com 10 a 15 repetições cada. Você também pode considerar outras atividades, como subir escadas, jardinagem pesada e carregar cargas pesadas como fortalecimento muscular.

Recomenda-se incluir o treinamento de força pelo menos dois dias por semana. Certifique-se de que as sessões tenham pelo menos 48 horas de intervalo para determinado grupo muscular, dando tempo ao seu corpo para adaptar-se. Usando a escala de 0 a 10 descrita anteriormente, o treinamento de força deve ser entre o nível moderado (5 ou 6) e o vigoroso (7 ou 8). Para perceber as melhorias, você precisa usar os músculos em nível mais elevado do que costuma fazer no seu dia a dia.

Flexibilidade

A flexibilidade tende a diminuir com a idade, mas você pode trabalhar para manter a flexibilidade de que você precisa para atividades diárias com um programa regular de alongamento. Você deve planejar incluir algum tempo de alongamento pelo menos duas vezes por semana. Lembre-se de fazer um aquecimento geral primeiro (por exemplo, caminhada, exercícios calistênicos leves). Ao elevar a temperatura de seus músculos, você aumentará a capacidade de eles se alongarem.

O alongamento deve ser feito até o ponto em que você sinta tensão no músculo, mas não ao ponto de desconforto ou de dor. Em uma escala de 0 a 10, a intensidade moderada (5 ou 6) é a meta para suas atividades de alongamento. Recomenda-se alongamentos estáticos que focalizem todos os principais grupos musculares e envolvam posicionar a articulação e o músculo em uma posição de alongamento por cerca de 15 a 60 segundos. Evite alongamentos com balanços ou solavancos, porque eles podem aumentar a possibilidade de lesão. Para obter ajuda com a organização de um programa de alongamento, *vide* o Capítulo 8, com foco específico nos alongamentos estáticos.

Equilíbrio

O treinamento de equilíbrio é recomendado para pessoas que sofrem quedas frequentes ou têm problemas de mobilidade. Embora não existam atualmente recomendações específicas sobre o treinamento de equilíbrio para a terceira idade, a maioria dos programas de equilíbrio e de prevenção de quedas incluem o seguinte:

- Fazer posturas cada vez mais difíceis, reduzindo gradualmente sua base de apoio (por exemplo, apoio em duas pernas, posição *semitandem*, posição *tandem*, apoio em uma perna só).

- Movimentos dinâmicos que desafiam seu centro de gravidade (por exemplo, caminhar pé ante pé [*tandem walk*], andar em círculos).
- Estressar grupos de músculos posturais (por exemplo, apoiar-se somente nos calcanhares ou nas pontas dos pés).
- Reduzir os mecanismos de entrada de informações sensoriais (por exemplo, ficar em pé com os olhos fechados).

Para detalhes em treinamento de equilíbrio, *vide* o Capítulo 8, que inclui figuras dos exercícios que você pode experimentar. Em geral, recomenda-se o treinamento de equilíbrio de dois a três dias por semana para a terceira idade.

Considerações especiais para iniciantes

Se você está sedentário há muitos anos, inicie lentamente quando começar um novo programa de exercícios, especialmente se tem a saúde fraca ou condições crônicas que afetam sua capacidade de desempenhar tarefas físicas. Aumentos na intensidade e na duração dos exercícios devem ser graduais e adequados à sua tolerância e à sua preferência. Ter calma e ser paciente são boas estratégias para idosos descondicionados. Para algumas pessoas da terceira idade, atividades de fortalecimento muscular e de treinamento de equilíbrio precisam preceder atividades de treinamento aeróbio. Se as condições crônicas impedem a atividade em um nível mínimo recomendado, você deve desempenhar as atividades físicas conforme suas possibilidades, de modo a evitar o sedentarismo.

Preocupações sobre segurança foram identificadas como uma barreira aos exercícios por muitas pessoas da terceira idade.[8] Certamente, sempre existirá um risco de lesão quando se pratica atividade física. A boa notícia é que um programa prudentemente preparado proporcionará muitos benefícios que, por fim, excedem os riscos. Aumentar seu nível de atividade física gradualmente ao longo do tempo diminuirá a chance de risco de lesão. Manter sua intensidade de exercício em um patamar adequado para seu nível atual de condicionamento irá aumentar a segurança. Se você tem alguma dúvida ou preocupação a respeito, consulte seu médico ou um profissional de Educação Física certificado.

Alguns riscos são relacionados à atividade física regular, mas os riscos de ser uma pessoa sedentária são muito maiores! A atividade física de baixa intensidade reduz os riscos de lesões e de dores musculares, e pode ser percebida como menos ameaçadora do que a atividade física de intensidade moderada ou vigorosa. Apesar do baixo risco ser associado ao exercício de intensidade baixa, o consenso é que a atividade física moderada apresenta uma melhor relação risco-benefício e, como tal, deve ser o objetivo para a maioria das pessoas da terceira idade.

Embora seja sempre uma boa ideia conversar com um profissional da área da Saúde, seu envolvimento antes do início de um programa de atividade física nem sempre é necessário. A decisão para essa atitude depende de sua condição de saúde e do nível de intensidade e do modo de atividade física que planeja alcançar.[17] Um *site* foi desenvolvido para ajudar a terceira idade a identificar o programa de atividade física que mais se adéque a suas necessidades pessoais, suas preferências e sua condição de saúde: a ferramenta de triagem Exercise Assessment and Screening for You (EASY).[33]

A EASY ajuda você ou seu médico a identificar tipos de exercício ou de atividade física que podem ser adequados para atender à sua condição atual de saúde, doença ou incapacidade. A ferramenta EASY inclui seis questões de triagem que enfatizam a importância de participar de exercícios regularmente, atender a mudanças na saúde, reconhecer uma ampla gama de sinais e sintomas que podem indicar eventos potencialmente prejudiciais e familiarizar-se com simples dicas de segurança, para iniciar e aumentar progressivamente padrões de atividade física.[43] A EASY é uma abordagem inclusiva que adéqua a atividade física às necessidades de praticamente todas as pessoas da terceira idade.[43] Você pode encontrar a EASY em www.easyforyou.info.

Avaliações físicas específicas para a terceira idade

O Capítulo 2 descreveu algumas avaliações simples que você pode usar para medir seu nível de condicionamento e rastrear seu progresso. Se desejar, você pode substituir essas avaliações com algumas das seguintes, que foram estabelecidas especificamente para pessoas entre 60 e 94 anos. Um *feedback* regular e preciso do seu desempenho pode ajudá-lo a desenvolver expectativas realistas sobre seu próprio progresso.[26]

Médias normais para os homens são encontradas na Tabela 11.1 e para as mulheres na Tabela 11.2. Caso sua pontuação esteja maior, considere-se acima da média; caso sua pontuação seja menor, considere-se abaixo da média.

Levantar da cadeira

O teste de levantar da cadeira, conforme mostra a Figura 11.1, é usada para determinar o condicionamento muscular da região lombar. Este teste envolve contar o número de vezes em 30 segundos que você consegue ficar em pé, a partir de uma posição sentada com os braços cruzados à frente do peito.

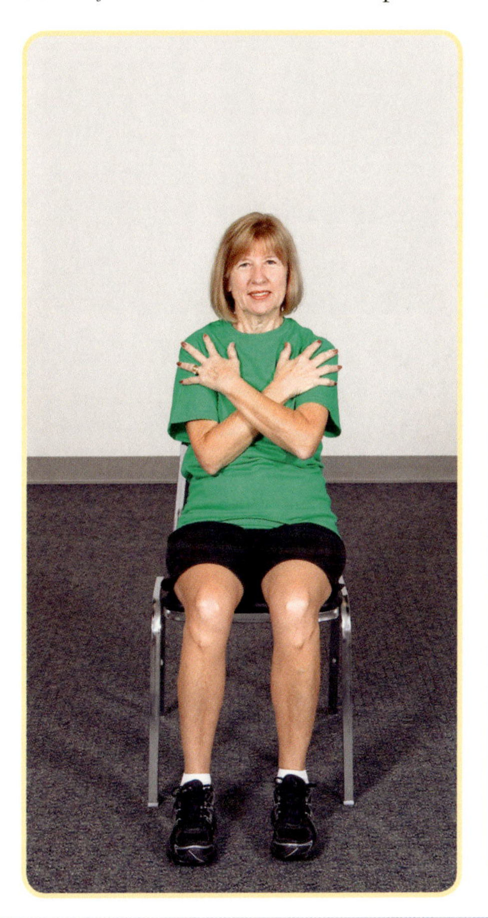

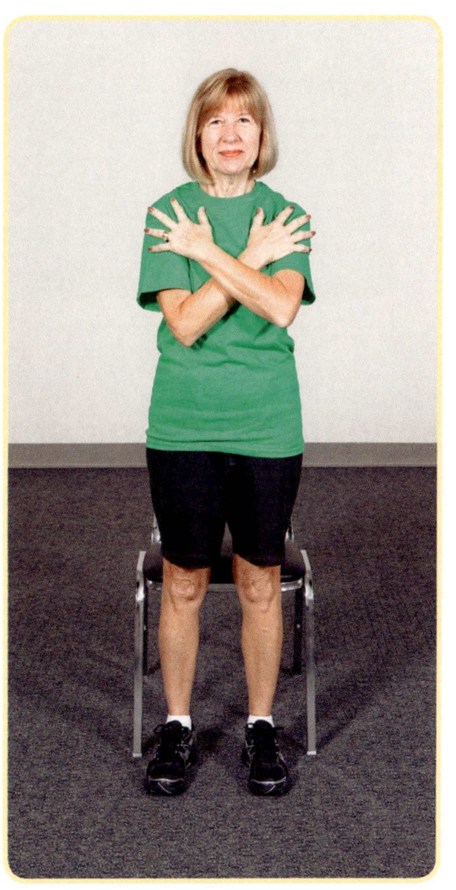

Figura 11.1 Levantar da cadeira.

Rosca direta

A avaliação rosca direta, conforme mostra a Figura 11.2, é usada para determinar o condicionamento muscular da parte superior do corpo. Este teste envolve contar o número de vezes que você consegue elevar o halter flexionando o braço, num movimento completo, em 30 segundos. Os homens devem usar um peso de 8 libras (3,6 kg) e as mulheres devem usar um peso de 5 libras (2,3 kg).

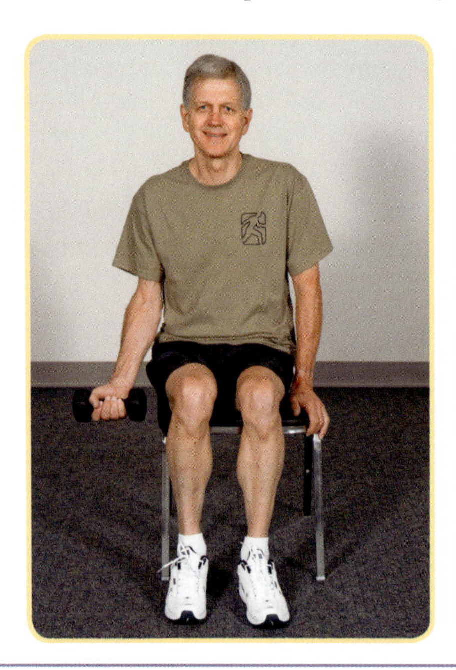

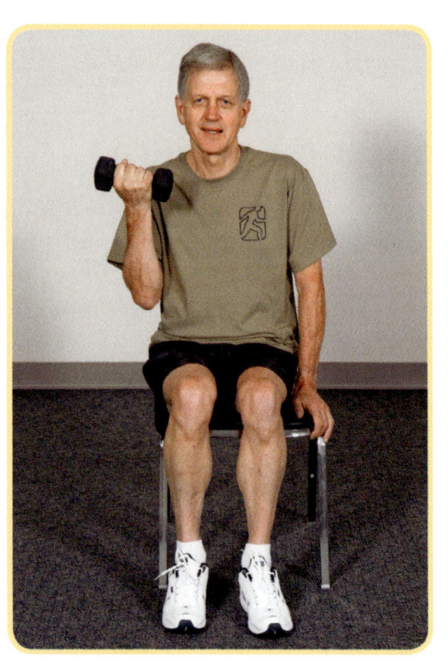

Figura 11.2 Rosca direta.

Caminhada de 6 minutos

O teste de caminhada de 6 minutos é usado para medir o condicionamento aeróbio. Este teste requer que você determine a distância que consegue percorrer em 6 minutos em uma área retangular com cerca de 50 m (*vide* a Figura 11.3 para o esquema).

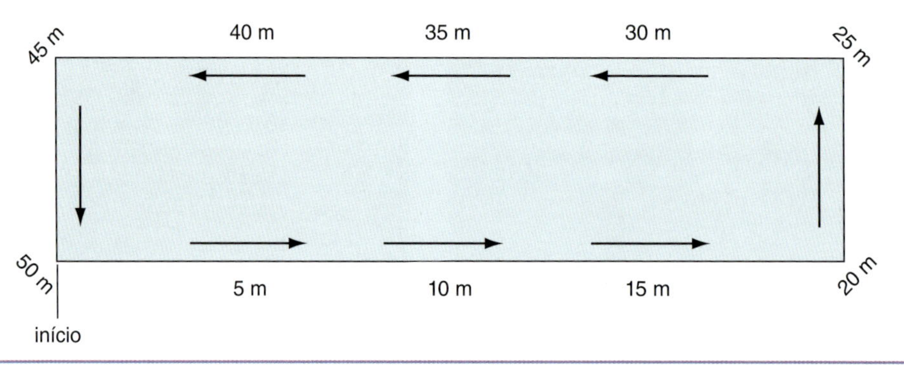

Figura 11.3 Esquema para teste de caminhada de 6 minutos.
Fonte: adaptada com permissão de Rikli e Jones, 2001, p. 65.

8-foot up and go

O teste *8-foot up and go* é usado para avaliar a agilidade e o equilíbrio. Este teste envolve cronometrar quantos segundos você gasta para levantar-se a partir de uma posição sentada, caminhar 2,4 m, virar-se e retornar à posição sentada (*vide* a Figura 11.4).

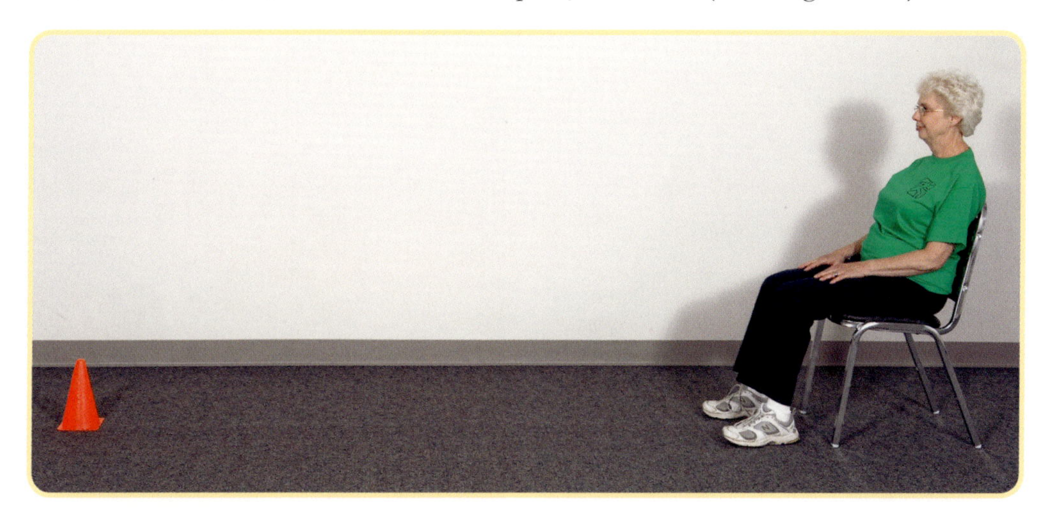

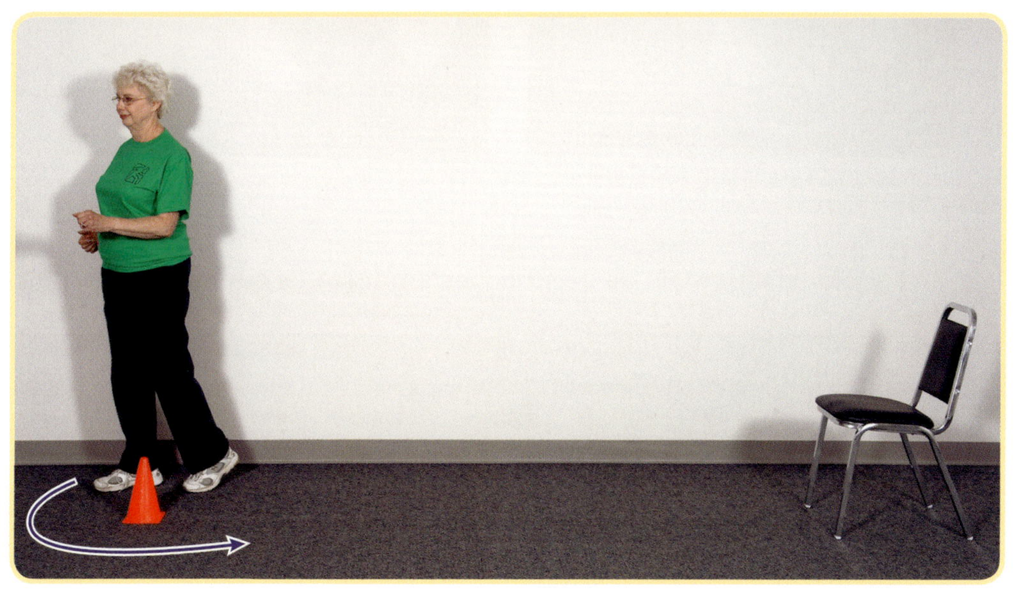

Figura 11.4 *8-foot up and go.*

Sentar e alcançar modificado

O teste de sentar e alcançar foi incluído no Capítulo 2 para avaliar a flexibilidade, mas talvez você prefira usar uma versão modificada, conforme mostra a Figura 11.5. Nesta versão, você se senta em uma cadeira (em vez de sentar-se no chão), com seu pé estendido, e mede a distância entre seus dedos das mãos e dos pés.

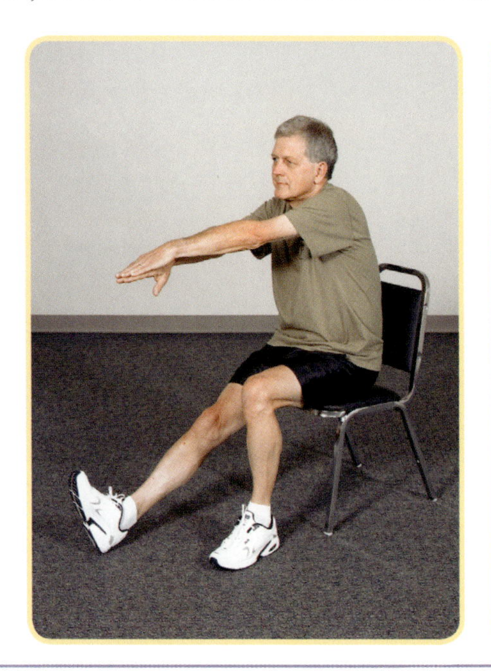

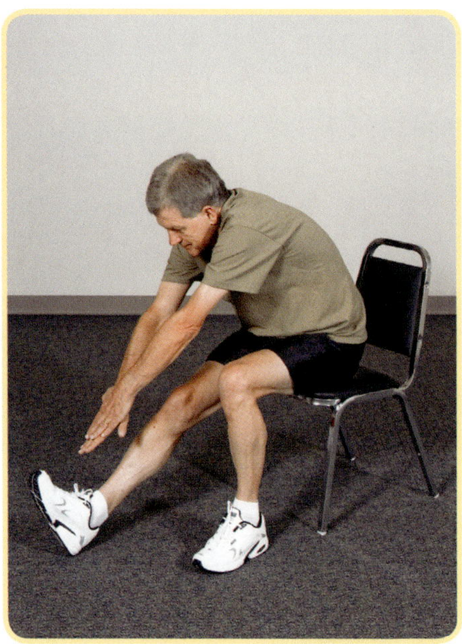

Figura 11.5 Sentar e alcançar modificado.

Tabela 11.1 **Médias normais de pontuações em teste de condicionamento para homens**

	60 a 64 anos de idade	65 a 69 anos de idade	70 a 74 anos de idade	75 a 79 anos de idade	80 a 84 anos de idade	85 a 89 anos de idade	90 a 94 anos de idade
Teste de levantar da cadeira (número de levantadas)	14 a 19	12 a 18	12 a 17	11 a 17	10 a 15	8 a 14	7 a 12
Teste de rosca direta (número de repetições)	16 a 22	15 a 21	14 a 21	13 a 19	13 a 19	11 a 17	10 a 14
Teste de caminhada de 6 minutos (número de jardas; 1 jarda=0,91 m)	610 a 735	560 a 700	545 a 680	470 a 640	445 a 605	380 a 570	305 a 50[illegible]
Teste *8-foot up and go* (número de segundos)	3,8 a 5,6	4,3 a 5,9	4,4 a 6,2	4,6 a 7,2	5,2 a 7,6	5,5 a 8,9	6,2 a 10,[illegible]
Teste de sentar e alcançar na cadeira (número de polegadas; 1 pol.=2,54 cm)	– 2,5 a + 4,0	– 3,0 a + 3,0	– 3,0 a + 3,0	– 4,0 a + 2,0	– 5,5 a + 1,5	– 5,5 a + 0,5	– 6,5 a – 0,5

Fonte: adaptada com permissão de Rikli e Jones, 2001, p. 87.

Tabela 11.2 **Médias normais de pontuações em teste de condicionamento para mulheres**

	60 a 64 anos de idade	65 a 69 anos de idade	70 a 74 anos de idade	75 a 79 anos de idade	80 a 84 anos de idade	85 a 89 anos de idade	90 a 94 anos de idade
Teste de levantar da cadeira (número de levantadas)	12 a 17	11 a 16	10 a 15	10 a 15	9 a 14	8 a 13	4 a 11
Teste de rosca direta (número de repetições)	13 a 19	12 a 18	12 a 17	11 a 17	10 a 16	10 a 15	8 a 13
Teste de caminhada de 6 minutos (número de jardas; 1 jarda=0,91 m)	545 a 660	500 a 635	480 a 615	435 a 585	385 a 540	340 a 510	275 a 440
Teste *8-foot up and go* (número de segundos)	4,4 a 6,0	4,8 a 6,4	4,9 a 7,1	5,2 a 7,4	5,7 a 8,7	6,2 a 9,6	7,3 a 11,5
Teste de sentar e alcançar na cadeira (número de polegadas; 1 pol.=2,54 cm)	– 0,5 a + 0,5	– 0,5 a + 4,5	– 1,0 a + 4,0	– 1,5 a + 3,5	– 2,0 a + 3,0	– 2,5 a + 2,5	– 4,5 a + 1,0

Fonte: adaptada com permissão de Rikli e Jones, 2001, p. 87.

Programas para atender e exceder as diretrizes de atividades físicas para a terceira idade

É essencial um comprometimento com seu programa de exercícios para perceber completamente os benefícios descritos neste capítulo. O apoio da família e dos amigos tem sido associado à permanência na prática do exercício em longo prazo, no caso da terceira idade.[28] Exemplos de estratégias de apoio social incluem o apoio de outra pessoa (por exemplo, indicar o local de exercício para um amigo ou trazer um amigo para praticar atividade física, o sistema companheiro de exercício) e o apoio de um educador físico profissional (aconselhamento por telefone, por *e-mail*). Alcançar os outros pode não somente ajudar você, mas também beneficiar a todos.

Para muitos idosos, envelhecer está associado à perda da percepção de controle.[22] Você pode mudar essa atitude e sentir-se confiante com sua capacidade para ser bem-sucedido ao participar de uma atividade física.[43] Agarrar chances de praticar várias atividades e obter domínio aumentará sua autoeficácia. Ajustar seu programa de exercícios a suas necessidades e seus interesses pode motivá-lo a iniciar e manter uma rotina de atividade física regular.[37] Você tem opções – escolher um estilo de vida fisicamente ativo é um passo na direção certa!

Pessoas da terceira idade precisam incluir a atividade física focada em condicionamento aeróbio, condicionamento muscular, flexibilidade e equilíbrio. O ACSM apoia fortemente a inclusão desses quatro componentes conforme descrito nas *Physical Activity Guidelines*, para proporcionar um programa de atividade física completo e equilibrado.

- *Atividade aeróbia*: tipicamente, três a cinco dias por semana, dependendo da intensidade da atividade.
- *Treinamento de força*: dois dias por semana, pelo menos.
- *Alongamento para a flexibilidade*: no mínimo, dois dias por semana.
- *Treinamento de equilíbrio*: tipicamente, dois ou três dias por semana.

UM OLHAR MAIS ATENTO

Rick e Tori

Marido e mulher, Rick, 76 anos, e Tori, 74, enfrentaram recentemente alguns problemas de saúde e seu médico os encorajou a iniciarem a prática de exercícios físicos. Nenhum dos dois foi muito ativo previamente, então, seu médico sugeriu que introduzissem gradualmente a atividade em sua rotina diária. Eles começaram com apenas 10 minutos de caminhada por sua vizinhança, todas as noites, após o jantar. Após uma semana, incluíram 5 minutos por sessão por algumas semanas e 10 minutos de alongamento ao final de suas caminhadas. Passados alguns meses, Rick e Tori progrediram para 45 minutos por sessão em três ou quatro dias por semana. No final do primeiro mês, eles estavam tão satisfeitos com seu programa de caminhada que iniciaram algum treinamento de força com bandas elásticas e pesos, para auxiliar no condicionamento muscular, e também incluíram algumas atividades de treinamento de equilíbrio. No encontro anual da família, Rick e Tori compartilharam com seus parentes que seu programa de exercícios os faz sentir muito melhores e que, se soubessem como é ótimo se sentir assim, teriam iniciado seus exercícios anos antes.

Perceba que cada componente de atividade inclui uma média recomendada de dias para oferecer-lhe liberdade a fim de criar um programa com base nos seus objetivos e também nas áreas em que você mais necessita de foco. As Figuras 11.6, 11.7 e 11.8 fornecem programas de atividade para praticantes dos níveis iniciante, intermediário e avançado, respectivamente. As avaliações físicas simples do Capítulo 2 e as adicionais deste capítulo darão a você discernimento sobre as áreas nas quais é preciso gastar mais tempo. Repetir as avaliações de condicionamento periodicamente (por exemplo, a cada três ou seis meses) é útil para mapear seu progresso. Isso será abordado na próxima seção.

Mapeando seu progresso

Manter o progresso, ou encontrar novas atividades ou formatos de exercícios, ajuda a avançar no seu condicionamento físico, independentemente do ponto em que você começar (iniciante, intermediário, avançado). Você pode progredir em diversas áreas ao manipular os componentes FITT nas amostras de programas de atividade nas Figuras 11.6, 11.7 e 11.8. Para a atividade aeróbia, aumentar o número de dias por semana (frequência) ou o número de minutos que você gasta em cada sessão de exercício (tempo) são duas maneiras simples de progredir. O quanto você se exercita (intensidade) é outro fator. As atividades de intensidade moderada e vigorosa são maneiras de melhorar sua saúde. Uma ampla gama de atividades pode cair nessas categorias, então, avalie seu nível de execução usando a escala de 10 pontos previamente descrita. Caminhada rápida pode ser moderada (nível 5 ou 6) para uma pessoa saudável de 65 anos, mas seria considerada vigorosa (nível 7 ou 8) para outra pessoa de 80 anos. Você precisa exercitar-se em um nível que seja bom para você. Da mesma maneira, você pode melhorar seu condicionamento muscular ao manipular o número de sessões de treinamento de força que você faz por semana, a quantidade de peso ou a resistência que você usa e, até mesmo, o tipo de atividades de força que você pratica.

FIGURA 11.6

Exemplo de programa de exercícios para adultos da terceira idade de nível iniciante*

Semana	Aeróbios	Força	Alongamento**	Equilíbrio	Comentários
1 a 3	Três dias por semana; 10 a 20 minutos por dia; intensidade leve (nível 3 ou 4)	Dois dias por semana; uma série de 10 a 15 repetições de seis exercícios diferentes***	Dois dias por semana; 10 minutos de atividades de alongamento	Dois dias por semana; 10 minutos de atividades de equilíbrio	Uma maneira fácil de iniciar atividade aeróbia é com caminhadas. Escolha um ritmo confortável. Se você não é muito ativo, tenha como meta 10 minutos por vez para sua atividade aeróbia. Inclua algumas atividades de alongamento (*vide* o Capítulo 8) após a caminhada. Para o treinamento de força, *vide* o Capítulo 7, página 147, para detalhes sobre quais atividades incluir. Para o treinamento de equilíbrio, *vide* o Capítulo 8, páginas 175-176, para detalhes sobre quais atividades incluir.
4 a 6	Três dias por semana; 20 a 30 minutos por dia; intensidade leve a moderada (nível 4 ou 5)	Dois dias por semana; uma ou duas séries de 10 a 15 repetições de seis exercícios***	Três dias por semana; 10 minutos de atividades de alongamento	Dois ou três dias por semana; 10 minutos de atividades de equilíbrio	O foco para as próximas três semanas será ficar confortável com, pelo menos, 20 minutos de exercício aeróbio pelo menos três dias por semana. Aumente gradualmente sua intensidade para um nível moderado na sexta semana. Continue com seu programa de treinamento de força e inclua uma série adicional na semana 5. Inclua uma sessão adicional de treinamento de equilíbrio na semana 6.
7 a 9	Três ou quatro dias por semana; 30 a 40 minutos por dia; intensidade moderada (nível 5)	Dois dias por semana; duas séries de 10 a 15 repetições de seis exercícios***	Três dias por semana; 10 minutos de atividades de alongamento	Três dias por semana; 10 minutos de atividades de equilíbrio	Para as próximas três semanas, tente aumentar seu tempo total gasto em atividade aeróbia moderada (40 minutos por dia, três dias por semana ou 30 minutos por dia, quatro dias por semana). Continue com seu programa de treinamento de força, completando duas séries por exercício e incluindo mais peso, se sentir facilidade ao fazer 15 repetições para determinado exercício.
10 a 12	Três ou quatro dias por semana; 35 a 50 minutos por dia; intensidade moderada (nível 5 ou 6)	Dois dias por semana; duas séries de 10 a 15 repetições de seis exercícios diferentes***	Três dias por semana; 10 minutos de atividades de alongamento	Três dias por semana; 10 minutos de atividades de equilíbrio	Nos últimos meses, você tem desenvolvido uma boa base de condicionamento aeróbio e muscular. Para obter mais variedade, você pode considerar outras atividades, como andar de bicicleta ou nadar (para mais ideias, *vide* o Capítulo 6). Se você gosta de caminhadas, também pode mantê-las. Para seu programa de treinamento de força, considere incluir alguma variedade e tente outros exercícios (*vide* o Capítulo 7 para detalhes).

*Todas as sessões de atividades devem ser precedidas e seguidas de 5 a 10 minutos de aquecimento e de desaquecimento.

**Incluir atividades de alongamento após exercícios aeróbios para aumentar a flexibilidade. Para alongamentos específicos dos principais grupos musculares, *vide* o Capítulo 8.

***O treinamento de força é mais detalhadamente explicado no Capítulo 7. Iniciantes devem selecionar um exercício para cada uma das seguintes áreas do corpo: quadris e pernas, peito, costas, ombros, região lombar e abdome.

FIGURA 11.7

Exemplo de programa de exercícios para adultos da terceira idade de nível intermediário*

Semana	Aeróbios	Força	Alongamento**	Equilíbrio	Comentários
1 a 4	Três ou quatro dias por semana; 35 a 50 minutos por dia; intensidade moderada (nível 5 ou 6)	Dois dias por semana; duas séries de 10 a 15 repetições de seis a dez exercícios diferentes***	Dois ou três dias por semana; 10 minutos de atividades de alongamento	Três dias por semana; 10 minutos de atividades de equilíbrio	Você deve praticar atividades aeróbias por um total de 150 a 200 minutos por semana (atividades de intensidade moderada). Para o treinamento de força, inclua exercícios para bíceps e tríceps durante a semana 2 e inclua exercícios para o quadríceps e posteriores da coxa na semana 3, de modo que você terá um total de 10 exercícios incluídos (*vide* o Capítulo 7 para detalhes).
5 a 8	Três a cinco dias por semana; 30 a 60 minutos por dia; intensidade moderada (nível 5 a 6)	Dois dias por semana; uma ou duas séries de 10 a 15 repetições de 10 exercícios diferentes***	Dois ou três dias por semana; 10 minutos de atividades de alongamento	Três dias por semana; 10 minutos de atividades de equilíbrio	O foco para o próximo mês é aumentar o tempo que você gasta com exercícios aeróbios para, pelo menos, 200 minutos por semana aumentando o tempo gasto por dia ou o número de dias por semana. Continue com seu programa de treinamento de força. Considere diferentes exercícios de equilíbrio ou avance para um exercício mais desafiador.
9 a 12	Três a cinco dias por semana; 30 a 60 minutos por dia; intensidade moderada (nível 5 ou 6)	Dois dias por semana; duas séries de 10 a 15 repetições de 10 exercícios diferentes***	Mínimo de dois ou três dias por semana; 10 minutos de atividades de alongamento	Três dias por semana; 10 minutos de atividades de equilíbrio	Neste mês, você pode aumentar o tempo gasto por dia ou aumentar o número de dias por semana para atividades aeróbias. Por fim, você pode querer que o total da sua semana seja de 200 a 300 minutos de atividade de intensidade moderada. Como outra opção você pode aumentar a intensidade da atividade (para os níveis 7 ou 8) enquanto diminui o tempo gasto para 100 a 150 minutos de atividade de intensidade vigorosa (lembre-se de que dois minutos de atividade moderada equivalem a um minuto de atividade vigorosa). Se essa segunda opção for atraente, tente, por algumas semanas, uma combinação de atividades de intensidades moderada e vigorosa (a cada sessão de exercícios), para que seu corpo se adapte. Para seu treinamento de força, considere alguns exercícios diferentes nestas semanas, ainda com foco nos mesmos grupos musculares trabalhados (*vide* o Capítulo 7 para detalhes).

* Todas as sessões de atividades devem ser precedidas e seguidas de 5 a 10 minutos de aquecimento e de desaquecimento.

** Incluir atividades de alongamento após exercícios aeróbios para aumentar a flexibilidade. Focalizar todos os grupos musculares, mantendo cada posição por 15 a 60 segundos. Para alongamentos específicos que tenham foco nos principais grupos musculares, *vide* o Capítulo 8.

*** O treinamento de força é mais detalhadamente explicado no Capítulo 7. Selecione um exercício para cada região do corpo; quadris e pernas, peito, costas, ombros, região lombar e abdominais. Conforme você progride, irá expandir o número de áreas do corpo, incluindo o quadríceps e os posteriores da coxa, assim como bíceps e tríceps. Com isso, dez áreas do corpo serão trabalhadas. Exemplos de exercícios que você pode incluir para cada área do corpo podem ser encontrados no Quadro 7.2, na página 149.

FIGURA 11.8

Exemplo de programa de exercícios para adultos da terceira idade de nível avançado*

Semana	Aeróbios	Força	Alongamento**	Equilíbrio	Comentários
1 a 3	Cinco dias por semana para exercícios moderados; ou três dias por semana para exercícios vigorosos; ou três a cinco dias por semana para uma combinação de exercícios moderados e vigorosos	Dois dias por semana; duas séries de 10 a 15 repetições de 10 diferentes exercícios***	Dois ou três dias por semana; 10 minutos de atividades de alongamento	Três dias por semana; 10 a 15 minutos de atividades de equilíbrio	Parabéns por seu comprometimento contínuo com os exercícios. Para encontrar atividades aeróbias específicas, *vide* o Capítulo 6. Para treinamento de força, *vide* o Capítulo 7 e para alongamento e treinamento de equilíbrio, *vide* o Capítulo 8.
4 a 6	Dois ou três dias por semana de atividade moderada e um ou dois dias de atividade vigorosa	Dois dias por semana; duas séries de 10 a 15 repetições de 10 diferentes exercícios***	Dois ou três dias por semana; 10 minutos de atividades de alongamento	Três dias por semana; 10 a 15 minutos de atividades de equilíbrio	Nas próximas semanas, tente combinar suas atividades. Experimente uma nova atividade aeróbia ou mude a intensidade de uma atividade que você já pratica regularmente. Continue com seu programa de treinamento de força e de equilíbrio.
7 a 9	Cinco dias por semana de exercício moderado; ou três dias por semana para exercício vigoroso; ou três a cinco dias por semana para exercícios moderados e vigorosos	Dois dias por semana; duas séries de 10 a 15 repetições de 10 diferentes exercícios***	Dois ou três dias por semana; 10 minutos de atividades de alongamento	Três dias por semana, 10 a 15 minutos de atividades de equilíbrio	Continue com seu programa de treinamento aeróbio. Para seu treinamento de força, considere alguns exercícios diferentes (*vide* o Capítulo 7 para mais detalhes). Se você costuma usar aparelhos, tente alguns exercícios com halteres, para que seja mais desafiador para seus músculos. Certifique-se de manter boa postura quando tentar novas atividades.
10 a 12	Cinco dias por semana para exercício moderado; ou três dias por semana para exercício vigoroso; ou três a cinco dias por semana para exercícios moderados e vigorosos	Dois dias por semana; duas a três séries de 10 a 15 repetições de 10 diferentes exercícios***	Dois ou três dias por semana; 10 minutos de atividades de alongamento	Três dias por semana; 10 a 15 minutos de atividades de equilíbrio	Continue com seu programa de treinamento aeróbio. Para seu treinamento de força, considere tentar um exercício diferente (*vide* o Capítulo 7 para mais detalhes). Você pode ter que reduzir suas repetições para a série adicional.

Todas as sessões de atividades devem ser precedidas e seguidas de 5 a 10 minutos de aquecimento e de desaquecimento.

** Incluir atividades de alongamento após exercícios aeróbios para aumentar a flexibilidade. Para alongamentos específicos que tenham foco nos principais grupos musculares, *vide* o Capítulo 8.

*** O treinamento de força é mais detalhadamente explicado no Capítulo 7. Selecione um exercício para cada uma das seguintes regiões do corpo: quadris e pernas, peito, costas, ombros, região lombar, abdominais, quadríceps, posteriores da coxa, bíceps e tríceps. Exemplos de exercícios que você pode incluir para cada área do corpo são encontrados no Quadro 7.2, na página 149.

Conforme você ajusta esses componentes FITT, pode avaliar a resposta do seu corpo de diversas maneiras. Se você está nos níveis iniciante ou intermediário, pode usar as avaliações físicas descritas neste capítulo (ou as do Capítulo 2) a cada dois ou quatro meses. Se você está no nível avançado, avaliar a cada quatro ou seis meses provavelmente lhe dará *feedback* suficiente. A Figura 11.9 é um exemplo de formulário que você pode utilizar para mapear seu progresso.

Entre as avaliações físicas, você pode fazer observações sobre seu progresso de maneiras menos objetivas, incluindo o seguinte para condicionamento aeróbio:

- Quando pratica a mesma atividade, sua frequência cardíaca e percepção de esforço são menores.
- Sua frequência cardíaca retorna aos níveis de repouso após seus exercícios.
- Você é capaz de completar o mesmo tempo de atividade, mas em maior intensidade.

FIGURA 11.9

Mapa de avaliação do progresso no condicionamento físico para a terceira idade

	Avaliação 1 (ponto de partida)	Avaliação 2*	Avaliação 3**
Avaliações de composição corporal			
Índice de massa corporal			
Circunferência da cintura			
Avaliações de condicionamento cardiorrespiratório (avaliações alternativas contidas no Capítulo 2 são a caminhada de 1 milha e a corrida de 1,5 milha)			
Teste de caminhada de 6 minutos			
Avaliações de condicionamento muscular (avaliações alternativas contidas no Capítulo 2 são os testes de 1 repetição máxima, de abdominais e de flexões de braços)			
Teste de levantar da cadeira			
Teste de rosca direta			
Avaliação de flexibilidade			
Teste de sentar e alcançar			
Avaliação de equilíbrio e agilidade			
8-foot up and go			

* Do ponto de partida: dois meses para o nível iniciante, três meses para o intermediário e quatro meses para o avançado.

** Do ponto de partida: quatro meses para o nível iniciante, seis meses para o intermediário e oito meses para o avançado.

Fonte: reproduzido de ACSM, 2011. *ACSM's Complete Guide to Fitness & Health* (Champaign, IL: Human Kinetics).

- Você é capaz de continuar por mais tempo na mesma intensidade da atividade.
- Você está aumentando o tempo total gasto com exercícios a cada semana.

Ao monitorar seus exercícios físicos, você pode observar esses sinais positivos de condicionamento físico melhorado.

Para o treinamento de força, pode observar o seguinte como evidência de melhora:

- Você é capaz de suspender o mesmo peso 15 vezes em vez de apenas 10 antes de sentir fadiga.
- Você é capaz de aumentar o peso levantado ou a resistência que você superou.
- Você é capaz de completar mais exercícios com o peso corporal (por exemplo, flexões, abdominais – *curl-ups*).
- Você aumenta o número de séries completas focando em um grupo muscular específico.

Para a flexibilidade, você pode observar que é capaz de alcançar mais longe ou de manter uma posição com menos tensão do que poderia anteriormente em seu programa de alongamento. Para o equilíbrio você pode verificar que consegue agora manter posições por mais tempo ou que você é capaz de seguir para exercícios mais avançados (por exemplo, para posições em pé, com os olhos fechados).

A Figura 11.10 é voltada aos praticantes de exercícios físicos dos níveis iniciante e intermediário, e destaca algumas maneiras simples de mapear seu progresso em condicionamento aeróbio. Reflita sobre o tempo total gasto com seu nível de esforço semanalmente.

FIGURA 11.10

Progresso na flexibilidade para iniciantes e intermediários

	Tempo gasto com exercícios aeróbios por sessão	Percepção típica de esforço (em uma escala de 10 pontos)
Semana 1		
Semana 2		
Semana 3		
Semana 4		
Semana 5		
Semana 6		
Semana 7		
Semana 8		
Semana 9		
Semana 10		

Fonte: ACSM, 2011. *ACSM's Complete Guide to Fitness & Health* (Champaign, IL: Human Kinetics).

Conforme você progride de semana a semana, responda a este questionário:

- O mesmo exercício físico está mais fácil do que na semana passada?
- Minha frequência cardíaca está mais baixa para o mesmo nível de intensidade?
- Posso estender cada sessão por mais 5 a 10 minutos?
- Posso aumentar a intensidade levemente e, ainda assim, completar o mesmo tempo de exercício físico?

Se você responder "sim" à maioria dessas questões, está progredindo bem! Se responder "não" a diversas perguntas, pode ser que não esteja oferecendo tempo suficiente para seu corpo adaptar-se. As amostras de programas são apenas isso – você deve sentir-se livre para escolher quantas semanas julgar necessárias em um estágio específico antes de avançar para o próximo nível. Não existem duas pessoas iguais no mundo, então, não acredite que você precisa encaixar-se no planejamento de outra pessoa, apenas no seu próprio. Certamente, para progredir, você precisa oferecer ao seu corpo novos desafios, mas também precisa permitir que ele tenha tempo suficiente para responder a esses desafios e melhorar. É por isso que os aumentos em tempo ou em intensidade são feitos lentamente por semanas. Quando avaliar o sucesso do seu programa de exercícios, não esqueça do E de FITTE – entusiasmo. Continue a buscar atividades que você aprecie, de modo que possa manter sua atividade.

A Figura 11.11 fornece alguns marcadores de progresso em treinamento de força para os níveis iniciante e intermediário. Ao monitorar seu progresso semanal, você pode garantir alguma melhora quando faz suas avaliações formais de condicionamento. Essas avaliações formais devem ser feitas com, pelo menos, alguns meses de intervalo entre uma e outra, para dar ao seu corpo tempo para responder ao treinamento.

FIGURA 11.11

Progresso no condicionamento muscular para os níveis iniciante e intermediário

	Número de sessões semanais de treinamento de força	Número de repetições por sessão	Número de sessões por grupo muscular	Número de exercícios diferentes na sessão
Semana 1				
Semana 2				
Semana 3				
Semana 4				
Semana 5				
Semana 6				
Semana 7				
Semana 8				
Semana 9				
Semana 10				

Fonte: ACSM, 2011. *ACSM's Complete Guide to Fitness & Health* (Champaign, IL: Human Kinetics).

FIGURA 11.12

Progresso na flexibilidade para os níveis iniciante e intermediário

	Tempo gasto em alongamento por sessão	Número de sessões de alongamento por semana	Tempo total gasto em treinamento de equilíbrio por semana
Semana 1			
Semana 2			
Semana 3			
Semana 4			
Semana 5			
Semana 6			
Semana 7			
Semana 8			
Semana 9			
Semana 10			

Fonte: ACSM, 2011. *ACSM's Complete Guide to Fitness & Health* (Champaign, IL: Human Kinetics).

Para monitorar o nível da sua flexibilidade, considere a Figura 11.12. Além do tempo gasto, considere também a dificuldade dos exercícios que você está incluindo (*vide* o Capítulo 8 para progressão das atividades).

Os níveis de condicionamento são mais estáveis para praticantes avançados. Se você está nesse patamar, manter seus níveis de condicionamento físico pode ser um objetivo adequado. Anotar seus exercícios pode ser útil, de modo que você pode revê-los. Um cronograma de atividades fornece a quantidade de sessões que você tem dedicado ao condicionamento aeróbio, ao condicionamento muscular e à flexibilidade (*vide* a Figura 3.2, na página 71, para um exemplo). Você pode completar as avaliações físicas de quatro a seis meses (*vide* a Figura 11.9).

Independentemente de seu nível atual de condicionamento físico, registrar seus exercícios permite que você reflita sobre seu nível. É fácil ficar em desequilíbrio (por exemplo, fazer caminhada para o condicionamento aeróbio, mas negligenciar o treinamento de força para auxiliar com seu condicionamento muscular), então, é importante refletir semanalmente, para que você possa verificar se está no caminho certo.

FIGURA 11.13

Progresso no condicionamento físico para nível avançado

	Tempo total gasto em exercícios aeróbios (minutos de atividade moderada e vigorosa por semana)	Número de sessões semanais de treinamento de força	Número de exercícios de treinamento de força por sessão	Número de sessões por semana de atividades de alongamento	Número de sessões por semana de atividades de equilíbrio
Semana 1	Moderado: ___ minutos Vigoroso: ___ minutos				
Semana 2	Moderado: ___ minutos Vigoroso: ___ minutos				
Semana 3	Moderado: ___ minutos Vigoroso: ___ minutos				
Semana 4	Moderado: ___ minutos Vigoroso: ___ minutos				
Semana 5	Moderado: ___ minutos Vigoroso: ___ minutos				
Semana 6	Moderado: ___ minutos Vigoroso: ___ minutos				
Semana 7	Moderado: ___ minutos Vigoroso: ___ minutos				
Semana 8	Moderado: ___ minutos Vigoroso: ___ minutos				
Semana 9	Moderado: ___ minutos Vigoroso: ___ minutos				
Semana 10	Moderado: ___ minutos Vigoroso: ___ minutos				

Fonte: ACSM, 2011. *ACSM's Complete Guide to Fitness & Health* (Champaign, IL: Human Kinetics).

Apesar de não haver uma quantidade de atividade física que possa parar o processo de envelhecimento, existem fortes evidências de que sua prática regular minimiza os efeitos fisiológicos do envelhecimento, aumenta a expectativa de vida e promove a independência e a qualidade de vida na terceira idade. Uma combinação de atividades de treinamento aeróbio e de força é mais efetiva do que um treinamento isolado, contrapondo-se aos efeitos de um estilo de vida sedentário sobre a saúde e o funcionamento do sistema cardiovascular e musculoesquelético. Embora os benefícios claros do condicionamento e do desempenho sejam associados a programas de exercícios de alta intensidade para a terceira idade, agora é evidente que os programas não precisam ter alta intensidade para que se reduzam os riscos de desenvolver doenças cardiovasculares e metabólicas crônicas. Alimentação saudável é outra opção de estilo de vida que contribui para o envelhecimento bem-sucedido. A terceira idade se beneficia de alimentos densos em nutrientes, incluindo vegetais, frutas, cereais integrais e produtos derivados do leite com baixo teor de gordura ou isentos dela.

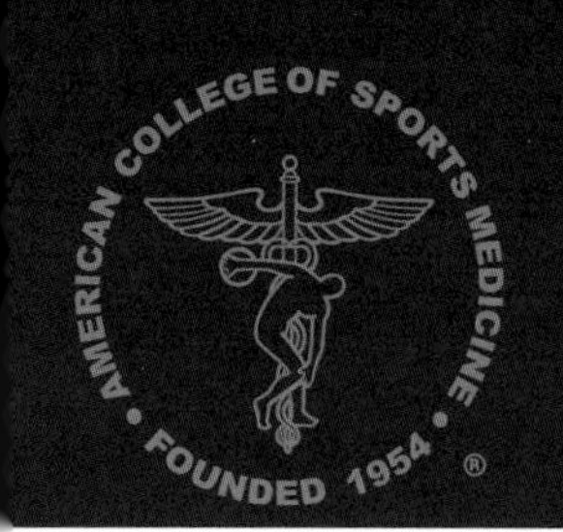

parte IV

Condicionamento físico e saúde para cada corpo

Algumas circunstâncias podem afetar seu *Fitness ID*, incluindo condições específicas médicas ou de saúde. Os capítulos a seguir destacam como todo mundo tem a oportunidade de mudar para melhorar a saúde por meio da atividade física e da dieta. Os benefícios da atividade física regular e de uma dieta saudável são bem difundidos para aqueles que sofrem de doença cardíaca, pressão alta, colesterol alto, artrite e osteoporose. Além disso, o peso corporal e o diabetes podem ser bem controlados com exercício e dieta. Personalizar seu programa de condicionamento permitirá que você colha benefícios nos âmbitos da saúde e do condicionamento físico, dentro das limitações que seu nível atual de saúde possa apresentar.

capítulo 12

Saúde cardiovascular e do coração

Apesar dos impressionantes avanços tecnológicos na Medicina durante o século XX, doenças cardiovasculares (DCVs) ainda são a principal causa de morte nos Estados Unidos e nos países desenvolvidos. DCVs incluem acidente vascular cerebral (AVC) e angina de peito (*angina pectoris* – dor no peito), bem como deterioração da capacidade do coração em bombear efetivamente (insuficiência cardíaca congestiva), resultando em fluxo sanguíneo inadequado para os tecidos corporais. A boa notícia é que a incidência de DCVs está, finalmente, diminuindo nos Estados Unidos. Pesquisadores relataram que as taxas de mortalidade por doenças cardíacas caíram mais de 40% entre os anos 1980 e 2000.[13] Quase metade do declínio em mortes por causas cardiovasculares foi atribuída às reduções dos principais fatores de risco (obesidade e diabetes foram exceções) e a outra metade deve-se a novos tratamentos, medicamentos e intervenções. Em contrapartida, procedimentos de revascularização (revascularização cirúrgica do miocárdio e angioplastia com balão) contaram para apenas 7% da diminuição geral de mortes por doenças cardíacas. Na última década, as mortes por DCVs nos Estados Unidos foram reduzidas em mais de 25%.[24] Não obstante, as doenças cardíacas ainda são muito prevalentes.

De acordo com a American Heart Association (AHA – Associação Americana do Coração), doenças cardíacas foram a causa de, aproximadamente, uma em cada seis mortes nos Estados Unidos no ano de 2006.[33] Cerca de 2.300 americanos morrem de DCVs a cada dia, uma média de uma morte a cada 37 segundos. Além disso, tragicamente, as pessoas que morrem de DCVs são jovens. Mais de 151 mil americanos com menos de 65 anos morreram em 2006 desse tipo de doença crônica. Para o ano de 2010, estimava-se que 785 mil americanos teriam um novo evento cardíaco e, aproximadamente, 470 mil sofreriam um ataque recorrente. Além disso, 195 mil primeiros ataques cardíacos "silenciosos" (ou seja, sem sintomas dolorosos) ocorrem a cada ano.

Infelizmente, o recente declínio em incidência de doenças cardíacas pode estar chegando a um fim trágico. Pesquisas sobre adolescentes e jovens adultos que sofreram morte acidental descobriram uma alta incidência surpreendente de obstruções coronárias leves a moderadas, um lembrete discreto da evolução gradual de doenças cardíacas. Talvez ainda mais alarmantes sejam as investigações da Clínica Cleveland, que, ao usar uma tecnologia chamada ultrassonografia intravascular para examinar artérias do coração, mostrou evidências inequívocas de doenças cardíacas em 85% dos adultos com mais de 50 anos!

CAUSAS DAS DOENÇAS CARDÍACAS

As pesquisas que começaram há mais de 30 anos agora refutam a visão tradicional dos ataques cardíacos: de que, com o tempo, o colesterol simplesmente ocupa as paredes das artérias, ocluindo (bloqueando) o fluxo de sangue nos vasos. Diversos estudos têm demonstrado que os ataques cardíacos ocorrem com frequência com bloqueios leves a moderados (geralmente, menos de 70% de obstrução).[22] A formação de placas na parte interna dos vasos coronários pode romper, permitindo a ocorrência de formação de coágulo, bloqueando potencialmente o vaso. Acredita-se que esse processo é o mecanismo mais importante subjacente à rápida progressão de bloqueios menos severos até a total obstrução.[12] Essas descobertas sugerem um novo paradigma para prevenir e controlar uma doença cardíaca e explicar a incapacidade da angioplastia coronária ou da revascularização do miocárdio em reduzir eventos coronários subsequentes (*vide* o boxe *Tratamentos de revascularização para doenças cardiovasculares*).

Atualmente, a prevenção das doenças cardiovasculares pode ser dividida em três tipos: primordial (prevenção de fatores de risco), primária (tratamento dos fatores de risco) e secundária (prevenção da recorrência de eventos cardiovasculares). Muito do sucesso em reduzir as mortes por DCVs nos últimos 30 anos se deve às duas últimas abordagens (isto é, prevenção primária e secundária). Agora, é chegado o momento de colocar mais esforço na prevenção primordial (ou seja, prevenir o desenvolvimento dos fatores de risco) para ir ao encontro do objetivo da AHA para 2020, que é a redução em 20% nas mortes causadas por DCVs e AVC.[24] Homens e mulheres sem nenhum dos principais fatores de risco cardiovascular aos 50 anos de idade têm apenas 5% e 8% de risco durante a vida de desenvolverem DCVs, respectivamente.[25]

Tratamentos de revascularização para doenças cardiovasculares

Intervenções para revascularização podem ser justificáveis em algumas situações, para ajudar a restabelecer o fluxo sanguíneo para o coração, que é alimentado pelos vasos sanguíneos em sua superfície. Uma das maneiras de fazer isso é pela angioplastia, na qual um cateter (tubo) é inserido em uma artéria bloqueada com um balão, que é posicionado no vaso estreitado. Conforme o balão é inflado, os detritos na parte interna da parede da artéria são comprimidos. Frequentemente, um *stent* (tubo em forma de malha, feito de metal) é colocado na área, para evitar que o vaso se estreite novamente, uma vez que o balão é retraído.

Outro método cirúrgico para levar sangue ao coração é fornecer outro caminho em torno da porção bloqueada de uma artéria, geralmente utilizando uma veia da perna ou uma artéria da parede peitoral (a artéria mamária interna). Esse vaso é cirurgicamente enxertado à artéria bloqueada do coração, basicamente fornecendo uma nova passagem pela qual o sangue pode fluir, desviando da parte estreitada da artéria. Refere-se a isso como cirurgia de revascularização do miocárdio (CRM).

A AHA identificou diversos fatores de risco por meio de extensos estudos clínicos.[6] Alguns deles não podem ser alterados, incluindo avanço na idade, ser do sexo masculino e hereditariedade (inclusive etnia – o risco é maior em afro-americanos, mexicanos americanos, índios americanos, havaianos nativos e alguns asiáticos americanos do que em caucasianos). Os principais fatores de risco que você pode modificar, tratar ou controlar por meio do estilo de vida ou com medicamentos incluem:

- *Tabagismo*. O risco de doenças cardíacas é de duas a quatro vezes maior em fumantes do que em não fumantes.
- *Colesterol alto no sangue*. Idealmente, o colesterol total deve ser menor do que 200 mg/dL e o colesterol LDL deve ser menor do que 160 mg/dL se você tem baixo risco de doenças cardíacas, mas os níveis de LDL devem ser ainda mais baixos se você tem alto risco (menos de 130 mg/dL ou, até mesmo, menos do que 100 mg/dL, se você sofre de alguma doença cardíaca).
- *Pressão arterial alta*. Pressão alta é um fator de risco, porque aumenta a carga de trabalho do coração.
- *Sedentarismo*. Atividade física pode ter um efeito positivo na saúde do coração. Este é o foco principal deste capítulo!
- *Obesidade e sobrepeso*. Gordura corporal excessiva, especialmente em torno da cintura, aumenta o risco de doenças cardíacas e de AVC por aumentar o trabalho do coração.
- *Diabetes*. Aproximadamente 65% das pessoas com diabetes morre de alguma forma relacionada a uma doença cardíaca ou arterial (em particular, os riscos são maiores quando os níveis de glicose no sangue não são controlados).

Outros fatores relacionados a doenças cardíacas incluem estresse (sua resposta individual pode ser um fator contribuinte), dieta e nutrição (conforme será discutido neste Capítulo) e álcool. Sua ingestão excessiva aumenta o risco, mas aqueles que bebem moderadamente podem, na verdade, apresentar menor risco do que os que não bebem. As mulheres devem limitar a ingestão de álcool para uma dose por dia e os homens, para duas doses por dia. Não é recomendado que você comece a beber, se não o faz.

ABORDAGENS SAUDÁVEIS AO CONTROLE DE DOENÇAS CARDÍACAS

A atividade física e a dieta são dois fatores importantes do estilo de vida que promovem a saúde do coração. Os fatores de estilo de vida são aspectos sobre os quais você tem controle. Boa nutrição e exercícios podem contribuir para melhorar a saúde do seu coração, assim como seu condicionamento total.

Foco na nutrição

Escolhas alimentares desempenham um importante papel na saúde do coração. A dieta americana comum é rica em gordura e em carboidratos refinados, e pobre em frutas e em vegetais, o que contribui para taxas de colesterol elevadas, pressão arterial alta, diabetes e obesidade. Uma dieta nutritiva e saudável para o coração consiste em quatro principais componentes: grãos integrais, proteína magra, gorduras saudáveis e abundância de frutas e vegetais.[21]

Grãos integrais podem ser encontrados em pães, massas, arroz integral e cereais em seu estado natural, que ainda não foram refinados. Grãos integrais são mais ricos em fibras do que os refinados e têm demonstrado ajudar na redução do colesterol. A AHA recomenda pelo menos três porções por dia de 28 g de grãos integrais.[5] Isso pode ser uma tigela de farinha de aveia no café da manhã, um sanduíche de grãos integrais no almoço e arroz integral no jantar. Infelizmente, uma grande porcentagem de carboidratos que os americanos consomem é proveniente de bebidas adoçadas com açúcar e de alimentos industrializados.

A proteína magra pode ser de origem animal ou vegetal, incluindo peixes, aves, legumes e laticínios. É importante obter a quantidade suficiente de proteína todos os dias, mas o excesso na dieta pode ser prejudicial, porque todas as calorias a mais são armazenadas como gordura. A AHA recomenda a ingestão de, pelo menos, quatro porções por semana de oleaginosas, de legumes e de sementes.[5]

Existem diversos tipos de gordura alimentar, conforme discutido no Capítulo 4. As gorduras saturadas contribuem para o endurecimento das artérias, pois aumentam os níveis de colesterol, ao passo que as gorduras insaturadas são, na realidade, benéficas para a saúde do coração. A AHA recomenda que a ingestão de calorias diárias não ultrapasse 7% em gorduras saturadas.[5] Outro tipo de gordura, chamada de trans, deve ser completamente evitada, porque ela tende a aumentar os níveis de colesterol LDL (ruim) e baixar os níveis de colesterol HDL (bom) (*vide* o Capítulo 16 para mais informações sobre colesterol).[29] Se as palavras *hidrogenada* ou *parcialmente hidrogenada* aparecem na lista de ingredientes, significa que o alimento contém gordura trans.

A AHA recomenda pelo menos duas porções de 100 g por semana de um peixe como salmão. O peixe é uma excelente fonte de ácidos graxos Ômega-3.[5] Além de peixes oleosos, óleo de linhaça e de canola são boas fontes desses ácidos graxos. Aqueles que não consomem o bastante proveniente de alimentos podem obter ácidos graxos Ômega-3 com suplementos; porém, quando obtidos naturalmente, eles são mais eficazes.

As frutas e os vegetais são, também, muito importantes na saúde do coração. Eles são ricos em fibras, o que ajuda a reduzir o colesterol LDL, e também contêm antioxidantes, o que ajuda a equilibrar os radicais livres no corpo. Como as frutas são naturalmente doces, elas se tornam um excelente substituto às sobremesas adoçadas e ricas em gorduras. A AHA recomenda pelo menos 4,5 xícaras ou 8 porções de frutas e vegetais por dia.[5]

UM OLHAR MAIS ATENTO

Kendra

Kendra é uma mulher de 57 anos que está moderadamente acima do peso e tem um histórico de colesterol alto e de pressão arterial alta. Ela sofreu seu primeiro ataque cardíaco aos 43 anos, o qual foi tratado com angioplastia de balão. Cinco anos depois, ela sofreu seu segundo ataque cardíaco, que foi associado a um espasmo coronário durante um evento altamente emocional.

Para monitorar sua doença cardíaca, Kendra se submete a um teste ergométrico para avaliar seu prognóstico e tem seus níveis de colesterol sanguíneo e triglicérides verificados a cada seis meses. Ela ingere dois medicamentos para a pressão arterial, um para o colesterol e um para afinar o sangue. Kendra também ingere suplementos de óleo de peixe diariamente, para a saúde cardíaca, e pratica exercícios físicos de três a cinco vezes por semana, com foco na caminhada, no treinamento de força e na ioga. Ela monitora cuidadosamente sua pressão arterial e sua frequência cardíaca em repouso. Além disso, ela também atua ativamente no grupo de apoio WomenHeart em sua cidade (www.womenheart.org). Além do apoio de sua família, esse grupo fornece a ela um incalculável apoio social.

Dietas ricas em sódio são relacionadas à pressão alta, o que aumenta o risco para doenças cardíacas e AVC. Alimentos processados, enlatados e congelados costumam conter altas quantidades de sódio. A AHA recomenda que o consumo de sódio seja menor que 1.500 mg por dia. O planejamento Dietary Approaches to Stop Hypertension (DASH – Abordagens Dietéticas para Acabar com a Hipertensão)[32] é benéfico especialmente para aqueles que sofrem ou tem risco de hipertensão (*vide* o Capítulo 15 para mais informações sobre a hipertensão e o planejamento DASH). As recomendações contidas no planejamento DASH incluem evitar alimentos que sejam ricos em gordura, em colesterol e em sódio e, no seu lugar, manter o foco em frutas, vegetais, grãos integrais, produtos derivados do leite com baixo teor de gordura, carnes magras, peixe, aves, oleaginosas, sementes e legumes.

Por fim, o álcool deve ser consumido com moderação. Define-se que, no máximo, os homens podem consumir duas doses e as mulheres, uma dose, idealmente, com as refeições.[29]

Foco na atividade física

Os médicos sabem há muito tempo que a atividade física regular desempenha um importante papel na promoção da saúde cardiovascular. Novos estudos indicam que ter um alto nível de condicionamento aeróbio (ou de capacidade aeróbia) reduz o risco de doença cardíaca, e a redução é maior do que aquela obtida meramente por ser uma pessoa fisicamente ativa.[35] Além disso, o sistema muscular tem um papel importante ao ajudar as pessoas a desempenhar atividades ocupacionais e de lazer; como resultado, a importância de ser capaz de recrutar os músculos para fazer algo que desejar e quando quiser não pode ser excessivamente enfatizada. Em geral, essa capacidade é referida como condicionamento muscular. Muitos adultos sofrem de uma variedade de problemas musculoesqueléticos, que podem ser relacionados a uma falta de flexibilidade – outro importante, porém frequentemente negligenciado, componente do condicionamento físico.

Precauções antes de praticar exercícios físicos

As etapas de triagem e de classificação de risco descritas no Capítulo 2 auxiliam qualquer pessoa a saber seu risco de DCVs ou sinais e sintomas para trabalhar com um profissional da área da Saúde para desenvolver um programa de exercícios individualizado com base nos fatores de risco pessoais e nível atual de saúde. Um exame médico é recomendado antes de iniciar um programa de exercícios nessas circunstâncias.

Prescrições de atividade física

Um programa de exercícios completo inclui atividades aeróbias, treinamento de força e exercícios para flexibilidade. Embora as atividades aeróbias forneçam os maiores benefícios cardiovasculares, o treinamento de força e os exercícios para flexibilidade também são partes importantes de um programa de exercícios equilibrado.

Prescrição para o condicionamento aeróbio: o exercício aeróbio regular reduz a frequência cardíaca e a pressão alta de repouso e em determinada carga de trabalho submáxima. Consequentemente, as demandas para o coração são reduzidas e os sinais ou sintomas de isquemia miocárdica (fornecimento insuficiente de sangue e de oxigênio para o coração) podem ser suavizados. A prática regular de exercícios também melhora a função muscular e aumenta a capacidade de ingerir e de usar o oxigênio. Conforme fora discutido no Capítulo 2, isso é comumente referido como consumo máximo de oxigênio

($\dot{V}O_2$máx), ou capacidade aeróbia. De acordo com a melhora da capacidade do seu corpo de transportar e entregar oxigênio, você terá mais energia e menos fadiga. Esse benefício é especialmente importante para pessoas descondicionadas e para aquelas com doenças cardíacas e cujo condicionamento aeróbio é tipicamente menor do que de adultos saudáveis da mesma faixa etária. Além disso, as melhorias mais acentuadas em condicionamento cardiorrespiratório frequentemente ocorrem entre os mais descondicionados.

Como um aumento em consumo máximo de oxigênio pode ajudar você a desempenhar atividades ocupacionais e de lazer mais facilmente? Cientistas descobriram que determinada atividade (por exemplo, rastelar folhas, jogar tênis em dupla) exige que a pessoa consuma certa quantidade ou volume de oxigênio. Aqueles que não estão aerobiamente aptos podem ter que trabalhar no máximo de sua capacidade aeróbia para executar atividades de intensidade moderada como essas. Em contrapartida, pessoas condicionadas aerobiamente em geral consomem a mesma quantidade de oxigênio quando desempenham essas atividades, mas, por terem capacidade aeróbia mais alta, elas executam as tarefas com menor porcentagem do seu máximo, tendo, assim, menos fadiga.

Os programas de treinamento aeróbio podem resultar em modestas reduções no peso corporal e armazenamento de gordura, pressão alta (especialmente naqueles com pressão alta elevada em repouso), colesterol sanguíneo total, triglicérides e colesterol LDL e aumentos no colesterol protetor HDL. Existem, também, evidências de que o exercício tem efeitos favoráveis sobre a resistência à insulina (uso da glicose sanguínea) e coágulos sanguíneos. No entanto, apesar da pressão sanguínea, o colesterol, a obesidade e o diabetes serem favoravelmente afetados pela atividade física regular, não se deve esperar que o exercício isoladamente altere o nível de risco total. Os regimes mais eficazes para redução de risco coronário também incluem mudança na alimentação, redução de peso, parar de fumar, redução do estresse e do uso de medicamentos, quando necessário.

Frequentemente, os praticantes regulares relatam aumento da autoconfiança, principalmente ao desempenhar tarefas físicas, e da sensação de bem-estar, além de redução de sentimentos de depressão, de estresse, de ansiedade e de isolamento social. Os resultados combinados de estudos de pesquisa indicam que a reabilitação cardíaca baseada em exercícios em pacientes cardíacos idosos resulta em taxas de mortalidade geralmente 21% a 34% mais baixas do que entre as pessoas que não participaram do programa de reabilitação.[30] Embora muitos benefícios do exercício aeróbio sejam inegáveis, não existem evidências respaldadas de que o exercício isoladamente aumenta o diâmetro das artérias coronárias ou do número dos minúsculos vasos sanguíneos interconectados (chamados colaterais), que ajudam a levar sangue ao músculo cardíaco. Além disso, o treinamento convencional com exercícios demonstra ter pouco ou nenhum efeito na melhora da efetividade do bombeamento, ou fração de ejeção, de um coração danificado ou para reduzir irregularidades no ritmo cardíaco.[16]

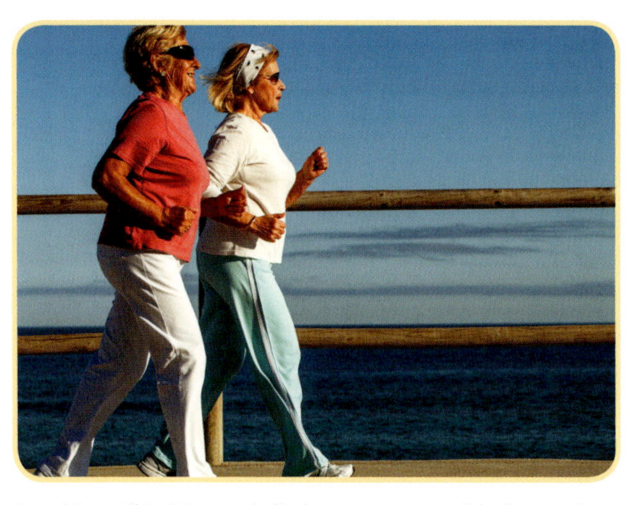

Exercício aeróbio é imprescindível para manter a saúde do coração.

Uma medida de condicionamento aeróbio, chamada de equivalente metabólico da tarefa (MET), demonstra ser um dos mais poderosos prognósticos de saúde cardiovascular e de longevidade. Um MET equivale à quantidade de oxigênio que seu corpo usa quando em repouso (aproximadamente, 3,5 mililitros de oxigênio por quilograma de peso corporal a cada minuto). Fazer caminhada em um ritmo de 2 ou 3 milhas por hora (3,2 ou 4,8 km/h) usa cerca de 2 ou 3 METs, respectivamente. Jogar tênis requer 6 ou 7 METs. Fazer *jogging* requer de 8 a 10 METs, ou mais, dependendo da velocidade. *Vide*, na página 123, no Capítulo 6, mais informações sobre os METs.

A faixa de adultos jovens até de meia-idade têm uma capacidade aeróbia de 8 a 12 METs.[2] Em outras palavras, em exercício máximo, eles podem consumir de 8 a 12 vezes a quantidade de oxigênio que utilizam em repouso. Pacientes com insuficiência cardíaca ou aqueles mais idosos ou com obesidade mórbida podem ter capacidade menor, entre 2 a 4 METs. Em contrapartida, atletas de resistência de elite, como Lance Armstrong, estão, geralmente, na faixa de 20 a 25 METs.

Pesquisadores têm relatado que homens e mulheres, com ou sem doenças cardíacas, que têm capacidade aeróbia menor ou igual a 4 METs apresentam as maiores taxas de mortalidade.[9] Consequentemente, esse grupo menos condicionado, de alto risco, pode ser especialmente beneficiado por exercícios estruturados, estilo de vida com atividade física aumentada, ou ambos, para aumentar suas taxas de sobrevivência.[17] Um estilo de vida ativo inclui atividades como tarefas do lar e subir as escadas no trabalho. Em contrapartida, aqueles com capacidade aeróbia de 8 METs, ou mais, têm os resultados de saúde mais favoráveis.[20] Uma recente análise de estudos de homens e de mulheres saudáveis concluiu que cada aumento de 1 MET em condicionamento aeróbio confere 15% de redução em eventos cardiovasculares.[20] Dessa forma, pessoas sedentárias que aumentam sua capacidade do MET de 5 para 7 poderiam, teoricamente, reduzir em 30% seu risco de morrer por doenças cardíacas.

Prescrição para o treinamento de força: sarcopenia é a perda de massa muscular esquelética que, geralmente, acompanha o envelhecimento, com as reduções associadas ao condicionamento muscular. O treinamento de força de intensidade moderada a alta, praticado dois ou três dias por semana, por três a seis meses, melhora de 25% a 100% a força e a resistência muscular em homens e em mulheres de todas as faixas etárias, dependendo do programa de treinamento e do nível inicial de condicionamento físico.[34]

Determinando a capacidade do MET

Um teste progressivo na esteira para verificar o pico ou limite sintomático de esforço é a melhor maneira para avaliar precisamente sua capacidade do MET. Ela pode ser diretamente determinada ao medir o volume e analisar o conteúdo de oxigênio do ar expirado (por meio de um dispositivo bucal ou de uma máscara facial) durante o último minuto de teste. Alternativamente, a exigência do MET para uma determinada carga de trabalho pode ser estimada pela velocidade da esteira, pela porcentagem e pela duração do exercício.[2] Muitos pacientes com suspeita de uma doença cardíaca ou com diagnóstico confirmado são submetidos a esses testes rotineiramente. Outros podem ter o teste de exercício na esteira como parte de seu exame físico anual completo.

Também foram estimados os níveis do MET para diversas atividades físicas além da caminhada ou do *jogging* na esteira. Como os valores do MET levam em consideração o tipo de atividade e a sua intensidade, você também pode usá-los para sintetizar seu exercício aeróbio. O Capítulo 6, página 123, fornece etapas para determinar o número de calorias que você usa para determinada atividade com base nos valores do MET estimados.

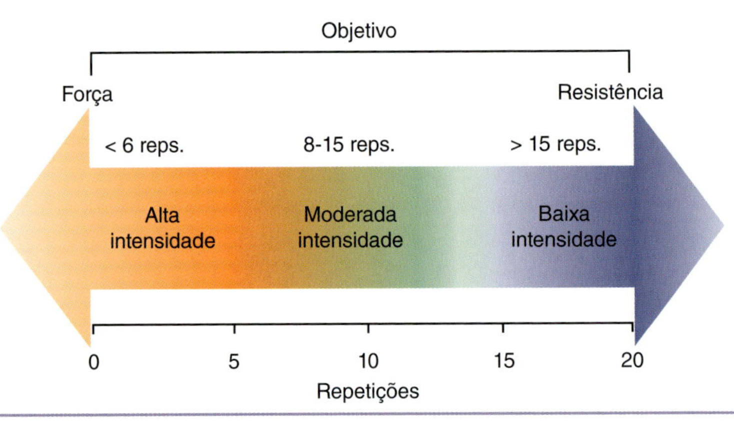

Figura 12.1 Classificação da intensidade do treinamento de força.

Muitas pessoas de meia-idade ou mais velhas desenvolvem doenças crônicas que podem ser efetivamente tratadas com o treinamento de força. Ele pode favoravelmente modificar as condições médicas selecionadas e os fatores de risco coronários (por exemplo, hipertensão, tolerância à glicose, sensibilidade à insulina, diabetes melito, taxa metabólica basal – TMB), assim como o bem-estar psicossocial. O treinamento de força regular também tem demonstrado reduzir a frequência cardíaca e as respostas de pressão sistólica quando qualquer carga é suspensa.[27] Assim, o treinamento de força pode reduzir as demandas cardíacas durante atividades diárias, como carregar produtos de supermercado e levantar objetos de peso moderado a grande. Consequentemente, o treinamento de força é, agora, fortemente recomendado para a prevenção de DCVs primárias e secundárias.

Embora a prescrição do treinamento de força tradicional dite que cada exercício deva ser executado três vezes (por exemplo, três séries de 10 a 15 repetições cada uma), verifica-se que uma série fornece melhorias semelhantes em força e em resistência muscular.[34] Consequentemente, programas de uma única série executados pelo menos duas vezes por semana são recomendados, em vez de programas multisseriados, principalmente entre os praticantes novatos, porque são altamente eficazes, consomem menos tempo e há probabilidade reduzida de causarem lesão ou dor musculoesquelética. Tais programas devem incluir de 8 a 10 exercícios diferentes, envolvendo aqueles que focam as extremidades superiores e inferiores, com uma carga que permita de 8 a 15 repetições por série (*vide* a Figura 12.1).

Prescrição para a flexibilidade: a flexibilidade é definida como a capacidade de movimentar os músculos e as articulações por toda a sua amplitude de movimento, e pode ser melhorada com o alongamento.[1] Como foi discutido no Capítulo 8, há evidências consistentes sugerindo que exercícios de alongamento aumentam a flexibilidade dos tendões, aperfeiçoam a amplitude de movimento das articulações e melhoram o desempenho muscular. Exercícios de alongamento podem melhorar, também, a independência funcional e reduzir a suscetibilidade às quedas.

Para aumentar a flexibilidade, os tecidos conectivos e os músculos devem ser exercitados com alongamentos regulares e adequados, usando o princípio da sobrecarga. A quantidade de alongamento é proporcional à força aplicada e é modulada pela temperatura ao redor da articulação. Antes de alongar-se, faça um aquecimento de, pelo menos, cinco minutos, porque, se fizer o alongamento com os músculos frios, poderá sofrer alguma lesão. Seu aquecimento pode ser uma atividade simples, de baixa intensidade, como uma caminhada movimentando seus braços em círculos. Seu programa de alongamento pode ser feito em conjunto com seu treinamento aeróbio ou de força pelo menos dois dias por semana e deve envolver todos os principais grupos musculares.

UM OLHAR MAIS ATENTO

Gerald

Gerald é um homem de 51 anos de idade que tem um histórico familiar de pressão arterial alta. Seu colesterol é um pouco elevado e seu índice de massa corporal (IMC) é de 26, posicionando-o na categoria "levemente acima do peso". Como Gerald passou por episódios de dor peitoral intermitente (angina), seu médico pediu um teste ergométrico, incluindo um eletrocardiograma (ECG). O teste mostrou evidências de fluxo sanguíneo insuficiente para o músculo cardíaco, e ele foi diagnosticado com angina relacionada à execução de exercícios, causada por doença arterial coronariana. Em seguida, dois *stents* foram inseridos após o procedimento de cateterismo.

Depois disso, Gerald foi submetido a outro teste ergométrico para determinar se ele poderia iniciar seus exercícios com segurança. O resultado foi negativo (ou seja, a inserção dos *stents* foi bem-sucedida, alargando o vaso e restabelecendo o fluxo sanguíneo) e mostrou um nível médio de condicionamento físico para um homem de sua idade, correspondendo a 9,5 METs. Seu médico prescreveu medicamentos para sua pressão arterial, para baixar o colesterol e para afinar o sangue. O médico também o indicou a uma reabilitação cardíaca, para iniciar um programa de exercícios e de redução de risco cardiovascular sob supervisão.

Gerald mudou sua dieta para uma basicamente vegetariana e iniciou um programa de exercícios, no qual ele completou de 45 a 60 minutos de exercício aeróbio, de três a cinco dias por semana, e também participou de um programa de treinamento de força três dias por semana, por 45 minutos. Com essas mudanças no estilo de vida e com o monitoramento regular do colesterol e dos triglicérides, ele conseguiu livrar-se da medicação para o colesterol após dois meses, diminuiu a quantidade de medicamentos para a pressão arterial após 12 meses e reduziu seu IMC para 21.

Ele se submeteu a outro teste ergométrico exatamente um ano após seu procedimento de angioplastia para avaliar sua condição cardíaca. O teste não mostrou evidências de falta de fluxo sanguíneo para o músculo cardíaco. Além disso, Gerald literalmente dobrou sua capacidade para o exercício, alcançando 19 METs!

Influência dos medicamentos

Algumas vezes, mudanças no estilo de vida – a linha de frente na redução do risco cardiovascular – não são suficientes. Você pode precisar de uma terapia adjunta com medicação para controlar melhor alguns fatores de risco. Embora uma descrição detalhada das drogas cardioprotetoras esteja fora do escopo deste capítulo, quatro principais classes de medicamentos cardiovasculares frequentemente prescritos serão brevemente resumidas: aspirina, estatinas, betabloqueadores e inibidores da enzima conversora da angiotensina (ECA).

Terapia da aspirina

A capacidade anticoagulante da aspirina impede as plaquetas sanguíneas de "grudarem" umas nas outras, diminuindo, desse modo, a chance de formação de coágulos e de oclusão de artérias coronárias estreitas. O uso regular da aspirina pode reduzir a probabilidade de um ataque cardíaco entre pacientes hospitalizados com dores no peito. Quando tomada durante ou imediatamente após um ataque cardíaco, a aspirina pode também minimizar danos ao coração.[14]

Recentemente, a U.S. Preventive Services Task Force (Força-Tarefa de Serviços de Prevenção dos EUA) concluiu que a aspirina reduz o risco de ataque cardíaco em homens entre 45 e 79 anos e de AVC em mulheres entre 55 e 79 anos que têm alto risco para sofrer esses eventos cardiovasculares, mas ainda não tiveram nenhum episódio deles.[33]

Tanto a U.S. Food and Drug Administration (FDA – Administração Americana de Alimentos e de Drogas) e a AHA recomendam fortemente aspirina para pacientes que sofreram ataque cardíaco ou AVC, que foram submetidos à revascularização cirúrgica do miocárdio, à angioplastia de balão ou que sofrem de angina de peito estável. De fato, a aspirina demonstrou reduzir a incidência de ataques cardíacos recorrentes em, aproximadamente, 25% dos pacientes com DCVs.

Qual a dose ideal de aspirina para evitar episódios cardiovasculares? Como o risco de principal sangramento por aspirina é o mesmo para 81 mg por dia ou para 162 mg por dia, a dose mais adequada para a prevenção primária e secundária de AVC e ataque cardíaco é, provavelmente, de 162 mg diários.[8] Isso significa tomar duas aspirinas de baixa dosagem, ou metade de uma aspirina para adultos. Consulte seu médico para determinar se a terapia da aspirina é recomendada para você.

Estatinas

Estatinas são medicamentos poderosos usados para tratar altos níveis de colesterol no sangue. Essas drogas bloqueiam a produção de colesterol no fígado. Como o corpo necessita de certa quantidade de colesterol para funcionar, ele compensa recorrendo ao colesterol encontrado na corrente sanguínea. Isso reduz a quantidade de colesterol que poderia danificar as artérias. Dependendo da droga e da dosagem, as estatinas tipicamente reduzem o colesterol total e o colesterol LDL em até 50%. Esses medicamentos geralmente aumentam o colesterol HDL em 5% a 15% e reduzem os triglicérides em 7% a 30%.

As estatinas têm um lado negativo. Em casos raros, elas podem causar elevações em algumas enzimas do fígado e resultar, por fim, em dano a esse órgão. Dessa forma, pacientes que usam medicamentos à base de estatina devem ter suas enzimas do fígado avaliadas uma ou duas vezes por ano. Além disso, as estatinas são associadas à inflamação muscular, uma condição chamada rabdomiólise. A reclamação comum é dor ou inflamação nos músculos. Quando isso ocorre, podem ser requeridas algumas semanas sem a medicação, até que a inflamação baixe completamente. Por conseguinte, uma estatina diferente pode ser iniciada com dose muito baixa e aumentada gradualmente até o nível terapêutico.

UM OLHAR MAIS ATENTO

Patty

Patty é uma enfermeira, caucasiana, de 72 anos de idade. Ela tem histórico de pressão arterial alta e de colesterol alto. Há dois anos, quando dirigia para casa, ela sentiu náuseas e, com falta de ar, teve uma dor muito forte no peito. Seu marido telefonou para o número de emergência e ela foi levada ao hospital. Os médicos determinaram que ela estava sofrendo um ataque cardíaco e lhe disseram que precisaria de uma cirurgia de revascularização de emergência. Após pensar nos riscos e nos benefícios da cirurgia, ela decidiu ser submetida à revascularização completa do miocárdio.

Após a cirurgia, Patty foi submetida a um teste ergométrico progressivo, na esteira, para verificar a fadiga volitiva, de modo que seu médico a liberasse para começar a exercitar-se. Ela inscreveu-se em um programa de reabilitação cardíaca e iniciou seu processo de recuperação. Após a cirurgia, ela se sentiu deprimida e ansiosa. Patty descobriu que a reabilitação cardíaca é tremendamente benéfica para aperfeiçoar seu nível de condicionamento físico e de bem-estar emocional. Ela continua participando de uma reabilitação cardíaca regularmente, porque valoriza a supervisão e a camaradagem, o que a ajuda a manter-se focada em seus objetivos de exercício físico e de redução de riscos.

Betabloqueadores

Formalmente chamados de agentes bloqueadores beta-adrenérgicos, os betabloqueadores são usados para reduzir a frequência cardíaca, tratar a pressão arterial alta, aliviar a angina, evitar distúrbios perigosos do ritmo cardíaco e ataques cardíacos recorrentes. Referidas por seus nomes genéricos, que comumente terminam em *ol*, ou pelos nomes comerciais, essas drogas inibem a atividade do sistema nervoso simpático, que é responsável pelo aumento da frequência cardíaca e da pressão arterial. Entre os pacientes que sofreram ataque cardíaco, a terapia com betabloqueadores tem demonstrado reduzir o risco de vida em 20% e de ataques cardíacos em 25%. Uma análise recente concluiu que o benefício dos betabloqueadores é fortemente relacionado à magnitude da redução da frequência cardíaca de repouso.[7] Estima-se que cada redução de 10 batimentos por minuto da frequência cardíaca de repouso diminui o risco relativo de morte cardíaca em cerca de 30%.

Inibidores da ECA

Os inibidores da ECA pertencem a uma classe de drogas cardíacas chamadas de anti-hipertensivos e são normalmente administrados para ajudar a baixar a pressão arterial. No entanto, os inibidores da ECA são, também, usados para tratar insuficiência cardíaca ou após grandes ataques cardíacos que resultaram em consideráveis danos ao coração. Os inibidores da ECA podem ser chamados por seus nomes genéricos, que, geralmente, terminam em *il*, ou por seus nomes comerciais. Como essas drogas funcionam? Uma enzima na corrente sanguínea, chamada angiostensina, contrai os vasos sanguíneos e faz o corpo reter sal. Portanto, a atividade inibidora de angiostensina reduz a pressão sanguínea. Diversos estudos demonstram que a terapia de inibidores da ECA, em determinados pacientes, pode reduzir os eventos cardiovasculares de 20% a 25%. Além disso, muitas vezes, os pacientes tratados com inibidores da ECA desenvolveram insuficiência cardíaca e diabetes com menos frequência. Outro grupo intimamente relacionado chamado de bloqueadores dos receptores de angiotensina (BRAs) pode ser usado como alternativa aos inibidores da ECA.

PREOCUPAÇÕES COMUNS

Se você tem doença cardíaca diagnosticada, ou se têm dois ou três fatores de risco para o desenvolvimento de uma doença cardíaca (por exemplo, pressão alta, obesidade, diabetes, tabagismo, colesterol elevado e estilo de vida sedentário), seu médico provavelmente já recomendou que você inicie e mantenha um programa regular de exercício aeróbio. Em todo caso, ao embarcar nessa jornada para uma saúde cardiovascular melhor, provavelmente terá algumas dúvidas e preocupações. Embora não sejam uma lista completa, os protocolos de pacientes a seguir ilustram questões frequentemente feitas pelos pacientes com múltiplos fatores de risco para doenças cardíacas ou aqueles com uma doença cardíaca já estabelecida.

Perfil 1: Carol

Carol, de 57 anos, é uma professora de Matemática do ensino médio, com o seguinte perfil:

- Estilo de vida sedentário.
- Sobrepeso: altura de 64 polegadas (163 cm); peso de 170 libras (77 kg); IMC: 29,0.
- Artrite amena nos joelhos.
- Recentemente diagnosticada com diabetes melito tipo 2.

- Ataque cardíaco e angioplastia subsequente (colocação de *stent*) há três semanas.
- Seu cardiologista prescreveu que participe de reabilitação cardíaca.

Durante sua orientação para a reabilitação cardíaca, Carol e seu marido fizeram as seguintes perguntas:

O que é índice de massa corporal e quais são os valores normais?

Índice de massa corporal (IMC) é uma medida da distribuição de massa corporal de uma pessoa em relação à sua altura. Nas páginas 41-43, no Capítulo 2, discute-se como determinar o IMC. Lembre-se de que um IMC acima de 30 é associado a altas taxas de hipertensão, colesterol elevado, diabetes e desenvolvimento de doenças cardíacas.

Eu nunca gostei de ser uma pessoa fisicamente ativa, mas sei que preciso ser. Como faço para obter motivação em longo prazo?

Um motivo é algo que faz a pessoa agir ou é um estímulo para a ação. Compreender os vários níveis da motivação pode ser um primeiro e importante passo. Conforme detalhado no Capítulo 5, habilidades de autocontrole podem ser usadas para facilitar a motivação (*vide* a página 102).

Estamos planejando um fim de semana fora da cidade para celebrar nosso 30º aniversário de casamento, que será em um mês. A atividade sexual pode impor demandas excessivas para meu coração?

Estudos mostram que a atividade sexual tem um efeito favorável na saúde em longo prazo; de fato, o Duke First Longitudinal Study on Aging (Primeiro Estudo Longitudinal de Duke sobre o Envelhecimento),[28] um estudo feito ao longo de 25 anos, descobriu que a frequência das relações sexuais prognosticou a longevidade em 270 homens, entre 60 e 94 anos, que dele participaram. Comparada ao exercício de intensidade moderada a vigorosa, a atividade sexual geralmente requer pouco gasto energético. Com o cônjuge, a atividade sexual evoca respostas de frequência cardíaca e pressão arterial semelhantes àquelas de muitas atividades diárias de intensidade moderada. Um teste simples para prontidão para atividade sexual é verificar se você consegue desempenhar atividade aeróbia regular (caminhada a um ritmo de 2,5 a 3,0 mph, ou 4 a 4,8 km/h) sem sintomas, como dor no peito.

Quais precauções devo tomar com os exercícios com relação ao meu diabetes?

A American Diabetes Association (ADA – Associação Americana de Diabetes) recomenda automonitoramento da glicose no sangue, para verificar se os medicamentos atuais e os hábitos alimentares e de exercícios estão proporcionando controle da glicose no sangue.[4] Detalhes sobre controle do diabetes são encontrados no Capítulo 14.

Quais são os sinais e os sintomas que devo observar que podem significar insuficiência cardíaca?

A angina de peito (ou *angina pectoris*) é uma dor ou desconforto como resultado de isquemia do miocárdio ou de falta de fluxo sanguíneo adequado ao coração. A dor, pressão ou aperto no peito, maxilar, garganta ou parte superior das costas proveniente de estresse ou exercício físico é aliviada com descanso ou nitroglicerina e pode significar angina de peito. A angina também pode estar presente como uma crescente falta de ar com atividade mínima ou cansaço fácil. Aqueles com esses sinais ou sintomas devem ser avaliados por um médico antes de continuar um programa de exercícios estruturado.

Perfil 2: Bob

Bob é um advogado de 45 anos de idade, com o seguinte perfil:

- Elevado nível de lipoproteína de baixa densidade (LDL, ou seja, colesterol ruim).
- Pressão alta há cinco anos.
- Sobrepeso: altura de 70 polegadas (178 cm); peso de 220 libras (100 kg); IMC de 31,6.
- Estilo de vida sedentário (no entanto, ele gosta de jogar golfe aos fins de semana, utilizando um carrinho para sua locomoção).
- O médico de Bob recomendou que ele inicie um programa de exercícios regular que inclua treinamento de força; no entanto, por causa de sua agenda cheia e imprevisível, Bob está com dificuldades de encontrar tempo para exercitar-se.

Bob está motivado a fazer mudanças no seu estilo de vida, mas antes de iniciar um programa regular de exercícios, ele tem as seguintes perguntas:

Um dos meus colegas de trabalho, de 50 anos de idade, teve um ataque cardíaco enquanto jogava basquete. O exercício realmente pode acelerar um evento cardíaco?

Embora uma sessão de exercício vigoroso (especialmente se a atividade não é frequente) possa aumentar transitoriamente o risco de morte cardíaca repentina ou de infarto do miocárdio, principalmente em pessoas com doença cardíaca diagnosticada ou oculta, o risco total de complicações cardiovasculares ainda é muito baixo.[31] Além disso, o exercício aeróbio regular reduz a probabilidade de desenvolvimento de doença cardíaca em até 50%. Assim, os benefícios de um exercício regular de intensidade moderada ultrapassam os riscos associados. Quando iniciar um programa de exercícios, a pessoa deve progredir gradualmente e considerar sinais ou sintomas de advertência.

Eu devo fazer um teste ergométrico antes de iniciar meu programa de exercícios, para fazer uma triagem das anormalidades cardíacas relacionadas ao exercício?

Aqueles que fazem parte do grupo de risco moderado (ou seja, com dois ou mais principais fatores para o desenvolvimento de uma doença cardíaca) que planejam participar de atividade física vigorosa, e aqueles que são considerados do grupo de alto risco (ou seja, com diagnóstico, sinais ou sintomas de doença cardiovascular, pulmonar ou metabólica) que planejam praticar exercícios com intensidades moderada ou vigorosa devem fazer um teste ergométrico antes de iniciar um programa regular de exercício aeróbio.[2] O teste de esforço naqueles considerados do grupo de baixo risco (ou seja, com menos do que dois fatores de risco para o desenvolvimento de doença cardíaca) pode ser útil no desenvolvimento de programas de exercícios seguros e efetivos.

Jogar golfe no calor pode ser um problema para mim?

A atividade física em ambientes com temperatura elevada (mais que 80 °F, ou 26,7 °C), especialmente quando associada à alta umidade, resulta em um fenômeno chamado desvio cardiovascular. Como resultado dos mecanismos de resfriamento do corpo, a frequência cardíaca aumenta além dos níveis encontrados em condições mais moderadas.[26] Dessa maneira, as demandas relativas para o coração são maiores quando nos exercitamos em elevadas temperaturas do que quando em condições "normais". Isso pode colocar a pessoa em um risco elevado para taquicardia (frequência cardíaca acelerada) ou distúrbios do ritmo cardíaco. Para controlar o ambiente de exercícios, devem-se restringir atividades ao ar livre em horários mais frios e menos úmidos do dia. Alternadamente, devem-se manter as frequências cardíacas prescritas durante a atividade. Isso pode ser obtido com a redução das cargas normais em condições quentes e úmidas. A hidratação adequada influencia positivamente os efeitos do desvio cardiovascular.

Eu quero perder 40 libras (18 kg) nos próximos 12 meses. O que seria mais importante para facilitar minha perda de peso: exercícios ou dieta?

Pesquisas têm demonstrado que mesmo as mais modestas reduções de peso (5% a 10% do peso corporal total) podem resultar em modificações favoráveis nos fatores de risco coronários, como hipertensão, anormalidades no colesterol e desenvolvimento de diabetes. As orientações do American College of Sports Medicine[3] (ACSM – Colégio Americano de Medicina Esportiva) sugerem que tanto o exercício como a dieta são importantes para a perda de peso bem-sucedida em longo prazo. Portanto, uma combinação de redução da ingestão calórica diária (ou seja, uma redução de 500 a 1.000 calorias por dia) e um aumento no gasto calórico diário por meio da atividade física (de 200 a 300 minutos por semana) é necessária para alcançar e manter a perda de peso desejada. Das duas intervenções (dieta e exercício), a restrição calórica é geralmente mais importante para facilitar a perda de peso. Em contrapartida, o exercício físico regular demonstra ser essencial para evitar o ganho de peso novamente em pessoas que já tiveram sobrepeso ou foram obesas. Profissionais da área da Saúde, como fisiologistas do exercício e nutricionistas registrados, podem auxiliar no desenvolvimento de um planejamento para perda de peso.

Perfil 3: Harry

Harry é um aposentado de 75 anos, com o seguinte perfil:

- Hipertensão há 30 anos; bem controlada nos últimos 10 anos.
- Reduzido nível de lipoproteína de alta densidade (HDL, ou seja, colesterol bom).
- Peso normal: altura de 69 polegadas (175 cm); peso de 157 libras (71 kg); IMC de 23,2.
- Fisicamente ativo nos últimos 60 anos, incluindo 20 anos de sessões de exercícios aeróbios quatro vezes por semana.
- Revascularização completa do miocárdio há 4 meses (após um teste ergométrico que mostrou prováveis bloqueios nas artérias coronárias).

- Atualmente inscrito em um programa de reabilitação cardíaca, faz caminhada ou anda de bicicleta de 30 a 45 minutos, quatro dias por semana. Faz treinamento de força duas vezes por semana

Harry, há muito tempo defensor dos exercícios, levou as seguintes perguntas para sua consulta com o cardiologista:

Eu gosto de retirar a neve da frente de casa, mas os fisiologistas que me monitoram na reabilitação cardíaca recomendaram que eu contratasse alguém ou pagasse um vizinho para fazer isso no futuro. Por quê?

O ar frio, que contrai as artérias coronárias já potencialmente bloqueadas, combinado com o exercício físico ao carregar pesadas cargas de neve, pode criar a "tempestade perfeita". Retirar a neve pode resultar em frequência cardíaca e pressão arterial mais elevadas do que aquelas quando se faz um teste ergométrico máximo até a exaustão! Isso, combinado com temperaturas frias, aumenta o risco para eventos cardíacos, como ataque cardíaco ou distúrbios do ritmo cardíaco.[15] Esse risco é significativo naqueles com doença cardíaca, diagnosticada ou não. Por essas razões, é melhor delegar essa atividade a uma pessoa mais jovem ou especializada nisso. Se o preço for muito alto, siga as seguintes recomendações para uma remoção de maneira segura:

- Use um removedor de neve automático, se possível, porque diminui as demandas no coração.
- Faça pausas frequentes.
- Nunca faça isso após uma refeição abundante.
- Certifique-se de que esteja adequadamente trajado para a temperatura (use chapéu e luvas, vista várias camadas de roupa e cubra sua boca com um lenço, se possível).
- Ouça seu corpo; se sentir dor no peito, vertigem, náusea ou uma falta de ar incomum, pare e chame o serviço de emergência.

Minha esposa e meus filhos estão preocupados com quais atividades são adequadas para mim. Como eu posso identificar quais são os exercícios seguros?

Em geral, certos exercícios ou certas atividades são adequados se vão ao encontro dos critérios a seguir. Você deve avaliar esses critérios periodicamente durante cada sessão de exercícios.

- *Ausência de sintomas*. Observe qualquer sinal desagradável, como dor ou pressão no peito. Se os sintomas aparecem com a atividade, faça um acompanhamento médico antes de continuar com o programa de exercícios.
- *Frequência cardíaca adequada*. Um profissional da área da Saúde pode prescrever uma frequência cardíaca ideal (com base no seu teste ergométrico) que resulta em uma zona de treinamento cardiovascular individualizada, segura e, geralmente, eficaz.
- *Intensidade adequada*. Utilizar um teste da conversa (*talk test*) ou classificar o exercício como "razoavelmente leve ou um pouco pesado" resultará em um nível de

exercício que será adequado e tem a probabilidade reduzida de resultar em complicações (*vide* o Capítulo 6 para detalhes sobre monitoramento de intensidade).

Minha memória não é a mesma desde a cirurgia. Isso é normal?

A perda de memória depois da revascularização cirúrgica do miocárdio é uma reclamação relativamente comum. Muitos estudos científicos demonstram que a perda de memória pós-cirúrgica é geralmente transitória e não é severa o suficiente para afetar o funcionamento cognitivo permanentemente.[10,18] A família e os amigos de pacientes que passaram por essa cirurgia podem notar lapsos de memória nos primeiros meses após a intervenção; no entanto, a maioria dos pacientes pode esperar a recuperação total.

Meu nível de HDL é considerado baixo com 35 mg/dL. O exercício físico regular pode aumentar esse valor?

O exercício aeróbio e, em menor extensão, o treinamento de força, têm demonstrado efeitos modestos na elevação dos níveis de HDL. Os aumentos no colesterol HDL são geralmente percebidos após 2 ou 3 meses de exercícios regulares. Além disso, a perda de peso induzida pelo exercício pode, também, impulsionar os valores HDL. Por fim, se as modificações no estilo de vida não modificarem favoravelmente os níveis de HDL, o uso de suplementação com ácido nicotínico (niacina), sob orientação médica, pode ser benéfico.[19]

As DCVs ainda são a principal causa de morte nos Estados Unidos. Embora alguns fatores de risco não possam ser controlados (por exemplo, idade, genética, etnia), você pode fazer algumas mudanças no seu estilo de vida para diminuir seu risco, incluindo aumentar a atividade física e fazer escolhas nutricionais sábias. A atividade física e a dieta têm o potencial para ter impacto na prevenção de DCVs nas três linhas de frente: prevenção do desenvolvimento de fatores de risco, tratamento dos fatores de risco e prevenção de eventos cardiovasculares iniciais ou recorrentes. Com o passar dos anos, os críticos dos exercícios têm perguntado retoricamente: "Condicionamento físico para quê?". Agora, novos e conceituados estudos fornecem aos entusiastas dos exercícios a seguinte resposta: "Condicionamento físico para a vida".

AMERICAN COLLEGE OF SPORTS MEDICINE • FOUNDED 1954 ®

capítulo 13

Controle do peso

O controle de peso é um desafio para muitas pessoas, porém traz muitos benefícios à saúde. Os U.S. Centers for Disease Control and Prevention (CDC – Centros de Controle e Prevenção de Doenças) classificaram a sociedade norte-americana como "obesogênica" pelos fatores ambientais que promovem a ingestão excessiva de alimentos não saudáveis e ricos em calorias, mais o sedentarismo. Essa combinação resultou em uma cultura que tem como princípio engordar seus cidadãos. Essa transformação não ocorreu da noite para o dia. O número de norte-americanos obesos e com sobrepeso aumentou gradualmente nos últimos 20 anos. Aproximadamente, dois terços dos norte-americanos são obesos ou estão com sobrepeso.[2]

Os termos *sobrepeso* e *obesidade* são usados para descrever situações nas quais o peso corporal é maior do que o recomendado para uma boa saúde, porque estar com sobrepeso ou obeso aumenta o risco de a pessoa desenvolver muitas doenças ou problemas de saúde. Expondo diretamente, você está com sobrepeso se o seu peso é maior do que o esperado para alguém da sua estatura, e você está obeso se pesa muito mais do que o esperado. Para ser mais específico, o índice de massa corporal (IMC) é usado para classificar pessoas em quatro classes: abaixo do peso, normal, sobrepeso e obeso (*vide* a Tabela 13.1). *Vide* a página 42, no Capítulo 2, para determinar seu IMC.

O IMC é comumente usado porque é muito fácil de ser calculado e também se correlaciona fortemente com a porcentagem de gordura corporal. Os níveis excessivos de gordura corporal contribuem para uma série de preocupações com a saúde, incluindo doenças cardíacas, hipertensão, diabetes e alguns tipos de câncer.[1] Geralmente, os níveis de gordura corporal ficam mais altos conforme o IMC aumenta.[1] A Tabela 13.1 indica que um IMC entre 18,5 e 24,9 é considerado um peso corporal normal e saudável; isso porque o IMC dentro dessa faixa está associado a um menor risco de vida ou de desenvolvimento de doenças crônicas. As pessoas classificadas com sobrepeso têm elevado risco de doenças e de morte, e aquelas que são obesas têm maior risco de desenvolver uma série de doenças.

Tabela 13.1 Classificação do índice de massa corporal

IMC	Classificação
Abaixo de 18,5	Abaixo do peso
18,5-24,9	Normal
25,0-29,9	Sobrepeso
30 ou mais	Obeso

Determinar seu IMC é um ponto de partida útil para saber se você terá benefícios com a perda de peso. Algo que você deve ter em mente é que o IMC não se distingue entre simplesmente ter um peso acima do esperado e estar com excesso de gordura no corpo.[1] Por exemplo, como o músculo é muito mais denso do que a gordura, um atleta do sexo masculino muito musculoso com baixa gordura corporal poderia ter um IMC que o classificasse como acima do peso ou obeso. Seu peso seria maior do que o esperado para sua altura, mas ele não estaria com gordura em excesso e, assim, não teria alto risco de doenças por causa da composição corporal. Se o seu IMC é de 25 ou mais, use seu próprio julgamento para determinar se você deve fazer da perda de peso seu objetivo. Se você é uma pessoa atlética, com grandes músculos e musculatura definida, então, o IMC não é a melhor ferramenta para determinar seu nível de gordura corporal.[2] Em tais situações, medidas das dobras cutâneas ou impedância bioelétrica (*vide* o Capítulo 2) podem ser valiosas, embora essas técnicas exijam a assistência de um profissional da área de Educação Física.

A distribuição da gordura corporal é, também, uma maneira de prever o risco de saúde associado à obesidade.[1] O acúmulo de gordura em torno da região abdominal, frequentemente referido como físico em forma de maçã, acarreta mais risco do que a gordura em torno dos quadris e das coxas (físico em forma de pera). Tirar a medida da circunferência da cintura (*vide* as páginas 43-44, no Capítulo 2, para orientações sobre como fazê-lo) é uma maneira de olhar mais atentamente para a obesidade abdominal. Circunferências com 35 polegadas (89 cm) ou menos, para mulheres, ou 39 polegadas (99 cm) ou menos, para homens, colocam as pessoas em baixo risco para desenvolver doenças crônicas. Usar tanto o IMC como a circunferência da cintura podem ser úteis para monitorar seu sucesso em controle de peso.[1]

CAUSAS DA OBESIDADE

A forma e o tamanho do seu corpo se devem a uma combinação de fatores genéticos e ambientais trabalhando em harmonia. Em geral, seus genes criam pontos de partida e limites que moldam o quanto de gordura ou de músculos você tem a probabilidade de desenvolver. Apesar de esses limites genéticos estarem além do seu controle, isso não significa que seu tamanho corporal também esteja. Fatores ambientais, como comportamento e estilo de vida, incluindo escolhas alimentares e nível de atividade física, determinam de fato o quão próximo ao seu potencial genético você está.

Fatores genéticos

Fatores herdados podem contar em até 70% das diferenças em peso corporal em indivíduos. É por isso que uma criança com pais não obesos tem somente 10% de chance de tornar-se uma pessoa acima do peso ou obesa, porém se um dos pais for obeso, a criança tem 40% de chance, e uma criança cujos pais (ambos) são obesos tem 80% de chance. Pesquisas feitas com gêmeos idênticos deixam mais clara a importância da genética na determinação do peso corporal. Gêmeos idênticos criados separadamente tendem a apresentar padrões de gordura corporais semelhantes, apesar das influências de ambientes diferentes.[9]

Além da gordura corporal, as pessoas também tendem a herdar tipos específicos de corpo, como serem altas e magras ou baixas e robustas. Isso é um fato importante para lembrar porque algumas pessoas não conseguem alcançar uma forma corporal, independentemente de quanto elas treinem ou sigam suas escolhas alimentares. Por exemplo, uma pessoa muito alta e magra talvez nunca seja capaz de desenvolver massa muscular suficiente para parecer um fisiculturista, nem uma pessoa muito musculosa e troncuda alcançará a extrema magreza. Outro fator que foge ao controle é onde a gordura corporal é depositada. Algumas pessoas ganham gordura corporal naturalmente em torno da área abdominal, conforme mencionado anteriormente, ao passo que outras podem acumular gordura em seus quadris e suas coxas.

Outras áreas de pesquisa genética incluem o conceito de um gene frugal e a teoria do ponto de estabelecimento. A teoria do gene frugal propõe que os humanos desaceleram seu metabolismo e armazenam mais gordura em tempos de escassez. Isso pode ter sido um mecanismo de sobrevivência importante milhares de anos atrás, em tempos de fome coletiva, mas não é tão desejável hoje, quando existe a restrição voluntária do consumo de alimentos para reduzir o peso corporal. Os cientistas continuam a examinar se existe realmente um gene específico associado a esse fenômeno. Independentemente disso, a tentativa do seu corpo de proteger você quando restringe calorias pode dificultar a perda de peso.

A teoria do ponto de estabelecimento propõe que o cérebro, os hormônios e as enzimas trabalhem em harmonia para regular o peso corporal em determinado nível genético. Qualquer tentativa para mudar voluntariamente seu peso corporal a partir desse ponto de estabelecimento inicia uma série de respostas, que, por fim, resultam em um retorno ao seu peso geneticamente predeterminado. Essas respostas corporais podem incluir tornar-se mais eficiente na armazenagem de gordura ou controlar o metabolismo, a fome ou os sentimentos de satisfação com outros hormônios. Como podem haver tentações, você não deve usar a teoria do ponto de estabelecimento como uma desculpa para concluir que controle de peso é impossível. Você pode não alcançar a perfeição estética, mas pode conseguir e manter um peso e uma composição corporal melhores para sua saúde e seu bem-estar.[6]

Fatores ambientais

Estabelece-se que o ambiente determina parcialmente seu peso corporal. Embora fatores genéticos limitem o que você consegue executar, os comportamentos e as escolhas saudáveis, como escolher os alimentos e os tamanhos das porções corretos, fazer exercícios físicos com qualidade e quantidade suficiente e aprender técnicas de modificação comportamental, podem ajudar você a alcançar seu potencial genético. Alimentar-se em exagero e não praticar exercícios são comportamentos frequentemente aprendidos que podem tornar-se hábitos de uma vida inteira. Crianças que não são ensinadas a ter uma dieta saudável e que não são estimuladas a participar voluntariamente de atividades físicas iniciam sua vida em clara desvantagem quando se trata de manter um peso corporal saudável. É muito difícil livrar-se de velhos hábitos quando os novos comportamentos, embora mais saudáveis, são percebidos como algo desagradável. Dizer a uma criança que costuma tomar sorvete enquanto assiste à televisão depois que chega da escola que ela deve comer uma maçã e brincar fora de casa pode gerar uma resposta pouco entusiasmada. Com o passar do tempo, novos hábitos podem ser estabelecidos com mudanças pequenas e positivas.

CONTROLANDO SEU PESO

Estabelecer ou manter um peso corporal saudável requer uma compreensão de como o corpo usa o alimento para fornecer energia. Além disso, quando a perda de peso é desejada, é necessário um plano de ação para o sucesso em longo prazo.

Equilíbrio energético

É crucial entender o conceito de equilíbrio energético (EE) se você quer entender como o peso corporal é regulado nos seres humanos. Em sua forma mais simples, o EE simplesmente compara a quantidade de energia consumida como alimento com a quantidade de energia gasta mediante a combinação de metabolismo em repouso, atividades da vida diária e atividade física voluntária. Os três possíveis estados do EE são positivo, negativo e neutro. O EE positivo ocorre quando você consome mais energia (calorias) do que gasta, resultando em ganho de peso. O EE negativo ocorre quando você gasta mais que consome, resultando em perda de peso. O EE neutro ocorre quando a quantidade de calorias que você consome é igual à quantidade que você gasta,[5] conforme mostrado na Figura 13.1.

É importante compreender que o EE é mais significativo quando é medido sobre um período razoável de tempo. Ficar fora do EE por um dia não terá impacto perceptível sobre o peso corporal, mas estar fora do EE por várias semanas ou vários meses pode causar significativos ganhos ou perdas de peso. Para ilustrar, imagine que você ingira um pouquinho a mais do seu doce preferido todos os dias e que você faça isso por, pelo menos, um mês. Após apenas cinco semanas dessa pequena indulgência de 100 calorias, você terá armazenado uma libra extra (0,45 kg) de gordura em algum lugar do seu corpo. Faça isso por um ano inteiro e você ganhará 10 libras (4,5 kg) de gordura extra. No entanto, ao mesmo tempo que um EE positivo diariamente não é perceptível a olho nu, permanecer no EE positivo por muito tempo é definitivamente notável. Infelizmente, a maioria das pessoas percebe que está em um EE positivo somente depois de ter ganhado peso.

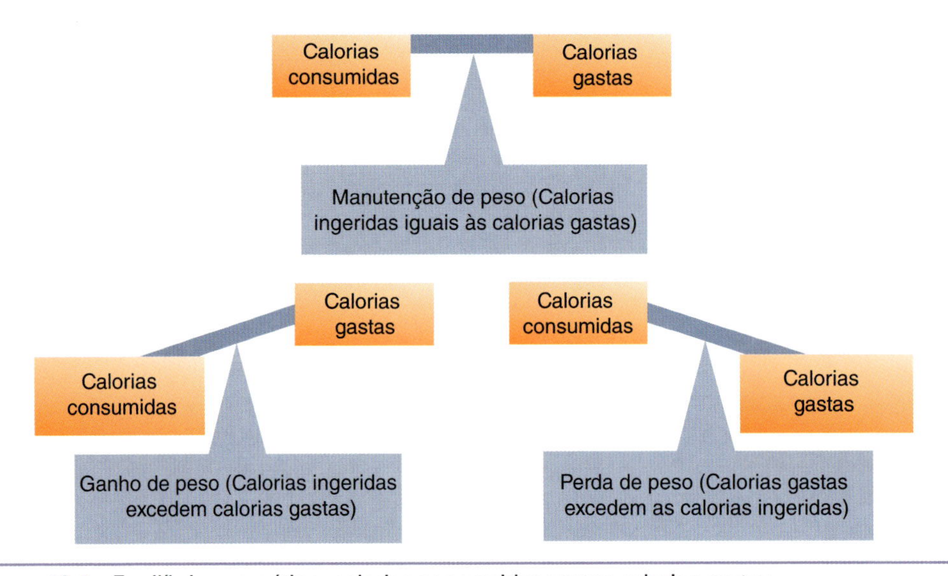

Figura 13.1 Equilíbrio energético: calorias consumidas *versus* calorias gastas.

UM OLHAR MAIS ATENTO

Albert

Albert deseja perder cerca de 10 libras (4,5 kg). Existem aproximadamente 3.500 calorias contidas em uma libra de gordura corporal. Isso significa que, para cada libra de gordura corporal, ele deve mudar seu corpo para um EE negativo de 3.500 calorias (que resultaria em 35.000 calorias para 10 libras). Por exemplo, para Albert perder 1 libra (0,45 kg) até a semana seguinte, ele precisaria de um *deficit* energético de 500 calorias por dia (3.500 calorias divididas por 7 dias). (Perceba que isso é uma estimativa geral; muitos fatores fisiológicos influenciam na taxa precisa de perda de peso). Albert pode alcançar seu *deficit* calórico reduzindo sua ingestão de calorias, aumentando seu gasto energético ou, idealmente, combinando os dois. Aqui estão alguns exemplos de como ele pode alcançar esse objetivo em curto prazo: caminhar 3 milhas extras (4,8 km) e beber um refrigerante não dietético a menos por dia do que o normal, ou caminhar 1 milha extra (1,6 km) e beber dois refrigerantes a menos. A abordagem mais efetiva em longo prazo é combinar a restrição calórica moderada com exercícios moderados diários.

Embora o conceito de EE seja relativamente direto, na verdade, implementar um programa de perda de peso não é tão simples. Buscar o aconselhamento de profissionais qualificados em alimentação e em exercícios, como um nutricionista ou um profissional de Educação Física certificado pelo American College of Sports Medicine (ACSM; *vide* o Capítulo 5 para informações sobre como encontrar um profissional certificado), é uma atitude inteligente se você está em dúvida quanto à maneira mais efetiva de equilibrar a ingestão alimentar com a atividade física regular.

Muitos fatores externos controlam sua ingestão alimentar e padrões de atividade física. Por exemplo: rituais culturais; experiências vividas na infância; nível educacional e socioeconômico; conhecimento de nutrição; conveniência; e sabor, textura e aparência dos alimentos, tudo isso influencia a alimentação.[6] Motivação, falta de tempo percebido e falta de conhecimento podem contribuir para a escolha de não fazer exercícios. Nutricionistas e praticantes qualificados têm o conhecimento e as habilidades para ajudar você a controlar os fatores que determinam se você está em EE positivo, negativo ou neutro.

Estimando as necessidades calóricas

Provavelmente, a primeira pergunta que lhe vem à cabeça quando analisa seu peso corporal é: "*De quantas calorias eu preciso?*". Existem técnicas de laboratório sofisticadas para estimar essa quantia, porém esses tipos de testes não são práticos para a maioria das pessoas. O Capítulo 4 inclui um método simples para estimar as calorias necessárias com base no seu peso corporal e seu nível de atividade (*vide* a Tabela 4.1, na página 77). Um método alternativo planejado pelo U.S. Department of Agriculture (USDA – Departamento de Agricultura dos EUA) estima as necessidades energéticas com base no sexo, na idade e no nível de atividade física (*vide* a Tabela 13.2).

É importante entender que esses métodos são somente estimativas, e não devem ser aceitos como valores absolutos. As estimativas são designadas para atender exigências comuns, mas, definitivamente, existem diferenças entre cada indivíduo que não podem ser ignoradas. Você deve usar essas estimativas como um ponto de partida, contudo, esteja preparado para ajustar seu consumo de alimentos se você não estiver progredindo conforme o esperado. Se você consumir a quantidade de calorias sugerida e seu peso corporal mudar inesperadamente, será preciso ajustar sua ingestão calórica para mais ou para menos, dependendo do seu resultado desejado.

Tabela 13.2 **Estimativa de calorias necessárias, com base em sexo, idade e nível de atividade física***

HOMENS				MULHERES			
	Nível de atividade**				Nível de atividade**		
Idade	Sedentário	Moderadamente ativo	Ativo	Idade	Sedentária	Moderadamente ativa	Ativa
2	1.000	1.000	1.000	2	1.000	1.000	1.000
3	1.000	1.400	1.400	3	1.000	1.200	1.400
4	1.200	1.400	1.600	4	1.200	1.400	1.400
5	1.200	1.400	1.600	5	1.200	1.400	1.600
6	1.400	1.600	1.800	6	1.200	1.400	1.600
7	1.400	1.600	1.800	7	1.200	1.600	1.800
8	1.400	1.600	2.000	8	1.400	1.600	1.800
9	1.600	1.800	2.000	9	1.400	1.600	1.800
10	1.600	1.800	2.200	10	1.600	1.800	2.000
11	1.800	2.000	2.200	11	1.600	1.800	2.000
12	1.800	2.200	2.400	12	1.600	2.000	2.200
13	2.000	2.200	2.600	13	1.600	2.000	2.200
14	2.000	2.400	2.800	14	1.800	2.000	2.400
15	2.200	2.600	3.000	15	1.800	2.000	2.400
16	2.400	2.800	3.200	16	1.800	2.000	2.400
17	2.400	2.800	3.200	17	1.800	2.000	2.400
18	2.400	2.800	3.200	18	1.800	2.000	2.400
19 a 20	2.600	2.800	3.000	19 a 20	2.000	2.200	2.400
21 a 25	2.400	2.800	3.000	21 a 25	2.000	2.200	2.400
26 a 30	2.400	2.600	3.000	26 a 30	1.800	2.000	2.400
31 a 35	2.400	2.600	3.000	31 a 35	1.800	2.000	2.200
36 a 40	2.400	2.600	2.800	36 a 40	1.800	2.000	2.200
41 a 45	2.200	2.600	2.800	41 a 45	1.800	2.000	2.200
46 a 50	2.200	2.400	2.800	46 a 50	1.800	2.000	2.200
51 a 55	2.200	2.400	2.800	51 a 55	1.600	1.800	2.200
56 a 60	2.200	2.400	2.600	56 a 60	1.600	1.800	2.200
61 a 65	2.000	2.400	2.600	61 a 65	1.600	1.800	2.000
66 a 70	2.000	2.200	2.600	66 a 70	1.600	1.800	2.000
71 a 75	2.000	2.200	2.600	71 a 75	1.600	1.800	2.000
76 ou mais	2.000	2.200	2.400	76 ou mais	1.600	1.800	2.000

* Níveis calóricos baseados nas Estimated Energy Requirements (EER – Estimativas de Exigência Energética) e nos níveis de atividade do Institute of Medicine Dietary Reference Intakes Macronutrients Report, 2002.

** Sedentário(a): menos de 30 minutos por dia de atividade física moderada, além de atividades diárias; moderadamente ativo(a): pelo menos, de 30 até 60 minutos por dia de atividade física moderada, além de atividades diárias; ativo(a): 60 minutos ou mais por dia de atividade física moderada, além de atividades diárias.

Fonte: reproduzida do U.S. Department of Agriculture, 2005.

No *site* do USDA (www.mypyramid.gov), você pode estimar de maneira interativa suas necessidades energéticas e, até mesmo, organizar um planejamento personalizado de suas refeições, considerando unicamente suas necessidades de nutrientes. Por favor, esteja ciente de que esse *site* é destinado a pessoas saudáveis, sem doenças ou condições médicas que poderiam afetar suas demandas nutricionais. Isso não substitui a consulta com um nutricionista registrado, que é treinado para abordar as necessidades exclusivas de cada pessoa com diversas condições médicas. Em vez disso, a página MyPyramid é uma ferramenta para ajudar você a controlar o seu peso corporal. O *site* tem muitas outras características, incluindo um cálculo diário de EE e uma estimativa de gasto energético por meio do exercício físico.

Outras maneiras de estimar o gasto energético durante os exercícios inclui usar os valores do equivalente metabólico da tarefa (MET) para determinar o gasto calórico (*vide* o Capítulo 6, página 123) ou utilizar aparelhos de exercícios que mostram o número de calorias queimadas durante uma sessão. Se você planeja usar tais leituras para manter o controle do seu peso corporal, certifique-se de inserir sua idade, seu peso e seu sexo no console do aparelho, a fim de obter a estimativa mais apurada de calorias queimadas, senão, a estimativa que você receberá terá como base a média das pessoas, e pode não ser precisa para você. Além disso, utilize os aparelhos de forma adequada. Por exemplo, se você apoiar nas barras laterais enquanto caminha em uma esteira, isso produzirá gasto calórico errôneo porque nem todo o peso do seu corpo está sendo apoiado ao longo do exercício, como é suposto nos cálculos de calorias.

Determinando o gasto calórico

A quantidade de calorias que você queima diariamente é referida como gasto energético total (GET). Três principais componentes contribuem para o GET: as calorias gastas em repouso; as calorias gastas durante exercício voluntário; e as calorias gastas durante a digestão, a absorção e o armazenamento do alimento após as refeições. O maior componente, que corresponde a cerca de 60% a 70% do GET, são as calorias utilizadas enquanto o corpo está confortavelmente em repouso, também conhecidas como taxa metabólica de repouso (TMR) ou taxa metabólica basal (TMB).

O termo *metabolismo de repouso* é, na verdade, um nome inapropriado, porque o corpo nunca está em verdadeiro repouso. Dentro do corpo existe uma ordem constante de atividade, que precisa ser abastecida o tempo todo. Por exemplo, o coração bate 70 vezes por minuto, os neurônios queimam à velocidade da luz 24 horas por dia e os glóbulos brancos estão constantemente lutando contra invasores e substituindo células velhas ou danificadas. Todas essas atividades que nos mantêm vivos e permitem que tenhamos basicamente a mesma aparência de um dia para o outro são excessivamente custosas de um ponto de vista energético. Dessa forma, seu metabolismo de repouso é essencialmente o que faz você ser "você", e quanto mais "você" existir, maior é sua TMR. Portanto, não é surpreendente que a TMR seja altamente relacionada à massa corporal, especialmente à quantidade de músculos que você tem. O músculo esquelético é um tecido altamente ativo que contribui muito para o metabolismo de repouso. A quantidade de músculo esquelético no corpo é algo que você pode controlar até certo ponto por meio do treinamento de força, que é discutido mais à frente, na seção sobre atividade física.

Um segundo componente do GET abrange todas as atividades que ocorrem no corpo após ingerir o alimento, incluindo a digestão, a absorção, e o transporte e o armazenamento de nutrientes no corpo. Esse custo energético incrementado da alimentação, também conhecido como efeito térmico do alimento, é um componente relativamente pequeno (de 5% a 10%) do GET. Não é algo que você possa controlar até algum ponto significativo com a finalidade de controle do peso. Alguns livros de dieta sustentam a ideia de aumentar o efeito térmico do alimento, explorando o fato de que mais energia será exigida para digerir e metabolizar os carboidratos e as proteínas do que as gorduras, mas o número total de calorias extra queimadas usando essas técnicas não é muito alto e, provavelmente, não vale o esforço.

O terceiro componente do GET inclui toda a energia queimada durante o exercício físico, sendo também conhecido como efeito térmico da atividade. Isso representa qualquer movimento que seu corpo desempenha acima do nível de repouso e inclui estar irrequieto, fazer tarefas domésticas e participar de exercícios físicos formais. Esse componente equivale a 15% a 30% do GET na maioria das pessoas; no entanto, é o mais variável. Por exemplo, pode ser menor do que 15% em uma pessoa muito sedentária e mais que 50% em um maratonista. Desde que você não tenha nenhuma deficiência física, esse é o componente sobre o qual você mais tem controle. Você pode escolher quantas calorias queimar de diversas formas com a atividade física.[6]

ABORDAGENS SAUDÁVEIS PARA O CONTROLE DE PESO

Os indivíduos mais bem-sucedidos na perda de gordura são aqueles que perdem a gordura corporal e a afastam com o decorrer do tempo. Muitas pessoas passam por experiências de perda de peso em curto prazo, para, depois, retomarem o peso inicial (ou ganharem mais peso) em poucos meses. Por essa razão, programas de redução de peso precisam de esforços contínuos, em vez de abordagens "tudo de uma vez". Você não precisa voltar ao peso que tinha na época do ensino médio o mais rápido possível. Na verdade, tentar alcançar seu peso ideal o mais rápido possível irá, provavelmente, arriscar suas prospecções em longo prazo.

As pesquisas têm mostrado que perder o mínimo de 10% do seu peso corporal pode ser benéfico para a saúde. Uma vez que você tenha alcançado esse objetivo inicial, deve tentar manter essa perda de peso por três a seis meses antes de decidir se uma perda adicional de 5% a 10% é justificável. A manutenção do peso entre os ciclos de perda de

UM OLHAR MAIS ATENTO

JoAnn

JoAnn está tentando determinar quantas calorias ela de fato consome diariamente e, para isso, está verificando os rótulos dos alimentos (*vide* o Capítulo 4 para mais detalhes). Os rótulos indicam o tamanho da porção e o número de porções na embalagem do produto, assim como o número de calorias por porção. Para determinar o total de calorias em uma embalagem, JoAnn deve multiplicar o número de porções que ela consome pelo número de calorias por porção. Por exemplo, JoAnn ingere uma garrafa de refrigerante que tem 110 calorias por porção, e três porções em uma só garrafa. Assim, ela consome 330 (110 × 3) calorias. Se você busca orientações sobre leitura dos rótulos dos alimentos, pode verificar o *site* da U.S. Food and Drug Administration (FDA), no endereço www.fda.gov, e digitar Understanding food labels (Compreendendo os rótulos dos alimentos) na caixa de pesquisa. Tenha certeza de que os valores relacionados nos rótulos dos produtos vendidos nos Estados Unidos são precisos, pois são regulamentados pela FDA.[8]

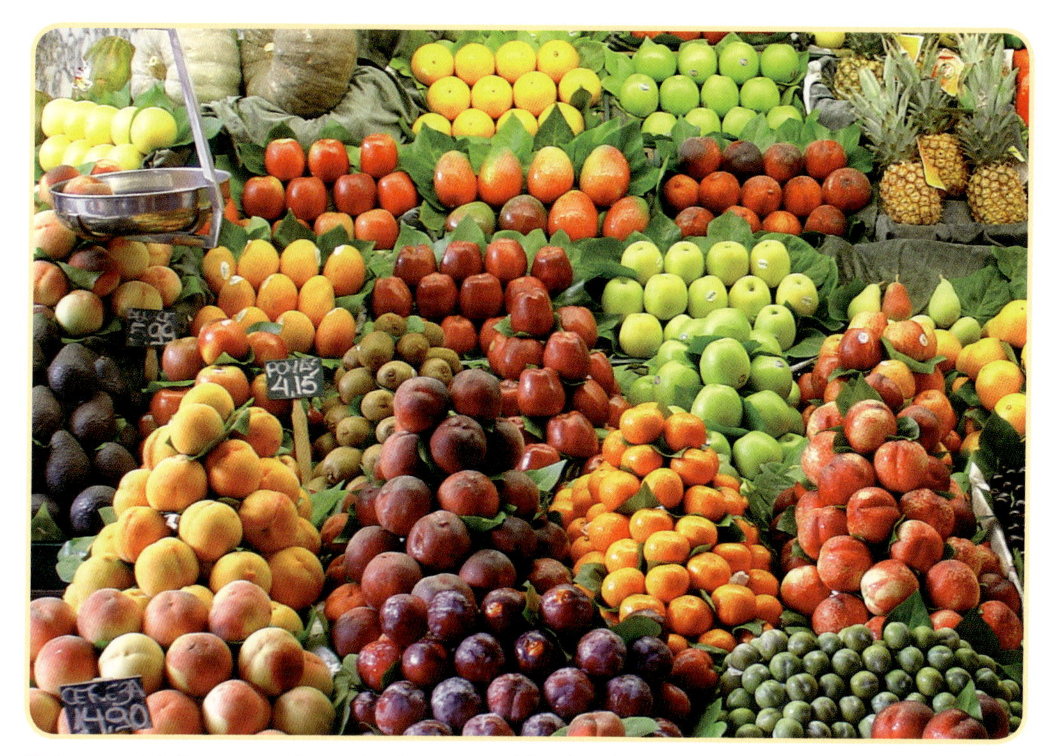

Frutas e vegetais fazem parte de um planejamento nutricional saudável.

peso é o que permite ao corpo ajustar-se a esse novo peso e lhe dá tempo para dominar os comportamentos que o levaram até esse ponto. Certamente, 10% não é um número mágico, mas a ideia geral é de que, uma vez que você mantém uma perda de peso modesta por um longo período, terá a probabilidade de ter mudanças permanentes no seu estilo de vida que mantenham seu peso menor e permitam que tente perder mais peso sem encobrir sua resolução. Uma quantidade recomendada para a perda de peso é de 0,5 a 1 libra (0,23 a 0,45 kg) por semana, se o seu IMC está entre 27 e 35, e de 1 a 2 libras (0,45 a 0,9 kg) por semana, se o seu IMC está acima de 35. É desejável alcançar uma perda de peso moderada de 5% a 10%, aproximadamente, por seis meses. Essa abordagem lenta e estável é a melhor maneira de sustentar a perda de peso e evitar que ele volte.[4]

A nutrição e a atividade física juntas são importantes no controle de peso. As seções seguintes destacam como você pode controlar seu peso corporal por meio de escolhas alimentares e de exercícios.

Foco na nutrição

A nutrição é uma parte importante da equação quando se faz controle de peso. Os alimentos e as bebidas que você consome determinam as calorias que você acrescenta ao seu corpo todos os dias. Manter as calorias que você consome em equilíbrio com as calorias que você gasta ajudará a manter seu peso corporal.

Como foi explicado no Capítulo 4, os macronutrientes (carboidratos, proteínas e gorduras) são requisitados na dieta em quantidades relativamente grandes. Em média, os carboidratos e as proteínas contêm 4 calorias por grama, ao passo que as gorduras contêm

9 calorias por grama. Como você pode ver, as gorduras são mais densas em energia do que os carboidratos e as proteínas, o que é importante recordar quando se pensa em fontes de abastecimento para diferentes tipos de exercícios. Também é importante ter em mente que todos os três macronutrientes são requeridos para uma boa saúde. Não existe uma distribuição de calorias dos carboidratos, das gorduras e das proteínas que seja aceita como a mais eficaz para o controle de peso.[4] Isso se reflete nas porcentagens para cada um dos macronutrientes que serão apresentados nas seções seguintes.

Efeito do carboidrato no peso

A principal função do carboidrato na dieta é abastecer as atividades corporais. A forma mais simples de carboidrato encontrada no corpo humano é a glicose (um açúcar). A glicose é a fonte de combustível exclusiva do cérebro e do sistema nervoso central, sendo totalmente imprescindível para sua dieta. Ela também potencializa as contrações do músculo esquelético, principalmente durante a atividade física intensa. A glicose tem essencialmente três destinos no corpo: (a) potencializa a atividade celular; (b) é armazenada nos músculos e no fígado em uma forma diferente de carboidrato, chamada glicogênio; e (c) é convertida em gordura e armazenada no tecido adiposo ao longo do corpo. Apesar dos três destinos ocorrerem simultaneamente, o terceiro tende a predominar somente quando a ingestão de carboidrato excede as necessidades de energia do corpo. Assim, é possível ganhar tecido de gordura ao ingerir carboidratos em excesso.

A insulina também atua na promoção de armazenamento de gordura no corpo. Ela é um hormônio, liberado pelo pâncreas (um pequeno órgão localizado no abdome), que ajuda a armazenar o carboidrato nas células do corpo, em resposta à ingestão de carboidratos. Quanto maior é a concentração de carboidrato consumido, maior a quantidade de insulina secretada no sangue. Se a sua dieta é rica em carboidratos, mas não excede suas necessidades energéticas, você não ganhará peso. No entanto, uma dieta rica em carboidratos que excede as necessidades energéticas cria um ambiente no qual a armazenagem de gordura facilitada pela insulina é proeminente. Você deve consumir carboidratos suficientes para permitir ao seu corpo executar níveis adequados de atividade física, mas não tanto que torne seu EE positivo e resulte em armazenamento de gordura.[5]

A recomendação atual de ingestão de carboidratos para adultos é de 45% a 65% do total da ingestão energética.[5] Pessoas relativamente sedentárias ficam bem no final dessa média e pessoas muito ativas requerem quantidades maiores de carboidratos para aguentar demandas de energia elevadas. Muitos livros de dieta promovem a dieta com baixa ingestão de carboidratos para a perda de peso, mas evidências científicas atuais não apoiam essa abordagem. A maioria das pesquisas feitas com esse tipo de dieta mostra significativa perda de peso em curto prazo, mas a faixa de sucesso em longo prazo não está suficientemente estabelecida.[4] A falha em alcançar o sucesso contínuo é, provavelmente, resultado de uma dieta muito restritiva, com mudanças insuficientes no estilo de vida.

Efeito da proteína no peso

Normalmente, carboidratos e gorduras fornecem ao corpo praticamente todo o combustível de que ele precisa, poupando, desse modo, a proteína para suas outras importantes funções. A proteína contribui significativamente como fonte de abastecimento somente quando a glicose sanguínea cai para níveis muito baixos, como nos estágios finais de uma sessão muito longa de exercícios. Adultos devem consumir de fontes proteicas de 10% a 35% da sua ingestão total de energia. Como a proteína tende a manter a sensação de saciedade por mais tempo, você deve consumi-la em todas as refeições, para não comer em excesso.[5]

Efeito da gordura no peso

Semelhante aos carboidratos, a gordura alimentar abastece o corpo. A recomendação atual para adultos é consumir de 20% a 35% do total de ingestão de energia na forma de gordura. Da mesma forma que o carboidrato, a gordura consumida na dieta tem três papéis metabólicos: (a) é usada para impulsionar atividades corporais; (b) é armazenada no tecido adiposo como gordura corporal; e (c) é convertida em cetonas, uma forma completamente diferente, que algumas células podem usar no lugar da glicose. Os primeiros dois papéis são os mais comuns; o terceiro tende a ocorrer somente quando os níveis de glicose sanguínea caem abaixo dos níveis normais.

Como a gordura alimentar é o macronutriente mais denso em energia e é facilmente convertido em gordura corporal, ter uma dieta pobre em gorduras parece ser uma abordagem óbvia para modificar o seu peso corporal. Além disso, dietas com gorduras reduzidas podem ter efeitos benéficos em outras condições de saúde, como elevados níveis de lipídios no sangue.[4] Uma dieta com baixa ingestão de gorduras pode ser uma estratégia útil, desde que você não consuma em exagero outros macronutrientes. Por exemplo, é fácil encontrar alimentos livres de gorduras na mercearia, porém muitos deles contêm excesso de carboidratos e de calorias. Uma palavra de precaução sobre dietas com baixa ingestão de gorduras: pouca gordura não significa sem gordura! Algumas gorduras alimentares são completamente essenciais para a vida humana; sem elas, as células do corpo iriam, literalmente, partir-se. Por essa razão, as recomendações atuais estabelecem um piso de 20% do total de ingestão energética.

Foco na atividade física

A atividade física é importante para a saúde global, assim como para o controle do peso em longo prazo. Esta seção destaca algumas diferenças das recomendações gerais previamente descritas neste livro e aponta especificamente quanto de exercício é recomendado em um planejamento de controle de peso.

Precauções antes de praticar exercícios físicos

Antes de iniciar um programa de exercícios, verifique o processo de avaliação de risco à saúde no Capítulo 2. A obesidade é um fator de risco de doenças cardíacas e é definida para essa finalidade como IMC acima de 30 ou circunferência da cintura acima de 40 polegadas (102 cm) para os homens e 35 polegadas (88 cm) para as mulheres.[1] Siga o processo descrito na página 37, no Capítulo 2, para avaliar seu risco total de saúde. Consulte seu médico ou outro profissional da área da Saúde, conforme necessário, tendo como base a avaliação de risco feita por este livro.

Prescrições de atividade física

Nos últimos anos, a atividade física tem sido amplamente aceita como parte importante de qualquer programa de controle de peso; no entanto, pesquisas recentes sugerem que mais atividade física do que se pensava pode ser requerida para modificar o peso corporal. Em 2001 e em 2009, o ACSM publicou diretrizes que resumem as estratégias mais apoiadas cientificamente para a perda de peso, a prevenção do ganho de peso e a manutenção do peso. As duas publicações enfatizam os benefícios da atividade física; a única questão é: "*Precisamente, quanto de atividade física é necessário?*".

Prescrição para o condicionamento aeróbio: pessoas que desejam simplesmente evitar o ganho de peso em longo prazo devem praticar atividades físicas moderadas por cerca de 150 a 250 minutos por semana. Isso equivale a 1.200 a 2.000 calorias por semana. Do ponto de vista prático, significa praticar exercícios em intensidade moderada de 30 a 50 minutos cinco dias por semana, queimando de 240 a 400 calorias em cada sessão. Deve ser observado que esse nível de atividade física evita o ganho de peso somente se você consome a mesma quantidade de calorias que gasta.

Caso seu objetivo seja a perda de peso, então, existe uma relação dose-resposta entre a quantidade de exercício e a quantidade de perda de peso exibida. Portanto, quanto mais exercícios você pratica e quanto mais alta a intensidade, maior será sua perda de peso. A atividade física de 150 minutos por semana fornece algum efeito positivo, mas outros benefícios podem ser obtidos com níveis de atividade física de 225 a 420 minutos semanais. Isso equivale a cerca de 1.800 a 3.360 calorias por semana. Do ponto de vista prático, isso significa praticar exercícios com intensidade moderada de 45 a 90 minutos, cinco dias por semana, queimando entre 360 e 720 calorias em cada sessão. Se você tolera exercícios de alta intensidade, pode queimar o mesmo número de calorias se exercitando mais intensamente em um período mais curto, mas existem riscos associados a esforços muito vigorosos e você deve consultar um profissional certificado da área de Educação Física antes de tentar tais atividades. Além disso, como a perda de peso requer que você esteja em um estado negativo de EE, sua dieta deve fornecer menos calorias do que você gasta. Você ainda pode perder mais peso ao combinar atividade física com restrição alimentar, mas deve tomar cuidado para não restringir demais o consumo de calorias, pois isso pode dificultar sua ingestão de vitaminas e de minerais em quantidades suficientes. Como regra geral, você nunca deve consumir menos calorias do que as necessárias para abastecer seu metabolismo de repouso.

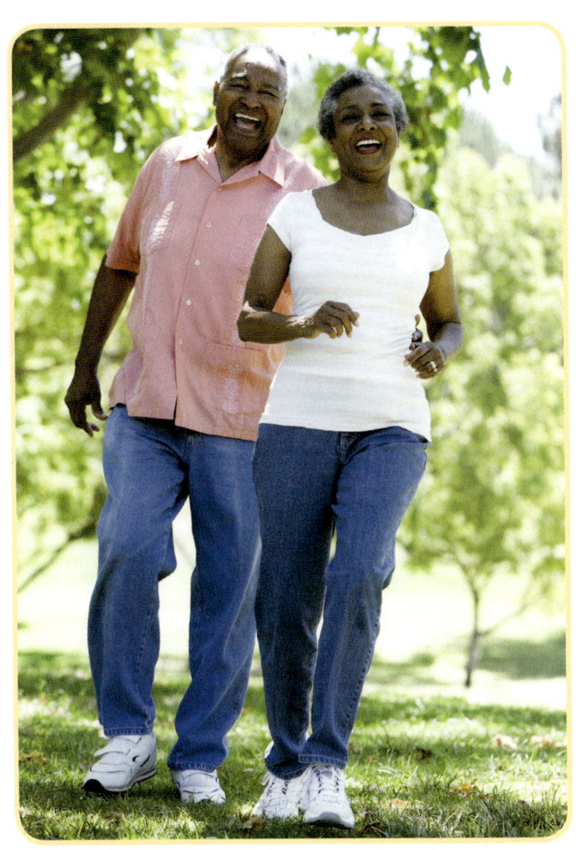

Atividade física é uma parte importante de qualquer programa de controle de peso.

Por fim, se o seu objetivo é manter o peso corporal após emagrecer, provavelmente cerca de 200 a 300 minutos semanais de atividade física sejam suficientes. Em geral, isso pode ser obtido com uma caminhada de 60 minutos por dia em ritmo rápido. Lembre-se de que você deve manter seu EE neutro ingerindo apenas as calorias que você gasta.[3]

Prescrição para o treinamento de força: as orientações para atividade física discutidas nesta seção pertencem às atividades aeróbias, como caminhada e andar de bicicleta, porém as atividades de treinamento de força são um importante componente do condicionamento físico, e não devem ser ignoradas. Embora uma sessão de treinamento de força queime menos calorias do que uma sessão de exercícios aeróbios, o treinamento de força tem o potencial de promover o crescimento do músculo esquelético, o que contribui para o metabolismo de repouso. Como a restrição calórica e a subsequente perda de peso geralmente conduzem à perda de músculo esquelético, atividades de treinamento de força são importantes para minimizar essa perda.[3] A quantidade recomendada de treinamento de força não é única para o controle de peso e, dessa maneira, você deve seguir as orientações apresentadas no Capítulo 7, e executar o treinamento de força dois ou três dias por semana.

Prescrição para a flexibilidade: o treinamento para a flexibilidade tem mais a ver com o funcionamento diário do que com o controle de peso. Assim, seguir as orientações gerais de alongamento indicadas no Capítulo 8 ajudará você a manter ou a melhorar seu nível de flexibilidade. Inclua atividades de alongamento, no mínimo, dois ou três dias por semana.

Estratégias para perda de peso

Os dados mais completos de pesquisa sobre controle de peso vêm do National Weight Control Registry (Registro Nacional de Controle de Peso), uma pesquisa em andamento que tem monitorado mais de 5.000 pessoas que perderam uma média de mais de 60 libras (27 kg) e mantiveram essa perda por, em média, 5 anos. Pessoas que foram bem-sucedidas em sua perda de peso, segundo esse registro, tendem a fazer o seguinte:[10]

- Ter uma dieta com consumo baixo de calorias e baixo a moderado de gorduras.
- Limitar o consumo de *fast-food*.
- Tomar o café da manhã todos os dias.
- Ter uma alimentação adequada todos os dias.
- Fazer refeições menores quatro ou cinco vezes por dia.
- Verificar seu peso regularmente e corrigir o necessário.
- Assistir a menos de 10 horas de televisão por semana.
- Praticar exercícios de intensidade moderada de 60 a 90 minutos por dia.

Dois pontos-chave a serem discutidos com base nessas descobertas são a importância da atividade física regular, conforme visto anteriormente, e o controle do tamanho das porções de alimentos. Esse controle ajuda você a não consumir calorias em excesso; na verdade, isso é mais importante do que a distribuição relativa de carboidratos, proteínas e gorduras na dieta.

Para uma melhor compreensão sobre o controle do tamanho da porção, tente interpretar as informações de rótulos dos alimentos e traduza esse conhecimento para a quantidade de alimentos que normalmente você ingere. Aprenda quantas calorias existem em uma porção típica de alimentos que você consome com mais frequência. Na verdade, você deve visualizar o que é uma porção padronizada do seu alimento preferido nos pratos que utiliza em casa. Você pode surpreender-se com o tamanho pequeno da porção no seu prato ou tigela e perceber que está provavelmente ingerindo duas ou três porções em vez de somente uma.

Algumas dicas simples para ajudar no controle do tamanho da porção são colocar o alimento no prato e levar à mesa somente aquela quantidade (guardar imediatamente o que sobrou para outro dia) e servir alimentos em pratos menores ou em tigelas. As duas técnicas ajudarão você a visualizar conscientemente a quantidade de alimento que está consumindo.

Influência dos suplementos e das medicações

Quando você quer perder peso, é fácil ser vítima das promessas de resultados rápidos. Avalie qualquer programa de perda de peso e use o bom senso antes de implementar um programa. Se uma dieta parece boa demais para ser verdade, ela provavelmente não resultará em sucesso em longo prazo. O controle de peso bem-sucedido inclui não somente a perda de peso, mas, também, sua manutenção. Um programa que proclama enfaticamente a perda de peso rápida, mas nada menciona sobre como sustentá-la é, provavelmente, algo que você deve evitar.

Como algumas dietas, muitos suplementos prometem perda de peso fácil. Um suplemento alimentar é definido pela FDA como "um produto (que não seja tabaco) adicionado à dieta total que contenha, pelo menos, um dos seguintes componentes: vitamina, mineral, aminoácido, erva, planta ou concentrado, metabólito, componente ou extrato de tais ingredientes ou combinação de qualquer ingrediente descrito anteriormente".[8] Suplementos alimentares são regulados pela FDA e são considerados alimentos, não aditivos de alimentos ou drogas. Isso significa que os testes para eficácia e segurança pública não são tão extensos como são para aditivos de alimentos ou de drogas. Estes últimos devem ser testados por anos para que se prove que eles funcionam e são seguros antes que sejam aprovados pela FDA. Em contrapartida, os suplementos não são aprovados antes de serem colocados à venda no mercado.

As alegações nutricionais e de saúde devem ser aprovadas pela FDA, mas as alegações funcionais não precisam. Porém, como diferenciá-las? A única maneira de ter certeza é lendo o rótulo e a embalagem cuidadosamente. Caso a sentença "*This statement has not been evaluated by the Food and Drug Administration. This product is not intended to dignose, treat, cure, or prevent any disease*" ("O que é declarado nesta embalagem não foi avaliado pela Food and Drug Administration. Este produto não é destinado a diagnosticar, tratar, curar ou prevenir qualquer doença") apareça na embalagem, a alegação não foi investigada nem aprovada pela FDA. Tenha cautela nesse caso, porque pode não ter havido pesquisas suficientes para apoiar as alegações ou as promessas feitas pelo fabricante.[8]

Seria incrível se a gordura do corpo pudesse ser perdida pela simples ingestão de uma pílula. Se isso fosse possível, a epidemia de obesidade seria repentinamente solucionada, a pílula seria aclamada no mundo inteiro e o fabricante ganharia um Prêmio Nobel. Como nada disso aconteceu até hoje, mantenha-se cético ao avaliar os méritos de qualquer suplemento para perda de peso não aprovado pela FDA. Sem haver testes exaustivos de cada suplemento no mercado, fica bem claro que nenhum suplemento que existe atualmente conduz a uma grande perda de peso definitiva e a uma manutenção de peso segura em longo prazo. Até que evidências científicas pertinentes apoiem o uso de um suplemento para perda de peso, é melhor que você invista seu dinheiro em alimentos saudáveis e em um estilo de vida ativo fisicamente.

Além disso, como medicamentos para perda de peso têm efeitos colaterais potencialmente sérios, geralmente, eles são usados por pessoas obesas ou que estão com sobrepeso, com a presença de outras doenças, como diabetes, doenças cardiovasculares ou hipertensão. Esses medicamentos devem ser usados com mudanças permanentes no estilo de vida, incluindo redução de calorias ingeridas e atividade física, de modo que ganhar peso novamente seja menos provável.[4]

Um medicamento atualmente aprovado pela FDA para uso em longo prazo é o Orlistat (o nome comercial é Xenical). O Orlistat atua nos intestinos para quebrar a digestão da gordura, fazendo que aproximadamente um terço da gordura alimentar ingerida seja excretada nas fezes. É uma droga que deve ser ingerida com acompanhamento médico. Os possíveis efeitos colaterais incluem gases, inchaço e evacuação oleosa. Uma versão com dose menor dessa droga está disponível para venda sem receita médica, mas, ainda assim, requer modificação do estilo de vida para eficácia máxima.[4]

Alegações para uso de suplementos alimentares

Atualmente, existem três tipos de alegações que os fabricantes podem usar legalmente para descrever os suplementos alimentares: nutricionais, de saúde e funcionais.

Alegações nutricionais

Alegações nutricionais devem ser aprovadas pela FDA, são usadas tanto nos alimentos como nos suplementos e incluem termos como "excelente fonte de" ou "baixa gordura". A FDA aprovou esses termos conforme a seguir:

- Sem açúcar: menos que 0,5 grama de açúcar por quantidade de referência tipicamente consumida.
- Caloria reduzida: pelo menos 25% menos calorias em comparação ao alimento de referência.
- Baixa gordura: 3 gramas ou menos por 100 gramas, e não mais que 30% de calorias de gordura.

Alegações de saúde

Alegações de saúde também devem ser aprovadas pela FDA, aplicam-se a alimentos e a suplementos, e incluem uma declaração da relação entre um nutriente ou uma substância e uma doença ou uma condição relacionada à saúde. Um exemplo de alegação de saúde autorizada é: "Dieta baixa em sódio pode reduzir o risco de pressão alta, uma doença associada a muitos fatores". Para uma alegação de saúde ser aprovada pela FDA, diversas evidências científicas devem apoiar a relação. A seguir, algumas alegações de saúde aprovadas pela FDA sobre as relações entre nutrientes e doenças relacionadas:

- Uma dieta saudável com cálcio suficiente pode reduzir o risco de desenvolvimento de osteoporose mais tarde na vida (cálcio e osteoporose).
- Dietas baixas em sódio podem reduzir o risco de pressão arterial alta (sódio e hipertensão).
- Uma dieta baixa em gordura total pode reduzir o risco de alguns tipos de câncer (gordura alimentar e câncer).
- Dietas saudáveis com ácido fólico podem reduzir o risco de uma mulher ter um bebê com deficiência no cérebro ou na coluna (ácido fólico e defeitos no tubo neural).

Alegações funcionais

Alegações de função estrutural não exigem aprovação da FDA e são usadas somente para descrever suplementos alimentares. Um exemplo de alegação de função estrutural é: "Os antioxidantes mantêm a integridade celular". Isso é, de alguma maneira, uma declaração vaga, cuja veracidade não é facilmente validada. A FDA não avaliou nenhuma das seguintes alegações:

- O cálcio fortalece os ossos.
- Antioxidantes ajudam a manter a integridade celular.
- As fibras mantêm a regularidade dos intestinos.

Fatos sobre as dietas da moda

Se as dietas da moda fossem tão eficazes quanto elas prometem ser, então por que as pessoas costumam pular de uma dieta para outra? Por que apesar de todas essas dietas disponíveis a obesidade continua a ser um problema de saúde pública tão grande? Não parece lógico que, se as dietas da moda realmente funcionassem, elas seriam necessárias somente uma única vez, e todas as pessoas no país teriam um peso corporal saudável? As respostas para essas perguntas nos conduzem diretamente à conclusão de que dietas da moda não oferecem soluções efetivas em longo prazo para quem está com sobrepeso. Entretanto, como você pode dizer se um programa de perda de peso é realmente uma dieta da moda? Em geral, esses tipos de planejamentos apresentam as seguintes características:[9]

- Tendem a anunciar perda de peso rápida e fácil.
- Têm seleções alimentares limitadas ou eliminam grupos de alimentos inteiros juntos.
- Utilizam testemunhos em vez de discutir e fazer referência a estudos científicos conceituados.
- São promovidos como cura para muitos males.
- Recomendam o uso de suplementos caros.
- Ignoram a necessidade de mudanças permanentes no estilo de vida.
- Criticam profissionais da área da saúde credenciados.

Conforme mencionado anteriormente, nenhuma distribuição única de macronutriente funciona melhor para cada pessoa. Caso você se depare com um planejamento que elimina ou limita severamente um dos macronutrientes, isso é provavelmente uma dieta da moda que irá falhar em longo prazo. Por exemplo, uma dieta popular no mercado defende somente a ingestão de alimentos com baixo índice glicêmico, que é, basicamente, uma medida de quanto um alimento causa elevados níveis de insulina no sangue após a ingestão dele. A dieta é baseada na ideia de que a insulina promove o armazenamento de gordura, então, ingerir alimentos com baixo índice glicêmico minimizará os efeitos da insulina. Isso parece razoável, exceto pelo fato de que não funciona.[4] Essa explicação supersimplificada sobre a ação da insulina ignora muitos aspectos, inclusive se a pessoa está em equilíbrio energético positivo ou negativo e o efeito que a combinação alimentar tem no índice glicêmico. Apesar de batatas assadas apresentarem alto índice glicêmico, basta adicionar queijo ou creme azedo para baixar esse índice. Isso é um ótimo exemplo de como a restrição de alimentos têm, na verdade, um efeito negativo no controle de peso.

Sobrepeso e obesidade são um problema crescente. Fatores genéticos e ambientais contribuem para os padrões de peso e de gordura corporal. Um conceito-chave no controle de peso é o equilíbrio energético: você deve adequar sua ingestão de alimentos de acordo com seu gasto energético para alcançar seus objetivos. Não existe um único tipo de distribuição de macronutriente melhor para cada pessoa quando se trata da perda ou da manutenção do peso corporal. Os carboidratos, as gorduras e as proteínas são todos importantes nutrientes que desempenham um papel na saúde e no bem-estar. Com base nos dados científicos atuais, a melhor estratégia para a perda de peso bem-sucedida em longo prazo é o tamanho das porções dos alimentos e a atividade física regular. É fácil dizer que você vai comer menos e exercitar-se mais, porém isso exige um pouco de esforço, para que seja parte de um estilo de vida em longo prazo. A modificação do comportamento envolve reestruturação do seu ambiente para reduzir ações e hábitos que contribuem para o ganho de peso. Nutricionistas registrados, com especialização e treinamento em controle de peso, e terapeutas em comportamento cognitivo são excelentes recursos para ajudar você a aprender e a usar essas estratégias.

AMERICAN COLLEGE OF SPORTS MEDICINE • FOUNDED 1954 • ®

capítulo 14

Diabetes

O diabetes é uma doença comum, caracterizada pelo elevado nível de glicose no sangue. Mais informalmente, é mais referida como muito açúcar no sangue. Normalmente, após uma refeição, alguns alimentos são quebrados em glicose (um açúcar) e transportados ao longo do corpo pela corrente sanguínea. Esse aumento na glicose sanguínea ativa o pâncreas, um pequeno órgão no abdome, para que ele libere insulina, que é um hormônio necessário para movimentar a glicose nas células corporais para promover energia. O diabetes resulta de uma incapacidade de produzir insulina (tipo 1) ou usar a insulina adequadamente (tipo 2).

O diabetes afeta, aproximadamente, 24 milhões de americanos, e estima-se que 57 milhões de pessoas apresentem níveis mais elevados do que o normal de glicose no sangue (uma condição à qual se refere como pré-diabetes).[15] Aproximadamente 90% das pessoas com diabetes têm o tipo 2. Os 10% restantes têm o tipo 1, que tende a ocorrer nos mais jovens, entre 10 e 30 anos de idade. Existem outras categorias de diabetes (por exemplo, diabetes gestacional, que ocorre durante a gestação), mas elas são menos comuns.

Se você está lendo este capítulo, provavelmente tem diabetes – ou alguém importante para você o tem. Após o diagnóstico, você pode sentir choque, preocupação, frustração, tristeza, raiva, ou uma combinação de várias emoções. O diabetes não tem que simbolizar o fim da vida como você a conhece. Ao contrário, você pode usar essa oportunidade para examinar como pode tomar conta de sua saúde. Apesar de não haver uma varinha de condão que faça o diabetes desaparecer, o exercício físico e a atenção à nutrição apropriada são dois fatores vitais no controle do diabetes. O exercício físico é o esteio do tratamento para melhorar a resistência à insulina e a eficácia dos medicamentos. Com o exercício, a dieta é, também, importante para controlar todos os tipos de diabetes e, até mesmo, prevenir potencialmente o diabetes tipo 2.[11] Este capítulo fornece orientações gerais sobre nutrição e aborda como incluir a atividade física de maneira segura em sua vida. A insulina e vários medicamentos orais fazem parte do tratamento do diabetes e também são discutidos aqui.

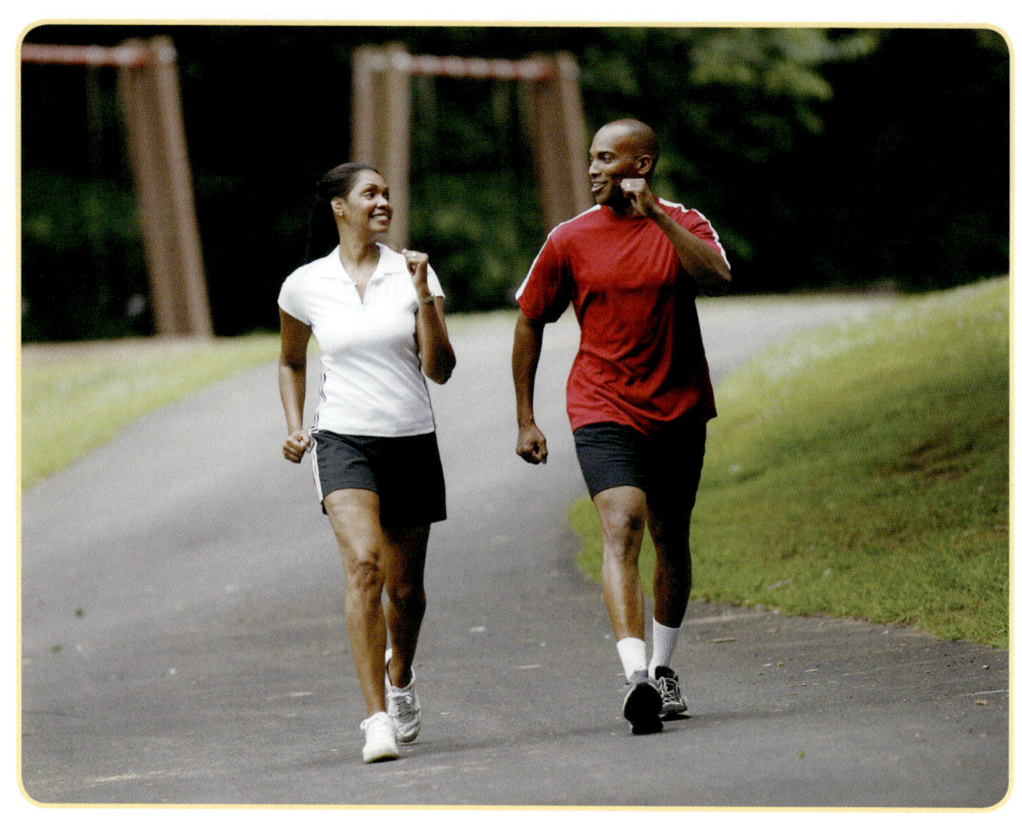

Peso corporal e nível de atividade física são fatores de risco para diabetes que você pode controlar.

CAUSAS DO DIABETES

A origem do diabetes tipo 1 difere da do diabetes tipo 2. O diabetes tipo 1 é uma doença autoimune.[3] Esse é um termo médico para dizer que o corpo ataca suas próprias células. Não existe maneira de prevenir o diabetes tipo 1.[15] Com esse tipo de diabetes, as células do pâncreas que produzem insulina são destruídas. Assim, a insulina não é produzida como normalmente seria em resposta a uma refeição feita. Como resultado, a glicose no sangue não é capaz de penetrar nas células, causando níveis elevados de glicose no sangue. Um alto nível de glicose no sangue é mais tecnicamente referido como hiperglicemia. *Hiper* significa "alto nível", e *glicemia* se refere às concentrações de glicose no sangue. Como resultado da deficiência na produção de insulina, o diabetes tipo 1 deve ser tratado com injeções de insulina.

O diabetes tipo 2 ocorre quando as células do corpo não conseguem usar apropriadamente a insulina produzida pelo pâncreas.[3] Isso é chamado resistência à insulina (ou seja, as células do corpo são resistentes à ação da insulina). A insulina normalmente permite que a glicose penetre nas células do corpo para fornecer energia, mas, com a resistência à insulina, a glicose não consegue entrar nas células e, dessa forma, permanece no sangue. A capacidade do corpo de produzir insulina também diminui com o passar do tempo, o que também contribui para a hiperglicemia.

Os riscos do pré-diabetes

A glicose no sangue existe em um *continuum* que vai do normal ao elevado (diabetes). O pré--diabetes é diagnosticado quando a glicose do sangue está acima do normal (mais que 100 mg/dL), mas abaixo do corte para diagnosticar o diabetes (126 mg/dL).[3] Isso pode ser considerado um risco iminente diretamente para o diabetes tipo 2. Se o seu nível de glicose está nessa faixa, você está em alto risco para doenças cardiovasculares, além de desenvolver o diabetes tipo 2.[7] Apesar do diagnóstico de pré-diabetes aumentar seu risco, não significa que o diabetes tipo 2 é inevitável.[3] Perder peso e aumentar seu nível de atividade física irá não somente baixar seu risco de doenças cardiovasculares, mas, também, diminuir sua probabilidade de progredir para o completo desenvolvimento de diabetes tipo 2. Uma perda de peso de, no mínimo, 5% provou diminuir o risco de desenvolvimento do diabetes tipo 2 e de outras complicações relacionadas com a obesidade em pessoas que estão acima do peso.[13]

A obesidade tem uma relação definida com o desenvolvimento do diabetes tipo 2, em particular, nas pessoas que acumulam gordura na parte superior do corpo (ou seja, um físico em forma de maçã).[3] No passado, o diabetes tipo 2 era chamado de diabetes com início na fase adulta, por causa da idade das pessoas quando se iniciava a doença. Infelizmente, a crescente incidência da obesidade e de um estilo de vida sedentário resulta em diabetes tipo 2 em pessoas mais jovens, expondo, assim, o corpo a elevados níveis de glicose por longos períodos e aumentando o risco de complicações que podem ocorrer com o diabetes, como doenças nos rins, nos olhos e no coração, além de dano aos nervos. A seguir, outros fatores além do peso excessivo e do sedentarismo que aumentam as chances de desenvolver diabetes:[6]

- Pré-diabetes (*vide* o boxe *Os riscos do pré-diabetes*).
- Idade (mais de 45 anos).
- Histórico familiar (pais ou irmãos).
- Outros problemas de saúde, incluindo baixo colesterol HDL, alto nível de triglicérides, pressão alta.
- Alguns grupos étnicos, incluindo negros não hispânicos, americanos hispânicos, americanos asiáticos e nativos do Pacífico, índios americanos e nativos do Alasca.
- Mulheres que tiveram diabetes gestacional ou tiveram um bebê pesando 9 libras (4 kg) ou mais no momento do nascimento.

Apesar de uma série de itens não poder ser alterada (por exemplo, sua etnia ou sua idade), você pode controlar seu peso corporal e seu nível de atividade física. Esses fatores são o foco deste capítulo.

ABORDAGENS SAUDÁVEIS PARA O CONTROLE DO DIABETES

A atividade física e a dieta são dois fatores importantes do estilo de vida para qualquer pessoa com diabetes do tipo 1 ou do tipo 2. Os fatores do estilo de vida são aspectos sobre os quais você tem controle. Esta seção descreve como a nutrição e os exercícios podem ajudar você a controlar seu diabetes, assim como melhorar sua saúde e seu condicionamento físico.

UM OLHAR MAIS ATENTO

Tony

Tony, 19 anos, foi diagnosticado com diabetes tipo 1. Ele se sentiu totalmente sobrecarregado perante as injeções de insulina e tendo que prestar atenção a tudo o que come. Tony faz parte de um time de futebol americano da faculdade da cidade e ficou preocupado com não poder continuar jogando. Seu médico o encorajou a inscrever-se em um programa educacional de diabetes (uma recomendação para todas as pessoas que são diagnosticadas). O programa incluiu uma visão crítica de sua dieta e algumas dicas de como melhorar sua nutrição. Tony ficou aliviado ao saber que não somente poderia manter sua atividade, como o exercício físico beneficiaria o controle de seu diabetes. Com seu médico e com seu educador em diabetes, Tony está aprendendo a ajustar sua insulina para sua atividade física e sua ingestão de alimentos.

Foco na nutrição

A perda de peso é muito importante para pessoas com diabetes tipo 2 que estão acima do peso.[9] Manter uma perda de peso de, mais ou menos, 10% pode levar à diminuição na resistência da insulina e à melhora no controle da glicose sanguínea; portanto, permite uma redução na quantidade do medicamento tomado.[13] O controle do peso é discutido em detalhes no Capítulo 13 e, dessa maneira, o foco na nutrição, neste capítulo, é sobre os benefícios do equilíbrio de carboidratos, gorduras e proteínas em sua dieta, para controlar os níveis de glicose no sangue, independentemente do tipo de diabetes que você enfrente.

Recordando o Capítulo 4, os três macronutrientes que fornecem energia para o funcionamento corporal em atividades diversas são os carboidratos, as gorduras e as proteínas. Todos, incluindo aqueles com diabetes, terão benefícios de um equilíbrio adequado desses três nutrientes. Certamente, como o diabetes resulta de uma quebra na conexão entre o alimento ingerido e o recebimento de energia nas células do corpo, a dieta é uma consideração principal no controle do diabetes. As escolhas alimentares não precisam ser um mistério frustrante: apenas dê uma atenção extra à sua dieta para obter melhor controle da doença. E, certamente, você deve exercitar-se para manter os níveis de glicose no sangue em dia (mais adiante, neste capítulo, você aprenderá mais sobre exercícios e medicamentos). Trabalhar em parceria com seu médico, com um educador em diabetes ou com um nutricionista resultará em um planejamento individualizado ideal. Esta seção aborda algumas das maneiras gerais de abordar sua dieta.

O método do prato de planejamento da refeição

A maneira mais simples de promover uma dieta saudável é dar uma olhada no seu prato! Ao incluir alimentos em porções adequadas, você irá consumir nutrientes bem equilibrados. A American Diabetes Association (ADA – Associação Americana de Diabetes) recomenda as seis seguintes etapas para criar seu prato em qualquer refeição:[6]

1. Imagine uma linha no meio do prato e, depois, imagine um corte no meio de um desses lados, como mostra a Figura 14.1.
2. Para a maior parte, selecione vegetais que não são ricos em amido, como alface, espinafre, feijões-verdes, brócolis, couve-flor, pimentões, repolho, couve-chinesa ou salsa.

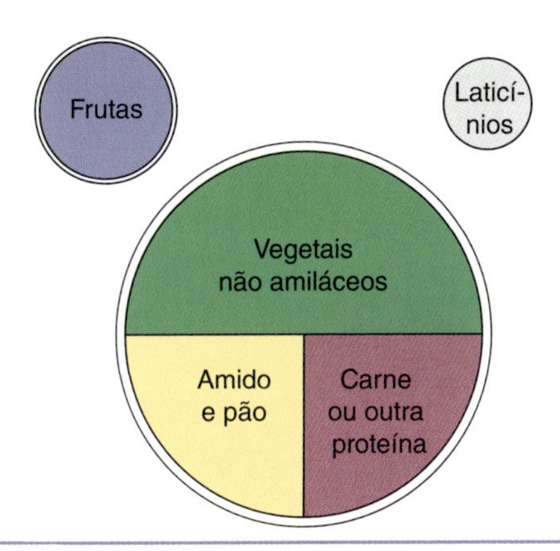

Figura 14.1 Planejamento da refeição usando o método do prato.

3. Na outra metade, sobrarão duas partes. Em uma, coloque alimentos ricos em amido, como pães de cereais integrais, cereais integrais ricos em fibras, arroz, massas, batatas, abobrinhas, bolachas com pouca gordura, *chips* ou *pretzels*.
4. Na última parte, coloque carne ou um substituto dela, como frango ou peru sem pele, peixes ou frutos do mar, cortes magros de carne ou de porco, *tofu*, ovos e queijo com pouca gordura.
5. Depois, adicione 230 ml de leite desnatado ou semidesnatado, ou, se você não toma leite, uma porção pequena de carboidrato, como um copo de iogurte *light*.
6. Adicione um pedaço de fruta ou meio copo de salada de fruta para completar sua refeição.

Esse planejamento do prato ajuda a manter o tamanho das porções verificadas (o que é ótimo se a perda de peso é um objetivo) e também ajuda você a controlar os níveis de glicose no sangue ao fornecer um bom equilíbrio entre carboidratos, gorduras e proteínas.

Contando os gramas de carboidrato

Outro planejamento de refeição comum para aqueles com diabetes é contar os gramas de carboidrato.[6] Os carboidratos têm três formas principais – amidos, açúcares e fibras. Desses três, os amidos e os açúcares têm a maior influência nos níveis de glicose no sangue. Sua primeira reação pode ser evitar os carboidratos, de modo que isso mantenha os níveis de glicose no seu sangue em equilíbrio. Isso não é uma opção saudável. Seu corpo precisa de carboidratos, especialmente para manter um estilo de vida ativo, incluindo exercícios regulares. O foco desse método de planejamento da refeição é consumir a quantidade correta de carboidratos para seu nível de atividade pessoal, ao mesmo tempo que considera os medicamentos ingeridos.[9]

A quantidade exata de carboidratos de que você precisa deve ser determinada pelo seu médico. Em geral, por volta de 45 a 60 gramas de carboidratos por refeição representam um ponto de partida.[6] Geralmente, amidos e açúcares são fatorados neste total, ao passo que as fibras e os vegetais sem amido não o são. Exemplos de vegetais sem amido são as saladas verdes, os pimentões, os tomates, os feijões, as cenouras, as couves-flores e as cebolas.

Para determinar os gramas de carboidrato em determinado produto, consulte o rótulo da embalagem. Verifique o tamanho da porção, porque elas podem ser bem pequenas – você pode, na verdade, consumir mais de uma porção em uma refeição. Por exemplo, a

Fontes adicionais sobre o diabetes

O *site* da Associação Americana de Diabetes (ADA – American Diabetes Association), <www.diabetes.org>, possui diversas ferramentas disponíveis para ajudar a controlar o diabetes. O *site* <www.diabetes.org/food-and-fitness/> apresenta receitas e uma ferramenta exclusiva para contagem de calorias e carboidratos, chamada *MyFoodAdvisor*, que auxilia a analisar os alimentos que ingerimos.

Consulte também o *site* do Departamento de Agricultura dos Estados Unidos (U.S. Department of Agriculture) e veja a tabela nutricional de diversos alimentos. Acesse <www.ars.usda.gov/> e digite *Nutrient Data Laboratory* na caixa de busca.

maioria das latas de sopa contém duas porções. Assim, se você ingeriu o conteúdo todo de uma lata, deve duplicar a quantidade de carboidrato (assim como outros nutrientes relacionados) no rótulo. Para mais detalhes sobre como ler rótulos dos alimentos, *vide* o Capítulo 4.

Conforme você observa os rótulos, poderá perceber uma categoria especial de carboidratos, chamada álcool de açúcar. Mesmo que o nome inclua o termo *álcool*, o alimento não contém álcool; esse termo diz respeito apenas à estrutura química. Alcoóis de açúcar são adoçantes com calorias reduzidas (geralmente, metade do número de calorias do açúcar). Sua resposta de glicose do sangue a diferentes produtos pode variar, mas, em geral, alcoóis de açúcar terão menos impacto sobre seu nível de glicose no sangue do que outras formas de carboidratos. Se um produto tem mais de 5 gramas de álcool de açúcar, então, você pode subtrair metade dos gramas de álcool de açúcar da quantidade total de carboidrato.[6] Por exemplo, considere uma barra de granola que tem 15 gramas totais de carboidrato, incluindo 6 gramas de álcool de açúcar. Quando contar os gramas do carboidrato, você pode substituir metade dos alcoóis de açúcar (6 gramas × 0,5 = 3 gramas) do total (15 gramas de carboidrato – 3 gramas para álcool de açúcar = 12 gramas). Ao calcular os gramas de carboidrato na sua refeição, você deve incluir somente 12 gramas de carboidrato para a barra de granola. Apesar dos adoçantes com baixas calorias serem úteis na redução de calorias e no efeito da sua glicose no sangue, esses produtos não são livres de calorias e também podem ter efeito laxante ou outros sintomas intestinais em algumas pessoas.[6]

Embora esse método tenha como foco os carboidratos, não se esqueça de incluir as proteínas e as gorduras para equilibrar sua refeição (*vide* o Capítulo 4 para verificar a importância da gordura e da proteína em sua dieta). Outro fator que você precisa observar no controle do peso é o número de calorias que você consome. Conforme discutido no Capítulo 13, para perder peso, as calorias que você consome devem ser menores do que as calorias que seu corpo usa para as funções básicas, as atividades diárias e os exercícios.

Foco na atividade física

Os benefícios do exercício para aqueles que têm diabetes são extensamente documentados.[10] Profissionais da área da Saúde frequentemente prescrevem exercícios para pessoas com diabetes do tipo 1 e do tipo 2, para serem feitos juntamente com o uso de medicação, ou somente exercícios para o diabetes tipo 2.[11] O exercício pode não somente melhorar os níveis de glicose no sangue, como também reduzir a pressão arterial e os níveis de colesterol, diminuir o risco de doenças cardíacas, promover a perda de peso, melhorar as funções cerebrais e a autoimagem. O exercício precisa ser contínuo para ser efetivo; uma vez suspenso, os benefícios fisiológicos relacionados ao controle da glicose no sangue são perdidos em alguns dias.[10]

O diabetes tipo 1 requer que os níveis de glicose sejam controlados antes da prática de exercícios.[8] Quando os níveis de glicose são pouco controlados, a produção de glicose no fígado aumenta, podendo resultar em altos níveis de glicose no sangue durante os exercícios. Isso ocorre porque o diabetes tipo 1 é caracterizado por uma deficiência em insulina.[8] Altos níveis de glicose no sangue também podem ser observados após exercícios muito intensos.[10] Quando os níveis de glicose no sangue são controlados, exercícios de intensidade moderada podem reduzir esses níveis ao elevar o fluxo sanguíneo para os músculos, o que aumenta a taxa de glicose absorvida nas células.[8]

O exercício é especialmente importante na melhora dos níveis de A1c, um indicador da média de três meses da glicose no sangue[16] (*vide* o boxe *Controle da glicose no sangue e A1c*). Isso é importante na redução do dano aos vasos sanguíneos, que pode resultar dos níveis de glicose elevada crônica. O exercício pode, também, reduzir a quantidade de medicamentos orais para diabetes ou a quantidade de insulina requerida.[8]

O exercício desempenha um papel importante no controle do diabetes tipo 2.[14] O diabetes tipo 2 é um distúrbio de deficiência dupla que envolve a resistência à insulina e a secreção deficiente de insulina. O exercício melhora significativamente a sensibilidade à insulina, que é a resposta do corpo à glicose. Isso pode contrapor-se à resistência à insulina e melhorar a secreção de insulina pelo pâncreas ao longo do tempo.[8] No caso de usuários de insulina, a melhora da sensibilidade à insulina pode conduzir a diminuições na quantidade de insulina necessária. A perda de peso pode também diminuir a gordura abdominal, o que pode reduzir ainda mais a resistência à insulina e melhorar os níveis de glicose.

O exercício também ajuda a prevenir o início do diabetes. Pessoas que têm pré-diabetes e um histórico familiar de diabetes devem focar tanto na dieta como no exercício para promover a perda de peso, como uma maneira de prevenir o diabetes tipo 2.[11] Em um estudo bem conceituado, o Diabetes Prevention Program (Programa de Prevenção ao Diabetes), pessoas que tiveram uma alta probabilidade de desenvolver diabetes reduziram seu risco em 58%, como resultado de intervenções no estilo de vida, incluindo exercícios, alterações na dieta e perda de peso de, aproximadamente, 12 libras (5,4 kg).[12] A perda de peso diminui a resistência à insulina e melhora a absorção de glicose no sangue, ambos responsáveis por conduzir a um melhor controle da glicose no sangue.

Controle da glicose no sangue e A1c

A hemoglobina é uma proteína encontrada no interior dos glóbulos vermelhos, cujo principal trabalho é carregar oxigênio pelo corpo. Quando os níveis de glicose no sangue são altos (como no diabetes), a hemoglobina se conecta com a glicose que entra nos glóbulos vermelhos. Isso é chamado de hemoglobina glicada ou HbA1c (ou, simplesmente, A1c).[6] Quanto mais altos forem os níveis de glicose no sangue, maior a porcentagem de A1c. Como os glóbulos vermelhos têm um tempo de vida de cerca de 120 dias, observar os níveis de A1c pode dar uma imagem da média de controle de glicose para essa estrutura temporal.[6] A A1c não pode ser usada para verificar níveis de glicose em curto prazo (você precisa usar um medidor de glicose sanguínea para checagens diárias), mas oferece um quadro geral. A porcentagem de A1c para alguém sem diabetes deve ser entre 4% e 6%, contudo, naqueles com diabetes, essa porcentagem pode ser elevada a 10% ou mais, se os níveis de glicose estiverem fora de controle. Seu médico pode ajudar você a estabelecer um valor-alvo; geralmente, a glicose bem controlada é evidenciada por uma porcentagem de A1c menor que 7%.[5]

Melhorar o controle de glicose no sangue é de grande benefício, independentemente do tipo de diabetes que você tem. Em geral, para cada 1 ponto percentual em A1c, você pode reduzir as complicações microvasculares que afetam os olhos, os rins e os nervos em 40%.[15]

Precauções antes de praticar exercícios físicos

O exercício desempenha um papel crucial na prevenção e no controle do diabetes. De maior importância ainda é o papel que o exercício pode desempenhar na prevenção das complicações frequentemente associadas ao diabetes. Qualquer pessoa com diabetes deve ser cuidadosamente avaliada antes de iniciar um programa de exercícios.[8] Em particular, se você tem complicações preexistentes, como doenças microvasculares (olhos, rins ou nervos) ou doenças macrovasculares (doença dos grandes vasos sanguíneos, como aquelas do coração), não deve começar um programa de exercícios vigorosos sem antes ser avaliado por um profissional da área da Saúde. Como o diabetes é a principal causa de doenças cardíacas, você deve passar por um teste de estresse cardíaco (ou seja, teste ergométrico durante o qual seu ritmo cardíaco é monitorado) antes de exercitar-se, se está em uma das seguintes categorias:[2]

- Está sedentário e tem mais de 35 anos.
- Está sedentário e tem qualquer idade, com diabetes há mais de 10 anos.
- Tem diabetes tipo 1 há mais de 15 anos ou diabetes tipo 2 há mais de 10 anos.
- Tem um fator de risco de doenças cardíacas (por exemplo, tabagismo, colesterol alto, obesidade, estilo de vida sedentário).
- Tem doença vascular periférica, renal, cardíaca, arterial ou no sistema nervoso.

E, é evidente, se tiver dor no peito ou sentir desconforto durante o exercício, a causa deve ser avaliada imediatamente.

Algumas condições médicas relacionadas ao diabetes também podem influenciar a escolha dos exercícios, incluindo retinopatia diabética, neuropatia periférica e nefropatia. Além do teste ergométrico, deve-se considerar um exame de vista por um oftalmologista antes de iniciar um programa de exercícios.[4] A retinopatia diabética é uma doença que afeta a retina. Se essa doença estiver presente, certas atividades devem ser evitadas, para evitar danos futuros.[4] Se você tem algum histórico de retinopatia, provavelmente, nenhuma grande mudança será necessária.[8] Se você tem retinopatia diabética não proliferativa moderada, evite exercícios que afetam a pressão arterial (por exemplo, treinamento de força pesado).[8] Evite esportes de contato e levantamento de peso, se você tem retinopatia não proliferativa severa.[8] Qualquer pessoa com retinopatia diabética proliferativa deve manter o foco em exercícios cardiorrespiratórios e de baixo impacto, como caminhada, natação e bicicleta ergométrica.[8]

Outra preocupação em potencial é a neuropatia periférica, uma condição nervosa que altera a sensação das mãos e dos pés, bem como a propriocepção (*feedback* que os membros do corpo enviam ao cérebro com relação à posição do corpo).[4] As quedas são mais comuns com essa condição, assim como as lesões nas articulações e no tecido mole.[8] Um calçado adequado é necessário para evitar bolhas e feridas. Meias e tênis devem ser usados o tempo todo para proteger os pés. Inspecione seus pés antes e depois do exercício, para verificar se há alguma bolha ou ferida. Caso sofra de falta de flexibilidade e isso dificulte a visão completa das solas dos seus pés, utilize um espelho. É importante manter a atenção aos pés, porque o diabetes torna a pessoa mais propensa a ter infecções por fungos nas unhas e pé de atleta. Deve-se fazer o corte correto das unhas dos pés, para evitar unhas encravadas. Se você já teve feridas ou deformidades nos pés, agende um horário com um podólogo, para que tenha as medidas corretas para seus sapatos. Atividades de baixo impacto que facilitam mais as articulações, como natação e bicicleta ergométrica, são as melhores nesses casos para limitar as complicações.[8]

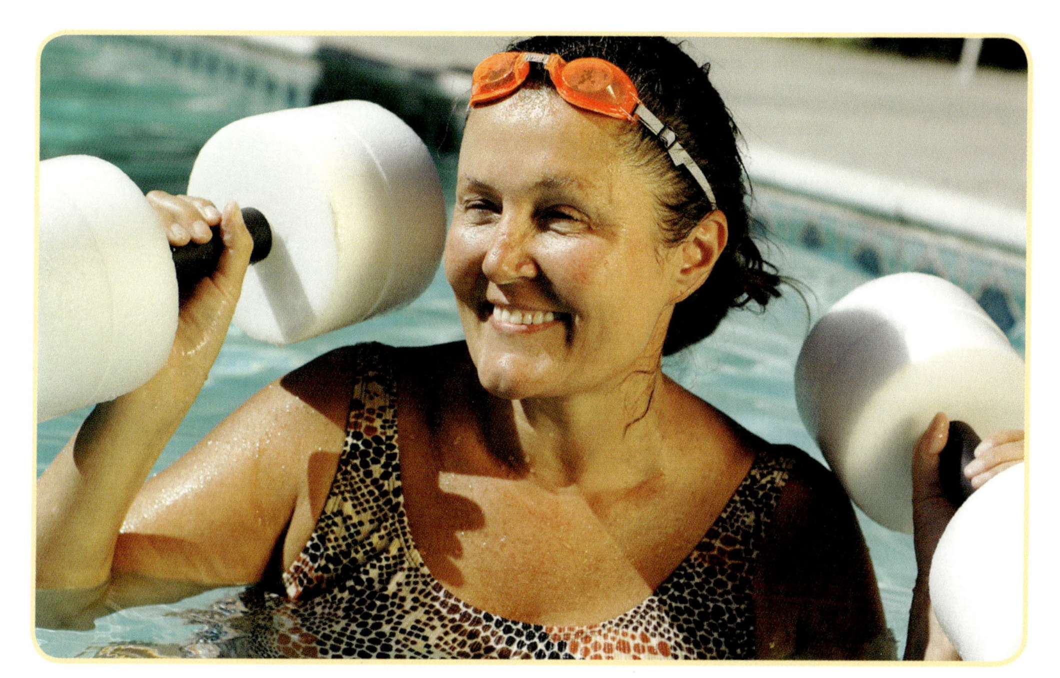

Atividades aquáticas fornecem condicionamento aeróbio de baixo impacto.

Como o diabetes pode também resultar em nefropatia (dano aos rins), sugere-se que seja feita uma avaliação dos rins antes de iniciar um programa de exercícios. Um sinal de dano ao rim é a presença de proteína na urina. Esse dano pode ser exacerbado por atividade vigorosa por causa dos repentinos aumentos na pressão arterial, conduzindo a futuros danos à função renal.[4,8] Medicamentos para a pressão, chamados de inibidores da ECA (enzima conversora da angiotensina), protegem a função renal e podem ser considerados perante as condições previamente mencionadas.

Embora seja obviamente ideal evitar a hipoglicemia, às vezes, os níveis de glicose no sangue vão cair (*vide* o boxe *Efeitos do exercício na glicose sanguínea: hipoglicemia*). Você deve ter sempre com você alguma fonte de glicose facilmente absorvível. Quando os níveis de glicose estão baixos (menos de 70 mg/dL), você deve consumir algum produto que contenha glicose, para, rapidamente, liberá-la no seu sangue (por exemplo, balas duras, suco, tabletes de glicose). Como a gordura e a proteína reduzem o movimento da glicose do intestino até o sangue, outros tipos de lanche, como manteiga de amendoim com bolachas ou barras de cereais, são melhores para serem consumidos, quando os níveis de glicose se elevarem ou para prevenir uma queda. Para evitar sobrecarga e ficar hiperglicêmico, a recomendação é que se consuma de 15 a 20 gramas de carboidrato e, depois, aguarde 15 minutos para ver o quanto seu nível de glicose subiu.[6] Se a sua glicose ainda estiver baixa, repita o processo. É importante avisar seus colegas de treino que você tem diabetes, em caso de o seu nível de glicose cair tanto a ponto de você ficar inconsciente. Se isso acontecer, deve-se chamar a emergência.

Para evitar a hipoglicemia, seja coerente com a sua ingestão de carboidrato com relação ao tempo de refeição e ao exercício. Manter um período regular do dia para sua rotina de exercícios também é útil, e monitorar seu nível de glicose no sangue antes e depois dos exercícios é uma boa ideia, especialmente se você toma insulina ou outros medicamentos por via oral que estimulem a liberação de insulina.[2,8] Se a sua sessão for prolongada, você também deve verificar seu nível de glicose no sangue durante os exercícios, se for possível. Manter o nível de glicose entre 100 e 250 mg/dL (e não mais que isso) ampliará a segurança, pois ajuda a evitar tanto a hipoglicemia como a hiperglicemia.[2]

Você deve ter cuidado especial se pratica exercícios no final do dia. A preocupação é a hipoglicemia, que pode ocorrer após a sessão de exercícios quando você deitar-se à noite. O exercício pode afetar o nível de glicose até 12 horas ou mais depois do fim da prática. Isso destaca a necessidade de monitorar seu nível de glicose no sangue durante esse período e comer um lanche extra, se necessário. Em caso afirmativo, o lanche deve conter carboidrato (aproximadamente, 15 gramas) e proteína (de 7 a 8 gramas).[8]

Efeitos dos exercícios na glicose sanguínea: hipoglicemia

O que você ingere e quando o faz são dados importantes para controlar seus níveis de glicose durante os exercícios. O exercício por si só ajudará a mover a glicose do sangue para os músculos em movimento. Isso é útil para a diminuição dos níveis de glicose no sangue, mas também abre a possibilidade de baixar demais esses níveis. A isso se refere como hipoglicemia ("hipo" significa "baixa" e "glicemia" se refere à glicose sanguínea). Os sintomas da hipoglicemia são os seguintes:

- Tremedeira
- Fraqueza
- Transpiração anormal
- Nervosismo
- Ansiedade
- Formigamento da boca e dos dedos
- Fome
- Dor de cabeça
- Perturbações visuais
- Lentidão mental
- Confusão
- Amnésia
- Ataque apoplético
- Coma

Verificar sua glicose regularmente é a chave para controlar seu diabetes e garantir segurança ao exercitar-se. Medidores de glicose requerem somente um pingo de sangue e fornecem uma leitura digital imediata do seu nível de glicose no sangue (*vide* a Figura 14.2). Faça dessa verificação um hábito antes e depois de praticar exercícios.

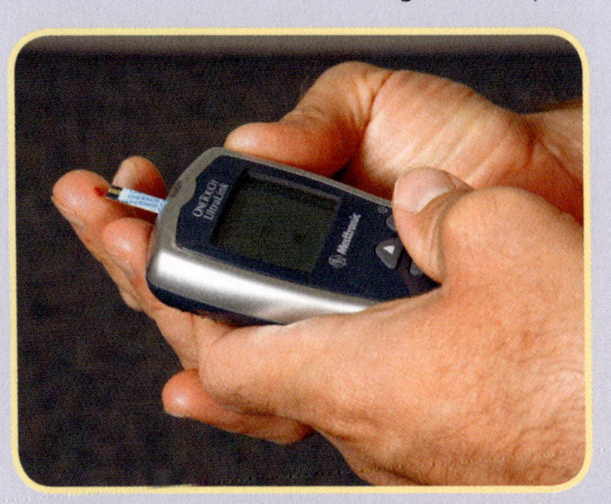

Figura 14.2 Medidores de glicose fornecem resultados rápidos sobre os níveis de glicose no sangue.

Cetoacidose diabética

Quando o diabetes não é controlado, a glicose necessária para a energia não pode penetrar nas células. Como resultado, a gordura, em vez da glicose, é usada para energia, resultando na produção de cetonas (ácidos), que são primeiramente produzidos no sangue e eventualmente podem aparecer na urina. Você pode verificar as cetonas com um simples exame de urina em casa.

As situações que podem resultar em cetonas incluem insuficiência de insulina ou alimentação insuficiente. Geralmente, a cetoacidose se desenvolve lentamente, mas se você sentir-se mal e vomitar, ela pode desenvolver-se em poucas horas.[6] Os primeiros sinais incluem sede ou boca seca, urinas frequentes, altos níveis de glicose e altas taxas de cetonas na urina. Com o passar do tempo, outros sintomas podem aparecer, incluindo constantes sensações de cansaço, pele seca ou ruborizada, náusea ou vômito, hálito com cheiro de fruta e confusão.[6] A cetoacidose diabética é uma condição médica séria e, se você tem esses sintomas, deve consultar seu médico imediatamente.

Consulte seu médico para tornar seu planejamento mais sólido, tendo como base seu tipo de diabetes, bem como as medicações de que faz uso.

Se você toma insulina ou um medicamento que estimule a liberação de insulina (por exemplo, sulfonilureias ou meglitinides; *vide* o Quadro 14.4 para mais informações), certifique-se de checar seu nível de glicose antes de exercitar-se. Se o seu nível de glicose estiver baixo antes da sessão de exercícios (menos de 100 mg/dL), consumir de 20 a 30 gramas de carboidrato é uma medida a ser tomada para evitar a hipoglicemia.[1] Dependendo da duração e da intensidade da sua sessão de exercícios, você poderá precisar de uma ingestão adicional de carboidrato ao longo e depois do exercício.[8]

A hipoglicemia de início tardio é um fenômeno que ocorre tipicamente entre 6 e 15 horas após a prática de exercícios. Ela acontece quando o fígado e os músculos se reabastecem de glicose após o exercício.[8] Ao alimentar-se regularmente e monitorar sua glicose, você pode evitar a hipoglicemia tardia.

No extremo oposto do âmbito da hipoglicemia, está a hiperglicemia ou glicose sanguínea alta. Com o diabetes tipo 1, se o seu nível de glicose no sangue é elevado (mais que 250-300 mg/dL), você pode precisar adiar ou, pelo menos, diminuir a intensidade da sessão de exercícios[2] (*vide* a Figura 14.3 para um fluxograma sobre qual atitude deve ser tomada). Você pode basear sua decisão em como se sente ou pelas cetonas presentes na urina. As cetonas podem tornar seu sangue mais ácido, potencializando o surgimento da cetoacidose, uma condição que, se ignorada, pode causar coma e morte (*vide* o boxe *Cetoacidose diabética* para mais informações). A cetoacidose é mais comumente encontrada no diabetes tipo 1 do que no diabetes tipo 2.[6] A ADA recomenda o seguinte para ajudar a manter seus níveis de glicose em dia:[4]

- Evite praticar atividades físicas se o seu nível de glicose sanguínea for maior do que 250 mg/dL e se você tem cetonas na urina.
- Tenha precaução se a sua glicose está acima de 300 mg/dL, mesmo que as cetonas não estejam presentes.

Se o seu nível de glicose estiver elevado, mas não houver presença de cetonas na sua urina e você sentir-se bem, então, exercícios de intensidade moderada são adequados e podem, na verdade, ser úteis para baixar o nível de glicose no sangue.[10] Entretanto, se você tem cetonas na urina, deve adiar os exercícios e entrar em contato com seu médico, caso

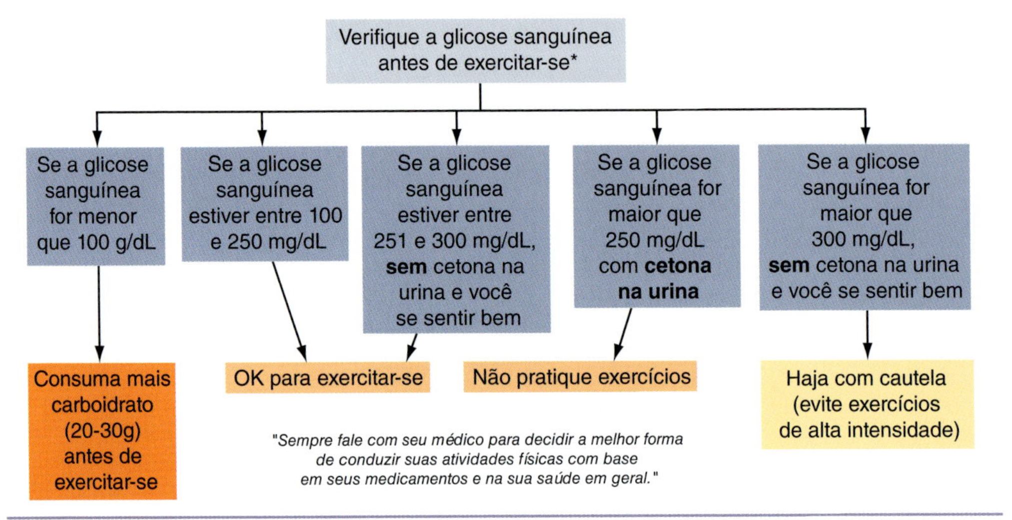

Figura 14.3 Fluxograma para quais exercícios praticar, para indivíduos com diabetes tipo 1.

ainda não tenha um plano de resposta para situações como essa. Frequentemente, o tratamento inclui a administração de insulina para recuperar os níveis normais de glicose.[2]

Para o diabetes tipo 2, o carboidrato adicional não é tipicamente necessário antes da prática de exercícios, porque a hipoglicemia não é comum, a menos que você esteja em tratamento com insulina ou com medicamentos que estimulem a insulina (*vide* as recomendações prévias sobre consumo de carboidrato, caso esses medicamentos sejam incluídos em sua prescrição de tratamento).[14] Com relação à hiperglicemia e ao diabetes tipo 2, quando há cetonas presentes, o exercício vigoroso deve ser evitado.[14] No entanto, o exercício leve a moderado pode, na verdade, ajudar a baixar os níveis de glicose no sangue, principalmente se o nível alto de glicose aparece depois de uma refeição.[14] Os níveis de glicose menores que 400 mg/dL geralmente indicam que é seguro para aqueles com diabetes tipo 2 participarem de atividades físicas.[8] A ADA recomenda que, desde que você se sinta bem, esteja adequadamente hidratado e não apresente cetonas na urina, não é necessário adiar os exercícios somente com base na hiperglicemia de forma isolada.[14] Para aumentar sua segurança ao exercitar-se, discuta sua condição de saúde com seu médico, incluindo os medicamentos que ingere, de modo que saiba quais etapas são as mais adequadas a você.

Prescrição de atividades físicas

O exercício pode ter várias formas e o seu programa deve ser projetado para a sua situação. Embora a idade e o tipo de diabetes possam determinar diferentes programas de exercícios, o objetivo é o mesmo: melhorar a saúde. Se você seguir uma triagem adequada e fizer o monitoramento adequado da glicose sanguínea, já pode começar. Um programa completo de exercícios deve incluir atividades aeróbias, treinamento de força e exercícios de flexibilidade.

Prescrição para o condicionamento aeróbio: atividades aeróbias, que ajudam a melhorar a eficiência do sistema cardiovascular, geralmente são as mais benéficas para regular os níveis de glicose no sangue.[8] Os exemplos incluem caminhada, *jogging*, natação e andar de bicicleta. Se você não pode praticar atividades em que haja descarga de peso e alto impacto, exercícios na cadeira, aquáticos e com a bicicleta reclinada

Quadro 14.1 **Recomendações de treinamento aeróbio para pessoas com diabetes**

	Tipo 1	Tipo 2
Frequência	De três a sete dias por semana	De três a sete dias por semana
Intensidade	Nível 5 ou 6, em uma escala de 10 pontos	Nível 5 ou 6, em uma escala de 10 pontos
Tempo	De 20 a 60 minutos por sessão de atividade de intensidade moderada	Pelo menos 150 minutos por semana de atividade de intensidade moderada ou 90 minutos por semana de atividade de intensidade vigorosa
Tipo	Atividades como caminhada, andar de bicicleta, *jogging* e hidroginástica para os grandes grupos musculares	Atividades como caminhada, andar de bicicleta e hidroginástica para os grandes grupos musculares

Fonte: adaptado com permissão do American College of Sports Medicine, 2010, p. 605.

podem ser benéficos.[8] As recomendações para diabetes tipo 1 e tipo 2 são encontradas no Quadro 14.1, seguindo o princípio FITT discutido no Capítulo 6, que aborda frequência, intensidade, tempo e tipo de atividades.[2]

A atividade aeróbia diária tem efeitos positivos para os dois tipos de diabetes (1 e 2).[2] Para aqueles com diabetes tipo 1 que usam insulina, a atividade física diária ajuda a manter o equilíbrio entre as doses de insulina e o alimento consumido. Para aqueles com diabetes tipo 2, o foco é geralmente na queima de calorias e no controle de peso. Para manter a perda de peso, a quantidade de exercício é expandida pelo gerenciamento do seu tempo, frequência e duração (*vide* o Capítulo 13 para mais informações sobre controle de peso). Tenha em mente que as recomendações no Quadro 14.1 são metas, não níveis iniciais. Se você está apenas começando, faça isso gradualmente, porque seu corpo precisará adaptar-se ao exercício e você também tem que monitorar como seus níveis de glicose são afetados. Consulte o Capítulo 6 para sugestões sobre começar ou avançar em seu programa de treinamento aeróbio.

UM OLHAR MAIS ATENTO

Cindy

Em seu aniversário de 58 anos, Cindy descobriu que tinha pré-diabetes. Apesar de seu médico tê-la alertado sobre seu aumento gradual de peso, ela o ignorou. Atualmente, ela pesa cerca de 91 kg. Com sua altura de 163 cm, ela está na categoria "obesa", para o IMC. O diagnóstico traz à tona a importância da necessidade de algumas mudanças no estilo de vida. Cindy está comprometida a tornar sua crise em uma celebração à saúde, aumentando sua atividade e melhorando sua dieta. Seu objetivo em longo prazo é perder 50 libras (23 kg), o que a fará ficar perto da classificação "normal" do IMC. Ao combinar as caminhadas diárias na vizinhança ou o exercício em sua bicicleta ergométrica reclinada com o corte de calorias extras, utilizando o planejamento do prato para uma dieta mais balanceada, ela continua com suas etapas semanais em direção a esse objetivo. O pré-diabetes aumenta o risco de desenvolver o diabetes tipo 2, mas mudanças no estilo de vida, como a que Cindy está tentando, têm o potencial de prevenir o desenvolvimento do diabetes tipo 2.

Quadro 14.2 **Recomendações de treinamento de força para pessoas com diabetes**

	Tipo 1	Tipo 2
Frequência	Dois ou três dias por semana	Dois ou três dias por semana
Intensidade	Baixa a moderada (nível 5 ou 6, em uma escala de 10 pontos)	Mais baixa (nível 4 a 6, em uma escala de 10 pontos)
Tempo	De 8 a 12 repetições por exercício Duas ou três séries por exercício	De 8 a 20 repetições por exercício Duas ou três séries por exercício
Tipo	Todos os principais grupos musculares	Todos os principais grupos musculares

Fonte: adaptado com permissão do American College of Sports Medicine, 2010, p. 607.

Prescrição para o treinamento de força: o treinamento de força pode baixar os níveis de A1c e promover outros benefícios à saúde (*vide* o Capítulo 7 para mais detalhes sobre o treinamento de força). Incluir tanto o exercício aeróbio como o treinamento de força pode aumentar os benefícios relacionados ao controle dos seus níveis de glicose.[16] Algumas poucas precauções precisam ser mencionadas. Se você tem doença microvascular, atente para as principais preocupações, como danos aos olhos, aos rins e às articulações. Fazer um esforço violento ao levantar pesos pode aumentar o risco de sangramento e de deslocamento da retina para aqueles com doença nos olhos proliferativa e severa não proliferativa.[8] O treinamento de força pode não ser adequado se você tem retinopatia diabética. Além disso, você deve estar alerta para algum problema nos nervos, porque você estará mais suscetível a feridas nos pés e danos aos ossos, causados pela insensibilidade e pelo enfraquecimento dos músculos e dos ligamentos nos pés. Se você tem nefropatia ou problema nos rins, a atividade muito vigorosa pode aumentar a excreção de proteína.[4]

Com essas precauções em mente, você pode implementar um programa de treinamento de força efetivo e seguro.[2] Os aumentos na massa muscular elevam o uso de glicose. Aumentar o músculo magro enquanto reduz o tecido gorduroso pode diminuir a resistência à insulina e melhorar o controle da glicose sanguínea. A massa muscular aumentada também pode melhorar seu equilíbrio, sua postura e sua capacidade para movimentar-se e executar atividades diárias.[8] O objetivo do treinamento de força é focar nos exercícios que envolvem os principais grupos musculares, incluindo as pernas, as costas, o peito, os braços, os ombros, as coxas e a área abdominal. O Quadro 14.2 fornece recomendações de treinamento de força para quem tem diabetes tipo 1 e tipo 2,[2] com base no princípio FITT. Detalhes sobre as diversas opções de exercícios para o treinamento de força podem ser encontrados no Capítulo 7.

Prescrição para a flexibilidade: a flexibilidade também é parte integrante de um programa de exercícios para pessoas com diabetes. Geralmente, recomenda-se o alongamento estático. Isso envolve posicionar o corpo de maneira que se crie tensão nos músculos e, depois, manter essa posição de 15 a 30 segundos. O Quadro 14.3 fornece recomendações de flexibilidade para aqueles com diabetes tipo 1 e tipo 2,[2] com base no princípio FITT. Detalhes sobre alongamento podem ser encontrados no Capítulo 8.

A influência dos medicamentos

O diabetes pode ser controlado com o uso adequado de medicamentos, incluindo medicação oral (para o tipo 2), bem como injeções de insulina (para o tipo 1 principalmente, mas para alguns com o tipo 2 também). Uma compreensão geral sobre como esses medicamentos funcionam irá ajudar você a ver como eles podem ser parte do seu plano total de tratamento.

Quadro 14.3 Recomendações de flexibilidade para pessoas com diabetes

	Tipo 1 e tipo 2
Frequência	Dois ou três dias por semana
Intensidade	Alongar até o ponto de tensão firme (sem dor)
Tempo	De 15 a 30 segundos por alongamento Duas ou quatro repetições por alongamento
Tipo	Quatro ou cinco exercícios, tanto para a parte superior como inferior do corpo

Fonte: adaptado com permissão do American College of Sports Medicine, 2010, p. 607.

Medicação via oral para o diabetes tipo 2

Medicamentos por via oral fazem parte do tratamento mais comum para o diabetes tipo 2. Em algumas situações, a insulina, ou uma combinação de insulina e de medicamentos por via oral, pode ser utilizada, dependendo da gravidade da doença.[11]

Diversas classes de medicamentos por via oral são usadas para tratar o diabetes tipo 2 (*vide* o Quadro 14.4). Algumas, como as biguanidas, ajudam a diminuir a resistência à insulina, assim como diminuir a liberação de glicose do fígado. Outras focam somente na diminuição da resistência à insulina (por exemplo, tiazolidinedionas) ou em estimular a liberação de insulina após uma refeição (por exemplo, meglitinides) ou quando os níveis de glicose estão elevados (por exemplo, sulfonilureias). Os inibidores DPP-4, uma classe relativamente nova de medicamento, trabalham com a diminuição da produção de glicose pelo fígado e a estimulação da liberação de insulina quando a glicose sanguínea está elevada. Uma classe de medicamentos menos utilizada são os inibidores alfaglicosidase, que reduzem o movimento da glicose do intestino para a corrente sanguínea. Agonistas GLP-1 são uma nova classe de medicamento que podem ajudar com a perda de peso; eles são aplicados por meio de injeções subcutâneas. Quando os agonistas GLP-1 são usados com outros medicamentos que elevam os níveis de insulina (por exemplo, sulfonilureias), os outros medicamentos devem ser diminuídos. Como qualquer outro medicamento, existem efeitos colaterais, bem como situações nas quais certos medicamentos podem não ser apropriados. Algumas dessas questões são descritas no Quadro 14.4.

O exercício deve ser adotado por quem tem diabetes tipo 2 em conjunto com o uso de medicamentos. Ele pode contribuir para a perda de peso, que pode diminuir a resistência à insulina e aumentar a tolerância à glicose. O exercício também aumenta a sensibilidade à insulina e permite ao corpo trabalhar de maneira mais eficiente. Na maioria das pessoas com diabetes tipo 2 controlada, os medicamentos não precisam ser ajustados ao exercício. No entanto, duas classes de medicamentos para diabetes que devem ser observadas atentamente são as sulfonilureias e as meglitinides, pois podem causar hipoglicemia.[14] Discuta seu programa de exercícios com seu médico, porque talvez esses medicamentos devam ser diminuídos nos dias em que você praticar exercícios.

Conforme mencionado anteriormente, o monitoramento frequente dos níveis de glicose antes, ao longo e depois dos exercícios é importante para evitar possíveis problemas.[8] Quando você está se exercitando e perde peso, perceba que as doses de medicamento precisam diminuir. Trabalhe em parceria com seu médico para ajustar as medicações por via oral (e a insulina, se fizer parte do seu tratamento). É preferível fazer isso do que um lanchinho para evitar a hipoglicemia.[8] Quando você está tentando perder peso, aumentar o consumo de alimentos para equilibrar seu nível de glicose pode não ser uma boa opção. Em vez disso, aproveite o benefício do exercício ao seu corpo e tenha satisfação com as atitudes positivas que você tomou para diminuir sua dependência dos medicamentos.

Quadro 14.4 **Medicação via oral para o controle do diabetes tipo 2**

Classe da droga	Mecanismo primário	Possíveis efeitos colaterais	Contraindicações	Comentários
Biguanidas	Diminuir a produção de glicose no fígado	Diarreia, dor de estômago, acidose láctica	Doença renal determinada por presença de creatinina na urina – mais de 1,5 mg/dL, nos homens, e mais de 1,4 mg/dL, nas mulheres; doença no fígado e insuficiência cardíaca congestiva severa	Pode causar perda de peso; em geral, não causa hipoglicemia
Sulfonilureias	Estimula a liberação de insulina	Hipoglicemia	Tenha precaução com alergias à sulfa	Os mais idosos podem precisar de doses mais baixas
Meglitinides	Estimula a liberação de insulina após a refeição	Hipoglicemia		Tomar antes das refeições
Inibidores DPP-4	Diminui a produção de glicose no fígado e estimula a liberação de insulina	Urticária; em geral, bem tolerados	Reduzir a dose, em caso de doença renal	Não deve causar ganho de peso
Tiazolidinedionas	Aumenta a sensibilidade à insulina	Edema, ganho de peso	Não deve ser utilizada por pessoas com insuficiência cardíaca congestiva ou anormalidades no fígado	Usar a menor dose com insulina
Inibidores alfaglicosidase	Absorção lenta da glicose no intestino	Diarreia, dor abdominal e flatulência	Evitar o uso se houver doença no fígado	Raramente usados

Opções de insulina para o diabetes

Uma variedade de tipos de insulina é utilizada para tratar o diabetes tipo 1 e tipo 2. A insulina deve ser injetada, não pode ser consumida por via oral. Injeções periódicas são requeridas para fornecer níveis de insulina em segundo plano (referidos como insulina basal) e para cobrir o alimento em uma refeição ou lanche (referidos como terapia de *bolus* de insulina). Outra opção são as bombas de insulina.

As bombas de insulina são pequenas unidades que podem ser diretamente ligadas ao corpo, ou indiretamente, por meio de um tubo (*vide* a Figura 14.4) para liberar insulina continuamente ao longo do dia, de uma maneira que imita a atividade natural do pâncreas. Os níveis de insulina podem ser ajustados para mais (ao alimentar-se) ou para menos (quando se está ativo) com apenas alguns toques nas teclas do aparelho. Isso fornece mais flexibilidade para ajustar os horários das refeições, bem como quando você está mais ativo. Para pessoas fisicamente ativas, a capacidade de poder administrar a insulina com mais precisão geralmente resulta em um controle melhor da glicose e os valores A1c caem. Além disso, a bomba substitui os frascos de insulina e as seringas, e é muito mais simples de ser manuseada, especialmente para as pessoas que estão sempre em atividade intensa.

Os tipos de insulina são agrupados com base em seu início de ação, seu tempo de pico de atividade e sua duração da atividade no corpo. Os detalhes sobre essas características e nomes comerciais mais comuns estão relacionados na Tabela 14.1. Geralmente, as insulinas de ação rápida e de ação curta têm um início e tempo de pico de ação relativamente rápidos. Esses tipos de insulina são tomados antes das refeições e, com frequência, precisam ser ajustados antes dos exercícios. A diminuição da insulina depende da intensidade do exercício. Se a atividade ocorre em duas horas após a refeição, a insulina de antes da refeição deve ser diminuída em 5% a 30% (5% para exercício de baixa intensidade e 30% para exercício de alta intensidade e longa duração).[8] A insulina de ação intermediária tem um início de ação mais longo, bem como uma duração maior. A menos que você participe de exercícios prolongados, a insulina de ação intermediária frequentemente não precisa ser ajustada. A insulina basal de longa ação não tem um pico; ao contrário, fornece um nível de insulina baixo, porém constante, por até 24 horas. Como a insulina de ação intermediária, a insulina de ação longa geralmente não precisa ser ajustada para o exercício.

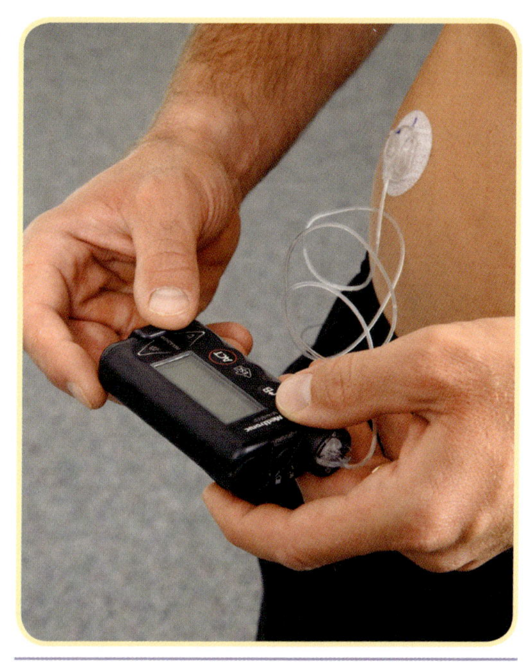

Figura 14.4 A bomba de insulina ajuda a regular os níveis de glicose e, em geral, auxilia no controle da glicose.

O exercício não é recomendado no ponto de pico da ação da insulina.[1,8] A combinação entre os altos níveis de insulina e o efeito de queda da glicose com os exercícios pode levar à hipoglicemia. Se você utiliza insulina de ação rápida com as refeições, aguarde pelo menos uma hora após a refeição para exercitar-se.[8] Ao monitorar seus níveis de glicose no sangue (antes, ao longo e depois do exercício), você pode fazer

Tabela 14.1 Características de vários tipos de insulina

Tipo de insulina	Nomes comerciais	Início	Pico	Duração
Ação rápida: Análogo de insulina aspártica Análogo de insulina glulisina Análogo de insulina lispro	NovoLog Apidra Humalog	10-30 minutos	0,5-3 horas	3-5 horas
Ação curta: Insulina regular	Humulin R Novolin R	30 minutos	1-5 horas	8 horas
Ação intermediária: Insulina NPH	Humulin N Novolin R	1-4 horas	4-12 horas	14-26 horas
Ação longa (basal): Insulina detemir Insulina glargina	Levemir Lantus	1-2 horas	Pico mínimo	Até 24 horas

ajustes adicionais em sua alimentação e seu uso de insulina. Outra consideração sobre as injeções de insulina refere-se ao local de aplicação. Você deve evitar injetar a insulina em uma região do corpo que ficará ativa durante a sessão de exercícios.[10] A injeção abdominal é preferível à injeção nos membros quando se planeja o exercício físico.[1]

Exercícios físicos e um planejamento nutricional saudável são as duas bases para controlar o diabetes e ser bem-sucedido nisso. Sua dieta é a chave, seja o seu problema o diabetes tipo 1 ou o tipo 2. Com o tipo 1, controlar sua ingestão de carboidratos, gorduras e proteínas o ajudará com o controle da glicose no sangue. Com o tipo 2, a atenção às calorias consumidas será um recurso para a perda de peso. Um ótimo complemento à sua dieta é o exercício físico. Seu programa de exercícios deve incluir atividade aeróbia, bem como treinamento de força e alongamento. É importante saber que você pode obter os benefícios do exercício sem perder o controle da glicose no sangue. A estratégia mais importante para o exercício é individualizar seu programa. Seu programa de exercícios deve melhorar sua saúde e seu controle de glicose no sangue, porém não pode causar nem piorar uma doença microvascular ou macrovascular. Um profissional da área da Saúde ou um educador em diabetes podem ajudar a fazer os ajustes nas medicações e na insulina quando você iniciar ou expandir seu programa de exercícios.

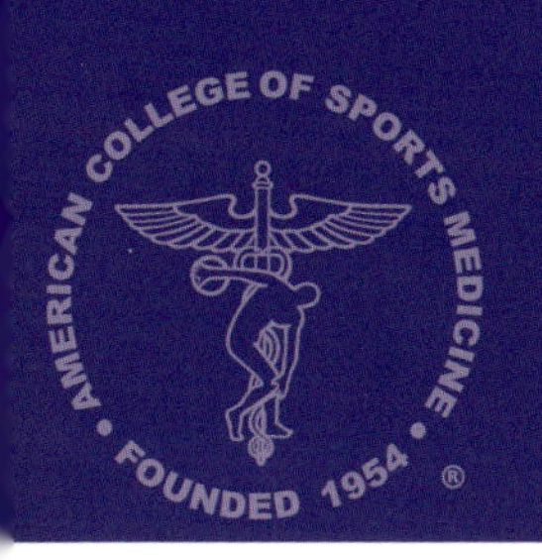

capítulo 15

Pressão alta

Diferentemente de outras condições médicas, que, geralmente, apresentam sinais externos, você pode ter pressão alta e nem saber. Também conhecida como hipertensão, essa doença tem sido chamada de "assassina silenciosa", porque a pressão pode ficar anormalmente elevada sem quaisquer sinais ou sintomas.

A hipertensão é a doença cardíaca mais prevalente. A American Heart Association (AHA – Associação Americana do Coração) estima que, aproximadamente, 73 milhões de americanos de 20 anos ou mais (cerca de um em cada três) e 1 bilhão de pessoas no mundo todo sofrem de hipertensão.[6] Além disso, em 2010, os custos diretos e indiretos estimados para a hipertensão chegaram a US$ 76,6 bilhões.[6] São números alarmantes!

Tomar uma ação para prevenir ou tratar a hipertensão é vital. Aqueles com hipertensão não tratada têm maior chance de ocorrência de ataque cardíaco, aumento anormal do músculo do coração, acidente vascular cerebral (AVC), problemas nos rins e insuficiência cardíaca. Apesar dos sinais externos não serem fáceis de identificar, a pressão alta têm um efeito negativo dentro do corpo.

A pressão arterial é relatada por dois números distintos: a pressão sistólica (número posicionado acima) e a pressão diastólica (número posicionado abaixo). Esses dois números são importantes e são expressos em milímetros de mercúrio (abreviado como mmHg). Em repouso, o coração geralmente se contrai de 60 a 80 vezes por minuto. Cada vez que o coração se contrai, uma pressão é gerada contra os principais vasos sanguíneos. A pressão nos vasos sanguíneos durante a fase de contração do coração é chamada de pressão sistólica e a pressão durante a fase de relaxamento é chamada de pressão diastólica.

A hipertensão é definida como uma pressão anormalmente alta em repouso. Conforme observado na Tabela 15.1, uma pressão sistólica normal em repouso é menor que 120 mmHg e uma pressão diastólica normal em repouso é menor que 80 mmHg. Então, o que exatamente caracteriza a hipertensão? Qualquer um dos seguintes é considerado anormal e, portanto, hipertenso: [4]

- Pressão sistólica em repouso maior ou igual a 140 mmHg; *ou*
- Pressão diastólica em repouso maior ou igual a 90 mmHg.

O objetivo primordial deste capítulo é fornecer informações sobre os exercícios e a nutrição relacionados especificamente à hipertensão. Conforme será visto, a prática regular de exercícios e a alimentação saudável trazem benefícios inequívocos para qualquer um com hipertensão. Modificações no estilo de vida, que incluem exercícios regulares e alimentação adequada, são atualmente defendidos para a prevenção, o tratamento e o controle da hipertensão.

Tabela 15.1 **Classificação da pressão arterial para adultos[4]**

Classificação da pressão arterial	Pressão arterial sistólica (PAS) em mmHg	Pressão arterial diastólica (PAD) em mmHg
Normal	Menos de 120	e menos de 80
Pré-hipertensão	120-139	ou 80-89
Hipertensão	A partir de 140	ou 90 ou mais

Fonte: adaptada do U.S. Department of Health and Human Services, National Institutes of Health, Lung, and Blood Institute, 2004, p. 12.

UM OLHAR MAIS ATENTO

Joelle

Joelle, uma senhora de 57 anos, marcou uma consulta com seu médico após o aparecimento de algo que aparentava ser um machucado em seu olho. Como não havia sofrido nenhum tipo de trauma para que o olho estivesse escurecido, ela ficou preocupada. Sua ação pode ter salvado sua vida. Joelle tinha pressão arterial severamente elevada, o que resultou na ruptura de um pequeno vaso sanguíneo acima do olho, sendo essa a causa do "machucado". De acordo com seu médico, se ela não tivesse buscado tratamento, poderia ter sofrido um AVC como resultado de sua pressão arterial excessivamente alta. A prescrição de uma medicação e de um programa de caminhadas abaixaram a pressão de Joelle em uma variação segura. Sem sinais ou sintomas distintos, a situação de Joelle claramente demonstra o porquê da hipertensão ser uma "assassina silenciosa" em potencial.

CAUSAS DA PRESSÃO ALTA

Uma questão fundamental é: "*O que faz a pressão arterial ficar tão alta?*". Nove de dez causas da elevação da pressão são desconhecidas. Em menos de um em cada dez casos de hipertensão a causa da elevação da pressão arterial pode ser atribuída a um problema conhecido, como uma doença renal. Nesses casos, a hipertensão é considerada secundária à doença já conhecida. Os outros nove dos dez casos são referidos como hipertensão essencial (significa que não há causa conhecida). Por causa das interações muito complexas, os mecanismos precisos subjacentes à hipertensão essencial não têm probabilidade de serem compreendidos em breve.

Apesar de as causas de muitos casos de hipertensão não serem conhecidas, os fatores de risco para hipertensão foram identificados e incluem:[8]

- *Idade.* Seu risco para hipertensão aumenta com a idade. Mais da metade de todos os americanos com 60 anos ou mais tem hipertensão.
- *Etnia.* A hipertensão é mais comum entre os adultos afro-americanos do que entre os caucasianos ou os hispano-americanos. Além disso, os afro-americanos tendem a tornar-se hipertensos mais cedo e apresentam pressão arterial mais severamente elevada.
- *Histórico familiar.* A hipertensão frequentemente é hereditária.
- *Sobrepeso ou obesidade.* A pré-hipertensão ou hipertensão é mais provável para quem está acima do peso ou é obeso.
- *Estilo de vida e fatores nutricionais.* Diversos fatores nutricionais e de estilo de vida podem elevar seu risco, incluindo dietas com muito sódio e pouco potássio, consumo excessivo de álcool, tabagismo e atividade física insuficiente.
- *Estresse.* Estresse de longa duração pode aumentar o risco de pressão arterial alta.

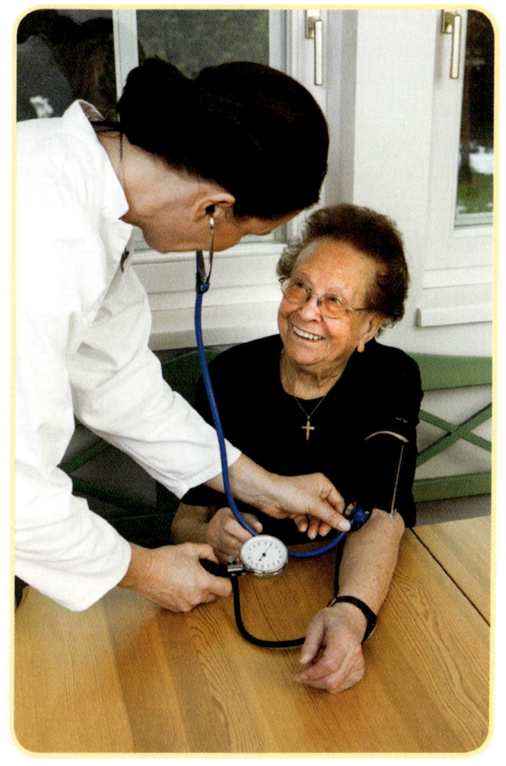

A pressão alta pode ser diagnosticada por qualquer profissional da área da saúde qualificado.

Considere os itens dessa lista. Apesar de não poder mudar alguns (por exemplo, idade, etnia, histórico familiar), existem vários que você pode mudar ou, pelo menos, abordar de outra maneira. Este capítulo apresenta sugestões para aumentar a atividade física e melhorar a nutrição, para ajudá-lo a diminuir seu risco de desenvolver a hipertensão.

Os riscos da hipertensão

Como você viu na Tabela 15.1, a pré-hipertensão é definida como a pressão arterial sistólica entre 120 e 139 mmHg ou uma pressão diastólica entre 80 e 89 mmHg. O termo pré-hipertensão é razoavelmente novo e substituiu termos como pressão arterial normal alta. A razão para essa nova designação é a evidência de que pessoas dentro dessa faixa de pressão arterial estão em crescente risco para o desenvolvimento de problemas cardíacos e vasculares. Estima-se que aproximadamente 59 milhões de americanos estejam dentro da categoria de pré-hipertensão.[6] Pessoas nessa faixa que são geralmente saudáveis de outra maneira não tomam medicamentos para a pressão – embora devessem discutir essa questão com seus médicos. É criticamente importante que aqueles com pré-hipertensão adotem escolhas saudáveis de estilo de vida para evitar aumentos adicionais na pressão arterial, podendo levar à hipertensão e a uma doença cardiovascular.

O risco de uma doença cardiovascular e de AVC aumenta conforme a pressão arterial se eleva (*vide* a Figura 15.1). Embora as pessoas com hipertensão tenham maior risco do que as com pré-hipertensão, é importante observar que aquelas com pré-hipertensão estão em maior risco do que as pessoas com pressão arterial normal. Mesmo que seja conveniente ter limites firmes separando as categorias hipertensa, pré-hipertensa e normal para os tipos de pressão (conforme relacionados na Tabela 15.1), a pressão arterial em repouso é diretamente relacionada ao risco cardiovascular e à mortalidade (ou seja, taxa de mortalidade) ao longo de uma ampla gama das pressões arteriais em repouso, passando por todas as categorias. O risco começa a aumentar uma vez que a pressão arterial sistólica excede 115 mmHg e a pressão diastólica excede 75 mmHg.[5]

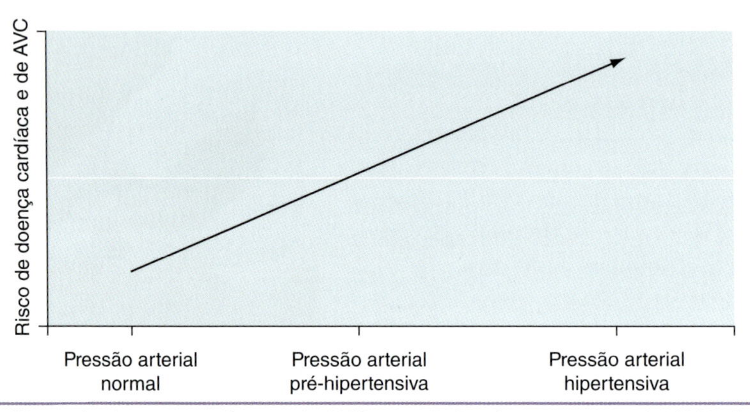

Figura 15.1 Risco de doença cardíaca e de AVC associados à pressão arterial (PA). O risco dobra a cada aumento de 20/10 mmHg na pressão arterial em repouso.

Fonte: adaptada de Lewington, Clarke, Qizilbash, et al., 2002.

ABORDAGENS SAUDÁVEIS PARA O CONTROLE DA PRESSÃO ARTERIAL

Hipertensos, pré-hipertensos ou os com pressão normal poderão beneficiar-se ao adotar um estilo de vida fisicamente ativo que inclua exercícios regulares. O exercício e a nutrição adequada são fortemente recomendados por importantes organizações, como o American College of Sports Medicine (ACSM – Colégio Americano de Medicina Esportiva)[9] e a AHA.[2] A influência da atividade física e dos diversos aspectos da nutrição estão relacionados no Quadro 15.1. Além disso, medicamentos são frequentemente usados para ajudar a reduzir a pressão arterial quando as mudanças na atividade física e na alimentação não são suficientes.

Foco na nutrição

A alimentação tem grande potencial para afetar sua pressão arterial. Em particular, você deve considerar com atenção a composição da sua dieta, incluindo a redução da ingestão de sódio e de calorias que você consome.

Dieta baixa em sódio

A maioria dos norte-americanos consome sódio excessivamente em suas dietas. Estimativas recentes do U.S. Department of Agriculture (Departamento de Agricultura dos EUA) relatam que homens e mulheres norte-americanos consomem entre 3.000 e 4.000

miligramas de sódio por dia.[3] Esses valores são muito altos, especialmente considerando que a maioria das organizações, como o U.S. Department of Agriculture, o U.S. Department of Health and Human Services (Departamento de Saúde e Serviços Humanos dos EUA) e a Organização Mundial de Saúde (OMS) recomendam uma ingestão diária de sódio menor que 2.300 miligramas por dia e ainda menor (1.500 miligramas) para adultos com hipertensão.[16] Recentemente, tem-se recomendado 1.500 miligramas de sódio por dia para a maioria dos norte-americanos. A AHA também aprova a redução do sódio para a maioria dos americanos.[2] Essas recomendações são baseadas em estudos que têm documentado um declínio na pressão arterial com a restrição do sódio na alimentação, conforme discutido no Quadro 15.1.[10]

Quadro 15.1 Modificações no estilo de vida para diminuir a pressão arterial[4]

Modificação	Recomendação	Faixa aproximada de redução da pressão arterial sistólica
Atividade física	Praticar atividade física aeróbia regularmente, como caminhada rápida	5-7 mmHg
Redução do sódio na alimentação	Reduzir a ingestão de sal	2-8 mmHg
Planejamento de alimentação DASH (Dietary Approaches to Stop Hypertension)	Consumir uma dieta rica em frutas, vegetais e laticínios com baixa gordura, além de reduzir a ingestão das gorduras saturada e total	8-14 mmHg
Redução de peso	Manter o peso corporal normal (índice de massa corporal – IMC – 18,5-24,9)	5-20 mmHg por 20 libras (9 kg) de perda de peso
Moderação de consumo de álcool	Limitar o consumo para não mais que duas doses por dia (a maioria dos homens) e não mais que uma dose por dia (mulheres e pessoas com menor peso)	2-4 mmHg

Fonte: adaptado de U.S. Department of Health and Human Services, National Institutes of Health, National Heart, Lung and Blood Institute, 2004, p. 26.

UM OLHAR MAIS ATENTO

Jeffrey

Jeffrey, 27 anos, é um aluno de pós-graduação em Química que, atualmente, está trabalhando em sua dissertação. Ele está muito estressado e, fora o trabalho no laboratório, faz pouca atividade física. Em uma feira de saúde no *campus*, ele teve sua pressão arterial verificada e ficou impressionado ao descobrir que estava em 142/88. A correria da feira dificultou uma verificação mais precisa, por isso, ele marcou uma consulta com o médico, que descobriu que a pressão de Jeffrey estava em 138/86 em avaliações repetidas (quando ele estava sentado em repouso em uma sala silenciosa, o que é tipicamente feito para determinar a pressão arterial em repouso com maior precisão). Apesar de estar abaixo do nível para o diagnóstico de hipertensão, Jeffrey é pré-hipertenso. Sua pressão arterial é maior do que o desejado e, sem qualquer intervenção, pode progredir consideravelmente, até o diagnóstico de hipertensão. Seu médico recomenda uma aula de controle do estresse no próprio *campus*, e, também, um aumento progressivo de atividade física, com foco nos exercícios aeróbios, como caminhada e *jogging*.

Apesar desses estudos, um conceito que surgiu nas últimas décadas é o da sensibilidade da pressão arterial ao sódio.[15] De maneira simples, a sensibilidade da pressão arterial ao sódio na alimentação varia entre as pessoas; no entanto, isso é mais uma distribuição contínua entre indivíduos do que uma questão de ter ou não sensibilidade ao sódio.[13] Estimativas de sensibilidade da pressão arterial ao sódio variam amplamente, dependendo da população estudada. Entre jovens adultos caucasianos saudáveis com pressão arterial em repouso normal, menos que um em quatro têm pressão arterial sensível ao sódio. Entre adultos afro-americanos com hipertensão, quase três em quatro podem ter pressão arterial sensível ao sódio.[15] A sensibilidade da pressão arterial ao sódio aumenta conforme a idade avança. Pesquisas têm mostrado que idosos e afro-americanos são os principais grupos que respondem positivamente à dieta de restrição de sódio para baixar a pressão.[2]

Dados recentes dos U.S. Centers for Disease Control and Prevention (CDC – Centros para Controle e Prevenção de Doenças dos EUA) sugerem que o número de americanos com pressão arterial sensível ao sódio pode ainda ser maior do que o imaginado inicialmente. Todavia, independentemente do seu nível de sensibilidade ao sódio, verificar o consumo de forma contínua é uma boa ideia. Pesquisadores descobriram que populações com alto consumo de sódio apresentam maior aumento de pressão arterial conforme envelhecem.[7] Novas pesquisas apontam que o sódio na alimentação pode, também, danificar os vasos sanguíneos, mesmo que a pressão não suba.[11] Esses dois pontos sugerem que você pode beneficiar-se ao reduzir a quantidade de sódio da sua dieta, mesmo que não tenha sensibilidade a ele.

Talvez você espere controlar sua ingestão de sódio deixando de adicionar sal aos alimentos. É um importante passo, porém você ainda precisa verificar o restante da sua dieta. Tenha em mente que uma enorme quantidade de sódio está escondida nos alimentos, principalmente nos alimentos altamente processados, o que inclui alimentos de restaurantes, bem como produtos enlatados e empacotados. Estima-se que, nas sociedades industrializadas, 75% do sódio consumido venha dos alimentos processados. Verificar os rótulos dos alimentos, portanto, é tão importante como maneirar com o saleiro. Algumas dicas para reduzir o sódio podem ser encontradas no boxe *Maneiras de diminuir a ingestão de sódio*.

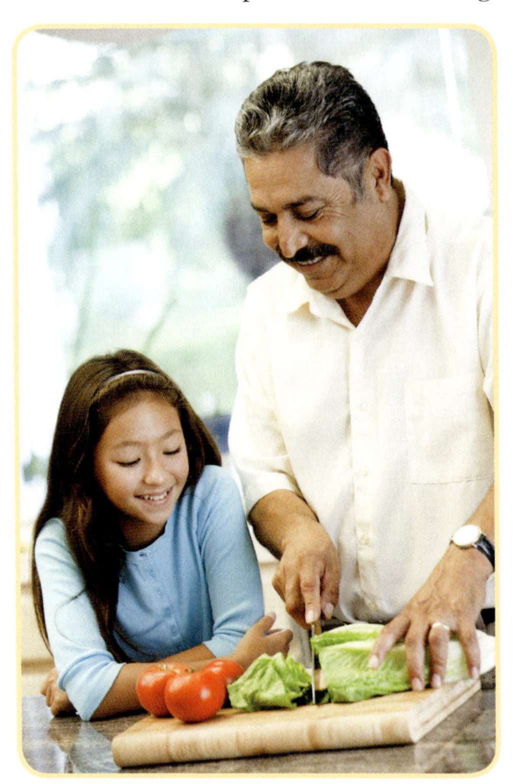

Converse com sua família e seus amigos para fazerem escolhas nutricionais saudáveis.

Atletas de resistência e aqueles que se exercitam muitas horas por dia têm necessidades únicas de sódio. Como o suor contém sódio, as altas taxas de transpiração fazem os atletas o perderem quando se exercitam. Por essa razão, eles não devem reduzir drasticamente sua ingestão de sódio. Os atletas devem consultar fontes apropriadas[12] que abordem suas necessidades próprias. Para a maioria das pessoas, no entanto, as orientações para ingestão de sódio descritas neste capítulo podem ser uma valiosa ferramenta para manter ou controlar a pressão arterial.

Maneiras de diminuir a ingestão de sódio[14]

- Escolha alimentos com pouco sódio ou sódio reduzido, quando disponíveis.
- Selecione vegetais frescos, congelados ou enlatados que contenham baixa quantidade de sódio ou não contenham sal adicionado.
- Consuma aves, peixes e carnes magras em vez de opções enlatadas, defumadas ou processadas.
- Limite o uso de condimentos, como mostarda, raiz forte, *ketchup* e molho *barbecue*, e, principalmente, os condimentos que contém alta concentração de sódio, como *shoyu* e molho *teriyaki*.
- Cozinhe sem adicionar sal de mesa. Considere, também, a redução de massas, de arroz e de mistura de cereais instantâneos ou condimentados, que, em geral, já contêm significativa quantidade de sal adicionado.
- Reduza itens que frequentemente contêm muito sódio, como alimentos congelados, sopas enlatadas, molhos para salada e misturas em pacotes.
- Considere o uso de outros temperos em vez do sal e de outros itens para dar sabor ao alimento, como ervas, limão, vinagre e misturas para tempero sem sal.
- Substitua lanches salgados por frutas ou vegetais.
- Quando comer fora, evite itens que incluem os seguintes termos na descrição da refeição: *conserva*, *curado*, *defumado* e *shoyu*.
- Ao ler os rótulos dos alimentos (*vide* o Capítulo 4 para mais detalhes), verifique os níveis de sódio e o percentual para valores diários (%VD). Produtos que contêm menos de 5% de %VD de sódio são considerados alimentos baixos em sódio. Cuidado com itens com 20% ou mais do valor diário para sódio – esses são considerados altos.

Fonte: adaptado do U.S. Department of Health and Human Services, National Institutes of Health, National Heart, Lung and Blood Institute, 2006, p. 17.

Dieta para um coração saudável

Estudos sugerem que uma dieta para um coração saudável reduz a pressão arterial e é mais acentuada quando o conteúdo de sódio é também reduzido. Uma pesquisa examinou os efeitos das Dietary Approaches to Stopping Hypertension (Abordagens Dietéticas para Acabar com a Hipertensão), ou DASH, dieta sobre a pressão arterial em repouso.[10] A dieta é repleta de frutas, de vegetais (alimentos ricos em potássio) e de cereais integrais, além de ser baixa em gordura. Centenas de pessoas participaram desse estudo que comparou a dieta DASH com uma dieta ocidental típica. Diversos níveis de sódio na alimentação também foram investigados. Os participantes fizeram cada dieta por 30 dias. A pressão arterial em repouso ficou mais alta quando os participantes fizeram uma dieta ocidental normal, com muito sódio (mais de 3.000 miligramas por dia), e a pressão arterial ficou mais baixa quando os participantes fizeram a dieta DASH, com menos sódio (aproximadamente, 1.500 miligramas por dia).

De particular importância para aqueles com hipertensão, a dieta DASH enfatiza o consumo de vegetais ricos em potássio. As *Dietary Guidelines for Americans* (*Diretrizes Alimentares para Americanos*) também destacam a importância de aumentar a ingestão de potássio nos alimentos para ajudar a baixar a pressão arterial, bem como diminuir a influência negativa do sódio na pressão arterial.[13] Uma ingestão adequada de potássio é de 4.700 miligramas por dia para qualquer pessoa a partir dos 14 anos de idade (crianças devem consumir um pouco menos).[13] As fontes de potássio incluem leite, carne, peixe, frutas (por exemplo, bananas, laranjas e outras frutas cítricas) e vegetais (por exemplo, batatas, brócolis, cenouras).

Informações sobre a dieta DASH, incluindo amostras de cardápios, podem ser encontradas nos *sites* da AHA ou do National Heart, Lung and Blood Institute (Instituto Nacional do Coração, Pulmões e Sangue, dos National Institutes of Health – Institutos Nacionais de Saúde; acesse: www.nhlbi.nih.gov, e digite DASH na caixa de busca). Esse *site* inclui exemplos específicos de hábitos alimentares saudáveis. Em geral, recomenda-se a ingestão diária de diversas porções de fruta, de vegetais, grãos (com preferência aos cereais integrais) e laticínios sem gordura ou com baixo teor de gordura. Você deve limitar gorduras, óleos e doces e incluir carnes magras, aves e peixe em sua dieta. O número de porções para cada uma dessas categorias dependerá de sua ingestão calórica total (*vide* a Tabela 15.2 para algumas orientações gerais sobre o número de porções dos vários grupos alimentares). A recomendação geral para adultos hipertensos é adotar o planejamento de alimentação DASH, conforme mencionado no Quadro 15.1.

O controle de peso também é importante para controlar a pressão arterial. Qualquer pessoa que está com sobrepeso ou obesa deve ter foco em reduzir as calorias totais ingeridas e em queimar mais calorias por meio do exercício físico. Estudos têm relatado que a perda de peso pode baixar a pressão arterial, conforme discutido no Quadro 15.1, bem como melhorar a saúde cardiovascular geral (para mais detalhes sobre o controle de peso, *vide* o Capítulo 13). Fazer uma análise crítica da sua dieta e optar por reduzir a ingestão de sódio e por consumir frutas, vegetais e cereais integrais em vez de opções com muita gordura e altamente processadas conduzirá facilmente à perda de peso. Além disso, a ingestão de álcool pode influenciar a pressão arterial. Para aqueles que

Tabela 15.2 Planejamento de alimentação DASH para diferentes níveis de calorias

GRUPOS ALIMENTARES	PORÇÕES DIÁRIAS			
	1.600 calorias por dia	2.100 calorias por dia	2.600 calorias por dia	3.100 calorias por dia
Grãos (recomendam-se cereais integrais)	6	6-8	10-11	12-13
Vegetais	3-4	4-5	5-6	6
Frutas	4	4-5	5-6	6
Leite e seus derivados (sem gordura ou com baixo teor de gordura)	2-3	2-3	3	3-4
Carnes magras, aves e peixe	3-6	6 ou menos	6	6-9
Oleaginosas, sementes, legumes	3 por semana	4-5 por semana	1	1
Gordura e óleos	2	2-3	3	4
Doces e açúcares adicionados	0	5 ou menos por semana	2 ou menos	2 ou menos

Fonte: adaptada do U.S. Department of Health and Human Services, National Institutes of Health, National Heart, Lung and Blood Institute, 2006, p. 10.

consomem álcool regularmente, ao reduzir sua ingestão, a pressão arterial em repouso é reduzida, conforme mencionado no Quadro 15.1.

Foco na atividade física

Muitos estudos científicos estabeleceram que o exercício físico praticado regularmente pode diminuir a pressão arterial. Em média, o exercício pode diminuir a pressão em cerca de 5 a 7 mmHg.[9] Essas reduções na pressão arterial são traduzidas em benefícios para sua saúde. A maior parte dos estudos (mas não todos) tem examinado os benefícios dos exercícios aeróbios, como caminhada, *jogging*, andar da bicicleta e natação (*vide* o Capítulo 6, para mais detalhes sobre o exercício aeróbio). Poucos estudos têm focado nos benefícios do treinamento de força; não obstante, ele pode também ser benéfico para as pessoas com hipertensão, como parte de um programa de condicionamento físico completo (*vide* o Capítulo 7 para mais detalhes sobre o treinamento de força).

A pressão arterial não muda com a atividade física. É normal que a sua pressão arterial aumente *durante* a prática de exercícios, quando o coração está se contraindo mais rapidamente e com mais força. O efeito de baixar a pressão arterial ocorre *após* a sessão de exercícios e pode durar por até 22 horas.[9] Esse efeito reforça a importância da prática regular. O objetivo geral do programa de exercícios é baixar a pressão arterial nos momentos do dia em que você não está se exercitando. Quanto maior sua pressão arterial em repouso, maior o potencial benéfico do exercício. Além disso, é estimulante observar que até os pequenos declínios na pressão arterial em repouso reduzem o risco de AVC e de doenças cardíacas.

Precauções antes de praticar exercícios

Se você é uma pessoa hipertensa, deve passar por uma avaliação com um profissional da área da Saúde antes de embarcar em um programa de exercícios. Em alguns casos (mas não em todos), o médico pode recomendar um teste ergométrico (ou seja, teste de esforço) antes de iniciar um programa de exercícios. O tipo de avaliação médica pré-exercício depende do seu estado de saúde, incluindo a sua pressão arterial atual e a intensidade do programa de exercícios que você gostaria de adotar. Se a sua pressão arterial não é controlada (ou seja, se ela é maior do que 200/110 mmHg), você deve aguardar até que esteja em uma faixa segura antes de iniciar um programa de exercícios.[1] Seu médico pode fornecer recomendações para garantir que seja seguro para você iniciar o programa.

Apesar de pessoas com hipertensão serem imensamente beneficiadas com os medicamentos para baixar a pressão arterial, alguns deles podem influenciar a resposta aos exercícios (mais informações sobre os medicamentos no final deste capítulo). Por exemplo, os diuréticos e os betabloqueadores podem prejudicar a capacidade de regular a temperatura do corpo.[9] Essa é uma preocupação quando há temperaturas quentes, especialmente se a umidade não é tão alta. Portanto, você deve ter atenção aos sinais e aos sintomas da indisposição causada pelo calor, que incluem dor de cabeça, cãibra, náusea, vertigem e fraqueza. Em condições quentes e úmidas, você deve fazer o seguinte:

- Usar roupas leves para facilitar o resfriamento do corpo por evaporação.
- Ingerir líquidos suficientes para evitar a desidratação (por exemplo, a desidratação é definida como uma perda de peso corporal de mais de 2% durante o exercício físico, como resultado da transpiração).

- Praticar exercícios nos horários mais frios do dia – de manhã cedo ou tarde da noite.

Um ponto crítico adicional é que você deve diminuir a intensidade ou a duração do seu exercício em condições quentes e úmidas, especialmente quando seu corpo não está acostumado ao ambiente quente. No entanto, o exercício frequente no calor irá melhorar sua capacidade para tolerar essas condições.[1] Consulte um profissional, se você tem dúvidas ou preocupações específicas.

Além disso, medicamentos, como os betabloqueadores, podem reduzir demais a glicose no sangue.[9] Essa condição é chamada de hipoglicemia, e é uma preocupação importante para adultos hipertensos que também têm diabetes. No mínimo, pessoas hipertensas com diabetes devem estar atentas aos sintomas associados à baixa glicose, que incluem tremedeira, fraqueza, nervosismo, ansiedade, fome e transpiração anormal.[1] Mais detalhes sobre hipoglicemia e diabetes podem ser encontrados no Capítulo 14. Não é necessário mencionar que você deve parar de exercitar-se caso sinta algum desses sintomas.

Alguns medicamentos, como os bloqueadores dos canais de cálcio, dilatam (ampliam) os vasos sanguíneos, outra maneira efetiva de baixar a pressão arterial. No entanto, esses medicamentos podem algumas vezes reduzir demais a pressão (refere-se como *hipo*tensão, ou pressão baixa).[9] Quando a pressão é muito baixa, os sintomas mais comuns são sentir a cabeça muito leve e vertigem. Independentemente de tomar medicamentos ou não, após os exercícios, a pressão arterial normalmente diminui. No entanto, se o exercício é parado bruscamente, a pressão arterial pode diminuir muito rapidamente quando ocorre a vertigem. Para evitar isso, faça um desaquecimento gradual após a sessão de exercícios.[1] As particularidades de um desaquecimento adequado podem ser encontradas no Capítulo 6.

Prescrições para atividade física

As recomendações de exercício para pessoas hipertensas são muito semelhantes àquelas para a terceira idade. Recordando o perfil FITT para atividades, um acrônimo para frequência (vezes por semana), intensidade (quanto), tempo (quantidade) e tipo (variedade de exercício).[1] As recomendações nas seções seguintes são resumos das pesquisas mais recentes, revisadas por especialistas na área e passadas adiante pelo ACSM.[9] Em geral, o exercício aeróbio é o principal foco para aqueles com hipertensão, apesar dos treinamentos de força de intensidade moderada e de flexibilidade também serem considerados importantes suplementos.[1]

Embora o exercício regular seja um componente essencial de um estilo de vida saudável para adultos hipertensos, a melhor maneira de pensar sobre isso é incluir seu programa de exercícios em um *estilo de vida já ativo*, que inclui subir escadas em vez de tomar o elevador, estacionar o carro mais longe e manter o telefone e o controle remoto longe de onde você costuma sentar-se. Esses são apenas alguns exemplos de maneiras para aumentar sua atividade física habitual e diária. Essas pequenas sugestões podem não levar a grandes ganhos em condicionamento físico (como seu programa formal de exercícios sem dúvidas conduzirá), mas o ajudarão a queimar mais calorias, mantendo, assim, um peso corporal ideal.

Prescrição para o condicionamento aeróbio: O exercício aeróbio é a atividade física mais importante para baixar sua pressão arterial.[1] As recomendações FITT para treinamento aeróbio podem ser encontradas no Quadro 15.2.

Quadro 15.2 **Recomendações de treinamento aeróbio para adultos hipertensos, com base no princípio FITT**

Princípio FITT	Recomendação
Frequência	Na maioria dos dias da semana (preferivelmente, em todos)
Intensidade	Exercício de intensidade moderada (por exemplo, caminhada rápida)
Tempo	30 minutos ou mais (contínuos ou intermitentes)
Tipo	Atividades aeróbias ou de resistência (por exemplo, caminhada, andar de bicicleta)

Fonte: adaptado de Pescatello, Franklin, Fagard, et. al., 2004.

Idealmente, você deve exercitar-se na maioria dos dias da semana, preferivelmente em todos.[1] No entanto, uma frequência de treinamento de três a cinco dias por semana também é eficaz para reduzir a pressão arterial em repouso.[9]

A recomendação para adultos hipertensos é a prática de exercícios em intensidade moderada. Isso corresponde à caminhada rápida para um adulto de meia-idade destreinado ou da terceira idade. Exercícios de intensidade extremamente baixa (caminhada muito lenta) podem não ser tão efetivos (embora sejam melhores do que nada!). Além disso, não é necessário praticar exercícios de intensidade muito alta (por exemplo, corrida de velocidade) para obter os efeitos de redução da pressão arterial proporcionados pelo exercício regular. O exercício de intensidade moderada (por exemplo, caminhada rápida) pode, na verdade, ser mais efetivo do que o exercício de alta intensidade, particularmente porque o comprometimento com a prática diminui e a taxa de lesões aumenta entre aqueles que participam somente de exercícios de alta intensidade. Como é imprescindível participar de um programa de exercícios, a modalidade moderada é a melhor para a maioria das pessoas.

Adultos hipertensos devem praticar exercícios de 30 a 60 minutos por dia.[1] O tempo gasto se exercitando pode ser contínuo (sem paradas) ou intermitente (com pequenas sessões de 10 minutos cada ao longo do dia, totalizando, pelo menos, de 30 a 60 minutos).

Os especialistas recomendam que adultos hipertensos pratiquem atividades aeróbias ou de resistência, como caminhada, *jogging*, corrida, andar de bicicleta e natação. Atividades aeróbias são discutidas em detalhes no Capítulo 6. Qualquer atividade que use os grandes grupos musculares pode ser benéfica e pode ajudar a reduzir a pressão arterial. Como a prática em longo prazo é uma questão importante, escolha uma atividade que você considera agradável e seja facilmente acessível.

Prescrição para o treinamento de força: apesar das atividades aeróbias praticadas na maioria dos dias da semana – preferencialmente em todos – serem o foco do seu programa de exercícios, o treinamento de força é uma parte importante de um programa completo de condicionamento físico, e também deve ser incluído.[1] Normalmente, a pressão arterial se eleva durante qualquer tipo de exercício e, frequentemente, esse aumento é maior durante o treinamento de força. Um aumento exagerado durante o treinamento de força é uma preocupação para todos, mas especialmente para aqueles que já têm pressão arterial elevada em repouso. Como a pressão arterial sobe ainda mais quando você prende a respiração ao suspender o peso (por exemplo, enquanto se esforça), você deve evitar isso. Mantenha o foco na expiração ao suspender o peso e na inspiração ao baixá-lo.[9] Mais apontadores de segurança para o treinamento de força podem ser encontrados no Capítulo 7. Em geral, o treinamento de força deve ser executado dois ou três dias por semana e deve incluir de 8 a 10 diferentes exercícios que focalizem todos os principais músculos em um nível moderado de intensidade.[1]

Prescrição para a flexibilidade: apesar de a flexibilidade não desempenhar um impacto direto sobre a pressão arterial, recomenda-se o alongamento após o aquecimento ou como parte do desaquecimento.[1] O Capítulo 8 inclui orientações e exemplos de alongamentos que você pode incluir em seu programa de atividade física.

Influência dos medicamentos

Profissionais da área da Saúde utilizam diversas classes de medicamentos para reduzir a pressão arterial. Mais de dois terços dos adultos com hipertensão precisam de dois ou mais medicamentos para controlar a pressão. A seguir, quatro classes de medicamentos comumente prescritos que são muito efetivos para baixar a pressão arterial:[4]

- *Diuréticos*, que são frequentemente chamados de "pílulas de água", porque aumentam a frequência de urina.
- *Betabloqueadores*, que reduzem o trabalho do coração.
- *Inibidores da ECA* (enzima conversora da angiotensina), que bloqueiam a produção de um hormônio que pode elevar a pressão arterial.
- *Bloqueadores dos canais de cálcio*, que relaxam os vasos sanguíneos.

Essa lista não está completa, mas o ponto importante é que diferentes tipos de medicamentos podem baixar a pressão arterial e reduzir o risco geral. Como cada um funciona dependerá da pessoa, assim, seu médico escolherá o(s) medicamento(s) mais adequado(s) a você. Isso não é uma ciência exata; o controle adequado da pressão arterial exige vigilância constante. Você não deve ficar surpreso se o médico alterar a dosagem ou o tipo de medicação com base na sua resposta.

Tomar medicamentos para baixar a pressão arterial não significa curar a hipertensão. Em vez disso, os medicamentos mantêm a pressão arterial sob controle, reduzindo, assim, seu risco de desenvolver uma doença cardíaca. É extremamente importante informar seu médico se você tiver qualquer reação adversa à medicação, seja leve ou severa. O papel do médico é avaliar a resposta da sua pressão arterial ao medicamento, assim como sua tolerância a ele. Não desanime se a primeira medicação prescrita não reduzir sua pressão suficientemente, ou se o medicamento causar um efeito colateral. O objetivo importante é manter sua pressão arterial sob controle e, para isso, deve haver um diálogo constante entre você e seu médico.

Ingerir medicamentos *não* substitui as alterações no estilo de vida discutidas neste capítulo (exercícios regulares, nutrição adequada). Ao contrário, tomar medicamentos e fazer alterações no estilo de vida devem ser ações conjuntas para reduzir a pressão arterial em repouso.

Adultos hipertensos devem adotar um estilo de vida fisicamente ativo e praticar exercícios físicos regularmente. Além disso, eles devem adotar hábitos alimentares saudáveis, o que, frequentemente, envolve reduzir a quantidade de sódio da dieta e ter foco na ingestão de frutas, de vegetais (ricos em potássio), de cereais integrais e de alimentos com baixo teor de gordura. Pesquisas têm demonstrado que esses comportamentos saudáveis podem melhorar a saúde total e, também, ajudar a controlar a pressão.

capítulo 16

Colesterol alto

Pesquisas nos últimos 50 anos têm identificado uma série de fatores associados ao aumento do risco para doença arterial coronariana (DAC). Doenças cardíacas têm sido, há muitas décadas, a causa número um de morte tanto para homens como mulheres nos Estados Unidos; aproximadamente, 1,5 milhões de norte-americanos sofrem um ataque cardíaco por ano, e 500 mil deles vêm a óbito.[10] Além disso, a DAC não é somente uma doença masculina; ataques cardíacos, acidentes vasculares cerebrais (AVCs) e outras doenças cardiovasculares são devastadoras também para as mulheres. As mulheres morrem cerca de duas vezes mais de DAC e de AVC do que de todas as formas de câncer combinados, incluindo o de mama.[10]

Níveis desfavoráveis de colesterol e de sedentarismo são dois fatores de risco para DAC que são considerados modificáveis – em outras palavras, você pode mudá-los! A atividade física e os exercícios, assim como uma alimentação saudável, são intervenções iniciais importantes no controle do colesterol. Caso os níveis de colesterol permaneçam desfavoráveis após adotar essas práticas de estilo de vida saudável, então, geralmente, alguns medicamentos e o uso de terapias complementares ou alternativas são utilizados.[4]

O colesterol é uma das diversas gorduras (também chamadas de lipídios) encontradas no sangue. Outro lipídio associado ao risco de doença cardíaca é o triglicéride sanguíneo.[9,10] As seguintes definições desses lipídios irão ajudar a explicar a relação entre lipídios e doença cardíaca.

Colesterol

O lipídio é uma substância macia e oleosa, também conhecida como gordura e, em quantidades moderadas, é essencial para a boa saúde. Por exemplo, o colesterol é incorporado a todas as paredes celulares e as membranas, é necessário para o corpo produzir hormônios adequadamente, como a testosterona e o estrógeno, e é imprescindível na formação da vitamina D. O corpo obtém colesterol de duas fontes:[3,4] a primeira e principal fonte é seu próprio fígado, que produz cerca de 1.000 miligramas de colesterol a cada dia; a segunda fonte é o alimento, como a gema do ovo, os laticínios e a carne (principalmente a vermelha).

Pode parecer confuso que o seu corpo, na verdade, produza colesterol, mas lembre-se: certa quantidade de colesterol é necessária para o funcionamento adequado do corpo. No entanto, quando o corpo tem muito (conforme indicado quando o colesterol sanguíneo está maior do que 200 mg/dL),[10] o risco de DAC aumenta drasticamente.

Triglicéride

O triglicéride é outra gordura corporal, ou lipídio, também relacionado à DAC,[3] mas essa relação é muito mais fraca do que a relação entre o colesterol e a DAC. Tal como o colesterol, o triglicéride tem diversas funções corporais, incluindo ser usado como fonte de energia no corpo e na construção das paredes celulares. Assim como o colesterol, um pouco é necessário, mas muito dele se torna uma preocupação. Se os níveis de triglicérides excederem 150 mg/dL, seu risco de DAC é elevado.[6,11,12]

Tanto o colesterol como o triglicéride não se misturam bem à água. Por causa da porção fluida do sangue ser composta principalmente por água, o colesterol e o triglicéride precisam de ajuda para movimentar-se pelo corpo. Eles devem combinar-se com proteínas encontradas no corpo para formar novas partículas, chamadas de lipoproteínas. As recém-formadas lipoproteínas se misturam bem com o sangue e outros fluidos corporais para permitir movimento fácil para todos os tecidos. Como as lipoproteínas fornecem transporte para o colesterol e o triglicéride, as letras C ou TG são associadas à abreviação de lipoproteína. Existem quatro classes gerais de lipoproteínas; algumas são mais benéficas, ao passo que outras são mais prejudiciais à sua saúde (*vide* o boxe *Categorias de lipoproteínas*, na página 330, para mais informações sobre essas várias classes). Elas incluem quilomicrons, lipoproteína de muito baixa intensidade (VLDL), lipoproteína de baixa densidade (LDL) e lipoproteína de alta densidade (HDL). Em geral, os altos níveis de VLDL e LDL são uma preocupação com relação à saúde do coração. Em contrapartida, o colesterol HDL é comumente referido como "bom" colesterol e, portanto, níveis elevados dele são considerados um acréscimo positivo. *Vide* o Quadro 16.1 para uma lista de lipídios e de lipoproteínas, assim como de suas relações com doenças cardíacas.

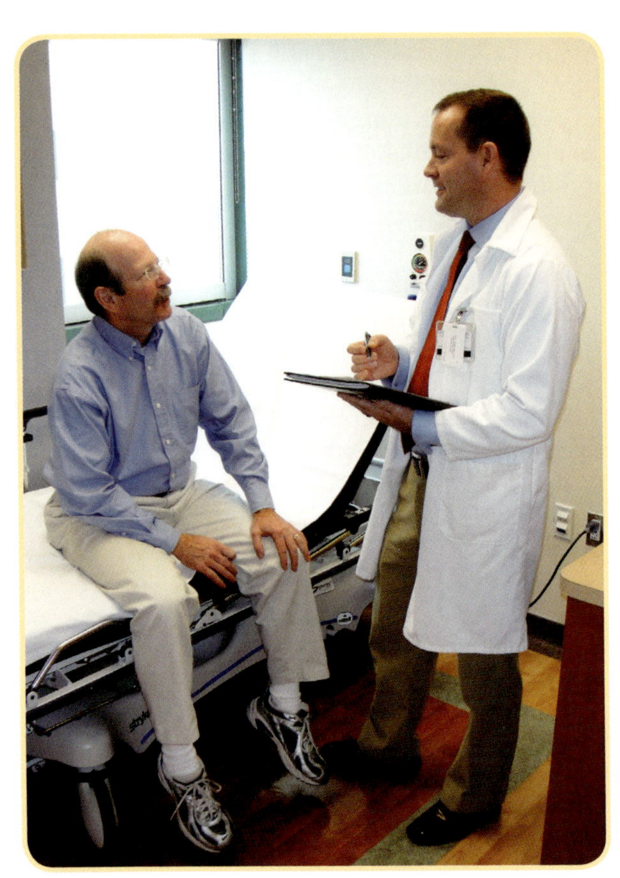

Peça ao seu médico que ele veja com você os resultados de seu exame de sangue de colesterol e de triglicérides.

Quadro 16.1 Risco de doenças cardíacas relacionadas a lipídios e lipoproteínas

	Relação com doenças cardíacas
Lipídio	
Colesterol	Fortemente relacionado ao risco crescente
Triglicéride	Associado ao risco crescente
Lipoproteína	
Quilomícron	Associado ao risco crescente
Lipoproteína de muito baixa densidade (VLDL)	Um pouco relacionado ao risco crescente
Lipoproteína de baixa densidade (LDL)	Fortemente relacionado ao risco crescente
Apolipoproteína (a) [Lp(a)]	Fortemente relacionado ao risco crescente
Lipoproteína de alta densidade (HDL)	Fortemente relacionado ao risco reduzido

CAUSAS DO COLESTEROL ALTO

Conforme mencionado, o colesterol alto é associado ao crescente risco de DAC e, conforme aumenta o nível de colesterol, da mesma forma, cresce o risco de morte por DAC. Embora um pouco de colesterol seja necessário para muitas das funções diárias do corpo,[3] quando você tem muito colesterol, o risco para muitas doenças, como a DAC, é aumentado.[11,12] Como exemplo simples, considere o sabão para lavar roupa. É necessária certa quantidade para deixar suas roupas limpas, mas muito resultará em espumas de sabão por todo o chão da lavanderia. O ponto principal é: o corpo precisa de um pouco de colesterol, mas muito se torna ruim.

Os fatores de risco associados ao colesterol elevado incluem muitos dos fatores associados a doenças cardíacas (*vide* o Capítulo 12):

- *Dieta.* O impacto da nutrição, especialmente o consumo de gordura saturada, será discutido mais detalhadamente neste capítulo.
- *Peso corporal.* O sobrepeso e a obesidade tendem a aumentar os níveis de colesterol.
- *Atividade física.* O sedentarismo é uma preocupação, ao passo que a atividade física regular, conforme discutido neste capítulo, ajuda a reduzir os níveis de colesterol LDL e a elevar os níveis de colesterol HDL.
- *Idade.* Os níveis de colesterol tendem a aumentar conforme a idade avança.
- *Histórico familiar.* Altos níveis de colesterol podem ser hereditários.

Apesar de a idade e de o histórico familiar estarem fora do seu controle, os três primeiros fatores relacionados podem ser modificados para diminuir seu risco. O colesterol é um fator de risco para DAC que pode ser tratado por intervenções no estilo de vida. Estima-se que 102,2 milhões de americanos adultos apresentem valores totais de colesterol no sangue de 200 mg/dL ou mais, e por volta de 35,7 milhões de americanos adultos tenham níveis de 240 mg/dL ou mais altos.[10] O Framingham Heart Study (Estudo do Coração de Framingham, um dos estudos de duração mais longa sobre doenças cardíacas) foi líder na definição do nível crítico de colesterol no sangue para determinar o risco de DAC. O nível crítico é 200 mg/dL (*vide* a Tabela 16.1). Além disso, se o seu nível de colesterol exceder 300 mg/dL, seu risco de DAC é de três a cinco vezes maior do que o risco para pessoas com colesterol total de 200 mg/dL.[3]

Categorias de lipoproteínas

O termo colesterol total do sangue refere-se à soma de todo o colesterol associado às lipoproteínas do sangue. A seguir, as descrições das quatro classes gerais das lipoproteínas.

Quilomicrons

Os quilomicrons são formados no corpo após a refeição e são os principais portadores dos triglicérides. Eles se mantêm no seu sangue por até 10 horas após a refeição. Os quilomicrons sanguíneos são normalmente removidos durante um jejum noturno (quando não se ingere nada por 10 horas). Níveis elevados de quilomicrons após o jejum são associados a um leve risco de DAC.[3,4]

Lipoproteína de muito baixa densidade (VLDL)

Partículas de lipoproteína de muito baixa densidade (VLDL) são principalmente encontradas no fígado, mas também estão presentes no intestino após a refeição. Elas ajudam a mover os triglicérides pelo corpo e ficam presentes por volta de 8 horas após a refeição. Um VLDL-C normal é menor que 30 mg/dL e níveis elevados em jejum de VLDL-C são associados a um risco crescente de DAC.

Lipoproteína de baixa densidade (LDL)

Partículas de lipoproteína de baixa densidade (LDL) são formadas no corpo quando o VLDL é naturalmente quebrado. A LDL, então, leva uma quantidade adicional de colesterol até os tecidos do corpo. O nível recomendado de LDL é abaixo de 130 mg/dL para pessoas com boa saúde, ou abaixo de 100 mg/dL para pessoas que foram diagnosticadas com DAC. Quando os valores de colesterol excedem 130 mg/dL, o risco de DAC aumenta drasticamente.[11,12] Como resultado, o LDL-C é tipicamente referido como colesterol ruim.

Observe também que Lp(a), uma subclasse única de LDL que contém uma substância chamada apolipoproteína (a), é muito semelhante ao plasminogênio (uma proteína do sangue que ajuda a quebrar os coágulos de sangue) em sua composição química. Como resultado, níveis altos de Lp(a) interferem com o trabalho do plasminogênio, de forma que a formação de coágulo sanguíneo passa despercebida, contribuindo para o ataque cardíaco. Os níveis de Lp(a) sanguíneo maiores que 25 mg/dL são relacionados a um crescente risco para DAC. Lp(a) elevado é, de alguma forma, uma característica raramente herdada, e só pode ser tratado com niacina ou estrógeno.

Lipoproteína de alta densidade (HDL)

As partículas de lipoproteína de alta densidade (HDL) são criadas no fígado e no intestino. Seu trabalho é pegar o colesterol do corpo e transportá-lo de volta ao fígado para ser removido do corpo. Por isso, a HDL é como uma coletora de lixo. Ela reúne qualquer excesso de colesterol e se livra dele. Como resultado, é comumente conhecida como colesterol bom, e é associada a baixo risco de doenças cardíacas.

ABORDAGENS SAUDÁVEIS PARA O CONTROLE DO COLESTEROL

Nos últimos 40 anos, cientistas têm identificado fatores que afetam o colesterol e a maneira como ele é transportado pelas lipoproteínas do sangue. Seu trabalho demonstra que múltiplos fatores afetam os lipídios e as lipoproteínas, e que a melhor maneira de provocar uma mudança é concentrar-se nos fatores que são mais fáceis de mudar, incluindo aqueles sob seu controle. Modificar sua dieta, praticar exercícios físicos regularmente e reduzir seu peso corporal são três das recomendações iniciais. Fatores adicionais, como tabagismo e estresse, afetam negativamente os níveis de lipídios e de lipoproteínas. Manter o foco na dieta (ingerir menos gordura saturada) e tornar-se uma pessoa mais fisicamente ativa, parar de fumar e reduzir o estresse diário são alguns passos que você pode dar para melhorar seus níveis de lipídios e lipoproteínas no sangue.

"Atacar" um só fator é bom, mas, muitas vezes, focalizar múltiplos fatores de uma só vez proporciona mais benefícios do que mudar os comportamentos pouco a pouco. Um exemplo é a perda de peso alcançada por meio da mudança alimentar e da restrição de calorias. A perda de peso em si reduz o colesterol e a LDL-C. Perder peso com redução de ingestão calórica e de gordura amplia as mudanças benéficas ao lipídio e à lipoproteína do sangue, e essas intervenções são, geralmente, engrandecidas por uma terceira: a prática regular de atividades físicas e de exercícios.

A maioria das pessoas pode melhorar os níveis de lipídios e de lipoproteínas no sangue aderindo a mudanças no estilo de vida. Infelizmente, em algumas situações, essas mudanças não são suficientes ou são muito difíceis de realizar. Além disso, fatores genéticos podem manter os níveis de colesterol altos independentemente de como a pessoa está aderindo às mudanças no estilo de vida. Nesses casos, medicamentos e terapias alternativas e complementares, ou ambas, são necessários.

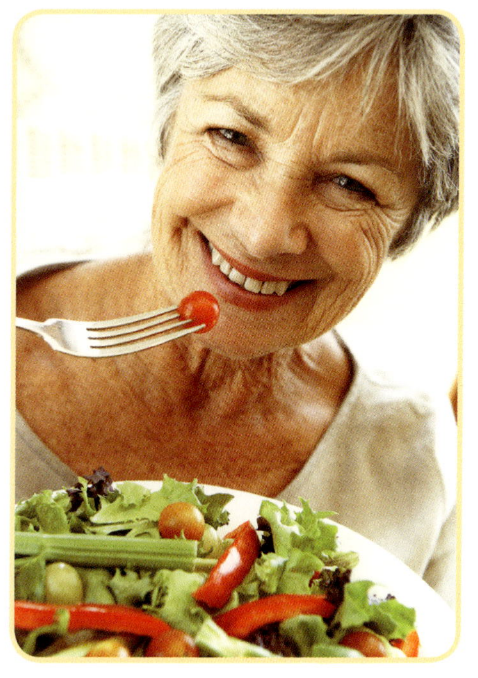

Mantenha o foco nutricional na redução da ingestão de calorias, em particular, nas provenientes de gordura saturada.

Foco na nutrição

O caso de amor da sociedade com os alimentos e os excessos na quantidade de alimentos consumidos são os caminhos em direção ao ganho de peso, à obesidade e ao colesterol elevado no sangue, aumentando a probabilidade de muitas doenças, como a DAC. A boa notícia é que a mudança nos padrões alimentares para prevenir, parar e, até mesmo, reverter a progressão de doenças cardíacas é possível.

Do ponto de vista nutricional, o melhor caminho para afetar favoravelmente o colesterol do sangue e o associado às lipoproteínas é reduzir o peso corporal, e isso é alcançado mais facilmente ao diminuir-se o consumo de calorias e de gordura saturada. Essas dietas positivas são chamadas de dietas para um coração saudável (*vide* o boxe *Desenvolvendo uma dieta para um coração saudável*, para obter orientações gerais).

Conhecendo o colesterol no seu sangue

Colesterol, triglicérides e valores de lipoproteínas no sangue, incluindo HDL-C e LDL-C, são facilmente obtidos mediante um simples teste sanguíneo. Geralmente, o sangue é coletado após um jejum de 10 a 12 horas. Um ponto importante para lembrar é que uma variedade de circunstâncias afeta o colesterol sanguíneo, os triglicérides e as lipoproteínas. Embora não seja uma exigência para medir o colesterol total ou a HDL-C, uma verificação precisa dos triglicérides só é obtida por meio do jejum. Lembre-se de que é necessário um jejum de 10 horas para eliminar os triglicérides do sangue obtidos na sua última refeição. A HDL-C e os triglicérides são afetados pelo consumo de álcool e, até mesmo, por uma única sessão de exercícios. Uma dieta rica em gordura, um resfriado, um estresse emocional e o ciclo menstrual têm diferentes efeitos sobre os valores de lipídios e lipoproteínas no sangue. Se você é fumante, abstenha-se durante o período de jejum. Beber água é permitido.

Uma vez que os resultados do exame de sangue saírem, seu médico irá compará-los com os padrões, para determinar seu risco de DAC.[3] As informações na Tabela 16.1, compiladas pelo National Colesterol Education Program (NCEP – Programa Nacional de Educação sobre Colesterol), fornecem os valores recomendados de lipídios e de lipoproteínas. É possível obter informações adicionais sobre o risco de DAC calculando alguns coeficientes de lipídios e de lipoproteínas. O coeficiente mais significativo relacionado ao risco de DAC é entre colesterol total e HDL-C (colesterol total/HDL-C). Esse valor é facilmente calculado dividindo o resultado do colesterol total pelo resultado da HDL-C. A faixa recomendada para esse coeficiente é entre 3,5 e 5,0.

Tabela 16.1 Classificação dos níveis de triglicérides, colesterol total, colesterol de lipoproteína de baixa densidade (LDL-C) e colesterol de lipoproteína de alta densidade (HDL-C) do sangue

Valores	Classificação
TRIGLICÉRIDES	
Menos de 150	Normal
150-199	Limítrofe
200-499	Alto
Maior ou igual a 500	Muito alto
COLESTEROL TOTAL	
Menos de 200	Desejável
200-239	Limítrofe
Maior ou igual a 240	Alto
COLESTEROL LDL	
Menos de 100	Ideal
100-129	Próximo ou acima do ideal
130-159	Limítrofe
160-189	Alto
Maior ou igual a 190	Muito alto
COLESTEROL HDL	
Menos de 40	Baixo
Maior ou igual a 60	Alto

Fonte: adaptada de National Institutes of Health, National Heart, Lung, and Blood Institute, 2001, p. 3, 16.

No início de uma dieta para um coração saudável, a maioria dos profissionais recomenda consumir uma combinação adequada de carboidratos (aproximadamente, 50% a 60% das calorias totais), proteínas (de 12% a 15% das calorias totais) e gorduras (não mais que 30% das calorias totais). Para alcançar essa variedade, consuma diversos tipos de frutas, de vegetais, de grãos, de laticínios sem gordura ou com pouca gordura, de peixes, de legumes e de carnes magras, incluindo aves.

Apesar de todas as pessoas já terem ouvido a recomendação sobre ingerir alimentos com pouca gordura e baixo colesterol ou sobre a dieta para o coração saudável antes de ler este capítulo, talvez você não soubesse da capacidade de seu corpo em produzir o colesterol. Limitar a produção de colesterol do seu corpo e reduzir o colesterol do sangue é mais bem alcançado ao reduzir sua ingestão de gordura saturada. Organizações de saúde, como a American Dietetic Association (ADA – Associação Dietética Americana) e a American Heart Association (AHA – Associação Americana do Coração), recomendam que a ingestão de gordura corresponda a menos de 30% de sua ingestão calórica diária para a prevenção de doenças. Uma dieta com menos de 20% de calorias provenientes da gordura é ideal para pessoas que já têm DAC. Ao limitar a ingestão de gordura saturada, você pode reduzir o peso corporal e os níveis de colesterol, e reduzir drasticamente a produção de colesterol no seu fígado.[10]

Muitas abordagens alimentares estão disponíveis para reduzir o colesterol do sangue. Um local para começar é o MyPlate (www.choosemyplate.gov) do U.S. Department of Agriculture (USDA – Departamento de Agricultura dos EUA) e as *Dietary Guidelines for Americans (Diretrizes Alimentares para Americanos)*, conforme discutido no Capítulo 4. Com relação a isso, o programa nacional Fruits & Veggies – More Matters (Frutas & Vegetais – Mais é Melhor) destaca a importância das frutas e dos vegetais para reduzir o risco de muitas doenças, inclusive a DAC. Em geral, as mulheres devem ter como meta ingerir de 1,5 a 2 xícaras de frutas e de 2,5 a 3 xícaras de vegetais por dia. Para os homens, de 2 a 2,5 xícaras de frutas e de 3,5 a 4 xícaras de vegetais são recomendadas (para saber as recomendações específicas com base em seu nível de atividade física e em sua idade, acesse: www.fruitsandveggiesmorematters.org).

Desenvolvendo uma dieta para um coração saudável

Veja aqui algumas ideias para ter em mente quando iniciar sua dieta para um coração saudável.

- Ingira apenas o necessário. Os norte-americanos costumam ingerir mais calorias do que precisam. Reduzir o tamanho das porções e, portanto, o número total de calorias consumidas é o primeiro passo para uma mudança no estilo de vida que conduz a um peso corporal menor e a um colesterol total reduzido.
- Escolha opções saudáveis quando comer fora de casa. Muitos restaurantes agora têm cardápios com dietas para um coração saudável, então, opte por eles. Como os tamanhos das porções são frequentemente muito grandes, lembre-se de ingerir apenas o necessário, e não o quanto é oferecido. Considere consumir apenas metade e levar o restante para casa, para o almoço do dia seguinte.
- Alimente-se sem pressa. Alimentar-se vagarosamente dá tempo ao corpo e ao cérebro de reconhecer a quantidade que você ingeriu e começar a sentir-se satisfeito.
- Verifique o que você ingere. Saber exatamente o quanto você ingeriu pode ajudar a reduzir a quantidade de alimento. Faça uma anotação e revise todo o alimento consumido por um período de vários dias, para que você identifique alimentos muito ricos em gordura e desenvolva estratégias para trocar itens indesejáveis por outros mais desejáveis e eliminar alguns completamente.
- Consulte um nutricionista. Este é um bom momento para fazer uma consulta com um nutricionista ou um dieteta e receber aconselhamento.

UM OLHAR MAIS ATENTO

Adrianna

Adrianna tem 34 anos e é moderadamente ativa. Ela comenta com seu médico que tentar consumir uma quantidade adequada de frutas e de vegetais não faz sentido (sua meta sugerida é de 2 xícaras de frutas e de 3 xícaras de vegetais). Seu médico apresenta a ela o seguinte exemplo de como frutas e vegetais podem fazer parte de suas refeições e lanches. Note que esta lista inclui apenas frutas e vegetais; certamente, carnes, grãos e derivados do leite também podem ser incluídos.

- Café da manhã: meia xícara de mirtilos (para colocar sobre o cereal integral) e metade de uma toranja (*grapefruit*) média.
- Lanche da manhã: 1 banana ou 1 maçã (conta como uma xícara).
- Almoço: 16 uvas.
- Lanche da tarde: 12 cenouras *baby* (conta como uma xícara) para beliscar durante o trabalho.
- Jantar: salada, incluindo alface romana (1 xícara e meia), fatias de cebola roxa, pedaços de pimentões verdes e vermelhos e alguns tomates cereja (total de meia xícara); 1 batata-doce grande assada (conta como uma xícara).

Essas sugestões, na verdade, excedem as metas de Adrianna (café da manhã: 1 xícara de frutas; lanches: 1 xícara de frutas e 1 xícara de vegetais; almoço: meia xícara de frutas; jantar: 3 xícaras de vegetais). Isso totaliza 2,5 xícaras de frutas e 4 xícaras de vegetais.

Nas próximas seções, serão descritos diversos planos para desenvolver uma dieta para um coração saudável. Você pode encontrar uma combinação deles que funcione melhor para você.

Dieta TLC (Therapeutic Lifestyle Changes, ou "Alterações terapêuticas no estilo de vida")

A dieta TLC foi desenvolvida para pessoas com colesterol alto ou com doença cardiovascular.[11,12] Essencialmente, essa dieta reforça a perda de peso corporal e a redução da gordura saturada como meio para baixar o colesterol do sangue (*vide* o boxe *Recomendações da dieta TLC*, para obter mais informações). Para saber mais sobre esse plano de nutrição, visite o *site* www.nhlbi.nih.gov e digite *TLC Diet* na caixa de busca.

Dieta DASH

As Dietary Approaches to Stop Hypertension (Abordagens Dietéticas para Acabar com a Hipertensão), ou dieta DASH, assim como a dieta TLC, contém grandes quantidades de frutas e de vegetais, é baixa em gordura saturada e em colesterol, rica em fibras e reduzida em sódio. Apesar de relatos de redução do colesterol sanguíneo e de LDL-C com essa dieta, também existe a probabilidade de redução de HDL-C. Além disso, os níveis de homocisteína, uma substância no corpo relacionada ao risco crescente de DAC, são menores.[1] Para mais informações sobre a dieta DASH, *vide* a página 321, no Capítulo 15.

Dieta Mediterrânea

As pessoas da região Mediterrânea apresentam baixa incidência de DAC em relação às de outras partes do mundo. Sua dieta recebeu muitas avaliações e é considerada um

Recomendações da dieta TLC

A dieta TLC tem foco nas alterações no estilo de vida para promover a perda de peso, assim como a mudança para uma dieta com baixa ingestão de gordura. A seguir, os destaques da dieta:

Alterações terapêuticas no estilo de vida

- O total de calorias deve ser ajustado para ajudar você a alcançar e a manter um peso corporal saudável.
- A ingestão de gorduras saturadas não pode exceder 10% do total de calorias.
- A ingestão de gorduras poli-insaturadas pode ser de até 10% do total de calorias.
- As gorduras monoinsaturadas podem ser até 20% do total de calorias.
- A ingestão de gordura total deve ser ajustada às necessidades calóricas. Pessoas com sobrepeso devem consumir das gorduras até 30% do total de calorias.
- A ingestão de colesterol alimentar deve ser menor que 200 miligramas por dia.
- O consumo de sódio deve ser menor que 2.400 miligramas por dia, ou cerca de uma colher de chá de cloreto de sódio (sal).

Escolhas alimentares saudáveis

- Ingira muitas frutas e vegetais frescos, em vez de tomá-los em forma de suco.
- Coma a casca limpa de frutas e de vegetais.
- Ingira cereais integrais em farelo e pães integrais.
- Quanto mais fibras você ingerir, mais água deve beber.
- Coma mais alimentos frescos, em vez de alimentos processados.
- Obtenha fibras dos alimentos em vez dos suplementos, porque os alimentos são mais nutritivos.
- Ingira mais legumes (feijão-vermelho, preto, rajado e grão-de-bico) e pratos feitos com eles, como *homus*.
- Para evitar a gordura saturada da maioria dos laticínios, experimente as versões sem gordura ou com baixa quantidade de gordura.

fator dessa baixa incidência de DAC, embora a dieta não seja o único fator. Vinte e um países são banhados pelo mar Mediterrâneo; as diferenças em relação à cultura, à ancestralidade, às religiões, à economia e à produção agrícola também contribuem para a dieta Mediterrânea. Por causa das diferenças que existem nesses países, não existe uma única dieta, mas a alimentação dessa região do mundo tem as seguintes características:

- São consumidas grandes quantidades de frutas, vegetais, pães e cereais, batatas, feijões, oleaginosas e sementes.
- O azeite de oliva é uma importante fonte de gordura monoinsaturada.
- Consome-se pouca carne vermelha e quantidades baixas ou moderadas de laticínios, peixes e aves.
- Consomem-se ovos menos de quatro vezes por semana.
- O vinho tinto é consumido em quantidades baixas a moderadas.

Quadro 16.2 **Orientações gerais para a dieta Mediterrânea**

FREQUÊNCIA*		
Diária	**Semanal**	**Mensal**
Pães, massas, arroz, cuscuz, polenta, cereais integrais, batatas	Peixes	Carne vermelha
Frutas	Aves	
Feijões, legumes, oleaginosas	Ovos	
Vegetais	Doces	
Azeite de oliva		
Queijo, iogurte		

* Observe que os alimentos são relacionados na ordem de predominância. Por exemplo, entre os alimentos diários, pães, massas, arroz, e assim por diante, devem ser consumidos em maiores quantidades, ao passo que queijo e iogurte devem ser consumidos em menores quantidades.[3]

Fonte: adaptado de Willett, Sacks, Trichopoulou, et al., 1995.

A dieta Mediterrânea e a dieta TLC são semelhantes. Pessoas que seguem a dieta Mediterrânea ingerem menos gordura saturada do que a média dos norte-americanos. Como a dieta Mediterrânea é rica em gordura monoinsaturada (sobretudo do azeite de oliva), as pessoas que seguem essa dieta têm baixo colesterol total (*vide* o Quadro 16.2 para orientações gerais da dieta Mediterrânea).

Foco na atividade física

Aumentar a quantidade de atividade física diária e desenvolver um programa planejado de exercícios traz muitos benefícios, incluindo a redução dos muitos fatores de risco para DAC (por exemplo, níveis de lipídios e de lipoproteínas no sangue).

Níveis reduzidos de triglicérides no sangue são associados à atividade física e aos exercícios regulares; o colesterol não é afetado, a menos que se reduza o peso corporal ou o consumo de gordura saturada, ou ambos. Se o peso corporal e a ingestão de gordura saturada não são alterados, como a prática de exercícios afeta positivamente os níveis de colesterol? A prática de exercícios aumenta a quantidade de colesterol transportado pela boa lipoproteína HDL-C e reduz a quantidade transportada por outras lipoproteínas. Outro ponto que deve ser compreendido é que diferentes quantidades de exercício são necessárias para alterar diferentes lipídios e lipoproteínas. A maioria das pessoas deve queimar entre 1.200 e 1.500 calorias por semana para melhorar as alterações em lipídios e lipoproteínas. Um bom exemplo de gasto de 1.200 calorias por semana é uma caminhada rápida de 4 milhas por hora (6,4 km/h), por 35 minutos, sete dias por semana. Isso é equivalente a, aproximadamente, 2 milhas (3,2 km) por dia e 14 milhas (22,5 km) por semana.

Diversas modificações nas prescrições de exercícios podem causar impacto nos níveis de lipídios no sangue e na maneira como o colesterol é transportado pelas várias lipoproteínas. Seu programa de exercícios deve incluir atividade aeróbia, treinamento de força e alongamento. Apesar de a atividade aeróbia ter maior impacto sobre os níveis de lipídios e de lipoproteínas, melhorar seu condicionamento muscular e sua flexibilidade proporciona um programa equilibrado, trazendo benefícios a muitas áreas de sua vida. As seguintes seções sobre os três componentes do exercício abordam frequência, intensidade, tempo e tipo de exercício (FITT).

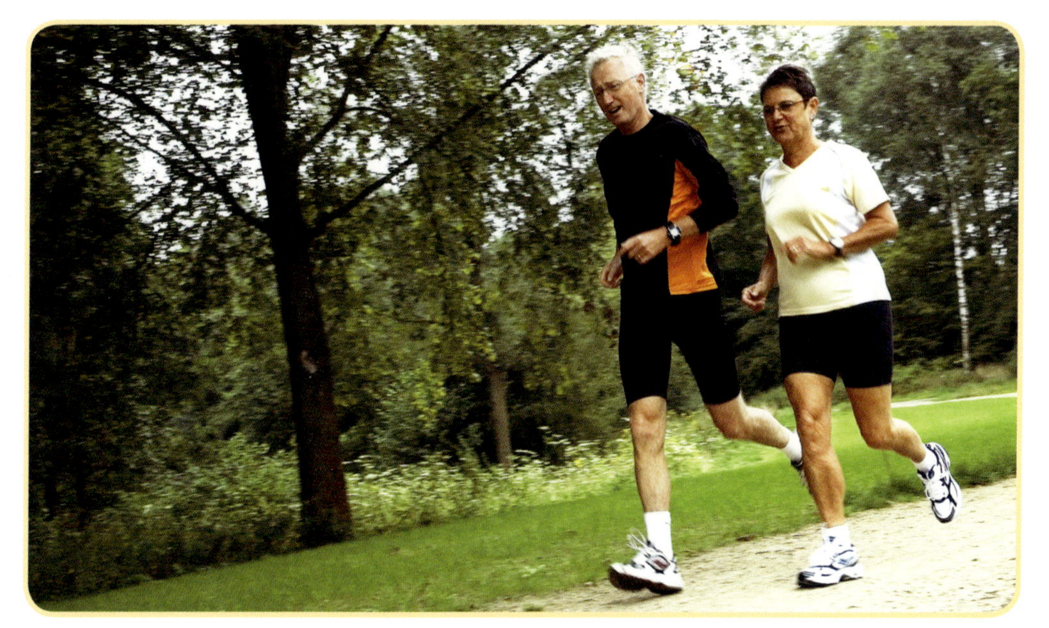

Atividade física regular pode afetar os níveis de lipídios e de lipoproteínas no sangue.

Prescrição para o condicionamento aeróbio

Em 2008, o U.S. Department of Health and Human Services (Departamento de Saúde e Serviços Humanos dos EUA) publicou as primeiras *Physical Activity Guidelines for Americans* (*Diretrizes de Atividades Físicas para Americanos*).[13] A seguir, duas orientações-chave incorporadas nesse documento:

- Para benefícios substanciais à saúde, os adultos devem praticar pelo menos 150 minutos (2 horas e 30 minutos) por semana de atividade física aeróbia de intensidade moderada ou 75 minutos (1 hora e 15 minutos) por semana de atividade física aeróbia de intensidade vigorosa ou uma combinação equivalente das duas intensidades. A atividade aeróbia deve ser executada em sessões de, pelo menos, 10 minutos e, preferivelmente, deve ser distribuída ao longo da semana.
- Para benefícios à saúde adicionais e mais extensos, os adultos devem aumentar sua atividade física aeróbia para 300 minutos (5 horas) semanais de intensidade moderada ou 150 minutos por semana de intensidade vigorosa, ou uma combinação equivalente das duas intensidades. Os benefícios adicionais à saúde são obtidos com a prática de atividade física além dessa quantidade.

O primeiro tópico orienta para a quantidade mínima necessária de exercício para iniciar a alteração dos lipídios e das lipoproteínas no sangue. Entretanto, para melhorar os níveis de lipídios e de lipoproteínas no sangue, principalmente se você tem colesterol alto, a segunda orientação é mais adequada por uma série de razões. Em primeiro lugar, para potencializar as mudanças nos níveis de lipídios e de lipoproteínas no sangue, as programações de atividades físicas e de exercícios devem exceder os 150 minutos descritos na primeira orientação. Em segundo lugar, os estudos científicos com foco nos exercícios apoiam o conceito de que diferentes níveis de calorias queimadas resultam em mudanças específicas em lipídios e lipoproteínas.

Por exemplo, uma pessoa sedentária, ou inativa, que acabou de iniciar a prática de exercícios pode esperar alguma mudança nos triglicérides do sangue dentro de várias semanas. Essa mudança é diretamente relacionada à quantidade de exercícios completos (um praticante de nível iniciante deve queimar, no mínimo, 800 calorias por semana). Reduções nos níveis de triglicérides são relacionadas ao valor do pré-exercício, bem como do volume de exercícios completados. Se você tem níveis altos de triglicérides, verá reduções mais acentuadas.[3] Além disso, quanto mais praticar exercícios, mais acentuadas serão as reduções de triglicérides.[3] Em compensação, para elevar os níveis de HDL-C, você terá que praticar muitos meses de exercícios regularmente, queimando de 1.200 a 1.500 calorias por semana. A maioria das pessoas terá maiores aumentos em níveis de HDL-C com maior volume de exercícios completados a cada semana.[2] A LDL-C fica mais baixa após a prática de exercícios somente se a pessoa também tem consumo reduzido de gordura, perda de peso ou ambos.

Optar por subir escadas em vez de tomar o elevador ou estacionar em pontos mais distantes são boas maneiras de incluir a caminhada em sua rotina diária e queimar mais calorias para atingir os níveis de gasto energético necessários para alterações nos níveis de lipídios e de lipoproteínas no sangue. Como o colesterol alto é um fator de risco para DAC, você deve progredir para maiores quantidades de exercício somente com prescrição do médico, que também deverá estar ciente de quaisquer outros fatores de risco ou circunstâncias especiais que você pode enfrentar.

Um plano inicial de exercícios contém, pelo menos, três sessões por semana. As *Physical Activity Guidelines for Americans* recomendam que um iniciante pratique pelo menos 150 minutos a cada semana e que as sessões de exercício sejam distribuídas ao longo da semana.[13] Conforme aumenta o condicionamento cardiorrespiratório, considere progredir para quatro, cinco ou mais dias a cada semana. As pessoas com colesterol alto devem praticar exercícios cinco dias ou mais toda semana.[12]

As *Physical Activity Guidelines for Americans* também recomendam que adultos que desejam alterar positivamente seus níveis de lipídios e de lipoproteínas no sangue (incluindo aqueles com alto colesterol) devem desenvolver sua atividade física acima da recomendação de 300 minutos (5 horas) por semana em intensidade moderada. Eles podem executar sessões de atividade aeróbia por, pelo menos, 10 minutos diversas vezes por dia, ou por 30 minutos duas vezes cada dia, e progredir para cinco ou mais dias a cada semana.

Recomendam-se atividades aeróbias de intensidade moderada e vigorosa ou uma combinação de ambas. Exercícios aeróbios de intensidade moderada incluem caminhada rápida em um ritmo de 3 a 4 milhas por hora (4,8 a 6,4 km/h) ou andar de bicicleta a, pelo menos, 10 milhas por hora (16 km/h). Atividades de intensidade vigorosa requerem maior gasto energético. Exemplos desse tipo de atividade são marcha atlética, *jogging* e corrida.[13] Lembre-se: quando praticar atividades de intensidade vigorosa, menos tempo é necessário durante o exercício para obter o mesmo benefício do que aquele alcançado com atividades de intensidade moderada. Geralmente, dois minutos de atividade de intensidade moderada equivalem a um minuto de atividade vigorosa.

Prescrição para o treinamento de força

Treinamento aeróbio, ou de resistência, é o melhor tipo de exercício para melhorar os perfis de lipídios e de lipoproteínas no sangue; o treinamento de força terá o menor impacto. Apesar de razões precisas para menor impacto com atividades de condicionamento muscular não serem completamente conhecidas, parte da resposta está relacionada à quantidade de trabalho completado durante uma sessão de treinamento de força.

Em determinado período de tempo, é possível que um maior volume de trabalho seja completado com o exercício aeróbio do que com o treinamento de força. Todavia, ao projetar um programa de exercícios, atividades de condicionamento físico devem ser incluídas, porque elas melhoram a saúde global (*vide* o Capítulo 7 para detalhes).

As *Physical Activity Guidelines* recomendam que adultos pratiquem atividades de fortalecimento muscular pelo menos dois dias por semana.[13] Em geral, o treinamento de força deve ser executado dois ou três dias por semana (com um intervalo de 48 horas entre as sessões para determinado grupo muscular) e devem incluir de 8 a 10 diferentes exercícios que tenham como alvo os principais grupos musculares em um nível moderado de intensidade. *Vide* o Capítulo 7 para uma descrição completa dos programas de treinamento de força. Como o gasto energético associado ao treinamento de força é muito menor do que aquele associado ao treinamento aeróbio, utilizando-se tempos semelhantes por sessão, são reportadas poucas mudanças nos perfis sanguíneos de lipídios e de lipoproteínas como resultado do treinamento de força.[2]

Prescrição para a flexibilidade

A flexibilidade é um importante componente do condicionamento físico porque uma flexibilidade aumentada permite que você desempenhe atividades que exijam maior amplitude de movimento. Perceba, no entanto, que o tempo gasto desenvolvendo sua flexibilidade não deve contar como parte do treinamento aeróbio ou de força. *Vide* o Capítulo 8 para uma discussão completa sobre as etapas adequadas para desenvolver um programa de flexibilidade. Em geral, recomenda-se o alongamento dos principais grupos musculares por 10 minutos, dois ou três dias por semana.

UM OLHAR MAIS ATENTO

Bob

Como parte de uma rotina, Bob, de 46 anos, fez um exame de sangue após jejum noturno. Ele foi informado de que seu nível de colesterol e de triglicérides estavam limítrofes (colesterol total: 238; triglicérides: 187). O médico sugeriu que Bob incluísse exercícios em sua agenda semanal e, também, fizesse algumas mudanças em sua dieta. Apesar de ser ocasionalmente ativo, ele não atingia a meta de 150 minutos de atividade física por semana, então, alcançar esse nível foi sua primeira meta. Como praticante iniciante, a intensidade de atividade de Bob foi de leve a moderada, praticada por curtos períodos de tempo a cada dia, com sessões de exercícios distribuídas ao longo do dia e da semana. Ao aumentar lentamente a quantidade de atividade física após um período de semanas a meses, Bob reduziu seu risco de lesões e deu tempo ao seu corpo para adaptar-se ao novo regime de exercícios. Por exemplo, Bob iniciou seu programa de caminhada com diversos minutos de caminhada lenta muitas vezes por dia, cinco ou seis dias por semana. Após um período de várias semanas e vários meses, ele aumentou gradualmente o tempo gasto para 10 minutos por sessão, três vezes por dia, e, depois, aumentou a velocidade de sua caminhada.

Quando Bob alcançar 150 minutos de atividade aeróbia de intensidade moderada por semana, ele pode considerar aumentar sua atividade física semanal e praticar exercícios para obter benefícios adicionais à saúde e ao condicionamento físico.[13] Exceder o nível mínimo de 150 minutos de atividade aeróbia e continuar para 300 minutos por semana irá aumentar a probabilidade de um efeito positivo em seus níveis de lipídios e lipoproteínas no sangue. (Como cada pessoa passa por situações únicas de saúde, consulte seu médico ao criar seu planejamento de exercícios.)

Influência dos medicamentos

Programas de intervenção ao estilo de vida que abordam exercícios, dieta e perda de peso são recomendados como as primeiras etapas no controle do colesterol e das lipoproteínas do sangue. Depois de três a seis meses de participação em tais programas, se mudanças positivas no colesterol e nas lipoproteínas não forem encontradas ou se os objetivos estabelecidos não forem alcançados, então, medicações para o controle deles devem ser a próxima consideração. Existem diversas razões para que uma pessoa não alcance os níveis desejados de colesterol e de lipoproteínas, incluindo fatores genéticos. Por exemplo, o fígado de algumas pessoas simplesmente produz colesterol em excesso e os medicamentos para redução de lipídios são o único meio de refrear isso.

Se você tem considerado o uso de medicamentos para controlar o colesterol e as lipoproteínas do sangue, precisa ter várias questões em mente. Primeiro, ter que ingerir medicamentos não significa que as intervenções no estilo de vida não funcionaram e você falhou. Algumas pessoas simplesmente precisam de ajuda adicional para melhorar seus perfis de colesterol e de lipoproteínas. Em segundo lugar, você precisa manter suas intervenções. Elas trazem múltiplos benefícios à saúde que, provavelmente, funcionarão como medicamentos para melhorar sua saúde geral. Por fim, se você parar de ingerir os medicamentos ou de exercitar-se, os benefícios à saúde se vão, o que significa retornar a níveis indesejados de colesterol alto e de lipoproteínas.

Medicamentos para reduzir os lipídios

As pessoas que começaram a usar medicamentos para reduzir os lipídios devem fazê-lo sob acompanhamento médico, que será o responsável pela escolha da droga ou da combinação de drogas adequadas. Medicamentos para reduzir os lipídios são classificados de acordo com a maneira que funcionam. Lembre-se: classes diferentes de drogas para baixar o lipídio funcionam de diferentes maneiras (*vide* o Quadro 16.3).[1,3,4,5,12]

Infelizmente, a maioria dos medicamentos tem efeitos colaterais. Como as drogas que reduzem os lipídios afetam o funcionamento do fígado, esse órgão poderá ser prejudicado. Apesar de isso ocorrer raramente, deve-se tomar precauções antes de iniciar qualquer tratamento com medicamentos para reduzir os lipídios. Geralmente, a função do fígado é rotineiramente avaliada enquanto durar o tratamento. Outro efeito colateral da redução de lipídios inclui dor ou desconforto muscular. Em alguns casos, esse desconforto é relacionado à rabdomiólise, uma condição na qual grandes quantidades de componentes (proteínas musculares) são anormalmente liberadas das células musculares para o sangue. Normalmente, essas substâncias são filtradas pelos rins e removidas do corpo. Quando grandes quantidades anormais dessas proteínas existem no sangue, os rins não são capazes de desempenhar sua função adequadamente e ocorre insuficiência renal. Tal condição pode levar a óbito.

Uma classe de medicação para redução de lipídios encontrada no Quadro 16.3, os inibidores HMG-CoA (também chamados de estatinas), levam à rabdomiólise e ao óbito em raras circunstâncias.[8] Quando uma pessoa que está fazendo tratamento com estatina pratica exercícios físicos, a dor ou o desconforto muscular podem ser resultado da medicação, e não dos exercícios. Relate qualquer dor ou desconforto incomuns ao seu médico.

Um efeito colateral adicional que se deve ter em mente é que uma classe de medicamentos para reduzir lipídios pode reagir adversamente com outra medicação para o mesmo fim, ou com certos antibióticos ou derivados fíbricos. Mantenha registros precisos das medicações que você ingere e revise a lista com seu médico. Por fim, além do desconforto ou da dor muscular, muitos medicamentos causam dor abdominal ou constipação, ou ambos. A niacina pode gerar dores de cabeça e coceira na pele.

Quadro 16.3 **Medicação para reduzir os lipídios e seu modo de ação, seu acompanhamento e seu efeito**

Categoria	Nome genérico (exemplos com nome comercial)	Modo de ação	Acompanhamento	Efeito
Inibidores da HMG-CoA redutase	Atorvastatina (Lipitor), Sinvastatina (Zocor), Rosuvastatina (Crestor)	Bloqueia especialmente uma enzima do fígado chamada HMG-CoA redutase, que é envolvida na regulação da produção de colesterol do corpo	O perfil de colesterol e a função hepática são checados com testes a seis e a doze semanas após o início do tratamento e, depois, a cada seis meses	Redução do colesterol total e dos níveis de LDL-C; pequena redução dos triglicérides e leve aumento das HDL-C
Inibidores de absorção de colesterol	Ezetimiba (Zetia)	Inibe seletivamente a capacidade do corpo de absorver colesterol do intestino	Não são necessários testes do fígado, se usados isoladamente. Quando usados em combinação com uma estatina, siga as recomendações para esta	Redução dos triglicérides, do colesterol plasmático e das LDL-C, com aumento das HDL-C
Sequestradores dos ácidos biliares	Colestiramina (Questran), Colesevelam (Welchol)	Une-se à bile ácida (produzida do colesterol) nos intestinos para ser excretada nas fezes	Não é necessário acompanhamento	Aumento dos receptores especiais de remoção de LDL nas células do fígado, reduzindo, assim, as LDL-C
Niacina	Niacina (Niaspan, Nicobid)	Reduz a produção de partículas de VLDL	Testes sanguíneos para avaliar a resposta do colesterol, a função hepática, a glicose do sangue e o ácido úrico	Redução dos triglicérides e das LDL-C e aumento das HDL-C
Ácido fíbrico	Clofibrato (Atromid), Genfibrozila (Lopid), Fenofibrato (Tricor)	Aumenta a quebra de triglicérides, de modo que possam ser removidos do corpo. Também ajuda a reduzir a produção de triglicérides no fígado	Testes para função hepática e hemograma completo devem ser realizados em seis semanas do início da medicação e seis e doze meses depois dele	Redução dos triglicérides; elevação das HDL-C

Fonte: adaptado com permissão de Roach.

Medicações para redução de lipídios podem interagir com alimentos e outros tipos de medicamentos. A toranja, por exemplo, aumenta os efeitos positivos das estatinas. Maiores efeitos na redução de colesterol são encontrados quando se consome, juntos, toranja e medicamentos à base de estatina. Se você tem preferência pelo suco ou pela própria fruta, consulte seu médico, para que ele determine se as doses de estatina devem ser reduzidas. Outros tipos de medicamentos como os betabloqueadores, diuréticos tiazina, agentes orais anti-hiperglicêmicos (para diabetes), insulina, estrógeno e progesterona têm efeitos interativos variados com medicações para reduzir lipídios, com atividades físicas e com exercícios praticados regularmente. A consulta ao médico não é somente recomendada, mas obrigatória com relação a esses efeitos interativos.[3,4,7]

Medicina complementar e alternativa

Nos Estados Unidos, existem muitos tratamentos de saúde fora do âmbito da medicina convencional, e diversas razões conduzem as pessoas a procurar por eles quando se trata de controle do colesterol. Medicinas alternativas e complementares (MACs) são um grupo de diversos sistemas de cuidados médicos e de saúde, e de práticas e de produtos que, atualmente, não são considerados parte da medicina convencional,[2] mas proporcionam às pessoas com colesterol alto outras opções para tratamento. Assim como seu nome declara, uma medicina complementar é usada em combinação com medicação convencional e uma medicina alternativa é usada no lugar da medicação convencional.

O National Center For Complementary and Alternative Medicine (NCCAM – Centro Nacional para Medicina Complementar e Alternativa) é uma organização fundada pelo governo dos EUA que é responsável pela ampliação do conhecimento e da compreensão sobre as medicinas complementares e alternativas (http://nccam.nih.gov). O NCCAM trabalha para alcançar esse objetivo ao estimular todas as investigações científicas sobre as MACs e disponibilizar essa informação ao público. Antes de iniciar uma MAC, recomenda-se uma discussão com o médico principal como parte importante do processo de decisão, se não obrigatório. Tal consulta conta para as necessidades pessoais e pode evitar qualquer interação prejudicial entre uma MAC e as medicações atualmente prescritas.

Quando optar por uma MAC, como um produto à base de ervas, um suplemento nutricional ou um novo alimento, para redução de lipídios, investigue tudo o que puder sobre essa MAC específica,[3] de modo que possa tomar uma decisão consciente. Lembre-se de que alguns produtos contêm dados científicos confiáveis e, de fato, mostram efeitos

Quadro 16.4 Suplementos e alimentos funcionais para reduzir os lipídios

Alimento suplementar ou funcional	Mecanismo	Efeito na redução de lipídios, % média de alteração	Utilidade para controle de lipídios
Vitamina E	Antioxidante	Não altera significativamente os triglicérides nem as LDL; reduz as HDL	Pode ter efeitos prejudiciais
Vitamina C, betacaroteno	Antioxidante	Não há redução significativa no perfil lipídico	Não há efeito positivo esclarecido; pode haver efeitos prejudiciais
Ácidos graxos n-3 (óleos de peixe)	Inibe a síntese de VLDL	Reduzem os triglicérides; a dose típica é de 1 a 3 gramas por dia	Úteis como adjuntos para trata[illegible] altos níveis de triglicérides; podem ser úteis no tratamento do diabetes
Alho	Desconhecido	Reduz o colesterol LDL	Não tem papel importante
Proteína da soja	Pode ter efeito fitoestrógeno	Reduz o colesterol LDL; menor aumento em HDL; a dose típica é de 25 gramas por dia	Desempenha papel modesto; melhor se usada no lugar de alimentos ricos em gordura saturada
Esteróis das plantas e estanóis	Reduz a absorção de colesterol alimentar e biliar	Reduz o colesterol LDL, mas não altera o HDL; a dose típica é de 2 gramas por dia	Efeito moderado; pode ser um adjunto útil
Fibras	Ação de ligação aos ácidos biliares; reduz a absorção de colesterol alimentar	Reduz o colesterol LDL; a dose típica é de 25 a 30 gramas por dia de fontes alimentares ricas em fibras	Desempenha papel modesto; melhor se usada no lugar de alimentos ricos em gordura saturada

Fonte: adaptado de Fletcher, Berra, Ades, et al., 2005.

positivos substanciais à saúde, ao passo que outros contêm informações contraditórias ou insuficientes, que, no máximo, sugerem algum benefício à saúde.[3] O Quadro 16.4 relaciona MACs que relataram efeitos na redução de lipídios.[3,5]

Um importante conceito que deve ser lembrado ao usar qualquer medicamento ou MAC para reduzir os lipídios é que intervenções contínuas no estilo de vida, como atividades físicas diárias e exercícios, seguir uma dieta bem equilibrada e saudável para o coração e manter programas de perda de peso, permanecem como partes essenciais do programa de controle de lipídios. Essas modificações no estilo de vida possivelmente irão aumentar os efeitos dos seus medicamentos para reduzir lipídios, bem como fornecerão outros importantes e valiosos benefícios à saúde.[3]

Colesterol alto é associado a crescente risco para doenças cardíacas. Adotar comportamentos saudáveis é uma atitude que pode melhorar o controle do seu colesterol. Embora algum colesterol seja necessário para o funcionamento normal do corpo, em excesso, ele é uma preocupação. Para manter os níveis de colesterol associados à boa saúde, deve-se aliar a atividade física aos exercícios regulares e aos hábitos alimentares saudáveis, para aumentar as alterações favoráveis ao colesterol sanguíneo e às lipoproteínas. O exercício aeróbio é favorável de diversas maneiras e a manutenção em longo prazo do seu programa de exercícios fornecerá os melhores efeitos. Um plano de nutrição focado no consumo adequado de frutas e de vegetais e na redução da ingestão de gordura saturada e do peso corporal (quando necessário) funcionará em conjunto com seu plano de exercícios, para que você possa alcançar seus objetivos com relação ao colesterol. Quando exercícios e dietas não são suficientes, diversos medicamentos estão disponíveis para ajudar a manter os níveis de colesterol controlados.

AMERICAN COLLEGE OF SPORTS MEDICINE · FOUNDED 1954 ®

capítulo 17

Artrite e dores nas articulações

A artrite é uma doença crônica que afeta as articulações, os músculos e, algumas vezes, outros sistemas corporais. Por ter como resultado dor e incapacidade, a artrite é a principal causa de funcionamento prejudicado nos adultos, e afeta mais de 46 milhões de americanos. Existem mais de 100 formas de artrite, apesar de as formas mais comuns serem a osteoartrite (OA), a artrite reumatoide (AR), a fibromialgia e as espondiloartropatias.[9] Embora a OA seja específica das articulações, as outras são sistêmicas e não afetam somente as articulações.

Os sintomas mais comuns da artrite, independentemente do tipo, são o enrijecimento e a dor nas articulações ou nos músculos. Infelizmente, você deve ter parado de exercitar-se ao sentir essa dor, acreditando que a atividade iria piorá-la ou acelerar o processo degenerativo. No entanto, isso é exatamente o oposto. Exercícios adequados irão, na verdade, reduzir sua dor, não acelerar o processo degenerativo, e o mais importante: irão ajudar você a manter suas funções normais.

CAUSAS DA ARTRITE

Trauma em uma articulação, biomecânica anormal (movimento) ou estresse repetitivo em uma articulação podem prejudicar a cartilagem articular (a cobertura especial dentro da articulação que absorve o estresse e suaviza o movimento).[7,27] Conforme o dano progride, o espaço da articulação se estreita e o osso subjacente à cartilagem sofre estresses anormais e se deforma. No entanto, para algumas pessoas, não existe causa identificável para sua artrite e, com as formas sistêmicas dessa doença, uma resposta do sistema imune anormal é, frequentemente, a causa da destruição da articulação.

Existem diversos fatores de risco para a artrite. Embora alguns, como a idade e o sexo não possam ser alterados, pode-se abordar outros fatores de risco, a fim de ajudar a controlar o desconforto da artrite. Os fatores de risco incluem:

- *Idade*. Seu risco aumenta com o avançar da idade.
- *Sexo*. As mulheres têm maior risco de desenvolver AR.
- *Obesidade*. Aumento no peso corporal pode resultar em maior estresse nas articulações e alterar a biomecânica.
- *Lesão prévia na articulação*. A força muscular pode ser reduzida após uma lesão e, portanto, mais força é transmitida pela articulação. Além disso, alterações na força podem, também, alterar a biomecânica da articulação.
- *Ocupação*. Trabalhos em que é preciso ficar na mesma posição durante muito tempo ou em que se fazem movimentos repetitivos, impondo muito estresse às articulações envolvidas (por exemplo, açougueiros usam determinadas ferramentas de trabalho com impacto repetido, e, portanto, apresentam alta incidência de artrite nas mãos).
- *Tabagismo*. O tabagismo resulta em redução de oxigênio para os tecidos, contribuindo para atrasos na cicatrização e redução da restauração normal do tecido.

A artrite é frequentemente autodiagnosticada durante os estágios iniciais. A maioria das pessoas não procura um médico até que a dor e, possivelmente, a perda de movimento limitem suas atividades. O diagnóstico da artrite é feito pela correlação do histórico de saúde e com um exame de raios X e diversos resultados de testes de laboratório.[1,4,6] Algumas pessoas têm pouco dano às articulações, mas têm dor significativa, ao passo que outras apresentam o contrário. A atividade regular parece diminuir a presença da dor. Testes de laboratório são mais úteis no diagnóstico da artrite sistêmica.

Tipos de artrite

As duas formas comuns de artrite são a osteoartrite (OA) e a artrite reumatoide (AR).[1] A OA é mais comum (85% das artrites são desse tipo). É uma doença degenerativa local da articulação e, como tal, afeta mais comumente as mãos, os quadris, os joelhos e a coluna. Uma ou mais articulações podem ser afetadas. O dano à articulação pode ocorrer por trauma, infecção, estresse mecânico ou, frequentemente, causa não identificada.[21] Para muitos com OA, os sintomas iniciais incluem dor dentro de uma articulação ou rigidez após ficar muito tempo na posição sentada. O dano à cartilagem dentro da articulação é o principal problema proveniente da OA e, com o passar do tempo, a articulação pode ficar deformada e perder o movimento.

A AR é a segunda mais comum (1% a 2% da população adulta, embora possa ocorrer em qualquer idade). A causa é desconhecida, mas os fatores de risco incluem idade e ser do sexo feminino. Diferentemente da OA, que é mais localizada, a AR ocorre no corpo todo (sistêmica) e afeta os tecidos ao longo do corpo. Os sintomas se desenvolvem lentamente e incluem fadiga, perda de peso, fraqueza e dor geral nas articulações. Semelhante à OA, as articulações se tornam deformadas e o movimento se torna difícil.

Duas outras condições sistêmicas comuns são a fibromialgia e a espondiloartropatia (EA) (uma categoria). A fibromialgia é uma condição relacionada à artrite encontrada com mais frequência em mulheres do que nos homens e causa amolecimento nos músculos no corpo inteiro. Com a fibromialgia, diversos "pontos macios" ocorrem em vários locais (por exemplo, pescoço, ombros, costas, quadris, braços, pernas), quando se coloca pressão sobre essas áreas. Existem diversas formas de EA, sendo a espondilite anquilosante a mais comum. Essa condição causa dor nas costas e, eventualmente, completa imobilidade das articulações na coluna.

Conforme observado anteriormente, a rigidez é o sintoma mais comum da artrite e, portanto, sua presença é usada para ajudar no diagnóstico da doença. Geralmente, se a rigidez pela manhã permanece por mais de 30 minutos, significa OA; a maioria das formas sistêmicas resultam em rigidez que dura, pelo menos, uma hora. A OA é frequentemente limitada a uma ou duas articulações distintas, ao passo que a AR é diagnosticada pela presença em múltiplas articulações e a fibromialgia tem amolecimento muscular distinto em pontos por todo o corpo.

ABORDAGENS SAUDÁVEIS PARA O CONTROLE DA ARTRITE

Atividade física e dieta são dois fatores importantes do estilo de vida sobre os quais você tem controle. Esta seção explica como uma alimentação melhor e a prática regular de exercícios podem ajudar você a controlar sua artrite e, ao mesmo tempo, melhorar sua saúde e seu condicionamento físico.

Foco na nutrição

Manter um peso corporal adequado diminui o risco de desenvolvimento de artrite, e também ajuda a diminuir a dor, se você já sofre dessa doença.[21] Especialistas especulam que o peso reduzido resulta em menos força exercida nas articulações. Se você está acima do peso, pode usar o exercício e a alimentação adequada para controlar seu peso. Uma perda de 10 libras (4,5 kg) demonstrou reduzir a dor associada à artrite.[20] Como a obesidade é um fator de risco para a artrite, você deve consultar o Capítulo 13, que tem foco no controle do peso. As orientações nutricionais descritas no Capítulo 4 fornecerão a você um planejamento sólido para garantir uma nutrição ideal. Alguns suplementos nutricionais podem ser úteis, e serão discutidos na seção *Influência dos medicamentos*, na página 353, neste capítulo.

Foco na atividade física

Em geral, os benefícios do exercício são semelhantes para todos os tipos de artrite. Um programa de exercícios adequado pode diminuir a dor e a incapacidade associadas à artrite. De fato, alguns estudos demonstraram uma redução imediata na dor nas articulações após um exercício leve, ao passo que a participação em um programa de exercícios regular resulta em reduções mais significativas da dor.[8,22] Além de reduzir a dor associada à artrite, você pode reduzir a quantidade de medicamentos que ingere para controlar a dor. Conforme pode ser observado na seção sobre medicamentos, muitos apresentam riscos associados a eles, então, reduzir a dosagem é considerado algo muito positivo.

A redução na força muscular e no movimento na articulação frequentemente resulta em limitações funcionais e em incapacidade. O exercício regular melhora a força e o movimento na articulação, melhorando, assim, a função. Além disso, alguns estudos demonstraram que mesmo exercícios de baixa intensidade retardam a progressão de perda funcional, embora exercícios mais intensos confiram ainda mais benefícios.[13,14,23,28] Um mito comum é dizer que aqueles que têm artrite devem participar somente de atividades de baixa intensidade. Na verdade, exercícios mais intensos não aceleram a degeneração da articulação nem pioram os sintomas, desde que você tenha desenvolvido gradualmente seu programa e esteja protegendo suas articulações de modo adequado.

Caso você sofra de uma das formas sistêmicas da artrite, como AR, você têm maior risco de doenças cardíacas e de outras complicações sistêmicas. Participar de um programa regular de exercícios o ajudará a diminuir esses riscos.

UM OLHAR MAIS ATENTO

John

John, 52 anos de idade, pratica corrida por lazer e incluiu essa atividade em sua rotina de exercícios nos últimos 25 anos. Um amigo recentemente o alertou que todos aqueles "esmagamentos" das suas articulações resultariam em artrite. John mencionou essa preocupação ao seu médico, que garantiu a ele que, apesar da corrida afetar mais as articulações do que a caminhada, cientistas não encontraram evidências que relacionem a corrida, por si só, com a artrite. Na verdade, níveis moderados de corrida podem, até mesmo, reduzir os sintomas e a perda de função associados à artrite, em comparação com estar inativo!

Precauções para condições de artrite antes de praticar exercícios

Para manter um programa de treinamento seguro e efetivo, você pode ter que fazer algumas modificações. Um problema que você pode ter são as inflamações – períodos nos quais a articulação incha mais que o normal e a dor piora. Elas são mais comuns com as formas sistêmicas da artrite. Durante um período de inflamação, você deve alterar seu programa, reduzindo a intensidade ou eliminando temporariamente uma atividade específica, se ela piora os sintomas. Equilibrar atividade e descanso é importante, principalmente se há artrite sistêmica, por causa do envolvimento do sistema imune.

Outra preocupação com a artrite é a instabilidade das articulações e a frouxidão.[25] Conforme a articulação se torna mais degradada e seu espaço se estreita, os tecidos que normalmente a estabilizam se afrouxam. Quando isso acontece, eles não são mais capazes de controlar adequadamente o movimento da articulação. Além disso, a articulação frequentemente se torna levemente deformada e fica desalinhada. A instabilidade é a sensação da articulação cedendo quando você está ativo, e não é necessariamente relacionada à frouxidão, embora seja relacionada a uma diminuição na função.

Você pode precisar de um acessório que forneça estabilidade e alinhamento, se participa de atividades que estressam uma articulação propensa à frouxidão ou à instabilidade. Se o alinhamento da articulação é o principal problema, especialmente para a parte inferior do corpo, você pode beneficiar-se de uma órtese,[26] que é um dispositivo posicionado no calçado para alinhar corretamente os pés. A correção da posição dos pés tem demonstrado redução na dor nos joelhos.

Se você tem qualquer um desses problemas, considere a possibilidade de consultar-se com um profissional da área da Saúde com especialização em Ortopedia ou em Medicina Esportiva. Em particular, uma avaliação profissional é uma boa ideia se você tem sentido dores, estalos ou fisgada nos joelhos. Os ombros também são articulações que correm risco, por serem instáveis.

Se você tem artrite na extremidade inferior do corpo, calçados adequados são essenciais. Seus calçados devem fornecer apoio e amortecimento. Bons calçados ajudam com pequenos problemas de alinhamento, ao passo que sapatos gastos podem tornar pequenos problemas um grande desconforto.

Prescrições de atividade física

Existem diversas formas de exercício e você deve montar seu programa de acordo com seu estado de saúde atual. Um programa completo de exercícios inclui atividades aeróbias, treinamento de força e exercícios de flexibilidade. Além disso, para ajudar com a instabilidade da articulação associada à artrite, recomenda-se o treinamento neuromuscular.

Para os principais componentes dos condicionamentos aeróbio e muscular, você pode estabelecer um programa de maneira segura seguindo as *Physical Activity Guidelines for Americans* (*Diretrizes de Atividades Físicas para Americanos*), conforme endossa o American College of Sports Medicine (ACSM – Colégio Americano de Medicina Esportiva), e são descritas nos Capítulos 6 e 7.[3] Se caminhar é difícil, pedalar é uma excelente alternativa, que pode ser muito eficaz.[18] Você necessitará de atividades que requerem mais flexibilidade do que um programa típico (conforme descrito no Capítulo 8). Dependendo da severidade da sua artrite, você deve fazer atividades que trabalhem a amplitude do movimento diariamente e, talvez, diversas vezes por dia.

Prescrição para o condicionamento aeróbio: o condicionamento aeróbio é frequentemente menor em pessoas com artrite em comparação àquelas da mesma idade sem artrite. Muito provavelmente, isso ocorre em razão da atividade reduzida. Além disso, algumas formas sistêmicas de artrite, como a AR, apresentam maior risco para doenças cardíacas, o que ressalta que a atividade aeróbia é importante para ajudar a reduzir o risco de cardiopatias. O exercício aeróbio não somente melhora a circulação para os músculos e as articulações como a natureza rítmica dessas atividades também ajuda a lubrificar as articulações, nutrindo-as, e, dessa maneira, reduzindo a dor. O exercício aeróbio é uma das maneiras mais fáceis de reduzir a rigidez associada à artrite. Você pode seguir seguramente as orientações para atividade aeróbia descritas no Capítulo 6, embora possa querer fazer algumas poucas modificações.[3]

UM OLHAR MAIS ATENTO

Tasha

Tasha tem 58 anos de idade e, recentemente, recebeu o diagnóstico de AR. Como sugestão de seu médico, ela iniciou um programa de caminhada, mas está frustrada com a dor que sente em seus pés após o exercício e está pronta para desistir. Quando menciona isso em uma consulta, seu médico indaga sobre o calçado que ela utiliza para o exercício. Tasha aponta para aquele que está usando, um calçado baixo de lona (N.T.: tipo alpargatas). Seu médico rapidamente destaca que o calçado correto terá um impacto importante em seu aproveitamento do programa de exercícios. Aquele que é bom não é necessariamente o mais caro. A seguir, algumas qualidades que se deve buscar em um calçado:

- Solado que promova a absorção de choque e o amortecimento.
- Calçados com bom apoio ao arco interno (palmilha).
- Um amplo espaço para acomodar deformidades dos dedos dos pés.
- Um ajuste confortável do calçado, principalmente nos calcanhares. O médico de Tasha recomenda que ela caminhe ou corra com eles na loja – os calcanhares não devem escorregar.
- Fechamento seguro. Dê preferência àqueles com cadarço, porém, no caso de Tasha, o Velcro pode ser necessário já que ela não consegue amarrar o cadarço por causa da artrite em suas mãos.
- Um *design* apropriado à atividade. Calçados para caminhada são o melhor para Tasha neste momento. No entanto, se ela começar a participar de diversos tipos de atividades, poderá considerar os tênis *cross-trainers*, que são calçados para múltiplas finalidades.

Tasha não tem órteses. Se você as usa, leve-as junto quando comprar seus calçados, de modo que possa experimentá-los nos calçados antes de comprá-los.

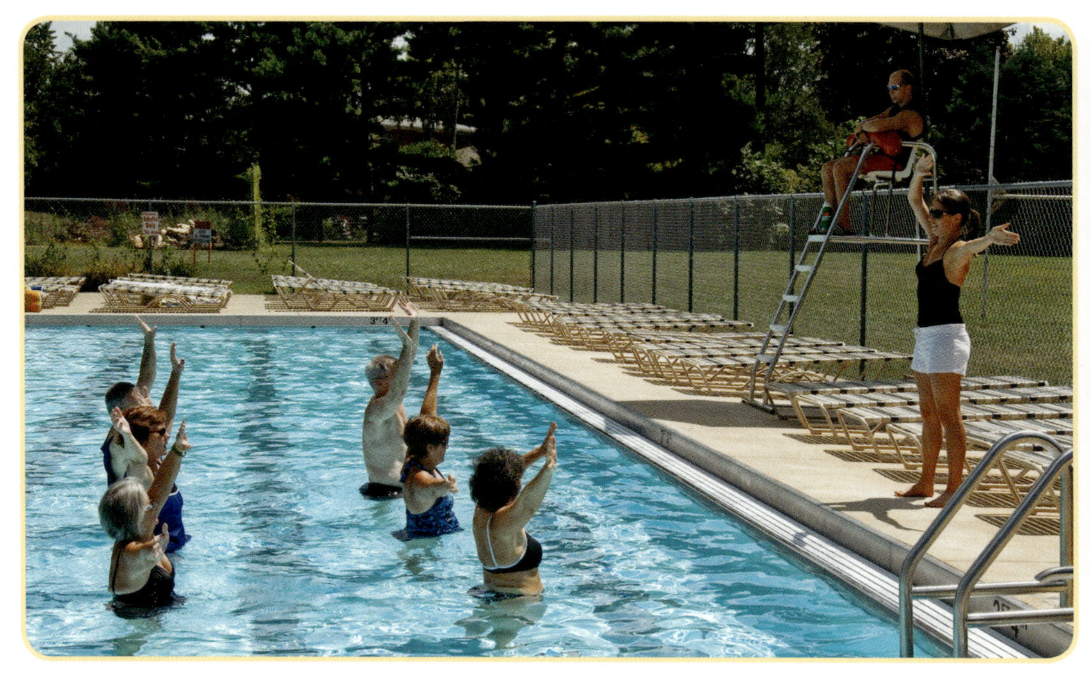

Atividades aquáticas são uma excelente opção para pessoas com artrite.

Se você não tem praticado muita atividade física, deve começar na intensidade mais baixa (por exemplo, duas ou três sessões de 10 minutos cada por dia), até que as articulações se acostumem à atividade aumentada. Isso também permitirá que você desenvolva sua força na parte inferior do corpo (coxas e pernas) antes de fazer sessões de longa duração com intensidade maior. A força desenvolvida ajudará a absorver forças em torno das suas articulações, como nos joelhos, o que deve ajudar a reduzir o estresse na articulação e a dor.

Embora a caminhada seja a atividade aeróbia mais fácil e funcional, se você corre, não há razão para desistir dessa atividade. A corrida não aumentará o colapso da articulação. Na verdade, muitos praticantes regulares de corrida relatam menos dor com o treinamento regular. Se você tem instabilidade severa na articulação (a sensação do joelho dobrando ou torcendo), você pode querer começar com bicicleta ou atividades na piscina, até que sinta redução na instabilidade. Algumas ideias de exercícios para abordar instabilidade nas articulações são encontradas no final deste capítulo.

Se a sua artrite está mais avançada e você tem acesso a uma piscina, as atividades aquáticas são uma excelente opção.[10] A flutuação ajuda a retirar o peso suportado pelas articulações e permite que você trabalhe o movimento da articulação. Como as articulações nos ombros são mais instáveis, se você tem artrite neles deve iniciar com exercícios de estabilidade antes de nadar. Em geral, atividades aquáticas são ótimas para a artrite, mas nem todos aqueles que têm artrite neles toleram as braçadas da natação.

Caso você prefira atividades em grupo, muitas academias têm aulas especiais para aqueles com artrite. Tais aulas podem não ser rigorosas o suficiente para desenvolver o condicionamento aeróbio, mas podem ser importantes para alternar os dias de treinamento. O *tai chi chuan* pode ajudar a melhorar a força na extremidade inferior e a flexibilidade, além de fornecer alguns benefícios aeróbios.[15] Hidroginástica e outra alternativa, especialmente se você está em busca de algo com redução da descarga de peso. Outras aulas aeróbias em grupo podem ser boas, desde que você tenha certeza de modificar os movimentos que causem estresse às articulações envolvidas e inicie em uma intensidade adequada, com base no seu nível de condicionamento físico.

Atividades de aquecimento são particularmente importantes para aqueles com artrite, principalmente os muito rígidos. Antes da sessão de exercícios, relaxe as articulações e os músculos que estão rígidos. Uma boa maneira de aquecer é fazer algumas atividades rítmicas suaves, começando com pequenos movimentos e aumentando a amplitude dos movimentos conforme se solta mais. O objetivo é um movimento controlado, com aumento vagaroso na amplitude do movimento.

Prescrição para o treinamento de força: o treinamento de força pode ser uma das atividades de condicionamento mais importantes que você pode fazer para reduzir os sintomas e proteger suas articulações.[5,11] Quando há dor em torno de uma articulação, como seus joelhos, o sistema nervoso também pode inibir a contração muscular. Para muitos, isso resulta em um joelho repentinamente travado, geralmente após dor. Depois de iniciar uma rotina de fortalecimento, as pessoas com essa condição têm menos dor e menos problemas de instabilidade nos joelhos. Alguns verificaram que apenas o fortalecimento não reduz a instabilidade nas articulações. Em tais casos, a combinação do fortalecimento com atividades de equilíbrio e de movimento tem demonstrado ser efetiva.[12,25]

Você pode seguir com segurança as orientações para o treinamento de força descritas no Capítulo 7. Um programa de dois ou três dias por semana que enfatize os principais grupos musculares é adequado.[3] Você deve começar em um nível mais baixo de execução e, gradualmente, desenvolver para um nível moderado, a fim de permitir ao seu corpo tempo para adaptar-se. Uma resistência que permita que você faça uma série de 10 a 15 repetições de maneira controlada é um começo bom e apropriado para obter alguns benefícios de fortalecimento.

Se você prefere exercitar-se em casa, pode começar com poucos halteres e caneleiras, ou usar bandas ou cordas elásticas. Muitas delas têm extremidades com puxadores e caneleiras, de modo que você possa fazer exercícios para as extremidades superior e inferior (*vide* na Figura 17.1 um exemplo de exercício de fortalecimento para os ombros usando corda elástica). As cordas elásticas permitem que você aumente a resistência usando diferentes densidades (*vide* o Capítulo 7 para mais informações).

Você também pode praticar o treinamento de força sem equipamento, utilizando simplesmente seu próprio peso corporal. Por exemplo, o agachamento apoiado na parede, mostrado na Figura 17.2, é uma maneira fácil de fortalecer a parte anterior da coxa ou o quadríceps. Esse exercício reduz a pressão sobre os joelhos enquanto trabalha o músculo. Você pode fazer o agachamento como um movimento cronometrado, mantendo a posição por 15 segundos, retornando à posição vertical e, depois, repetindo de três a quatro vezes (aumentando o tempo conforme se fortalece). Você pode utilizar uma toalha para fazer as repetições (algo que permita que seu corpo deslize para cima e para baixo contra a parede) ou uma bola atrás de seu corpo.

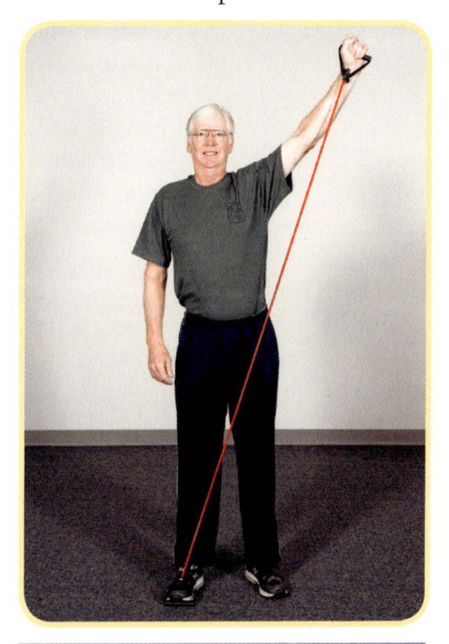

Figura 17.1 Exercício para fortalecimento dos ombros utilizando uma corda elástica.

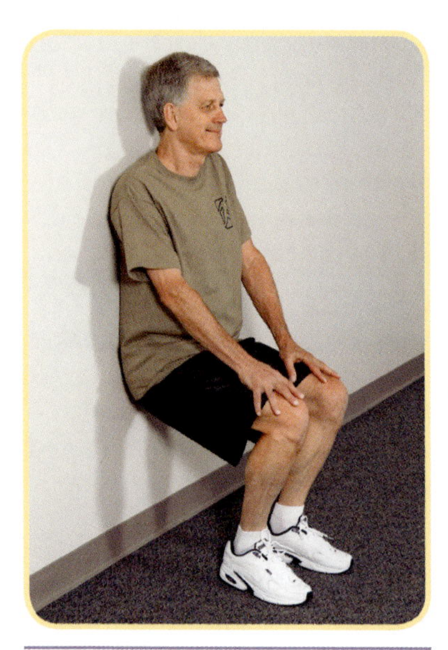

Figura 17.2 Agachamento apoiado na parede para fortalecer os quadríceps (coxas).

Prescrição para a flexibilidade: geralmente, o movimento da articulação diminui conforme a artrite progride, porém o alongamento regular e as atividades para a amplitude do movimento podem ajudar a retardar essa perda. Ademais, se você não movimenta uma articulação, poderá perder seu movimento mais rapidamente, além de ter aumento da dor. A flexibilidade e a amplitude do movimento da articulação podem ser recuperadas se a perda for temporária, mas quanto mais tempo dura a deterioração, mais difícil será para readquirir seu movimento. O movimento regular de cada articulação diminuirá a rigidez e a dor associada. Embora a recomendação típica seja praticar exercícios de flexibilidade três dias por semana, você se beneficiará com alongamentos e atividades feitos diariamente para a amplitude do movimento.[3,21]

O alongamento focaliza o aumento da extensão dos músculos enrijecidos. Técnicas de alongamento incluem movimentos estáticos e dinâmicos, bem como aqueles com aparelhos. Você pode escolher qualquer um deles seguramente, desde que siga algumas orientações. Nunca mantenha um alongamento que cause dor; ao contrário disso, o alongamento deve ser suave. Como a artrite causa frouxidão na articulação, não alongue além do que é considerado normal para tal articulação. Diversos fatores podem afetar sua resposta ao alongamento. Com o avanço da idade, os músculos tendem a perder elasticidade, o que significa que os tecidos não respondem tão facilmente ao alongamento, mesmo que muito dessa resposta seja neural (ou seja, o sistema nervoso controla a tensão muscular de repouso).

Você pode aumentar a resposta ao alongamento aquecendo seus músculos, o que melhora a elasticidade. Isso pode ser feito aumentando o fluxo sanguíneo para um músculo com atividade repetitiva ou com aquecimento externo. Algumas pessoas consideram que o apoio de uma faixa elástica não somente fornece uma sensação de estabilidade a uma articulação afetada, como também ajuda a manter as articulações aquecidas.

Manter-se hidratado também é importante, porque a desidratação reduz a elasticidade dos músculos. O uso de um alongamento prolongado (vários minutos) pode ser útil se você está extremamente rígido – apenas certifique-se de encontrar uma posição confortável, em que haja apoio. Por exemplo, se você tem rigidez nos posteriores da coxa, deite-se no solo com um dos pés na parede (*vide* a Figura 17.3). Você deve encontrar uma posição que imponha um alongamento suave e tolerável sobre os posteriores da coxa.

A amplitude de movimento é simplesmente movimentar a articulação por toda sua extensão sem mantê-la em uma única posição. Esse tipo de atividade pode ser ainda mais importante do que o alongamento, porque você pode usá-lo para prevenir a perda de movimento e reduzir a rigidez ao longo do dia. Você deve movimentar cada articulação com a amplitude completa de movimento todos os dias. Se ocorrer rigidez ao sentar-se ou por falta de atividade, simplesmente movimente a articulação por toda a sua extensão algumas vezes; isso ajudará a reduzir a dor e a rigidez. Por exemplo, se você trabalha sentado à escrivaninha e tem artrite nos joelhos, deslize seus pés para a frente e para trás (movimentando os joelhos) na metade de uma longa sessão de trabalho. Cinco a dez repetições irão ajudar a lubrificar a articulação e evitar desconforto. A maioria das aulas de hidroginástica enfatiza o movimento das articulações no conforto da água; assim, elas são uma ótima maneira de trabalhar sua flexibilidade.

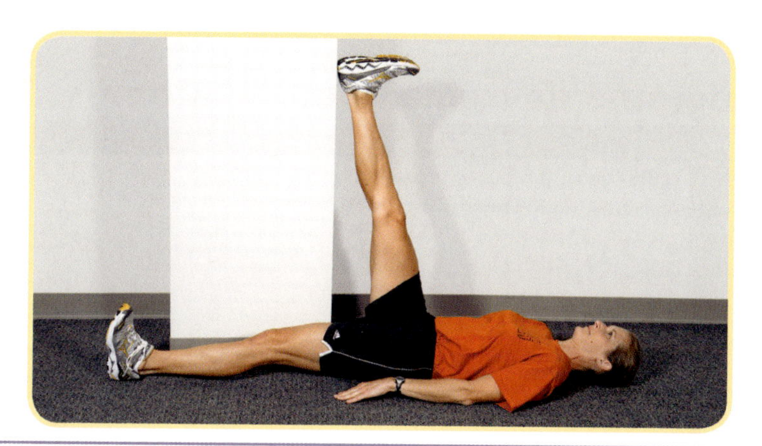

Figura 17.3 Alongamento dos posteriores da coxa usando uma parede.

Prescrição neuromuscular: conforme observado anteriormente, se você tem instabilidade nas articulações precisará de algumas atividades específicas para abordar o problema. O treinamento neuromuscular aborda a instabilidade na articulação e inclui atividades de agilidade, de equilíbrio e outros tipos que estimulam o *feedback* entre os músculos e o cérebro. Embora as orientações gerais sugiram duas ou três vezes por semana, você se beneficiará de um programa mais frequente, de cinco a sete dias por semana.[3,12] O *tai chi chuan* é uma atividade excelente para treinar a conexão entre o sistema nervoso e os músculos; ele abrange todos os componentes necessários.[15] O *tai chi chuan* foca em movimentos lentos, controlados, por meio da amplitude de movimento com impacto limitado sobre as extremidades inferiores. Ele reduz a dor, melhora a função e têm o benefício extra do relaxamento. Se você não quiser participar das aulas, pode comprar um DVD e aprender no conforto de sua casa. Algumas pessoas gostam de iniciar seu dia com o *tai chi chuan*, porque ele ajuda a reduzir a rigidez matinal.

Você também pode criar seu próprio treinamento neuromuscular.[12] Como este é o componente mais particular de seu programa de treinamento, a Figura 17.4 fornece um exemplo que inclui tanto atividades no solo como na água. Observe que, se os seus joelhos enfraquecem frequentemente, você pode iniciar atividades de equilíbrio e de agilidade na piscina para remover a influência da gravidade sobre a articulação e reduzir o risco de torção no joelho enquanto pratica a atividade. Além disso, se o joelho realmente ceder, a água o protege de sofrer uma queda. Uma vez que você não sinta dor com as atividades e consiga desempenhá-las sem que o joelho ceda, poderá progredir para atividades no solo ou alternar entre as duas formas de exercícios.

Influência dos medicamentos

O acetaminofeno (paracetamol) é recomendado para as pessoas com dor leve a moderada por causa da artrite. Os efeitos colaterais mais comuns, embora ainda muito raros, incluem sangramento gastrintestinal (GI) superior e dano ao fígado. Anti-inflamatórios não esteroides (AINEs) também são muito usados para ajudar no controle da dor causada pela artrite. A escala de força vai daqueles medicamentos disponíveis sem receita médica (aspirina e ibuprofeno) até fórmulas mais fortes daqueles que exigem prescrição e têm diferentes modos de ação dentro do corpo. Assim como o acetaminofeno, o sangramento GI é um possível efeito colateral. Alguns anti-inflamatórios prescritos têm reduzido risco de sangramento GI, mas podem apresentar riscos cardiovasculares.[17]

FIGURA 17.4

Programa de treinamento neuromuscular

Atividades no solo	
Caminhada *crossover*	Caminhe com o passo cruzado por 3 m, para a frente e para trás. Repita três vezes em cada direção. 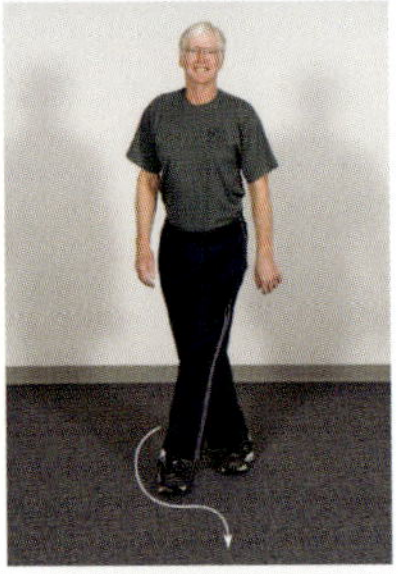
Trançado	Caminhe para os lados, com o passo cruzado, por 3 m, para o lado direito e para o esquerdo. Repita três vezes em cada direção. 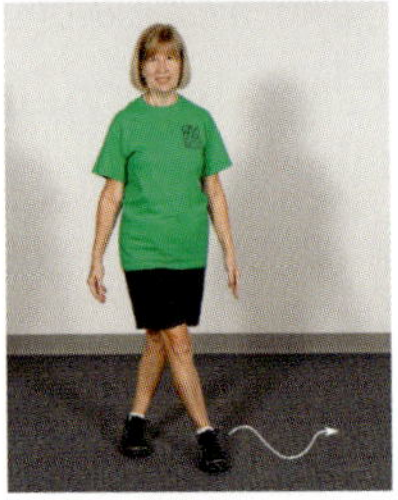
Postura com as duas pernas sobre apoio de espuma	Em pé, sobre uma almofada, levante os braços para os lados, movendo-se de um lado para outro, mantendo a posição por 10 segundos. Repita dez vezes de cada lado. 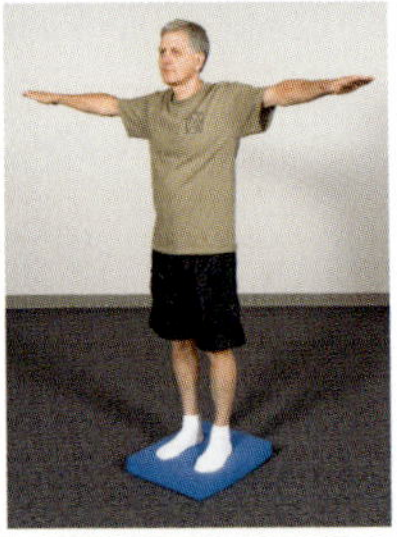
Apoio com uma só perna	Alterne, para ficar em pé com uma só perna (mantenha o outro pé longe do chão por, aproximadamente, duas polegadas, ou 5 cm), mantendo essa posição por 10 segundos. Repita cinco vezes para cada perna. Aumente para 30 segundos e repita cinco vezes para cada perna. Depois, mude para uma posição com uma só perna sobre a almofada, mantendo por 10 segundos e repita cinco vezes para cada perna. 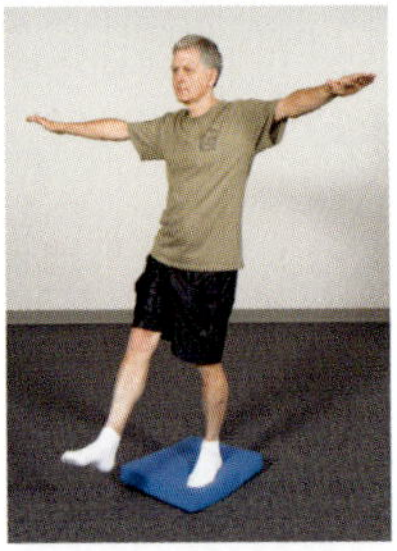
Atividades na água*	
Trançado	Caminhe para os lados, com o passo cruzado, por 3 m, do lado direito e do esquerdo. Repita três vezes em cada direção.
Caminhada *crossover*	Caminhe para a frente, com o passo cruzado, por 3 m, para a frente e para trás. Repita três vezes em cada direção.
Elevação das pernas	Eleve a perna para a frente e para trás, bem como para a direita e para a esquerda com cada perna. Repita cinco vezes em cada direção.

* Incluir atividades aquáticas duas ou três vezes por semana; iniciar com a água na altura do peito e, depois, progredir para a água na altura da cintura. Aquecer com caminhada para trás e para a frente durante 10 minutos.

***Quadro 17.1* Benefícios e possíveis efeitos colaterais de medicamentos comuns para a artrite**

Categoria	Exemplo	Benefícios	Possíveis efeitos colaterais
Para aliviar a dor	Acetaminofeno (paracetamol)	Reduz a dor	Sangramento GI, úlceras, dano ao fígado
AINEs (anti-inflamatórios não esteroides)	Aspirina, ibuprofeno, cetoprofeno, naproxeno	Reduz a dor e a inflamação	Sangramentos GI, úlceras
DARMDs (drogas antirreumáticas modificadoras de doença)	Ouro, metotrexato	Reduz a dor e a inflamação, retarda a progressão da destruição das articulações	Dano ao fígado, dano aos rins, alguns tipos de câncer
Glicocorticoides	Prednisona, cortisona	Reduz a dor e a inflamação	Aumento do risco de infecção
Biológicos	Etanercepte	Reduz a dor e a inflamação	Aumento do risco de infecção

Se você sofre de uma forma sistêmica de artrite, está mais propenso a utilizar drogas antirreumáticas modificadoras de doença (DARMDs), glicocorticoides (esteroides) ou drogas biológicas.[2] Possíveis efeitos colaterais incluem dano ao fígado e aos rins, e, com os esteroides, risco de infecções. Do lado positivo, essas drogas são as mais eficazes para o alívio da dor e o retardamento da consequente deterioração das articulações. Como essas drogas afetam o sistema imunológico, você pode precisar diminuir levemente a intensidade do seu programa. Um resumo dos benefícios e dos possíveis efeitos colaterais dos medicamentos mais comuns para artrite pode ser encontrado no Quadro 17.1.

Poucos suplementos nutricionais têm demonstrado reduzir a dor associada à artrite. Um aspecto positivo desses suplementos é que eles não apresentam riscos à saúde como alguns medicamentos. Por essa razão, vale a pena experimentá-los. Esta seção discute a glucosamina e condroitina, bem como o óleo de peixe e de linhaça. Embora outros suplementos tenham sido identificados na literatura popular, ainda é preciso mais pesquisa. *Vide* o boxe *Atenção a potenciais suplementos perigosos* para ler sobre suplementos que você deve evitar.

Glucosamina e condroitina

Uma das terapias mais comuns com suplemento nutricional é uma combinação de glucosamina e condroitina. Esses componentes são normalmente encontrados nos tecidos corporais, e acredita-se que níveis elevados deles possam proteger e, até mesmo, melhorar a cartilagem das articulações. Embora as promessas anunciadas pareçam ser esmagadoramente positivas, os achados de pesquisas variam. Alguns estudos demonstraram redução da dor para aqueles com OA, ao passo que outros não mostraram nenhum benefício. Alguns dos estudos que relataram efeitos positivos utilizaram suplementos em adição à glucosamina e condroitina, como ascorbato de manganês (um composto formado por ácido ascórbico, ou vitamina C, e o magnésio mineral).[16,19] As recomendações de dosagem típica são 1.500 miligramas para glucosamina e 1.200 miligramas para condroitina. Os benefícios ocorrem geralmente em algumas semanas e podem ser relacionados à severidade da artrite e à capacidade do seu corpo em responder ao suplemento.

Atenção a potenciais suplementos perigosos

Os suplementos alimentares não são testados rigorosamente como os medicamentos e, portanto, podem ter efeitos prejudiciais. Eles não são rotulados adequadamente e podem interagir com os medicamentos que você utiliza. Alguns têm sido relacionados com irregularidades cardíacas, aumentos na pressão arterial, convulsões e, até mesmo, morte. Devem-se evitar as seguintes substâncias:

- Efedrina (usada para perda de peso ou para dar energia).
- Kava (usada com a intenção de dar a sensação de relaxamento e de reduzir o sono).
- Pró-hormônios ou suplementos anabólicos naturais, como androstenediona e ioimbina.

Até mesmo vitaminas e minerais podem ser tóxicos se ingeridos em excesso. Considere as seguintes:

- As vitaminas B_6 e B_{12} podem causar dano ao fígado.
- A vitamina C pode causar perturbação gástrica e interferir com o nível de ferro e de cobre no organismo.

Converse com um profissional confiável e qualificado para obter informações sobre um suplemento antes de adquiri-lo, como um médico, um farmacêutico ou um nutricionista registrado.

Além disso, o National Institute of Health's Office of Dietary Supplements (Escritório de Suplementos Dietéticos do Instituto Nacional de Saúde) fornece descrições de muitos suplementos no site: http://ods.od.nih.gov/HealthInformation/makingdecisions.sec.aspx.

Óleo de peixe e de linhaça

O óleo de peixe, que contém ácidos graxos Ômega-3, tem demonstrado reduzir a dor associada à artrite.[16,24] Em diversos estudos as pessoas conseguiram reduzir a quantidade de AINEs ou de outros medicamentos quando utilizaram o óleo de peixe. Outro lado positivo do óleo de peixe pode ser o risco reduzido para doenças cardíacas e reduções na pressão arterial associadas a ácidos graxos Ômega-3. O principal efeito colateral é o desconforto GI, que pode ser tratado com a redução da dosagem e o uso do suplemento com outros alimentos. A dosagem diária recomendada varia entre 3 e 8 gramas por dia, geralmente dividida em duas ou três doses (2,6 gramas duas vezes por dia para AR).

A linhaça contém ácidos graxos Ômega-3 e Ômega-6, mas as pesquisas relacionadas com artrite são limitadas, e há alguns efeitos colaterais. A linhaça pode alterar a absorção de alguns medicamentos e afina o sangue, por isso, você deve verificar com seu médico se pode utilizá-la caso considere usar esse suplemento.

O exercício físico é importante para pessoas com artrite. Um programa equilibrado de exercícios que inclui atividades aeróbias, treinamento de força, alongamento e treinamento neuromuscular (ou seja, equilíbrio e agilidade) pode ajudá-lo a manter uma função normal. Medicamentos usados para a artrite podem ter efeitos colaterais, além dos benefícios propostos. A prática de exercícios permite que você reduza a quantidade de medicação que você ingere para controlar a dor. Apesar da propaganda em torno dos suplementos, poucos provaram ser benéficos. Algumas pessoas se beneficiam da terapia de combinação entre glucosamina e condroitina ou do óleo de peixe (ácidos graxos Ômega-3). Além da atividade física, uma dieta saudável ajuda a manter um peso corporal adequado; sobrepeso e obesidade são preocupações relacionadas ao risco de desenvolvimento de artrite, bem como dor associada a ela.

AMERICAN COLLEGE OF SPORTS MEDICINE • FOUNDED 1954 • ®

capítulo 18

Gestação e pós-parto

Historicamente, a gestação tem sido vista como um período de repouso e de atividades limitadas, mas, nos dias atuais, a maioria das gestantes nos Estados Unidos escolhe praticar pelo menos alguns exercícios.[20] Se você está grávida ou pensando em engravidar em breve, a boa notícia é que o exercício físico pode melhorar sua saúde durante a gestação e o pós-parto (ou seja, o primeiro ano após dar à luz).[3] Ainda melhor: as pesquisas também indicam que o exercício durante a gestação pode melhorar a saúde da criança.

Este capítulo tocará em alguns assuntos sobre áreas nutricionais que devem ser consideradas, bem como destacará os benefícios de diversos tipos de exercício durante a gestação, abordará preocupações comuns sobre a prática de exercícios durante a gravidez e dará dicas sobre como incluir exercícios durante o período de gestação e pós-parto.

ORIENTAÇÕES PARA A GESTAÇÃO E O PÓS-PARTO

As primeiras diretrizes americanas para exercícios físicos durante a gravidez foram publicadas em 1985, pelo American College of Obstetricians and Gynecologists (ACOG – Colégio Americano de Obstetras e Ginecologistas).[1] Por causa da falta de informação na época, essas orientações eram muito conservadoras. Elas diziam que as gestantes deveriam limitar a atividade vigorosa para o tempo máximo de 15 minutos e incluíam a famosa, agora esquecida, declaração: "A pressão arterial da gestante não deve exceder 140 batimentos por minuto (bpm)".[1] Essa limitação de frequência cardíaca superior não permite às mulheres praticarem atividades vigorosas, como correr ou usar um simulador de escadas, porque a frequência cardíaca geralmente vai além de 140 bpm durante esses tipos de atividades. Desde aquela época, os pesquisadores descobriram que os exercícios durante a gravidez não aumentam o risco de complicações gestacionais, como baixo peso ao nascer e parto prematuro, ou de patologias maternas, como diabetes gestacional e pré-eclâmpsia, mas, ao contrário, encontraram uma ampla gama de benefícios à saúde relacionados aos exercícios.[3,26,29] Ademais, os exercícios durante o período de pós-parto não afetam adversamente o volume ou a composição do leite materno e têm sido relacionados à melhora dos níveis de humor e de condicionamento físico, bem como à redução de risco para retenção de peso pós-parto.[3,40] A recomendação atual é a de que mulheres gestantes e no período pós-parto pratiquem pelo menos 150 minutos de exercícios de intensidade moderada semanalmente, sem limitações para a frequência cardíaca.[47]

Quais são alguns dos benefícios dos exercícios? Antes e ao longo da gestação, o exercício é associado a baixo risco de diabetes gestacional, de pré-eclâmpsia e de parto prematuro.[3,22,26,48] O exercício durante a gestação também mostra ser um tratamento seguro e efetivo para controlar a glicose no sangue de mulheres que já são diabéticas ou que se tornaram durante a gestação.[12,16] Como se deve esperar, o exercício pode ajudar as mulheres a evitar o ganho de peso excessivo durante a gestação. Especificamente, mulheres que praticam pelo menos 30 minutos por dia de atividade aeróbia moderada ou vigorosa durante a gestação têm menos propensão a ganhar mais peso do que a quantidade recomendada (*vide* a Tabela 18.1 para ganho de peso recomendado durante a gestação).[42]

Hoje em dia, a prática de exercícios tem sido vista como uma forma de reduzir o risco de gerar um bebê grande sem aumentar o risco de gerar um bebê pequeno.[6,27,34] Gerar um bebê grande (ou seja, com mais de 10 libras, ou 4,5 kg) aumenta o risco de danos à mãe e ao bebê.[11] As crianças que nascem grandes também têm maior risco de obesidade, de diabetes e de outros problemas de saúde quando chegarem à idade adulta.[10,24,25] Um pequeno estudo mostrou que filhos de mulheres que praticaram exercícios durante a gravidez apresentavam menos gordura corporal aos 5 anos de idade, comparados a outras crianças cujas mães não se exercitaram.[13] Assim, a participação em exercícios aeróbios durante a gestação não melhora somente a saúde materna, mas, também, contribui para melhor saúde da criança.

Os benefícios do exercício não param no final da gestação, mas continuam no período pós-parto. As orientações de 2002 do ACOG recomendam que as gestantes retomem as rotinas de exercícios pré-gestação gradualmente após o nascimento, assim que seja física e medicamente seguro.[2] A quantidade exata de tempo necessário para a recuperação após o nascimento varia dependendo da dificuldade do parto, do tipo (cesáreo ou vaginal), do nível de condicionamento preexistente e de outras complicações

UM OLHAR MAIS ATENTO

Kayla

Kayla é a orgulhosa mamãe de uma linda menina, agora com quatro meses de idade. Ela ficou ativa durante sua gestação, fazendo caminhadas regulares em um parque ou praticando natação em um clube, além de algumas aulas de ioga e alongamentos regulares praticados semanalmente. Após o nascimento de sua filha, Kayla começou a praticar caminhada em uma esteira em sua casa, para manter seu condicionamento aeróbio, e usou bandas elásticas para o condicionamento muscular. Depois de um tempo, no entanto, Kayla sentiu-se entediada com seu isolamento para a prática de exercícios e, também, esmagada com a tarefa de cuidar do bebê e de si mesma. Em uma consulta de rotina com seu médico, ela soube de um programa de exercícios específicos para mães e seus bebês, realizado em um *shopping* próximo. Com os bebês felizes em seus carrinhos, as mães podem fazer caminhadas rápidas, treinamento de força com tubos e bandas elásticas e alongamento, durante uma hora, três manhãs por semana. A sessão de exercícios é, além de revigorante, uma chance que Kayla tem para conversar com outras novas mamães.

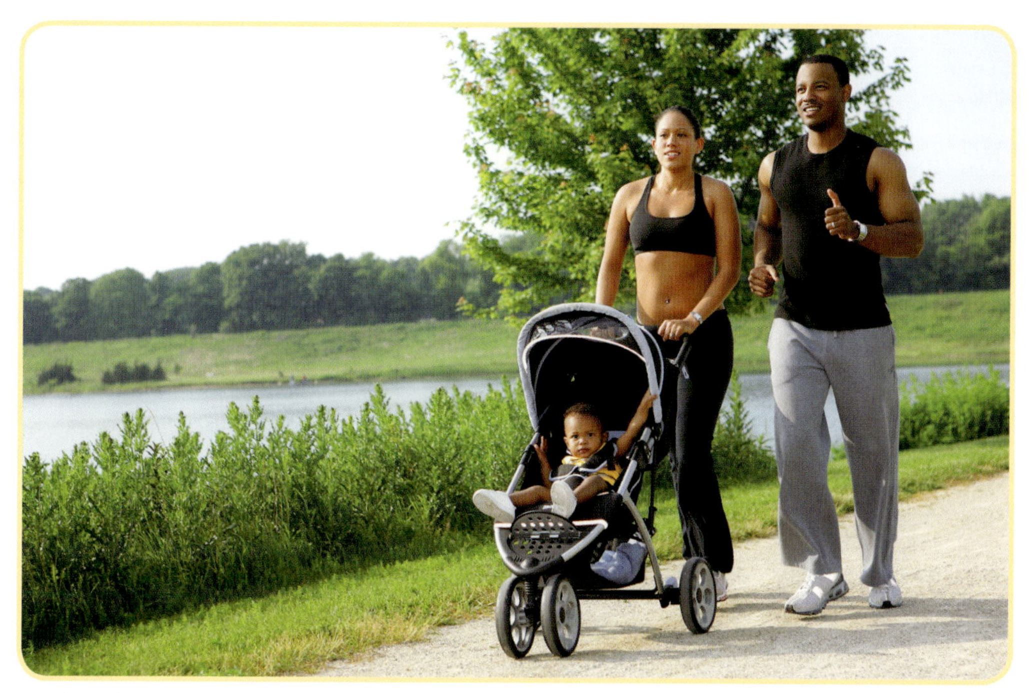

A prática de exercícios pode ser uma ótima atividade em família.

médicas. Geralmente, as mulheres podem retornar aos exercícios físicos dentro de alguns dias se o parto não teve complicações, embora aquelas que passam por cesárea não devam começar antes de quatro a seis semanas após o parto. Seu médico pode ajudá-la a determinar sua situação e o que é melhor para você.

Praticar exercícios durante o período pós-parto ajuda com a perda de peso e parece trazer benefícios psicológicos. As mulheres que praticam mais exercícios têm menos retenção de peso no período de seis semanas e de um ano após o parto, se comparadas àquelas menos ativas.[33,40] Mulheres mais ativas também relatam melhor socialização.[40] Embora a atividade durante a gestação ou no período pós-parto não demonstre reduzir a ocorrência de depressão pós-parto, as prescrições de exercícios têm sido eficazes no alívio dos sintomas depressivos entre mulheres que apresentam a doença.[15,18]

COMPORTAMENTOS SAUDÁVEIS DURANTE A GESTAÇÃO

O que torna a gestação saudável? Certamente, a maioria das gestantes está preocupada principalmente com o crescimento e o desenvolvimento adequado de seus bebês. Para garantir um desenvolvimento fetal apropriado, as mães devem melhorar sua saúde durante a gestação. Os fatores de interesse específico aos profissionais da área da Saúde com base na sua importância durante a gestação incluem peso materno e ganho de peso, glicemia em jejum e pressão arterial.

Iniciar a gestação com um peso saudável (ou seja, índice de massa corporal – IMC – entre 18,5 e 25) e ganhar uma quantidade adequada de peso ajuda a garantir uma gestação com poucas complicações.[38] Mesmo que você inicie a gestação abaixo do peso, acima do peso ou obesa, ganhar peso dentro das faixas recomendadas irá melhorar suas chances de ter uma gestação normal e um bebê saudável.[38]

As complicações mais predominantes são o diabetes gestacional, a hipertensão gestacional e a pré-eclâmpsia. O diabetes gestacional afeta de 5% a 9% das gestações nos EUA e é diagnosticado como intolerância à glicose (ou seja, níveis absurdamente altos de glicose no sangue) que ocorrem pela primeira vez durante a gestação.[41] Mulheres com histórico familiar de diabetes, que estão acima do peso ou obesas ou que já tiveram um bebê grande (ou seja, com mais de 10 libras, ou 4,5 kg) têm alto risco de desenvolver diabetes gestacional.[41] Essa doença aumenta o risco de ter um bebê grande, que depois terá maior risco de tornar-se uma criança obesa.[41] As mulheres diagnosticadas com diabetes gestacional devem fazer acompanhamento com um médico e um nutricionista, para controlar seus níveis de glicose no sangue, ao mesmo tempo que garantem a ingestão de nutrientes ideais para o desenvolvimento do bebê.

A hipertensão gestacional e a pré-eclâmpsia afetam 8% das gestantes nos EUA. A hipertensão gestacional é diagnosticada como a hipertensão que ocorre pela primeira vez durante a gestação, ao passo que a pré-eclâmpsia é uma condição mais severa caracterizada pela hipertensão combinada com o excesso de proteína na urina.[39] Mulheres que têm um histórico familiar de hipertensão, afro-americanas, com sobrepeso ou obesas, que têm diabetes gestacional ou estão grávidas de gêmeos têm maior risco para hipertensão gestacional ou pré-eclâmpsia.[39]

A atividade física e a boa nutrição são dois comportamentos importantes no estilo de vida para gestantes que podem ajudar a evitar ou a tratar complicações da gestação destacadas nesta seção. Além disso, esses comportamentos também conferem importantes benefícios à saúde.

Foco na nutrição

A alimentação durante a gestação tem importância especial porque afeta tanto a saúde materna quanto a fetal. A American Dietetic Association (ADA – Associação Dietética Americana) descreve, a seguir, componentes-chave para uma gravidez saudável.[28]

Ganho de peso adequado

A quantidade recomendada de ganho de peso durante a gestação é baseada no peso pré-gestacional. Manter o ganho de peso dentro da quantidade recomendada melhora o peso do bebê ao nascimento, evita retenção de peso excessivo no pós-parto e reduz o risco de desenvolvimento de doença crônica na mulher. Adquirir menos ou mais do que é recomendado está associado a resultados fracos no nascimento.[38] Para saber quanto peso você deve ganhar durante uma gestação única (ou seja, resultando no nascimento de um só bebê), em primeiro lugar, você deve calcular seu IMC com base no peso e na altura de antes da gestação (*vide* o Capítulo 2 para detalhes sobre como determinar seu IMC) e, depois, verifique a Tabela 18.1. Para gestação de múltiplos (ou seja, gêmeos ou trigêmeos), é necessário ganhar mais peso para melhorar o peso ao nascimento e a duração da gestação: o ganho de peso deve ser de 40 a 54 libras (18 a 25 kg) para mulheres com peso normal, mais para mulheres abaixo do peso (50 a 62 libras, ou 23 a 28 kg) e menos para mulheres acima do peso ou obesas (de apenas 29 a 38 libras, ou 13 a 17 kg).[28]

Tabela 18.1 Médias recomendadas para ganho de peso total durante gestação única pelo peso pré-gestacional

IMC pré-gestacional (kg/m²)	Ganho de peso recomendado
Abaixo do peso (≤ 18,5)	28-40 lb (13-18 kg)
Peso normal (18,5-24,9)	25-35 lb (11-16 kg)
Acima do peso (25,0-29,9)	15-25 lb (7-11 kg)
Obesa (≥ 30,0)	11-20 lb (5-9 kg)

Fonte: adaptada com permissão do Institute of Medicine e National Research Council of the National Academies, 2009, p. 2.

Consumo de alimentos variados

As *Dietary Guidelines for Americans* (*Diretrizes Alimentares para Americanos*), conforme se discutiu no Capítulo 4, são adequadas durante a gravidez. As necessidades energéticas para gestantes aumentam no segundo e no terceiro trimestre em 340 e 452 calorias, respectivamente. Gestações múltiplas requerem ingestão calórica adicional, mas os pesquisadores não determinaram precisamente essas exigências energéticas.[28]

Suplementação adequada de vitaminas e de minerais

Muitas mulheres em idade fértil não mantêm boa nutrição, e isso continua a ser uma preocupação durante a gestação. A ADA recomenda que gestantes consumam 600 microgramas de ácido fólico (em alimentos naturais, bem como em alimentos fortificados ou suplementos) e suplementos com 27 miligramas de ferro (anêmicas podem precisar de níveis mais elevados até que o problema seja solucionado).[28] Um suplemento multivitamínico e mineral pode ser recomendado para mulheres com dietas pobres ou que consomem pouca ou nenhuma fonte de proteína animal.[28]

UM OLHAR MAIS ATENTO

Amy

A altura de Amy é de 168 cm, e ela tinha 73 kg antes de engravidar. Seu peso e sua altura resultam em um IMC de 26, que é considerado acima do peso. Com base no IMC inicial de Amy, seu médico recomenda um ganho de peso durante a gestação que não exceda 25 libras (11 kg). O programa de exercícios de Amy tem sido um esforço intermitente. Contudo, ela percebe os benefícios do exercício tanto para ela quanto para seu bebê e, agora, tem um verdadeiro incentivo para fazer do exercício físico uma prioridade em sua rotina diária. Como sugestão de seu médico, Amy adquiriu um podômetro simples para contar seus passos diários. Sua meta é chegar a 10 mil passos por dia.

Amy aumenta gradualmente sua atividade e acha útil o *feedback* do podômetro. Mesmo nos dias em que se esquece de usar o aparelho, ela mantém o hábito de aumentar a atividade. Seu marido uniu-se a ela com um comprometimento renovado de melhorar a saúde e eles caminham juntos em um parque da cidade pelo menos cinco noites por semana. Amy ficou surpresa ao perceber que tem mais energia durante o dia e está achando mais fácil manter seu ganho de peso recomendado por causa do programa de caminhadas.

Evitar álcool, tabaco e outras substâncias prejudiciais

Gestantes não devem consumir álcool. Beber durante a gestação está associado a problemas neurológicos e no desenvolvimento ao nascer.[28] O tabagismo também deve ser evitado, porque limita o oxigênio disponível para o bebê e aumenta o risco de aborto espontâneo, de parto prematuro e de síndrome da morte súbita, entre outros problemas.[28]

Manusear bem os alimentos

Gestantes e seus bebês correm maior risco de desenvolvimento de doenças causadas por alimentos. Portanto, as gestantes devem evitar queijos macios que não utilizem leite pasteurizado, peixe defumado resfriado e salada com frios. Qualquer tipo de embutido, carnes enlatadas, mortadelas ou salsichas devem ser aferventados. As gestantes devem evitar produtos não pasteurizados ou crus ou ovos e carnes malcozidos. Por causa dos altos níveis de mercúrio no peixe, deve-se evitar o consumo de tubarão, peixe-espada, cavala-verdadeira ou paleta-camelo. Frutos do mar com baixo conteúdo de mercúrio (por exemplo camarões, atum *light* enlatado, salmão, pescada-polaca, bagre) são considerados seguros para consumo até 340 g ou menos por semana.

Dessa forma, embora a boa nutrição seja sempre importante para sua saúde, ela é especialmente relevante durante a gestação, quando seu corpo necessita de energia extra e nutrientes para garantir que tanto você como seu bebê permaneçam saudáveis. Além das recomendações da ADA com relação aos suplementos de ferro e de ácido fólico, para garantir resultados saudáveis no nascimento, você deve consumir pelo menos 8 xícaras de líquidos por dia para manter-se hidratada.[28] Você pode utilizar a MyPyramid for Moms (acesse: www.mypyramid.gov/mypyramidmoms/index.html) para criar um planejamento alimentar que atenda às suas necessidades (ou seja, de 2.200 a 2.900 calorias por dia para a maioria das gestantes) enquanto garante que todos os grupos alimentares sejam abrangidos.[46]

Quando praticar exercícios durante a gestação, você deve tomar cuidado adicional para equilibrar seu gasto energético com sua ingestão energética. Em outras palavras, ingerir calorias extras para repor aquelas que você queima durante os exercícios – a gestação não é uma época para perder peso! Detalhes sobre o cálculo de calorias queimadas em atividades específicas com base no seu peso corporal são encontrados no Capítulo 6. Lembre-se: uma vez que você sabe o valor MET (equivalente metabólico da tarefa, uma unidade de medida que reflete a quantidade de oxigênio utilizado), você também pode determinar as calorias queimadas por minuto durante a atividade utilizando as equações da página 123, no Capítulo 6. O total de calorias que você queima irá depender da quantidade de tempo que você se exercita em determinada intensidade. Se você escolher praticar exercícios vigorosos durante a gestação ou alcançar um treinamento atlético para competição, deve marcar uma consulta com um nutricionista registrado para garantir que suas necessidades de energia e de nutrientes e também as do seu bebê em desenvolvimento estejam sendo atendidas. Para mais informações sobre as recomendações nutricionais gerais, *vide* o Capítulo 4, que inclui detalhes sobre as *Dietary Guidelines*.

Foco na atividade física

Os benefícios da atividade física durante a gestação são bem conhecidos. É estimulante que as orientações do ACOG agora declarem que "atletas recreacionais e competitivas em gestações sem complicação podem permanecer ativas durante a gravidez e devem modificar suas rotinas de exercício conforme indicação médica".[2] Importante: não há restrições à frequência cardíaca. As *Physical Activity Guidelines for Americans* (*Diretrizes de Atividades Físicas para Americanos*) recomendam o seguinte:[45]

- Mulheres saudáveis que não estão altamente ativas ou participando de atividades vigorosas devem fazer, pelo menos, 150 minutos (2 horas e 30 minutos) de atividades aeróbias de intensidade moderada por semana durante a gestação e no período pós-parto. Preferivelmente, essas atividades devem ser distribuídas ao longo da semana.
- Gestantes que praticam habitualmente atividades aeróbias de intensidade vigorosa ou são altamente ativas podem continuar as atividades físicas durante a gestação e o período pós-parto, desde que permaneçam saudáveis e discutam com seus médicos sobre como e quando ajustar a atividade.

Embora os especialistas recomendem que as gestantes pratiquem pelo menos 150 minutos de atividade moderada por semana durante a gestação, recomendações mais específicas para o condicionamento aeróbio, o condicionamento muscular e o treinamento de flexibilidade não estão disponíveis.[47] Algumas delas optam por continuar a correr as 50 milhas (80 km) ou mais por semana durante a gestação sem efeitos negativos à saúde, ao passo que outras escolhem a caminhada ou a natação. Mulheres que já têm um programa de exercícios anterior à gestação são aconselhadas a continuar esse programa até que sintam a necessidade de modificar o programa diminuindo a intensidade, a frequência ou a duração do exercício. As mulheres que não estão ativas são aconselhadas a iniciar exercícios moderados durante a gestação, para melhorarem a própria saúde, bem como a de seus bebês. Conforme discutido ao longo deste livro, um programa de exercícios equilibrado abrange condicionamento aeróbio e muscular, em associação com flexibilidade. Esta seção descreve algumas considerações especiais para gestantes com relação ao exercício físico.

Precauções para problemas gestacionais antes de praticar exercícios físicos

Como existem algumas contraindicações para os exercícios em gestantes, discuta a atividade física com seu médico, se estiver grávida. Contraindicações relativas e absolutas durante a gestação seguem abaixo:

Contraindicações absolutas para exercício aeróbio durante a gestação

- Doenças cardíacas hemodinamicamente significativas.
- Doenças pulmonares restritivas.
- Insuficiência do colo uterino (istmocervical).
- Gestação de múltiplos com risco para parto prematuro.
- Sangramento persistente no segundo ou terceiro trimestre.
- Placenta prévia após 26 semanas de gestação.
- Parto prematuro durante a gestação atual.
- Rompimento das membranas.
- Pré-eclâmpsia/hipertensão induzida pela gestação.

Contraindicações relativas para exercício aeróbio durante a gestação

- Anemia severa.
- Arritmia cardíaca materna não elevada.
- Bronquite crônica.
- Diabetes tipo 1 malcuidada.
- Obesidade mórbida extrema.
- Baixo peso extremo (IMC < 12).
- Histórico de estilo de vida extremamente sedentário.

- Crescimento intrauterino restrito na gestação atual.
- Hipertensão malcuidada.
- Limitações ortopédicas.
- Transtorno de ataque apoplético malcuidado.
- Hipertiroidismo malcuidado.
- Fumante compulsiva.

Fonte: reproduzido com permissão do American College of Obstetricians and Gynecologists, 2002.

Caso você tenha contraindicações absolutas, não deve praticar exercícios até que esses problemas de saúde sejam resolvidos. Se você tem contraindicações relativas, pode praticar atividades físicas desde que verifique com seu médico primeiro. Você e seu bebê podem necessitar de monitoramento mais intensivo.

As gestantes enfrentam barreiras únicas perante o exercício físico, incluindo fadiga, falta de tempo, enjoo matinal, aumento do desconforto físico e nas articulações e falta de alguém para cuidar dos outros filhos.[5,21,43,44] Incluir o exercício em sua vida diária é uma maneira de superar essas barreiras. Divida as sessões de exercícios em pequenas sessões, para reduzir a fadiga e as restrições de tempo. Se você tem dor na região lombar e nas articulações, pode buscar atividades sem descarga de peso como natação, hidroginástica ou andar de bicicleta. Uma cinta abdominal também pode ajudar a suportar o peso da barriga durante um exercício com descarga de peso e aliviar o desconforto. No período pós-parto, você pode incluir seu bebê em seu exercício físico, utilizando um carrinho adaptado para *jogging*. Exercícios com uma amiga ou em grupo também são uma boa ideia, especialmente no pós-parto, quando muitas mulheres se sentem depressivas ou desligadas do mundo.

A prescrição de exercícios durante a gestação e o pós-parto não difere da prescrição de exercícios geral, exceto pela necessidade de evitar ou de modificar certas atividades e monitorar o bem-estar do bebê (*vide* o Quadro 18.1). Mantenha seu médico informado sobre seu programa de exercícios. Além disso, você pode verificar a saúde do seu bebê monitorando seu ganho de peso, para garantir que esteja adquirindo a quantidade recomendada e registrando os padrões de atividade de seu bebê, como chutar ou rolar, durante o dia. Conhecer os padrões de atividade normais ajuda você a determinar se ocorre alguma mudança durante sua prática de exercícios. Em geral, o bebê deve movimentar-se diversas vezes dentro da primeira meia hora após os exercícios no segundo e terceiro semestres.[14] Se o bebê parar de movimentar-se ou se ele reduzir a quantidade de atividade usual ao longo do dia, você deve procurar seu médico.

Se você já praticava atividades vigorosas antes da gestação, deverá sentir-se bem ao continuar essas atividades durante essa fase, embora possa escolher algumas mudanças práticas para sua rotina de exercícios no final da gestação. Caso você não tenha sido uma praticante antes de engravidar, essa é uma época ótima para começar. As pesquisas confirmam que iniciar um programa de exercícios aeróbios moderados durante a gestação, como caminhada ou natação, é seguro e benéfico.

As mulheres geralmente questionam: "Quanto eu devo praticar?" e "Quanto é demais?" durante a gestação. As orientações sugerem uma quantidade mínima de exercícios durante a gestação (ou seja, 150 minutos por semana de atividade pelo menos moderada), mas não estabelecem um limite máximo.[2,47] Caso você já tenha sido ativa antes da gravidez, continue com sua rotina normal de exercícios até que os sintomas digam para parar. Basicamente, se você se sente bem, está provavelmente correto manter durante a gestação. O ACOG fornece a lista a seguir de sinais de alerta; se você sentir algum destes, deve interromper os exercícios durante a gestação:[2]

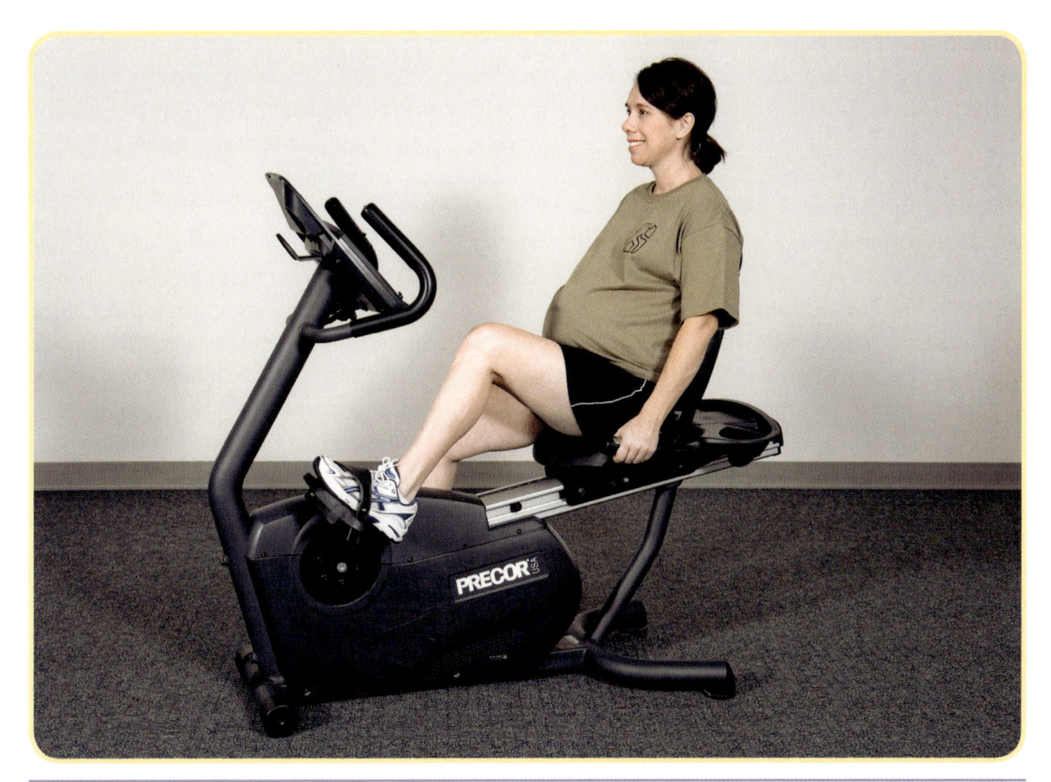

Figura 18.1 Exercitar-se durante a gravidez, como na bicicleta ergométrica, proporciona muitos benefícios.

- Sangramento vaginal.
- Vertigem ou dor de cabeça intensa.
- Trabalho de parto prematuro.
- Perda de líquido amniótico.
- Dor no peito.
- Fraqueza muscular ou fadiga.
- Movimento fetal reduzido.
- Falta de ar (antes dos exercícios).

Os sintomas não precisam ser exagerados. Como os sinais de alerta são únicos para cada mulher, você deve interpretá-los à luz do seu histórico médico e de exercícios. Muitas mulheres simplesmente relatam a necessidade de reduzir a intensidade, a duração ou a frequência dos exercícios no final da gestação. Agora, mais que nunca, é importante ouvir seu corpo!

Algumas mulheres temem que o exercício físico possa ferir seus bebês e consideram as atividades vigorosas, de alto impacto, inseguras.[17,31] Embora tais medos sejam injustificados tendo como base as pesquisas atuais, ainda assim você deve tomar precauções. Especificamente, não pratique exercícios que apresentem alto risco de traumas agudos, como esqui aquático e esportes de contato. Você deve ter cuidado ao experimentar atividades novas que exijam equilíbrio e coordenação, como levantamento de peso, porque o risco de cair aumenta como resultado de alterações do seu centro de gravidade e aumenta a frouxidão nas articulações. Manter uma temperatura corporal normal durante a atividade também pode ser mais difícil durante a gestação, então, evite praticar exercícios físicos em condições quentes e úmidas e use um ventilador ao exercitar-se em ambientes internos usando esteira ou outro aparelho. O Quadro 18.1 resume problemas comuns relacionados ao exercício durante a gestação e sugere modificações para reduzir qualquer risco.

No período pós-parto, muitas mulheres se preocupam sobre como o exercício pode afetar a amamentação. Do ponto de vista do conforto físico, os seios aumentados pela lactação podem criar um problema para a prática – coordenar a amamentação e o exercício requer um pouco de esforço e de planejamento. Mulheres lactantes também necessitam ingerir muita água, então, a ingestão antes, ao longo e depois do exercício é muito importante. Amamentar ou tirar com bombinha imediatamente antes do exercício pode reduzir o desconforto associado aos seios aumentados. Além disso, muitas mulheres optam por utilizar dois *tops* esportivos ou uma faixa elástica para dar mais apoio enquanto praticam o exercício. É importante notar que as pesquisas mostram que o volume e o conteúdo nutritivo do leite não são afetados negativamente pelos exercícios físicos.[3] Então, você pode ser ativa durante o período pós-parto e colher os benefícios associados à prática de exercícios, sabendo que não está privando seu bebê!

Prescrições de atividade física

A atividade física pode fornecer benefícios a você e ao seu bebê, considerando as precauções anteriormente descritas. Esta seção oferece recomendações para exercícios aeróbios, treinamento de força e exercícios para flexibilidade.

Prescrição para o condicionamento aeróbio: muitas das pesquisas sobre atividade física durante a gestação se voltam para o exercício aeróbio. Entre as mulheres ativas, a atividade mais comumente praticada durante a gestação é a caminhada (~50%), seguida pela natação (~12%) e pela ginástica aeróbica (~12%).[20] Poucas mulheres escolhem participar de atividades vigorosas como corrida (~6%) ou esportes coletivos (~1%), e a participação em exercícios vigorosos tende a diminuir do primeiro ao terceiro trimestre.[19,20]

Quadro 18.1 Riscos de exercícios e modificações sugeridas durante a gestação

Risco do exercício	Modificação sugerida
Dano fetal causado por trauma agudo	Evite atividades como esqui aquático, *downhill* e esportes de contato.
Queda por causa da alteração do centro de gravidade	Utilize aparelhos em vez de pesos livres; use uma esteira ou faça trilha, mesmo se estiver fazendo caminhada em vez de passeio.
Superaquecimento durante exercício intenso	Não se exercite em condições quentes e úmidas; use um ventilador ao exercitar-se em ambientes internos; use tecidos que permitam que o calor do corpo se dissipe; ingira muita água.
Redução do retorno sanguíneo ao coração durante exercício em supino	Evite exercícios prolongados em decúbito dorsal (deitada de costas); use um banco inclinado para fazer abdominais com sua cabeça mais elevada do que os pés.
Sentir-se excessivamente cansada ou fatigada durante ou após o exercício	Não se exercite até a exaustão; garanta o consumo de calorias extras (a gestação requer cerca de 300 calorias extras por dia); faça um lanche um pouco antes do exercício para evitar a hipoglicemia.

Fonte: adaptado com permissão de Pivarnik e Mudd, 2009, p. 11.

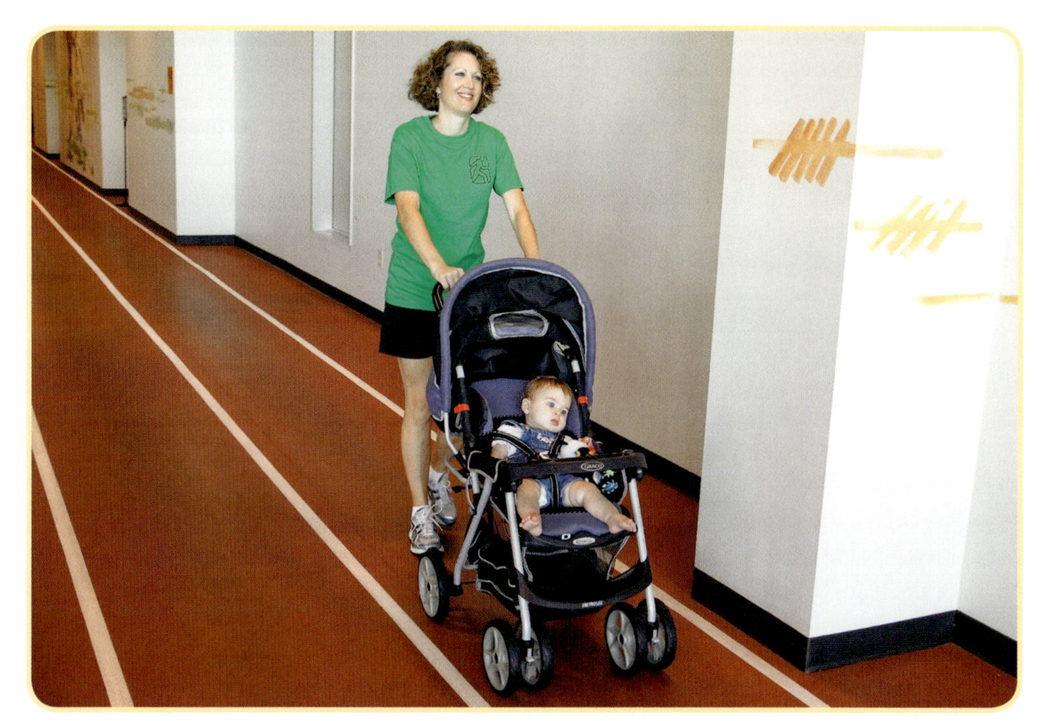

O exercício físico durante o período pós-parto é extremamente encorajado.

Ressalta-se que, mesmo que a maioria das mulheres não escolha praticar uma atividade vigorosa, principalmente no final da gestação, aquelas que o fazem vivenciam gestações saudáveis.[19]

Algumas mulheres ativas podem ter a preocupação de que seus níveis de condicionamento aeróbio irão diminuir durante a gestação. Na verdade, pesquisas mostram que o condicionamento aeróbio declina muito pouco durante a gestação quando as mulheres continuam a praticar os exercícios, e, no período pós-parto, seu condicionamento retorna rapidamente ao nível pré-gestacional, ou ainda melhora.[35,37,45] Parte da razão pela qual o condicionamento aeróbio não declina muito pode ser relacionada às mudanças no corpo associadas à gestação, que são futuramente melhoradas com o exercício, como maior volume sanguíneo.[36] Esse aumento permite melhores oxigenação e nutrição para os músculos ativos, um benefício durante o exercício e quando se desempenham atividades diárias. Mulheres ativas também tendem a adquirir menos gordura durante a gestação e a preservar maior quantidade de massa muscular.[37]

O exercício aeróbio é descrito em detalhes no Capítulo 6. Durante a gestação, você pode seguir as orientações gerais para adultos para a prática de exercícios, com a advertência de que deve monitorar seus sintomas, seus desconfortos e suas capacidades, e fazer quaisquer ajustes necessários. A atividade aeróbia regular é a meta, então, escolha pelo menos três dias por semana, em vez de praticar esporadicamente. Caso você esteja apenas começando a exercitar-se, faça gradualmente até 30 minutos por dia de atividade acumulada, com um objetivo semanal de 150 minutos. As orientações mais atuais do ACOG recomendam que gestantes sem complicações acumulem 30 minutos ou mais de exercício moderado na maioria dos dias da semana, senão em todos.[2] Exemplos dessas atividades são encontrados no Capítulo 6. Se você já pratica mais, isso é ótimo. Apenas continue monitorando como seu corpo responde aos exercícios e esteja pronta para aprimorar sua prática.

Um nível moderado de intensidade é apropriado para a maioria das mulheres. É importante perceber que a frequência cardíaca de repouso tende a aumentar durante a gestação, então, ela não é uma boa medida da intensidade do exercício, nesse caso. Em vez disso, você deve monitorar a intensidade usando sua percepção de esforço.[4] Uma intensidade que corresponda ao nível 5 ou 6 em uma escala de 10 pontos é recomendada para uma atividade de intensidade moderada (*vide* o Capítulo 6 para detalhes sobre a intensidade do exercício). O teste da conversa (*talk test*) também ajuda a garantir que você esteja em uma intensidade adequada (você deve ser capaz de continuar falando normalmente enquanto pratica o exercício).

A caminhada é uma forma popular de exercício durante a gestação porque é de baixo estresse fisiológico e fácil de fazer em casa ou com amigos. Você deve usar um podômetro para rastrear a distância que percorre a cada dia e estabelecer objetivos. Os programas com base no podômetro (como dar 10.000 passos por dia) têm sido eficazes para auxiliar mulheres acima do peso a manter os ganhos dentro das faixas recomendadas durante a gestação.[30]

Prescrição para o treinamento de força: poucas pesquisas têm considerado o treinamento de força e o condicionamento muscular durante a gestação, o que se reflete na falta de recomendações para esse tipo de treinamento. Em teoria, o levantamento de peso pesado poderia reduzir o fluxo sanguíneo para o bebê em desenvolvimento e resultar em baixo crescimento; no entanto, isso não foi documentado. Ao contrário, os dois estudos que compararam mulheres que seguiram uma prescrição de treinamento de força a mulheres que não praticaram exercício algum não encontraram diferenças da duração da gestação ou peso do bebê ao nascer.[7,8,23] Dessa maneira, não há indícios de que o treinamento de força esteja associado ao parto prematuro ou ao baixo peso do recém-nascido, pelo menos em relação a gestações saudáveis. Apesar de um estudo em particular ter descrito que a força muscular caiu durante a gravidez, a força aumentou em níveis acima dos pré-gestacionais sete meses após o parto entre mulheres que continuaram sua rotina de treinamento de força.[45]

Estudos anteriores sobre o treinamento de força durante a gravidez envolveram programas leves a moderados de levantamento de peso que utilizaram bandas elásticas ou atividades com o peso corporal em vez de pesos livres.[7,8,23] Para detalhes sobre os vários métodos de treinamento de força, *vide* o Capítulo 7. Geralmente, o levantamento de pesos livres durante a gestação não é recomendado por causa da crescente instabilidade associada às mudanças no centro de gravidade e ao aumento da frouxidão nas articulações conforme progride a gestação. Para evitar questões de equilíbrio, você deve usar aparelhos ou bandas elásticas no lugar de pesos livres durante essa fase. Pela falta de pesquisas documentadas sobre possíveis benefícios ou efeitos adversos do treinamento de força durante a gestação, converse com seu médico ou seu treinador físico para desenvolver um programa adequado.

Geralmente, os programas de treinamento de força devem incluir exercícios de baixa resistência com muitas repetições para os principais grupos musculares em vez de atividades de *powerlifting*, que são contraindicadas durante a gestação. Recomenda-se completar de 12 a 15 repetições, até o ponto de fadiga moderada.[4] Deve-se ter cuidado redobrado para não prender a respiração enquanto se suspende o peso (ato chamado de manobra de Valsalva). Ao contrário, expire durante a fase de execução, ou de contração muscular, de cada exercício. Você deve, também, modificar os exercícios para evitar deitar-se de costas (posição de supino), principalmente no final da gestação, quando o peso e a localização do bebê podem reduzir o retorno sanguíneo normal para o coração.[2] Isso pode causar uma queda indesejada na pressão arterial. Embora não sejam tradicionalmente considerados como treinamento de força, os exercícios de Kegel (contração voluntária dos músculos do assoalho pélvico) são recomendados durante a gestação e o período pós-parto para reduzir a incontinência urinária relacionada à gestação.[3]

Na última década, academias pelos EUA começaram a oferecer aulas de ioga e de pilates pré-natal. Embora as pesquisas sistemáticas sobre a eficácia da ioga ou do pilates na melhora dos resultados da gestação sejam escassas, é provável que haveria evidência de quaisquer efeitos adversos, caso o risco fosse alto. Ioga e pilates podem melhorar os resultados da gestação ao fortalecer os músculos do *core*, que ajudam com o parto, além de melhorar o humor e reduzir o estresse maternal. De fato, há algumas evidências de que a prática da ioga durante a gestação reduz o estresse maternal, a ansiedade, a dor nas regiões lombar e pélvica e o risco de parto prematuro ou de baixo peso do recém-nascido.[9,32] São necessárias mais pesquisas para determinar que tipos de posturas de ioga têm os melhores efeitos e quais, se houver alguma, podem ser prejudiciais durante a gestação.

Assim como o exercício aeróbio, as orientações gerais de treinamento para adultos podem ser utilizadas para gestantes, desde que se tenha em mente as considerações previamente abordadas. Conforme descrito no Capítulo 7, recomenda-se o treinamento de força duas ou três vezes por semana, incluindo exercícios para os principais grupos musculares.

Prescrição para a flexibilidade: é bem sabido que a frouxidão nas articulações (ou seja, uma sensação de que a articulação está "frouxa" e flexível) aumenta durante a gestação, quando o corpo se prepara para o trabalho de parto. Como resultado, o risco de lesão nas articulações e nos tecidos ao redor (ligamentos) é maior durante a gestação. Por essa razão, você deve ter cuidado ao mudar rapidamente de direção durante a prática de exercícios, para evitar a torção do tornozelo ou do joelho e outras lesões. Como em qualquer programa de exercícios, é importante incluir períodos adequados de aquecimento e de desaquecimento. Todos os principais grupos musculares devem ser alongados durante o desaquecimento, quando os músculos ainda estão aquecidos.

Assim como é recomendado para todos os adultos saudáveis, as gestantes devem alongar-se por, pelo menos, 10 minutos num mínimo de dois ou três dias por semana e incluir quatro ou mais repetições de cada alongamento. O Capítulo 8 fornece informações sobre programas de alongamento.

Apesar de essas recomendações gerais sobre alongamento serem apropriadas, algumas considerações especiais devem ser feitas. Por causa da intensa frouxidão nas articulações, a gestante deve ser especialmente cuidadosa, para não passar do ponto de desconforto durante o alongamento. Alguns exercícios de alongamento, principalmente para a parte inferior do corpo, podem precisar de modificações no final da gravidez, para evitar "colisão do bebê" e deitar-se de costas por muito tempo (*vide* a seção *Alongamentos para a parte inferior do corpo durante a gestação*, a seguir, para diversos alongamentos sugeridos). Além de ser parte importante de uma rotina de exercícios, o alongamento regular também pode reduzir a dor na região lombar durante a gestação.

A gestação é uma fase muito empolgante da vida, sendo a época perfeita para fazer mudanças na alimentação e nos padrões de atividade física, não somente para melhorar sua saúde, mas, também, para garantir um começo saudável para seu bebê. Se você já se exercita, não há razão para mudanças drásticas em sua rotina, desde que você converse com seu médico. Use o bom senso, escute seu corpo e modifique suas atividades, se necessário. Se você não pratica exercícios, poderá começar a qualquer momento, mas é importante que inicie lentamente e progrida conforme adequado. Assim como em qualquer outro período da vida, consultar-se com um profissional da área da Saúde antes de iniciar um programa de atividades ajuda a garantir que você proceda da melhor maneira possível.

ALONGAMENTOS PARA A PARTE INFERIOR DO CORPO DURANTE A GESTAÇÃO

Alongamento 1 para a região lombar

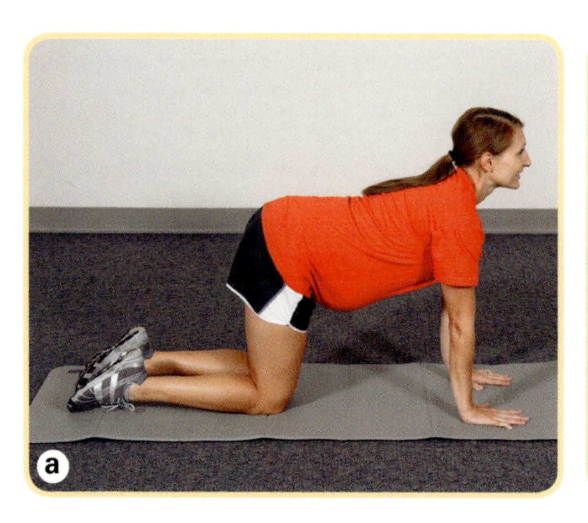

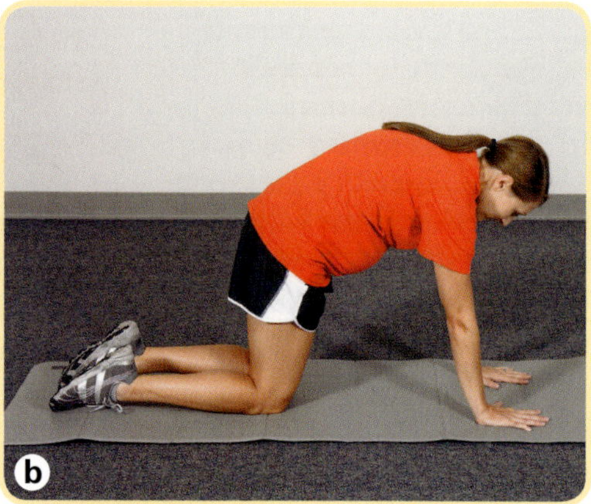

Inicie sobre os quatro apoios, com as mãos diretamente abaixo dos ombros e seus joelhos diretamente abaixo dos quadris (*a*). As costas devem estar eretas. Inspire, levando o queixo em direção ao peito, empurrando o abdome em direção à coluna, e curvando as costas, para formar uma corcunda (*b*). Expire e retorne à posição ereta das costas. Repita lentamente diversas vezes.

Alongamento 2 para a região lombar

Permaneça na posição ereta, com as costas apoiadas na parede. Expire ao empurrar a região lombar contra a parede. Inspire e relaxe. Repita diversas vezes.

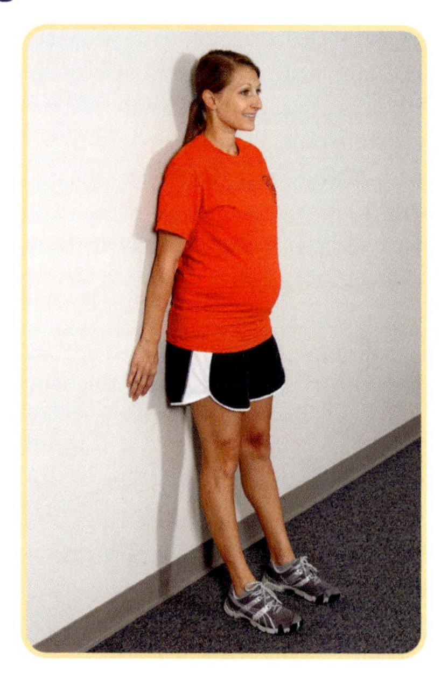

Alongamento 3 para a região lombar

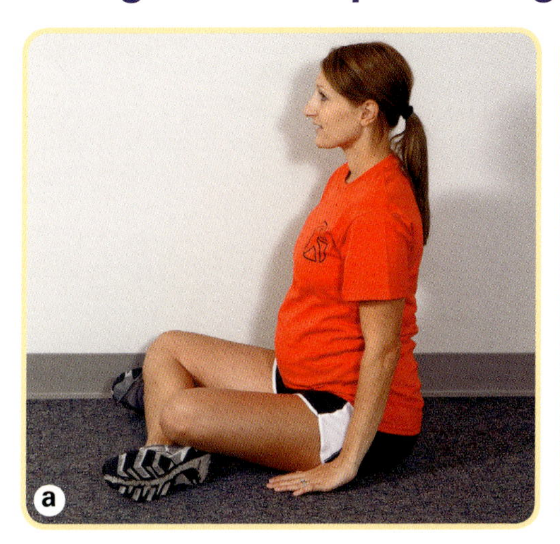

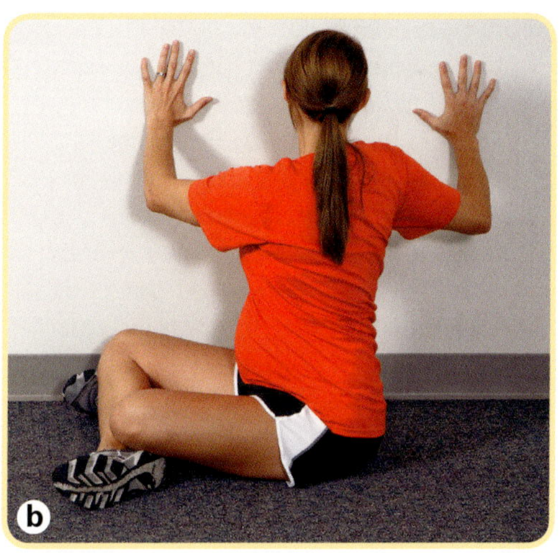

Sente-se na posição ereta sobre as pernas ou com as pernas cruzadas com o lado direito do corpo próximo a uma parede (*a*). Mantendo boa postura, faça uma rotação da parte superior do corpo para ficar de frente para a parede (*b*). Pressione suas palmas das mãos ou seus antebraços na parede, para apoiar a rotação do corpo, enquanto mantém suas pernas no chão. Você deve sentir um alongamento na região lombar. Sente-se para ficar de frente à direção oposta e repita com o lado esquerdo do corpo.

Alongamento para os posteriores da coxa e os glúteos

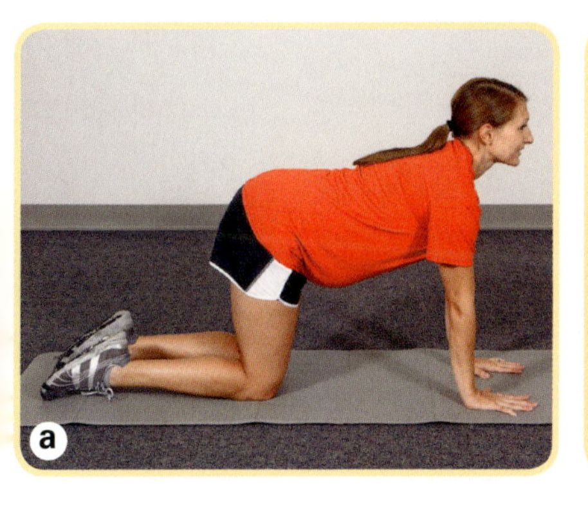

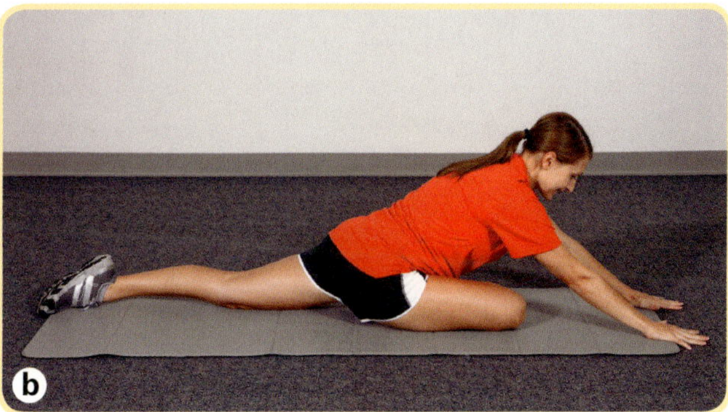

Inicie sobre os quatro apoios (*a*). Deslize seu joelho direito à frente, de modo que fique no chão, na direção de seu ombro direito, e flexione o joelho, de maneira que o pé direito fique abaixo do quadril direito. Expire enquanto abaixa lentamente seus quadris em direção ao chão e desliza seu joelho esquerdo para trás, de modo que sua perna esquerda fique estendida e encostada no chão (*b*). Sinta o alongamento na parte de trás de sua perna direita e em suas nádegas. Para um alongamento mais profundo, uma vez que sua perna está estendida, abaixe lentamente a parte superior do corpo, para encostar-se à parte de cima de sua perna flexionada, e posicione os braços no solo. Repita com sua perna esquerda flexionada.

Alongamento para a parte interna das coxas

Sente-se no chão, com suas costas eretas, contra a parede e suas pernas à frente. Lentamente, flexione seus joelhos para fora e os lados enquanto desliza seus pés em direção ao corpo, até que as solas se encontrem. Sentada, mantenha a posição ereta e expire, enquanto empurra suavemente seus joelhos, até que sinta o alongamento na parte interna das coxas.

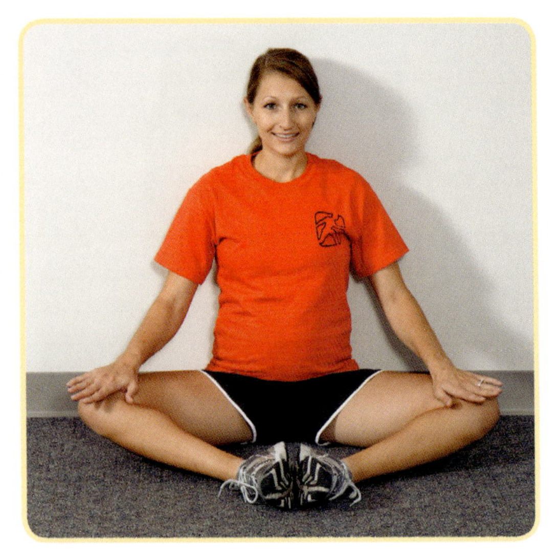

Alongamento da panturrilha

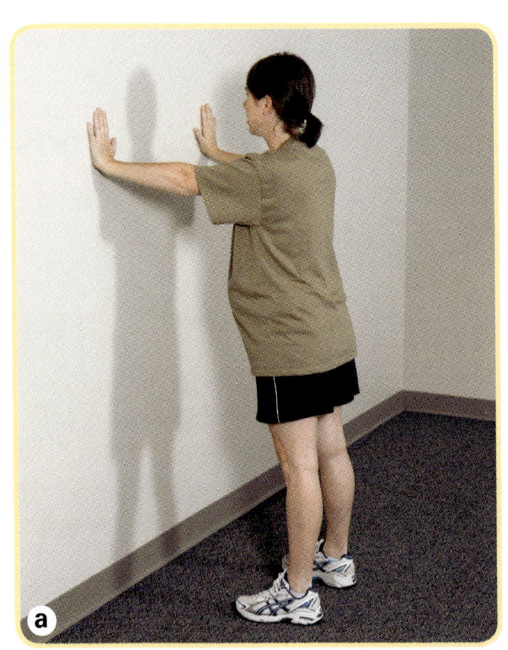

a

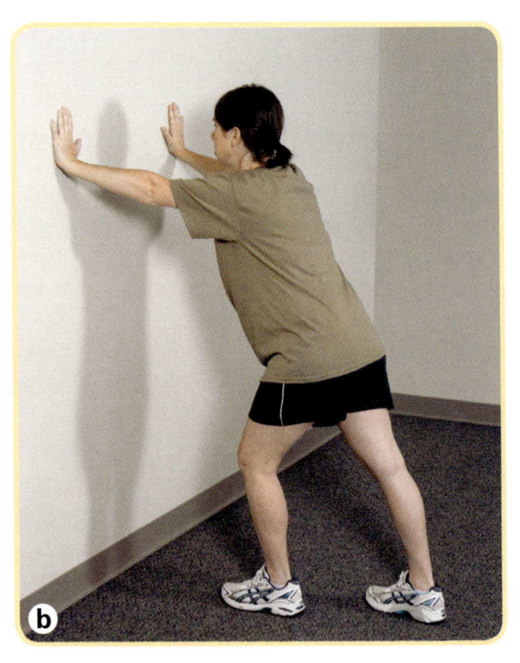

b

Em pé, com a distância de um braço da parede, estenda seus braços, até que as palmas das mãos encostem na parede, levemente acima da altura dos ombros (*a*). Dê um passo para trás com seu pé direito, estenda a perna direita e flexione a perna esquerda em direção à parede (*b*). Os dois pés devem tocar o solo e apontar para a parede. Seu peso deve ser equilibrado entre seus pés e suas mãos. Você deve sentir o alongamento na panturrilha direita. Troque a posição das pernas e repita do lado esquerdo.

Alongamento dos flexores dos quadris

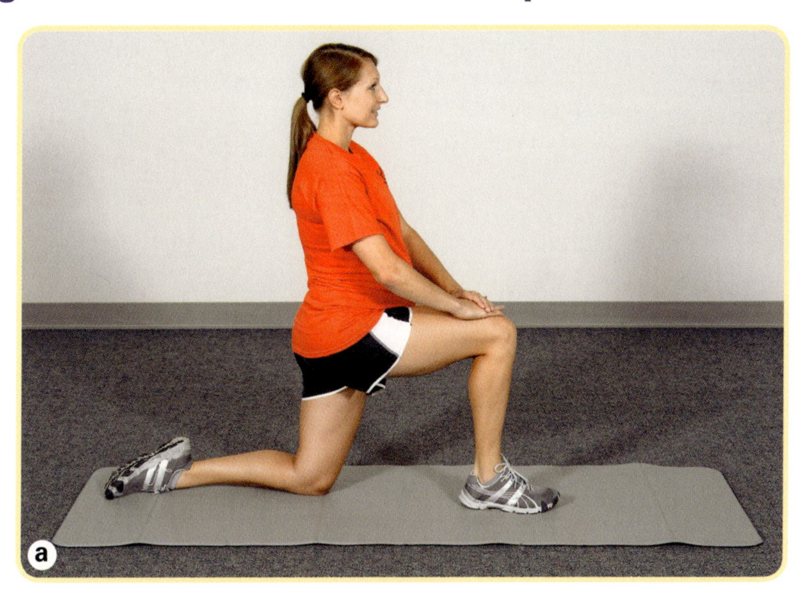

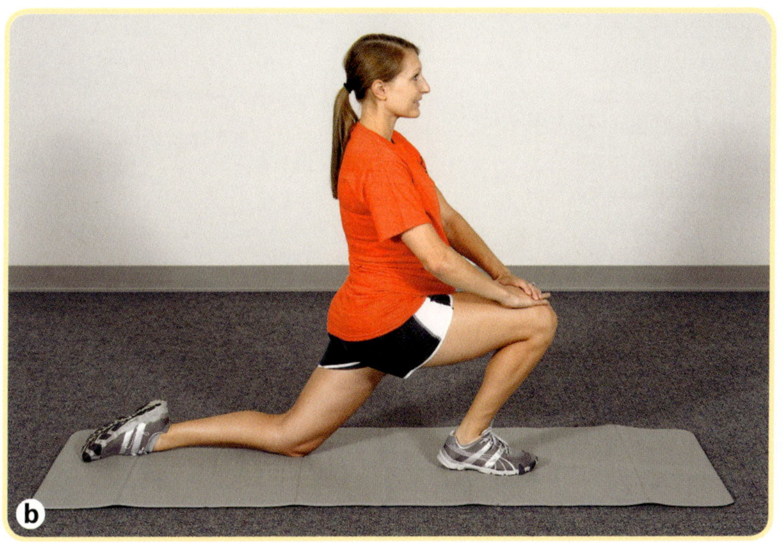

Inicie ajoelhada no chão e com o corpo em posição ereta. Posicione seu pé direito à sua frente, apoiado no chão, com seu joelho flexionado diretamente acima do tornozelo (*a*). Posicione suas mãos sobre seu joelho direito e mova-se lentamente à frente, mantendo as costas eretas, de modo que seu joelho direito mova-se em direção aos dedos do pé direito, e incline seu quadril à frente (*b*). Você deve sentir o alongamento na parte de cima da perna esquerda (no flexor do quadril). Troque a posição das pernas e repita o movimento.

AMERICAN COLLEGE OF SPORTS MEDICINE • FOUNDED 1954 ®

capítulo 19

Osteoporose e saúde óssea

Imagine a estrutura interna dos ossos como a fundação de madeira de uma casa. O processo de osteoporose é semelhante ao que ocorre durante uma infestação de cupins em uma casa, na qual os cupins corroem lentamente a estrutura de madeira que a suporta. Em determinado momento, tanta madeira é consumida que a força da fundação é comprometida e a casa começa a cair. Isso não é diferente da natureza progressiva da osteoporose; com o passar do tempo, a arquitetura interna dos ossos se desgasta como resultado de uma série de fatores que eventualmente aumentam seu risco de sofrer fraturas (colapso ósseo). O termo *osteopenia*, ou *diminuição da massa óssea*, refere-se à condição de reduzida densidade óssea que ainda não progrediu para osteoporose. Aqueles que são diagnosticados com essa condição devem ser monitorados, para garantir que o problema não piore.

A osteoporose é a doença mais comum que afeta o esqueleto e é uma das questões mais importantes enfrentadas pela saúde pública nos EUA. Considere o número de pessoas afetadas por fraturas ósseas: mais de 50% das mulheres e 20% dos homens com idade acima dos 50 anos sofrerão uma fratura osteoporótica em algum momento de suas vidas.[7] Lamentavelmente, uma em cada seis mulheres sofrerá fratura no quadril, a mais devastadora fratura osteoporótica.[2] Embora esse tipo de fratura possa ser destruidor, a boa notícia é que, por causa da progressão lenta dessa doença, você pode utilizar várias etapas ao longo da vida para reduzir o risco de desenvolvê-la. A Figura 19.1 mostra uma comparação entre um osso saudável e um afetado pela osteoporose.

CAUSAS DA OSTEOPOROSE

Durante o crescimento e a fase jovem adulta, o esqueleto está ocupado mudando de tamanho, de forma e de densidade para suportar as necessidades físicas de um adulto. Na fase adulta, o esqueleto permanece relativamente estável, mas está constantemente sofrendo um processo chamado de remodelamento ósseo, no qual os ossos se

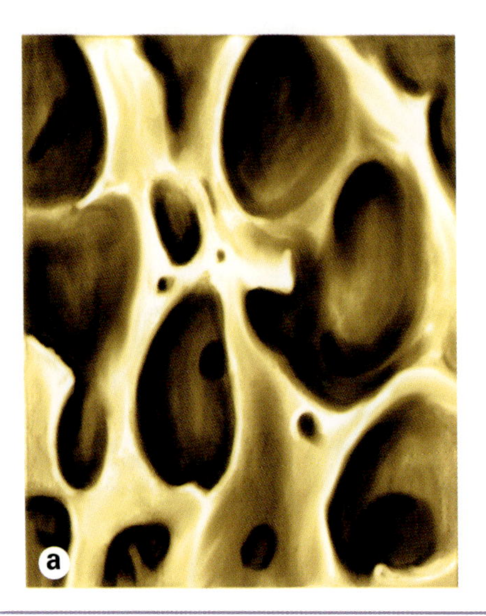

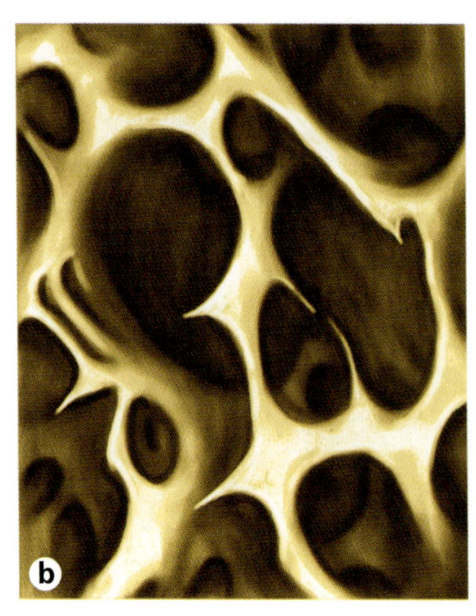

Figura 19.1 Comparação entre um osso normal (*a*) e um com osteoporose (*b*).

autorreparam e autorrenovam. Durante esse remodelamento, células ósseas antigas são substituídas por células novas praticamente na mesma quantidade. Muitos processos, no entanto, podem "desligar" o equilíbrio ósseo. Com o processo normal de envelhecimento, o esgotamento ósseo supera o processo de desenvolvimento, causando até 1% de perda óssea por ano, aproximadamente, após os 30 anos de idade. Certas condições, como perda de estrógeno causada pela menopausa ou glândula tireoide hiperativa, podem aumentar o esgotamento ósseo e diminuir o desenvolvimento ósseo, causando futura perda total dos ossos. Em contrapartida, agentes farmacêuticos que interrompem a deterioração óssea e a atividade física, que provoca o desenvolvimento ósseo, podem gerar um ganho ósseo. Na Figura 19.2, à esquerda, há fatores *positivos* para os ossos; à direita, fatores *negativos*. Quando os dois são iguais (meio da figura), há equilíbrio sem mudar a massa óssea, algo comum na vida adulta. Quando os negativos superam os positivos, há perda óssea (direita da figura), algo comum em idade avançada ou em mudança não saudável do equilíbrio ósseo (doença ou repouso no leito). Quando os positivos superam os negativos, há ganho ósseo (esquerda da figura), comum nos anos de crescimento ou em mudança saudável do equilíbrio ósseo (isto é, prática de exercícios). A meta de uma estratégia de estilo de vida é ter equilíbrio ou ganho ósseo.

Entretanto, como o osso é um tecido dinâmico ao longo da vida, estratégias para retardar essa deterioração óssea e desenvolver ossos novos e mais fortes são úteis em *qualquer* fase da vida. Tenha em mente que muitos fatores influenciam o estado dos seus ossos em qualquer época. O desenvolvimento da osteoporose é complexo, e não se pode levar em consideração um só fator isoladamente como culpado da doença. Alguns dos fatores você pode controlar, e outros não (*vide* o boxe *Fatores de risco para a osteoporose*). Fatores não controláveis que influenciam a saúde óssea incluem genética, sexo, etnia, idade e perda óssea causada por uma doença. Os genes já predeterminaram até dois terços da sua massa óssea, então, um histórico familiar de osteoporose, principalmente relacionada a fraturas, é um fator de risco significativo. As mulheres têm maior risco do

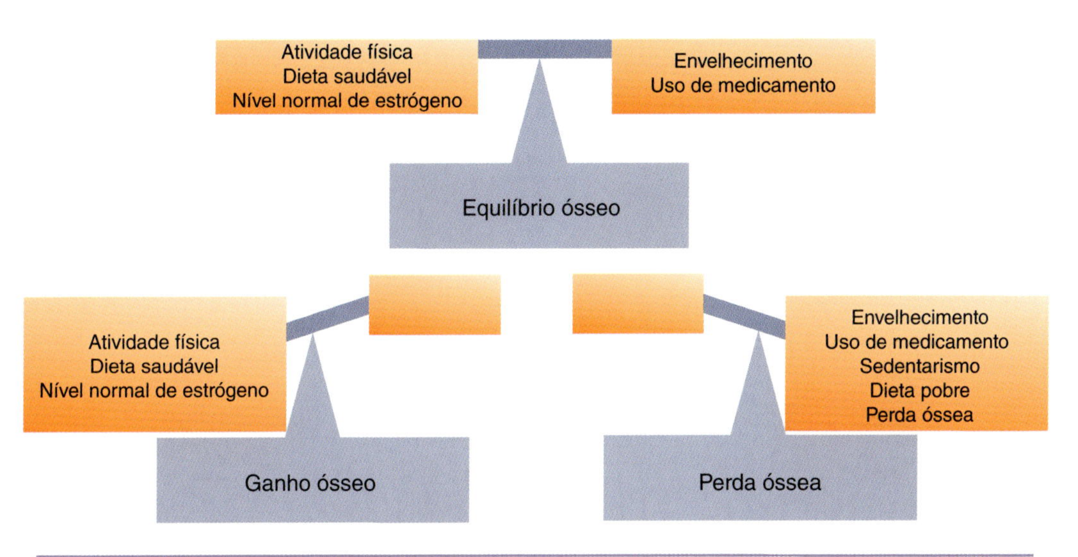

Figura 19.2 Fatores que afetam o equilíbrio ósseo.

que os homens por causa de suas estruturas pequenas e vulnerabilidade à perda óssea relacionada ao estrógeno após a menopausa, porém, aproximadamente 20% dos casos ocorrem com homens, e essa porcentagem pode ser maior conforme eles vivem mais e aumenta a conscientização do risco da doença para os homens.

A osteoporose é mais predominante entre as caucasianas e as asiáticas do que entre as afro-americanas e as hispânicas, embora essa demografia possa mudar ao longo do tempo conforme são recolhidos mais dados. As diferenças étnicas podem ser atribuídas às diferenças no tamanho dos ossos, na massa muscular ou na dieta. Embora você não possa mudar seus genes, seu sexo, sua etnia ou sua idade, algumas influências sobre sua saúde óssea estão sob seu controle.

O tabagismo e o consumo de álcool são dois fatores do estilo de vida que você pode controlar. Evite fumar e estar em contato com fumantes, além do consumo excessivo de álcool. Outros fatores controláveis que afetam a saúde de seus ossos incluem os níveis de hormônio reprodutivo, dieta adequada (a saber, de cálcio e de vitamina D) e atividade física. Próximo do início da menopausa, geralmente por volta dos 50 anos de idade, o corpo da mulher perde a capacidade de produzir níveis normais de estrógeno. Isso pode causar perda óssea de duas a cinco vezes mais rápido do que o envelhecimento isoladamente. Embora a terapia de estrógeno e a terapia hormonal (TH – uma combinação de estrógeno e de progesterona) tenham demonstrado eficiência em interromper a perda óssea relacionada à menopausa,[1] muitas mulheres preferem não fazer a TH por histórico de câncer de mama (a TH é associada a um leve aumento no risco de câncer de mama) ou outros problemas, como uma relação potencial entre TH e episódios cardiovasculares.[4] Ainda é incerto se a testosterona nos homens desempenha papel semelhante ao estrógeno nas mulheres. Níveis adequados de testosterona nos homens podem ser necessários para produzir as pequenas quantidades de estrógeno importantes para a saúde óssea em ambos os sexos. Embora alguns homens com osteoporose também apresentem baixos níveis de testosterona, isso não conduz inevitavelmente à osteoporose.

Fatores de risco para a osteoporose

Seu risco para a osteoporose é influenciado por muitos fatores, alguns dos quais você pode controlar ou modificar, outros não.

Fatores de risco que você não pode controlar

- Ser mulher.
- Ter uma estrutura magra ou pequena.
- Ter idade avançada.
- Ter na família histórico de osteoporose.
- Estar na menopausa, incluindo menopausa precoce ou induzida por cirurgia.
- Ser homem com baixos níveis de testosterona.
- Ser caucasiano ou asiático (embora afro-americanos e hispânicos também sofram risco significativo).

Fatores de risco que você pode controlar

- Dieta baixa em cálcio e em vitamina D.
- Sedentarismo.
- Tabagismo, incluindo convívio com fumante.
- Uso excessivo de álcool (mais de três doses por dia).

Fatores de risco que você pode ser capaz de controlar

- Ausência anormal de períodos menstruais (amenorreia).
- Anorexia nervosa (distúrbio alimentar caracterizado por baixo peso corporal).
- Uso prolongado de alguns medicamentos, como corticoides e anticonvulsivos.

UM OLHAR MAIS ATENTO

Lori

Lori é uma mulher de 60 anos na pós-menopausa que recentemente interrompeu a terapia com estrógeno. Enquanto olhava vitrines em um *shopping center*, viu um anúncio para avaliações de densidade óssea. O custo era mínimo e o anúncio explicava que não haveria exposição à radiação. Como ela teria sua avaliação física agendada para a semana seguinte, resolveu fazer a avaliação óssea, planejando compartilhar o resultado com seu médico. O teste envolveu uma ultrassonografia do calcanhar, que forneceu uma estimativa da sua densidade óssea. O médico de Lori ficou satisfeito em ver que ela estava tomando precauções para verificar sua densidade óssea. No entanto, explicou a ela que o único teste que pode diagnosticar a osteoporose é o teste DXA (*dual-energy X-ray absorptiometry*, ou absorciometria por duplo feixe de raios X). Outros, como ultrassonografia do calcanhar, são apenas ferramentas que indicam a necessidade de testes futuros. Além disso, esses testes não são muito confiáveis, então, os resultados podem variar de 5% a 10% de um dia para o outro. O médico de Lori recomendou que ela agende um teste DXA ao considerar os resultados da ultrassonografia e outros fatores, incluindo a idade, a mudança na medicação (descontinuação da terapia de estrógeno) e o histórico de tabagismo de Lori.

A maioria das opções para manter os níveis de hormônio normais é relacionada ao uso de medicamentos e será discutida mais à frente neste capítulo, mas alguns comportamentos também podem influenciar os níveis hormonais. Em particular, você deve evitar a prática de exercícios muito intensos com dieta muito estrita. As mulheres que se exercitam excessivamente e restringem sua alimentação estão mais propensas a distúrbios em seus ciclos menstruais como resultado de baixos níveis de estrógeno. A quantidade e o tipo de exercícios recomendados neste livro não colocam a pessoa em risco para esse problema. Este capítulo explica como exercitar seus ossos para mantê-los saudáveis e ajuda você a compreender melhor todos os fatores que influenciam seu risco de ter osteoporose, de modo que você possa fazer as melhores escolhas para seus ossos.

Avaliação e diagnóstico da osteoporose

A técnica de ouro para a avaliação da osteoporose é chamada de absorciometria por duplo feixe de raios X, ou DXA (*dual-energy X-ray absorptiometry*). Você deve ter ouvido falar nesse teste como teste de densitometria óssea, porque ele mede a densidade mineral dos ossos. A densitometria óssea mostra o quanto de mineral (densidade) existe em determinado osso, como na coluna ou no quadril. A densidade óssea é um índice muito preciso de força óssea e, portanto, mede o quão propenso a fraturas está um osso. A densidade óssea é geralmente mensurada nos ossos que sofrem fratura mais frequentemente: o quadril, a coluna e o antebraço. O teste é muito simples: a pessoa se deita sobre uma maca grande e plana enquanto um dispositivo de medição passa sobre o corpo e faz as leituras necessárias.

Seu risco de sofrer uma fratura é avaliado ao serem comparados os valores de densidade dos seus ossos a grupos de referência por idade e de jovens normais. Como a perda óssea é parte do processo de envelhecimento, você pode estar na média para sua idade, porém ter risco para osteoporose. Portanto, o diagnóstico é baseado em uma comparação da sua densidade óssea à densidade óssea de um jovem adulto (20 a 29 anos de idade). Se a sua densidade óssea for significativamente menor, então, você terá o diagnóstico de osteoporose.

Você deve estar se perguntando se já é o momento de fazer um teste DXA. A National Osteoporosis Foundation (Fundação Nacional de Osteoporose; acesse: www.nof.org) recomenda que pessoas nas seguintes categorias façam o teste de densitometria óssea:

- Mulheres com mais de 65 anos e homens com 70 anos, independentemente de fatores de risco.
- Mulheres mais jovens na pós-menopausa e homens de 50 a 69 anos de idade com perfis de fatores de risco que indiquem problemas (*vide* a lista de itens no boxe *Fatores de risco para a osteoporose*).
- Mulheres na transição da menopausa que apresentam um fator de risco específico associado a risco de fratura aumentado (por exemplo, baixo peso corporal, fratura prévia em menor grau).
- Adultos que sofreram fratura depois dos 50 anos de idade, ou que têm doenças (por exemplo, artrite reumatoide) ou estão tomando medicação (por exemplo, prednisona) associadas a uma baixa massa óssea ou à perda óssea.
- Mulheres na pós-menopausa que descontinuaram a terapia de estrógeno (devem ser consideradas para teste).
- Qualquer pessoa considerada para terapia medicamentosa para osteoporose ou que esteja em tratamento atualmente (para monitorar o efeito do tratamento).

A decisão para ter uma avaliação da densidade óssea é, portanto, baseada na sua suspeita para risco de fratura. Discuta sua situação com seu médico para determinar se uma avaliação será benéfica.

ABORDAGENS SAUDÁVEIS PARA O CONTROLE DA OSTEOPOROSE

Embora muitos fatores de risco possam influenciar a saúde óssea, este capítulo tem foco no impacto da dieta e da atividade física. Esses dois fatores de estilo de vida estão sob seu controle, e podem ter um impacto maior na força de seus ossos.

Foco na nutrição

A qualidade da sua dieta pode influenciar a saúde de seus ossos. Uma dieta saudável, equilibrada, conforme descreveu o Capítulo 4, deve fornecer o necessário para ter ossos saudáveis. Contudo, mesmo com os melhores esforços, sua dieta pode deixar a desejar no preenchimento de níveis recomendados. Neste caso, suplementos alimentares podem ajudar você a atender as ingestões dietéticas recomendadas. Em particular, o cálcio e a vitamina D são dois nutrientes importantes para ossos saudáveis.

Cálcio

O cálcio é um nutriente essencial para a saúde óssea e o corpo defende fortemente seus níveis de cálcio no sangue. Se você não repuser as perdas diariamente por meio de sua dieta, então, seu corpo mantém os níveis de sangue estáveis retirando cálcio dos seus ossos. Além do consumo inadequado de cálcio, o corpo humano não faz muito bem o trabalho de levar o cálcio do alimento ingerido para a corrente sanguínea. Essa baixa absorção pode, também, fazer que o esqueleto perca algumas de suas reservas para manter os níveis no sangue normais.

Por que o cálcio é tão importante para o seu corpo? Ele é o bloco construtor mais essencial para os ossos e, combinado com outros minerais, forma os cristais firmes, que dão força aos seus ossos. Como os seres humanos são incapazes de formar cálcio no corpo, ele *deve* estar presente na sua dieta. Pessoas que consomem grandes quantidades de leite e de laticínios sofrem menos fraturas. Por causa da baixa absorção de cálcio, você deve ingerir muito dele somente para repor a perda diária corporal a cada dia. Com o envelhecimento, a capacidade de absorver cálcio tende a diminuir, então, ao longo do tempo as necessidades de cálcio na alimentação aumentam (*vide* a Tabela 19.1 para recomendações de cálcio relacionadas à idade).

Tabela 19.1 **Recomendação de ingestão de cálcio na dieta**

Idade	Cálcio (mg)
Do nascimento até os 6 meses	210
6 meses a 1 ano	270
1-3 anos	500
4-8 anos	800
9-18 anos	1.300
19-50 anos	1.000
51 anos ou mais	1.200

Fonte: adaptada do Institute of Medicine, National Academy of Science, 1997, p. 94, 99, 105, 111, 115.

É imprescindível que as crianças em fase de crescimento obtenham o máximo de cálcio que puderem em sua alimentação, porque isso fará uma enorme diferença em sua saúde óssea quando atingirem a fase adulta. Para os adultos, o papel do cálcio na alimentação é prevenir a perda óssea (ou seja, manter os ossos que você têm). Estudos mostram que a ingestão de cálcio nos níveis recomendados ou um pouco acima não *aumentam* a densidade óssea, mas é muito importante para prevenir a perda óssea com o passar do tempo. A ingestão excessiva de cálcio, em contrapartida, pode contribuir para a formação de pedras nos rins em algumas pessoas, e deve-se evitar ingerir mais que 2.500 mg por dia.

Assim como todos os nutrientes, o cálcio é mais utilizado pelo corpo quando ingerido na forma de alimento. Produtos lácteos como leite, iogurte e queijo têm alta concentração de cálcio; outros alimentos, como oleaginosas, peixes, feijões e alguns vegetais, têm menos cálcio, mas podem ajudar você a alcançar sua necessidade de cálcio (*vide* a Tabela 19.2 para exemplos de alimentos ricos nessa substância). Muitos alimentos não lácteos agora são fortificados com cálcio, como suco de laranja, pães, cereais e, até mesmo, margarina, mas se certifique de ler o rótulo, porque alguns contêm mais que outros.

Quando você não consegue atingir o nível suficiente de cálcio com sua dieta, os suplementos podem ser necessários. Eles vêm na forma de fosfato de cálcio, carbonato de cálcio e citrato de cálcio, e podem ser uma importante adição a uma dieta pobre em cálcio. Como o estômago somente consegue absorver 500 miligramas de cálcio por vez, é melhor distribuir seus suplementos ao longo do dia. Deve-se avaliar os suplementos com base no seu conteúdo principal de cálcio (geralmente, entre 200 e 600 mg por tablete ou goma), e não na quantidade total de miligramas. Alguns suplementos feitos de carne e de ossos, dolomita ou conchas de ostras não refinadas podem conter substâncias como chumbo ou outros metais tóxicos e devem ser evitados.

Tabela 19.2 Teor de cálcio de alguns alimentos

Alimento	Quantidade	Cálcio (mg)
Leite (semidesnatado, 2% de gordura)	1 xícara	270
Iogurte (desnatado, integral)	1 xícara	450
Queijo sólido (*cheddar*)	28 g	200
Queijo *cottage* (gordura reduzida)	1 xícara	150
Sorvete (baunilha)	1 xícara	84
Tofu (queijo de soja, firme)	¼ bloco	130
Oleaginosas (amêndoas)	24 unidades	70
Feijão (branco)	1 xícara, cozido	130
Sardinhas com espinha	85 g, enlatada	325
Melaço	1 colher de sopa	175
Espinafre	1 xícara, cru	30
Brócolis	½ xícara, cozido	30
Laranja	1 média	50

Uma maneira de ajudar a garantir que o suplemento que você ingere seja seguro e efetivo é procurar por produtos que tenham um símbolo USP no rótulo, que significa United States Pharmacopeia. A USP é uma autoridade não governamental, de estabelecimento de regras públicas oficiais. Infelizmente, o teste dos suplementos é voluntário, de modo que nem todos os produtos adequados contêm essa anotação.

Vitamina D

A vitamina D é outro nutriente importante para a saúde óssea, porque ajuda o corpo a absorver e a armazenar o cálcio. Baixos níveis de vitamina D são relacionados à baixa densidade óssea e ao aumento de risco de fraturas.[17] A ingestão diária recomendada de vitamina D é entre 400 a 800 unidades internacionais (UI) para adultos, que pode ser obtida por meio dos alimentos e da luz solar. Alimentos ricos em vitamina D incluem ovos e peixes gordos, além de cereais e de leite fortificados com vitamina D (*vide* a Tabela 19.3 para exemplos de alimentos ricos em vitamina D). Com base em pesquisas recentes relacionando a suplementação com vitamina D a reduzidos riscos de fraturas e algumas doenças crônicas, o Institute of Medicine (Instituto de Medicina) tem considerado o aumento das ingestões recomendadas. Estudos sugerem que a ingestão de vitamina D na média de 800 a 1.000 UI por dia está associada a melhores resultados de saúde, e estão bem abaixo do limite de 2.000 UI para evitar qualquer efeito prejudicial do excesso de vitamina D.

Algumas vezes, a vitamina D é relacionada à luz solar, porque quando os raios ultravioleta (UV) entram em contato com a pele, forma-se a vitamina D. Uma exposição mínima ao sol (pés, mãos e face) de, aproximadamente, 15 a 20 minutos por dia, é, em geral, suficiente para obter o máximo de vitamina D necessária diariamente, embora essa capacidade decline com o avançar da idade. O filtro solar pode reduzir a síntese de vitamina D na pele e podem ocorrer deficiências naqueles que ficam confinados em casa, residem em latitudes extremas, não consomem alimentos fortificados com vitamina D ou têm distúrbios nos rins ou no fígado que interferem com o metabolismo normal de vitamina D.

Tabela 19.3 **Níveis de vitamina D em alguns alimentos**

Alimento	Quantidade	Vitamina D (UI)
Ovos	1 cozido, duro	20
Salmão	100 g, cozido	360
Cereal instantâneo fortificado	¾ a 1 xícara	40
Leite (desnatado, semidesnatado ou integral)	1 xícara	98

Foco na atividade física

O exercício pode melhorar a saúde dos ossos ao aumentar a massa óssea ou retardar ou prevenir a perda óssea relacionada à idade. Pesquisadores e cientistas continuam a examinar que tipo de exercício e qual a quantidade necessária para manter ou acelerar a saúde óssea. Apesar de a atividade física praticada em momentos de lazer representar um bom ponto de partida para iniciar um programa de exercício, níveis mais moderados a vigorosos de atividade são necessários para desafiar os ossos a se tornarem mais saudáveis. O exercício também é importante para a prevenção de quedas, e certos tipos de exercícios têm demonstrado diminuir esse risco. Para obter os benefícios potenciais do exercício, algumas precauções devem ser consideradas.

Precauções antes de praticar exercícios

Recomendações específicas de exercício tendem a ser difíceis para aqueles que são diagnosticados com osteopenia ou osteoporose por causa do número limitado de estudos. Caso você tenha recebido o diagnóstico de osteoporose, mesmo que ainda não tenha sofrido fratura, deve evitar atividades que estressem demais os ossos, como saltar ou flexionar o tronco muito à frente (por exemplo, remada, tocar os dedos dos pés e abdominais completos). Um programa de caminhada rápida (com aclives que se possam tolerar) combinado com um treinamento de força para melhorar o equilíbrio e a força muscular das partes superior e inferior do corpo podem melhorar a força muscular e a coordenação, reduzindo, assim, o risco de queda. As opções de exercício podem ser limitadas para aqueles com osteoporose que sofrem com dor severa. Pode ser uma boa ideia iniciar os exercícios com um programa em piscina aquecida, que, embora não sejam feitos com descarga de peso, podem melhorar a flexibilidade e a força muscular.

Fazer exercícios após fratura dos quadris e cirurgia neles demonstrou aumentar significativamente a força, a capacidade funcional e o equilíbrio, assim como reduzir as quedas e os problemas emocionais em pessoas da terceira idade.[6] O exercício desempenha um papel-chave na redução da rigidez e no aumento da flexibilidade e da força muscular após cirurgia de reposição de quadril. As recomendações para exercícios específicos devem vir de um fisioterapeuta, porque o programa de atividades terá de ser individualizado. Em geral, esses programas começam com atividades seguras para a amplitude do movimento e o fortalecimento muscular para os músculos em torno dos quadris, do tronco, da pelve e da região inferior do corpo. A progressão para atividades mais vigorosas deve ser feita após consulta com um médico ou um fisioterapeuta.

Geralmente, as recomendações de exercício incluem evitar atividades de alto impacto, como basquete, vôlei, futebol, *jogging* e tênis. Essas atividades podem prejudicar o novo quadril ou deixar suas partes mais frouxas. Exercícios de força que causam abdução ou adução do quadril (balançar a perna de um lado para o outro) devem ser evitados inicialmente, para prevenir o deslocamento do novo quadril. Exercícios recomendados geralmente incluem caminhada, pedalar na bicicleta ergométrica, natação e esqui *cross-country*.

A reabilitação após a fratura vertebral deve incluir exercícios para manter a postura adequada enquanto a pessoa se movimenta (chamados de treinamento postural dinâmico) e exercícios específicos para fortalecer os músculos extensores das costas (aqueles que mantêm a postura ereta). A ioga leve e o *tai chi chuan* são excelentes atividades para aumentar a conscientização postural e a força muscular, além de melhorar o equilíbrio. Existem aparelhos ortodônticos específicos utilizados algumas vezes sob supervisão do médico ou do terapeuta para melhorar a força nos extensores das costas e promover alinhamento postural. O objetivo desse tipo de programa deve ser reduzir a dor, melhorar a mobilidade e contribuir para melhor qualidade de vida.

Prescrições de atividade física

Provavelmente, você já deve ter ouvido que o exercício deve ser feito com descarga de peso para beneficiar seus ossos. Algumas das primeiras evidências de que a descarga de peso era importante para o esqueleto surgiram de observações de perda óssea em astronautas, que pode ser de até 1% a cada mês. Isso é de 12 a 24 vezes mais rápido do que a média de perda óssea em razão do envelhecimento! Os ossos podem ser rapidamente perdidos quando é removida a força invisível da gravidade sobre o esqueleto. Exemplos disso incluem imobilização (quando se está com a perna engessada), longos períodos de repouso na cama (em razão de doenças prolongadas) ou permanecer sedentário. Infelizmente, o corpo se adapta rapidamente às cargas reduzidas impostas a ele. Da mesma forma, os exercícios sem descarga de peso, como a natação ou o ciclismo, podem não ser o tipo ideal para os ossos, porque o peso corporal é suportado pela água ou pela bicicleta, nesses casos.

Estudos com atletas contribuíram para o desenvolvimento e o teste de intervenções com exercícios voltados à melhora da saúde dos ossos. Essas intervenções podem responder melhor à questão sobre que tipo de exercício e qual a quantidade que fortalece os ossos. O Position Stand on Physical Activity and Bone Health (Posicionamento Oficial sobre Atividade Física e Saúde Óssea) do American College of Sports Medicine (ACSM – Colégio Americano de Medicina Esportiva)[9] e o U.S. Surgeon General's National Report on Bone Health (Relatório Médico Nacional dos EUA sobre Saúde Óssea)[16] ressaltam a importância das mudanças no estilo de vida (como o exercício) para melhorar a saúde óssea. Essas informações formam a base para as recomendações de exercícios e exemplos de programas descritos neste capítulo.

Muitos pesquisadores continuam a trabalhar para responder questões sobre os melhores tipo e quantidade de exercício para aumentar a massa óssea e retardar a perda óssea com o envelhecimento, a fim de reduzir o risco de fraturas. Atualmente, as informações disponíveis e as precauções de segurança padronizadas permitirão que você estabeleça limites adequados de exercícios.

Os tipos tradicionais de exercícios físicos foram estudados a respeito de seus benefícios para os ossos, incluindo exercício aeróbio com descarga de peso (por exemplo, caminhada, *jogging*, *step* no banco ou na escada, dança aeróbica) e exercícios de força (fortalecimento) e de impacto (por exemplo, saltar). A boa notícia é que a *maioria* dos tipos de exercícios pode beneficiar seus ossos. No entanto, alguns tipos são melhores do que outros, e o nível de esforço também é um fator a ser considerado.

O melhor programa pode ser aquele que incorpora diversos tipos de atividade e aplica os princípios do treinamento com a saúde óssea em mente. Com relação aos ossos, o exercício é específico para o local. Em outras palavras, um osso específico precisa ser diretamente estressado para receber benefícios. Um programa diversificado pode fornecer múltiplos benefícios para a saúde musculoesquelética, cardiorrespiratória e metabólica, além de reduzir o risco de lesão. Um exemplo desse tipo de programa pode ser encontrado na Figura 19.3. Observe que o repouso está incluído para permitir que os ossos respondam à próxima carga. Esse programa deve ser adequado para um iniciante que esteja saudável e sem problemas ortopédicos. Se você tem preocupações sobre sua disposição para iniciar exercícios físicos, consulte um médico.

Como você pode ver, um programa pode incluir atividades focadas nos condicionamentos muscular e aeróbio, assim como na flexibilidade. Além disso, o treinamento de equilíbrio é outra consideração para prevenção de quedas para qualquer pessoa com osteoporose. Cada um desses componentes é importante para incluir em seus planos de exercícios.

UM OLHAR MAIS ATENTO

Lynda

Lynda é uma saudável recepcionista de 46 anos de idade. Recentemente, sua mãe foi diagnosticada com osteoporose. Lynda quer fazer tudo o que puder para fortalecer seus ossos, para evitar semelhante diagnóstico no futuro. Seu médico recomenda que Lynda verifique se está consumindo níveis adequados de cálcio e de vitamina D. Após rever o programa de atividade de Lynda (incluindo caminhada em alguns dias da semana), seu médico prescreve algumas alterações para fornecer estímulo para fortificar seus ossos – um programa semelhante ao exemplo de programa de um mês mostrado na Figura 19.3, que inclui treinamento de força e saltos além de outras atividades.

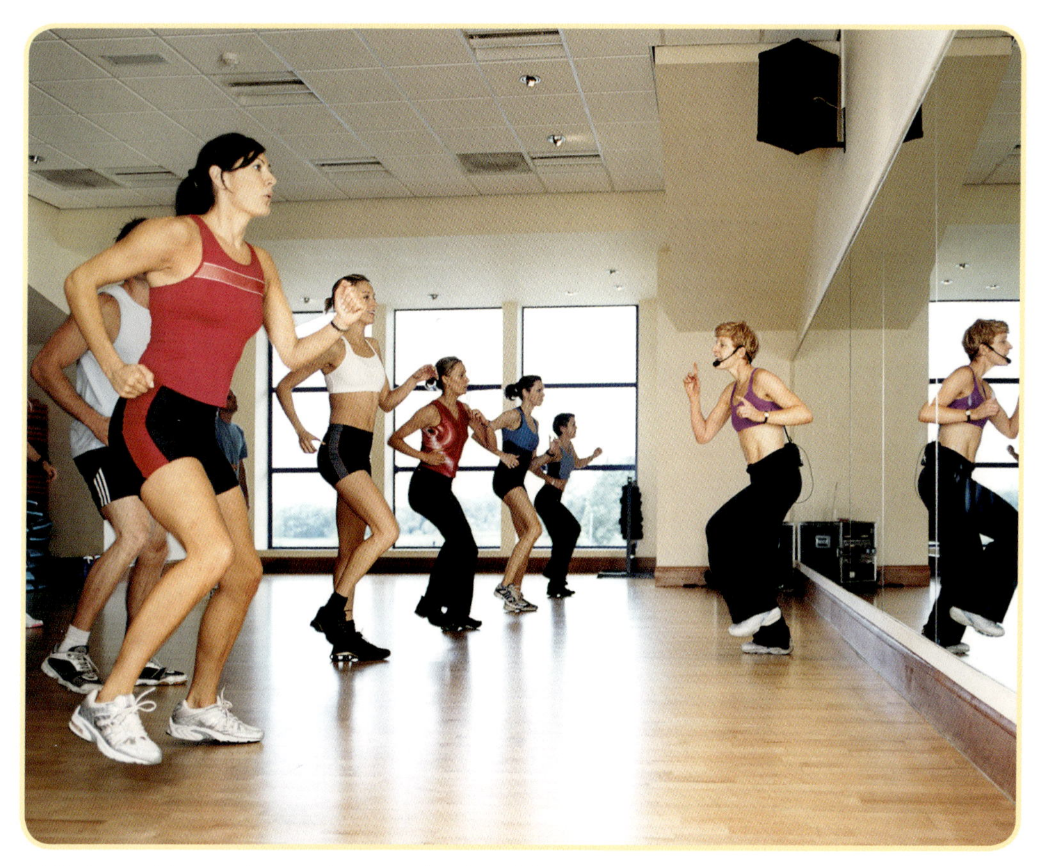

Atividades aeróbias com descarga de peso podem beneficiar seus ossos.

Prescrição para o condicionamento aeróbio: o exercício aeróbio de moderado a vigoroso pode melhorar ou manter a massa muscular dos quadris e da coluna, e proporciona benefícios adicionais aos sistemas cardiovascular, muscular e nervoso. Para desafiar o esqueleto, a escolha do exercício aeróbio deve ser com descarga de peso, embora a remada possa ter benefícios específicos para a coluna. Exemplos de exercícios aeróbios com descarga de peso que demonstraram construir ou preservar a densidade óssea quando feitos em intensidade moderada a vigorosa incluem dança aeróbica, caminhada rápida (mais que 5 mph, ou 8 km/h), *jogging* (pode-se iniciar com revezamento de caminhada com *jogging*), subir escadas ou fazer *step*, tênis e remada.

A prescrição geral para exercícios aeróbios com foco na melhora da saúde óssea é alcançar a meta mínima de 30 minutos de exercício contínuo de intensidade moderada, cinco dias por semana, num total de 150 minutos. Outra opção é de 75 minutos de exercício de intensidade vigorosa por semana (por volta de 20 a 25 minutos, três vezes por semana), semelhante às recomendações de saúde pública geral para atividade física descritas no Capítulo 1. Para ver mais melhorias, você pode aumentar a quantidade, a intensidade ou a frequência dos exercícios. Geralmente, a média superior para exercício aeróbio efetivo é de 60 minutos de exercício de intensidade vigorosa, de cinco a sete dias por semana. Mais que isso pode causar risco de lesão ou aumento de desgaste.

FIGURA 19.3

Exemplo de programa de exercícios diversificado para o nível iniciante*

	Segunda-feira	Terça-feira	Quarta-feira	Quinta-feira	Sexta-feira	Sábado	Domingo
Semana 1	*Step* no banco,** em ritmo lento e estável, de 15 a 20 minutos	Três séries de 4 saltos com os dois pés, partindo do solo; alongamento	Uma ou duas séries de 12 a 14 repetições de exercícios de treinamento de força para as partes superior e inferior do corpo,*** com um peso que você não consiga suspender mais que 14 vezes	Três séries de 6 saltos com os dois pés, partindo do solo; alongamento	Caminhada em ritmo estável (com revezamentos curtos de caminhada mais rápida de 15 a 20 minutos)	Dia livre ou alongamento	*Vide* quarta-feira
Semana 2	***Para a semana 2, observe o aumento em tempo para a atividade aeróbia e o número de séries e de repetições para saltos e treinamento de força.***						
	Step no banco,** em ritmo lento e estável, de 20 a 25 minutos	Quatro séries de 6 saltos com os dois pés, partindo do solo; alongamento	Uma ou duas séries de 14 a 16 repetições de exercícios de treinamento de força para as partes superior e inferior do corpo, utilizando o mesmo peso da semana 1	Quatro séries de 8 saltos com os dois pés, partindo do solo; alongamento	Caminhada em ritmo estável (com revezamentos curtos de caminhada mais rápida, de 20 a 25 minutos)	Dia livre ou alongamento	*Vide* quarta-feira
Semana 3	***Para a semana 3, observe o aumento em intensidade para o treinamento aeróbio e de força e o número de repetições para os saltos.***						
	Step no banco,** de 20 a 25 minutos, em ritmo mais rápido do que na semana 2	Quatro séries de 8 saltos com os dois pés, partindo do solo; alongamento	Uma ou duas séries de 12 a 14 repetições de exercícios de treinamento de força para as partes superior e inferior do corpo, aumentando o peso da semana 2	*Vide* terça-feira	Caminhada em ritmo estável (com revezamentos curtos de caminhada mais rápida por 20 a 25 minutos)	Dia livre ou alongamento	*Vide* quarta-feira
Semana 4	***Para a semana 4, o tempo por sessão é aumentado.***						
	Step no banco,** de 25 a 30 minutos no mesmo ritmo que a semana 3	Cinco séries de 8 saltos com os dois pés, partindo do solo; alongamento	Uma ou duas séries de 14 a 16 repetições de treinamento de força para a parte superior e inferior do corpo, utilizando o mesmo peso da semana 3	*Vide* terça-feira	Caminhada em ritmo estável (com revezamentos de caminhada mais rápida ou *jogging*), de 25 a 30 minutos	Dia livre ou alongamento	*Vide* quarta-feira

* Cada sessão de exercícios deve incluir de 5 a 10 minutos de aquecimento antes do exercício e de 5 a 10 minutos de desaquecimento após o exercício. O desaquecimento é o momento perfeito para incluir exercícios de flexibilidade para boa mobilidade e função.

** O exercício de *step* no banco pode ser substituído por qualquer outra atividade aeróbia relacionada no Capítulo 6, incluindo dança aeróbica, caminhada (tente incluir *jogging* intermitente), tênis ou remada.

*** Inclua exercícios para quadris e pernas, peito, costas, ombros, lombar e abdominais. Exemplos de exercícios com foco nessas áreas estão na página 149, no Capítulo 7.

Por que a caminhada pode não ser o suficiente?

A caminhada é geralmente defendida como um exercício com descarga de peso que é bom para os ossos. De fato, trata-se de um exercício com descarga de peso, mas, infelizmente, a maioria das pesquisas sobre mulheres sedentárias que iniciaram um programa de caminhada moderada não encontraram qualquer efeito da caminhada na massa óssea. Estudos mostram que mulheres que caminham sofrem fraturas com menos frequência do que aquelas que estão sedentárias. No entanto, por causa da maneira como esses estudos são projetados, eles não conseguem verificar se a caminhada causa uma redução das fraturas, nem conseguem dizer se a caminhada pode reduzir as fraturas por seu efeito sobre os ossos ou por outro meio. Esses estudos somente mostram associações entre caminhada e fraturas (ou seja, aqueles que praticam caminhada também sofrem menos fraturas). É possível que os praticantes também tenham outros comportamentos saudáveis que possam reduzir seus riscos de fratura, como mais ingestão de cálcio e redução do tabagismo. Esses hábitos podem ser a razão mais provável para menos fraturas do que o programa de caminhada. Talvez uma caminhada habitual ao longo de muitos anos forneça um benefício ósseo que não pode ser mensurado em estudos de pesquisa em curta duração (um ano ou menos).

Somente dois estudos entre muitos sobre caminhada mostraram um efeito positivo da caminhada para a massa óssea da coluna (mas não para os quadris). Nesses estudos, as mulheres caminharam em ritmo rápido, semelhante às velocidades alcançadas pelos competidores. Essas velocidades são maiores do que a média de caminhada "rápida" relatada pela maioria das mulheres. Os competidores podem caminhar de 5 a 6 milhas por hora (de 8 a 9,6 km/h), que é muito mais rápido do que o ritmo usual de 2 a 3 milhas por hora (de 3,2 a 4,8 km/h) da maioria das mulheres. Como a caminhada confere muitos outros benefícios ao corpo, se você gosta de caminhar, não pare! Todavia, aumentar a intensidade do seu programa de caminhada, incluindo revezamentos de caminhada muito rápida ou caminhada rápida em aclives, queimará algumas calorias extras, manterá seu coração saudável e ajudará seus ossos.

Se você teve o diagnóstico de osteopenia ou de osteoporose modesta, um programa de exercícios de intensidade baixa a moderada é recomendado para melhorar a massa óssea, evitar ou retardar futura perda óssea. Caso você tenha osteoporose avançada ou tenha sofrido uma fratura recentemente, esse tipo de programa pode ser rigoroso demais. Consulte seu médico para determinar o nível de atividade adequada para as suas circunstâncias.

Prescrição para o treinamento de força: também chamado de treinamento resistido, o treinamento de força pode ter um efeito positivo sobre os ossos, por causa do estresse neles provocado, causado pelas fortes contrações musculares exigidas para elevar, empurrar ou puxar um peso. Quando seus ossos sentem o estresse de um treinamento de força regular, eles respondem aumentando a massa para tolerar melhor as fortes contrações musculares. Exercícios resistidos podem ser feitos usando aparelhos de força; pesos livres, como halteres e barras; roupas com pesos; cordas ou bandas elásticas. Em geral, o treinamento de força usando qualquer meio de aplicação de resistência suficiente manterá ou melhorará levemente a massa óssea dos quadris e da coluna.[11,12]

O treinamento de força traz os benefícios de fortalecer os músculos que são importantes para a prevenção de quedas e para desempenhar tarefas que exigem alguma força, como carregar compras, levantar-se de uma cadeira e subir escadas. Os músculos fortes das pernas podem também contribuir para melhores equilíbrio e locomoção, o que reduzirá o risco de quedas. Quando alguém começa a cair, os músculos fortes têm mais probabilidade de prevenirem uma queda, permitindo às pernas neutralizarem o movimento da queda. Músculos fortes nas costas também podem ser benéficos para a densidade óssea na coluna e ajudam a prevenir quedas. Os músculos das costas mantêm você na posição ereta (ou seja, estendem seu tronco) e em boa postura, e, portanto, protegem suas vértebras (ossos que formam sua coluna). Além disso, o exercício de força pode ajudar a reduzir a pressão arterial, melhorar os níveis de lipídios no sangue (colesterol e triglicéride) e ajudar na redução de peso. Há muitas boas razões para incluir o treinamento de força em seu plano de exercícios!

Como o exercício aeróbio, o treinamento de força deve ser ligeiramente vigoroso para afetar os ossos. O treinamento de baixa intensidade executado com pesos leves e com muitas repetições, geralmente, não ajuda. O exercício de força de baixa intensidade, frequentemente chamado de exercício para esculpir ou tonificar, não coloca muita força nos ossos. Exercícios de força com peso baixo (peso que você consegue confortavelmente suspender de 15 a 20 vezes sem parar) e muitas repetições (de três a cinco séries, de 15 a 20 repetições por série) podem ser um bom ponto de partida, se você nunca praticou exercícios de força. Esse nível proporciona uma oportunidade para familiarizar-se com o treinamento de força e iniciar a construção de uma base de força.

Uma vez que você esteja confortável com esse nível de atividade, progrida para pesos mais pesados (aqueles que você não consegue suspender mais que 8 a 12 vezes) que você suspenda com menos frequência (duas ou três séries, de 8 a 12 repetições por série). O treinamento de força deve ser executado, pelo menos, duas vezes por semana para ser mais efetivo. Se você é novo nesse tipo de treinamento, um dia por semana pode ser um bom ponto de partida para familiarizar-se com a atividade, mas você deve, posteriormente, progredir para dois ou três dias por semana. Um bom programa incluiria exercícios de treinamento de força em pé, o que fornece benefícios adicionais das forças gravitacionais sobre os ossos. Exercícios feitos em pé também promovem bom equilíbrio e se traduzem em atividades da vida diária mais diretamente do que exercícios na posição sentada.

O treinamento de força é recomendado para qualquer pessoa, especialmente idosos que possam ter sofrido perda óssea e muscular com o envelhecimento. Seguindo as orientações, até mesmo pessoas com 90 anos de idade podem desempenhar o exercício de força com segurança. Para mais detalhes sobre o treinamento de força, incluindo exercícios específicos, *vide* o Capítulo 7. O treinamento de força pode ser novo para você, mas fará verdadeira diferença em sua vida, então, experimente!

Prescrição para a flexibilidade e o equilíbrio: o alongamento, pelo menos dois ou três dias por semana, deve fazer parte do seu programa de exercícios para manter ou melhorar sua flexibilidade (*vide* o Capítulo 8 para detalhes). Além de atividades que promovam a flexibilidade, os exercícios de equilíbrio também são importantes. Como as quedas (e os ossos fracos) são a principal causa de fraturas, manter o foco na prevenção das quedas é a chave. Caso você sofra de osteoporose, a prevenção de quedas deve ser o principal foco do seu programa de exercícios. Felizmente, os pesquisadores agora têm uma boa noção sobre que tipos de exercícios podem ajudar a evitar as quedas e a quantidade que deve ser feita para essa finalidade. Lembre-se, no entanto, de que as quedas podem ter muitas causas, e o exercício pode ser uma das diversas etapas que você pode incluir para diminuir seu risco. Para uma lista de etapas proativas para prevenir quedas, *vide* o boxe Estratégias para prevenir quedas para além do exercício, na página 391.

Pessoas com pernas fracas, pouco equilíbrio e locomoção difícil (problemas motores) têm muito mais probabilidade de cair do que aquelas fortes, estáveis e que se movimentam facilmente. Como massa muscular, força, marcha e equilíbrio são intimamente relacionados, a maioria dos programas de exercícios de intervenção incluem exercícios de fortalecimento, além do treinamento de equilíbrio. Os programas de treinamento de força são muito eficazes no aumento da massa muscular e melhoram drasticamente a força muscular em pessoas fracas, e também podem melhorar o equilíbrio e a marcha. O treinamento de força, com ou sem treinamento de equilíbrio adicional, demonstrou reduzir o risco de quedas. Em

Exercícios de impacto: saltar!

Exercícios de impacto, como saltar, têm sido usados há anos por atletas para melhorar força e potência musculares. O treinamento de saltos pode oferecer um meio rápido e simples para melhorar especificamente a massa óssea nos quadris, uma área na qual as fraturas são especificamente debilitantes. Praticar saltos funciona, porque transmite força ao esqueleto e desafia os ossos de uma maneira diferente daquela que ocorre durante atividades diárias. O esqueleto percebe essa força como um desafio, e responde formando mais osso para tolerar melhor o estresse do salto regular.

Em geral, estudos mostram que as mulheres que desempenham exercício de salto isoladamente ou dentro de um programa de exercícios, como caminhada ou treinamento de força, mantêm ou melhoram sua massa óssea nos quadris e na coluna.[10] Em um estudo, mulheres de meia-idade e idosas que praticaram regularmente exercícios de força e, também, 50 a 100 saltos, três vezes por semana, foram capazes de manter sua massa óssea nos quadris; isso incluiu até mesmo as mulheres com baixa densidade óssea.[15,18] Infelizmente, o exercício de salto isoladamente não tem demonstrado melhorar a saúde óssea da coluna, por causa das forças geradas ao voltar ao solo serem bem pequenas ao atingirem a coluna. Lembre-se: para melhorar um osso, você deve desafiá-lo.

As pessoas diagnosticadas com problemas ortopédicos e com limitações nas articulações ou que estão significativamente acima do peso devem discutir os exercícios de salto com seus médicos antes de iniciarem um programa, e podem considerar outros tipos de exercícios em primeiro lugar. Praticar saltos pode não ser indicado para todos, mas algumas pessoas o adoram e acreditam ser uma rápida maneira de exercitar seus ossos. Saltar é uma boa rotina de exercício para pessoas com tempo limitado; leva apenas de 5 a 10 minutos e é fácil de incluir no final de uma caminhada ou *jogging*.

O treinamento de saltos não foi estudado amplamente. Na maioria dos estudos, as mulheres desempenharam uma variedade de rotinas de saltos, incluindo saltos simples para cima e para baixo (*vide* a Figura 19.4). Quando se aumenta a altura do salto (saltar em degraus e para fora deles) ou o peso da pessoa que está saltando (utilizando vestimentas com pesos), o salto produz mais força sobre a parte inferior do corpo. Em geral, recomenda-se praticar entre 50 e 100 saltos no lugar, de três a cinco dias por semana, com base nas pesquisas atuais. Saltos são geralmente feitos em séries de 10. Contudo, se você tem osteoporose, não deve executar exercícios de salto sem recomendação médica, porque a capacidade dos ossos frágeis para tolerar o alto impacto do salto ainda não é conhecida.

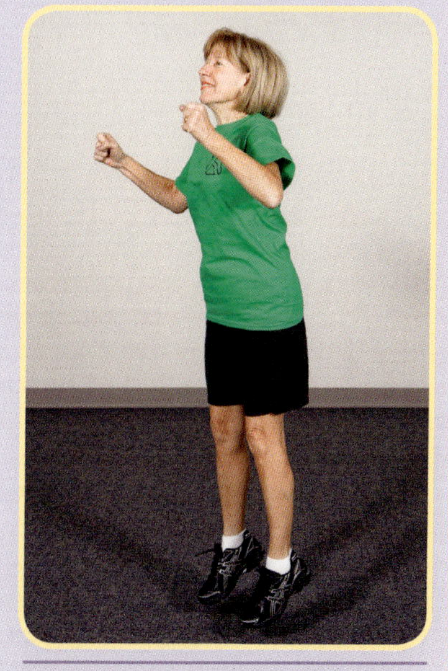

Figura 19.4 Saltar ou fazer *step* no banco podem ajudar a gerar estresse nos seus ossos.

Você deve estar se perguntando quanto tempo terá que praticar exercícios até que seus ossos comecem a ser beneficiados. Diferentemente de outros sistemas fisiológicos, como o coração e os músculos, que respondem rapidamente aos exercícios, o processo da construção dos ossos é lento. Fique tranquilo: o processo de construção óssea e as alterações estruturais iniciam logo que você começa a exercitar-se regularmente; porém, levará pelo menos de seis meses a um ano para detectar alguma mudança por meio de medidas de densidade óssea. No entanto, os benefícios aos ossos pelos exercícios são perdidos quando você para de treinar, de modo que você deve comprometer-se em longo prazo.

contrapartida, o foco no equilíbrio isoladamente não demonstrou prevenir as quedas. Assim, combinar o treinamento de força com o de equilíbrio demonstra ser a melhor prescrição.

Para sugestões específicas de exercícios de equilíbrio, *vide* o Capítulo 8. Algumas formas não tradicionais de exercício (como *tai chi chuan*) têm demonstrado reduzir o risco de quedas, sugerindo que tanto a força muscular como a capacidade para transferir peso ao estar em movimento pode manter a estabilidade, principalmente quando em movimento. Muitos estudos destacam quão importantes são os músculos fortes na prevenção de quedas.

Influência dos medicamentos

Se você tem osteoporose, o tratamento médico que reduz seu risco de fratura é importante. Novas drogas continuam a ser desenvolvidas e novas fórmulas de drogas atuais têm sido feitas para melhorar a eficácia enquanto se reduz a dosagem e os efeitos colaterais. É importante lembrar, no entanto, que, embora muitas dessas drogas possam efetivamente reduzir as taxas de fratura em até 50%, nenhuma é 100% eficaz. Assim, é importante considerar todos os fatores que contribuem para o risco de fratura (ou seja, exercício, nutrição, risco de queda), para garantir que você siga um programa abrangente que possa incluir controle medicamentoso.

A maioria das drogas atualmente aprovadas pela U.S. Food and Drug Administration (FDA – Administração de Alimentos e Medicamentos dos Estados Unidos) para o controle de osteoporose pós-menopausa é chamada de antirreabsortiva. Elas aumentam a densidade óssea, restituindo as células que quebram o osso inativo, enquanto deixam isoladas as células que formam os ossos. As drogas nessa categoria incluem estrógenos, calcitonina, bisfosfonatos e moduladores seletivos dos receptores de estrógeno (MSREs). Duas drogas demonstraram redução nas fraturas por estimular as células formadoras dos ossos: hormônio paratireoide (nome comercial: Forteo) e ranelato de estrôncio (nome comercial: Protelos). O último ainda está aguardando aprovação da FDA nos Estados Unidos.[13]

Hoje, a classe de drogas chamada bisfosfonatos é a mais usada para reduzir as fraturas osteoporóticas. Diversas formas de bisfosfonatos estão atualmente disponíveis: alendronato (nome comercial: Fosamax); risedronato (nome comercial: Actonel); ibandronato (nome comercial: Boniva); zoledronato (nomes comerciais: Reclast e Zometa); entre outros. Em média, essas drogas aumentam a densidade óssea em, aproximadamente, 4% a 8% na coluna e em 1% a 3% no quadril dos primeiros três a quatro anos de tratamento,[1,3] o que pode reduzir o risco de fraturas vertebrais de 40% a 50% e fraturas não vertebrais (incluindo fraturas nos quadris) de 20% a 40%. Os aumentos em densidade óssea geralmente atingem um platô por volta de quatro anos de uso, então, o uso contínuo da droga mantém um nível mais alto de densidade óssea. Embora essas descobertas sejam positivas, a maioria dos estudos em longo prazo acompanharam os pacientes somente de três a quatro anos de tratamento e, então, a duração ideal da terapia ainda não foi esclarecida.[8]

Apesar do impressionante potencial dos bisfosfonatos na redução de fraturas, novos estudos têm questionado a segurança em longo prazo. Essas drogas permanecem no esqueleto por décadas e a rotatividade óssea pode ser afetada por até cinco anos após as drogas serem descontinuadas. Lembre-se de que a remodelação óssea é um processo natural, que permite que o corpo repare microdanos em razão do desgaste normal. Se bisfosfonatos evitam o esgotamento, a reabsorção e a subsequente renovação óssea, a preocupação é de que os ossos podem tornar-se quebradiços. Além disso, o distúrbio raro, porém sério, chamado osteonecrose da mandíbula (uma condição caracterizada por dor, inchaço, infecção e exposição do osso), foi associado ao uso do bisfosfonato, principalmente em pacientes que recebem altas doses em combinação com tratamento de câncer. Mais pesquisas são necessárias para compreender o mecanismo dessa doença.

Estratégias para prevenir quedas para além do exercício

Em vez de ter que lidar com o resultado de uma queda, em primeiro lugar, você pode fazer simples ajustes para evitá-la.

- Use sapatos baixos, que ofereçam apoio, em vez de andar de meias ou de chinelos.
- Tome as providências para que os cômodos sempre estejam bem iluminados.
- Utilize um carpete emborrachado no chuveiro ou na banheira.
- Utilize o corrimão ao subir e descer escadas.
- Evite o uso de tapetes, porém, se quiser utilizá-los, use os antiderrapantes e mantenha as pontas presas ao chão ou deixe-os sobre um carpete.
- Mantenha o chão e os corredores livres de desordem.
- Não deixe fios de telefone e aparelhos elétricos em locais de passagem de pessoas.
- Se você usa óculos, tenha-os sempre a seu alcance, em vez de caminhar com a visão debilitada.
- Perceba a possível influência dos medicamentos no seu equilíbrio e converse com seu médico sobre quaisquer medicamentos que estiver ingerindo.
- Considere o fato de que algumas fraturas nos quadris podem ocorrer como resultado de tropeços em animais domésticos pequenos.

A terapia hormonal (TH) e a terapia de estrógeno (TE) compensam a perda óssea associada ao estrógeno ligada à menopausa e, até mesmo, causam um leve aumento na densidade óssea dos quadris e da coluna, que atinge um platô após três anos de aplicação. Estudos mostram que a TH e a TE reduzem a incidência de fraturas nos quadris e na coluna de 30% a 50%. Atualmente, terapias hormonais são aprovadas para reduzir a perda óssea pós-menopausa, como meio de evitar a osteoporose, mas são ineficientes na prevenção da perda óssea em homens. Para ser mais eficaz na prevenção de perda óssea, a terapia deve começar próxima à (se não anos antes) transição para a menopausa. Após a publicação do estudo Women's Health Initiative, em 2002, o papel da TH e da TE para a prevenção e o controle da osteoporose se tornou controverso, por causa de uma suspeita de aumento de risco para episódios cardiovasculares.

Você deve estar se perguntando se a TH ou a TE são apropriadas para você. Os National Institutes of Health (Institutos Nacionais de Saúde) atualmente patrocinam um *site* que aborda questões e preocupações sobre o uso da TH e da TE com base nas últimas pesquisas (www.nhlbi.nih.gov/health/women/pht_facts.htm). Conforme são conduzidos novos estudos, mais esclarecimentos surgirão com relação aos riscos e aos benefícios da TH e da TE. Consultar seu médico, que conhece seu quadro de saúde completo, é o melhor a ser feito. A recomendação atual é evitar a TH e usar os agentes antirreabsortivos alternativos; a TH deve ser uma opção somente em curto prazo, para uso precoce por volta da menopausa em mulheres com sintomas ou que correm risco de sofrer fraturas.[14]

MSREs representam uma classe de agentes que, embora estruturalmente semelhantes com o estrógeno, exercem seus efeitos somente nos tecidos-alvo. O mais estudado é o raloxifeno (nome comercial: Evista). Seu efeito geral é mais modesto do que o dos bisfosfonatos e seu efeito em fraturas não vertebrais, como aquelas nos quadris, ainda não foi assinalado. Por essa razão, são recomendados para mulheres com osteoporose mais branda ou para aquelas com osteoporose principalmente na coluna.

Como o histórico de cada pessoa é único, você deve fazer sua escolha de medicação com seu médico, à luz da situação geral da sua saúde. O Quadro 19.1 relaciona os prós e os contras de medicamentos comuns para a osteoporose.

Quadro 19.1 Prós e contras dos medicamentos comuns para osteoporose

Classe da droga (exemplos)	Aprovado para	Prós	Contras
Bisfosfonatos (Actonel, Fosamax, Boniva, Reclast, Zometa)	Osteoporose pós-menopausa; perda óssea pós-menopausa; perda óssea masculina; osteoporose induzida por glicocorticoide	Grande aumento na densidade óssea nos quadris e na coluna; redução das fraturas na coluna e nos quadris em até 50%	Inconveniente regime de dosagem; pequeno risco de incômodo gastrintestinal como efeito colateral
TE/TH (Estrace, Prempro)	Perda óssea pós-menopausa	Modesto aumento na densidade óssea; redução das fraturas de coluna e de quadris em até 30%	Aumento do risco de episódios cardiovasculares; leve aumento no risco de câncer de mama
MSREs (Evista, Nolvadex)	Perda óssea pós-menopausa	Modesto aumento na densidade da coluna; preservação da densidade óssea dos quadris; redução das fraturas na coluna em até 50%; redução do risco de câncer de mama e colesterol ruim	Nenhum efeito sobre fraturas nos quadris
Hormônio sintético: calcitonina (Miacalcin, Calcimar)	Perda óssea pós-menopausa	Modesto aumento em densidade óssea na coluna; redução das fraturas na coluna em até 36%	Nenhum efeito sobre densidade óssea ou fraturas nos quadris
Hormônio sintético: hormônio paratireoide (Forteo)	Homens e mulheres com osteoporose e alto risco de fratura	Aumento potencialmente grande em densidade óssea da coluna (de 8% a 10%)	Pequeno ou nenhum efeito sobre a densidade óssea; a capacidade de reduzir fraturas nos quadris ou na coluna não foi testada

A osteoporose é um enfraquecimento progressivo do esqueleto, que faz os ossos ficarem mais quebradiços. Ela é chamada de "doença silenciosa", porque a perda óssea não é dolorosa e não produz sintomas perceptíveis, mas a densidade óssea pode ser facilmente testada para diagnosticar a osteoporose e, também, para determinar o risco da doença antes que ela se desenvolva. Dependendo do diagnóstico, pode ser recomendada alguma medicação. Muitos fatores contribuem para a saúde do esqueleto e muitos deles estão sob seu controle, como dieta e atividade física. Uma dieta saudável para os ossos inclui cálcio e vitamina D suficientes de fontes alimentares, completados com suplementos até os níveis recomendados, se necessário. Todos deveriam praticar exercícios para a saúde dos ossos, especialmente as mulheres e os homens que têm preocupações sobre seu risco de sofrer fraturas. Como os benefícios aos ossos pelos exercícios são perdidos quando o treinamento é interrompido, seu comprometimento com o exercício que tem foco na saúde óssea deve durar ao longo da sua vida.

Referências

Capítulo 1

1. American College of Sports Medicine. *ACSM's Guidelines for Exercise Testing and Prescription.* 8th ed. Philadelphia (PA): Lippincott Williams & Wilkins; 2010. 380 p.
2. American College of Sports Medicine. *ACSM's Resource Manual for Guidelines for Exercise Testing and Prescription.* 6th ed. Philadelphia (PA): Lippincott Williams & Wilkins; 2010. 868 p.
3. Blumenthal JA, Hart A, Sherwood A, et al. Depression and vascular function in older adults. Evaluating the benefits of exercise in a new study at Duke University. *North Carolina Medical Journal.* 2001;62(2):95-8.
4. Centers for Disease Control and Prevention Web site [Internet]. United States: Centers for Disease Control and Prevention; [cited 2010 February 1]. Available from: http://www.cdc.gov.
5. Christmas C, Andersen RA. Exercise and older patients: guidelines for the clinician. *Journal of the American Geriatrics Society.* 2000;48(3):318-24.
6. Landers DM. The influence of exercise on mental health. [cited 2009 December 9]. *President's Council on Physical Fitness and Sports.* Available from: http://www.fitness.gov/mental-health.htm.
7. Long BC, Van Stavel R. Effects of exercise training on anxiety: a meta-analysis. *Journal of Applied Sport Psychology.* 1995;7:167-189.
8. Milani RV, Lavie CJ. Reducing psychosocial stress: a novel mechanism of improving survival from exercise training. *American Journal of Medicine.* 2009;122(10):931-8.
9. Mosca L, Manson JE, Sutherland SE, Langer RD, Manolio T, Barrett-Conner E. Cardiovascular disease in women: a statement for healthcare professionals from the American Heart Association. *Circulation.* 1997;96:2468-2482.
10. National Association for Sport and Physical Education. *Physical Activity for Children: A Statement of Guidelines.* 2nd ed. Reston (VA): AAHPERD Publications; 2004. 26 p.
11. National Institute of Mental Health Web site [Internet]. United States; [cited 2010 February 10]. Available from: http://www.nimh.nih.gov.
12. National Institute on Aging. *Exercise: A Guide from the National Institute on Aging.* Washington DC; National Institute on Aging; 2001; NIH Publication No. 01-4258.
13. Paluska SA, Schwenk TL. Physical activity and mental health: current concepts. *Sports Medicine.* 2000;29(3):167-80.
14. Penedo FJ, Dahn JR. Exercise and well-being: a review of mental and physical health benefits associated with physical activity. *Current Opinion of Psychiatry.* 2005;18(2):189-93.
15. Trivedi MH, Greer RL, Grannemann BD, Chambliss HO, Jordan AD. Exercise as an augmentation strategy for treatment of major depression. *Journal of Psychiatric Medicine.* 2006;12(4):205-13.
16. U.S. Department of Health and Human Services Web site [Internet]. *Healthy People 2010*; [cited 2010 January 15]. Available from: http://www.healthypeople.gov.
17. U.S. Department of Health and Human Services Web site [Internet]. *Physical Activity and Health: A Report of the Surgeon General.* Atlanta (GA): U.S. Department of Health and Human Services; 1996. [cited 2010 January 1]. Available from: http://www.cdc.gov/nccdphp/sgr/index.htm.
18. U.S. Department of Health and Human Services Web site [Internet]. *2008 Physical Activity Guidelines for Americans.* Atlanta (GA): USDHHS; [cited 2010 January 1]. Available from: http://www.health.gov/paguidelines.

Capítulo 2

1. American College of Sports Medicine. *ACSM's Guidelines for Exercise Testing and Prescription* (8th ed). Baltimore MD: Lippincott Williams & Wilkins; 2010. 380 p.
2. Beam WC, Adams GM. *Exercise Physiology Laboratory Manual* 6th ed. New York NY: McGraw-Hill, 2011. 306 p.
3. Cooper Institute. *FITNESSGRAM/ACTIVITYGRAM Test Administration Manual.* 3rd ed. Meredith MD, Welk GJ, editors. Champaign, IL: Human Kinetics; 2004. 134 p.
4. Rikli RE, Jones CJ. *Senior Fitness Test Manual.* Champaign, IL: Human Kinetics; 2001. 161 p.

Capítulo 3

1. American College of Sports Medicine. *ACSM's Guidelines for Exercise Testing and Prescription.* 8th ed. Philadelphia (PA): Lippincott Williams & Wilkins; 2010. 380 p.
2. American College of Sports Medicine. *ACSM's Resource Manual for Guidelines for Exercise Testing and Prescription.* 6th ed. Philadelphia (PA): Lippincott Williams & Wilkins; 2010. 868 p.
3. American College of Sports Medicine. *ACSM's Resources for the Personal Trainer.* 3th ed. Philadelphia (PA): Lippincott Williams & Wilkins; 2010. 544 p.
4. American College of Sports Medicine Strategic Health Initiative on Aging. *Five Easy Steps to Beginning Strength Exercises.* [Internet] Indianapolis (IN): American College of Sports Medicine; [cited 2010 December 8]. Available from: http://www.agingblueprint.org/PDFs/Beginning_Strength_ Exercise.pdf.
5. U.S. Department of Health and Human Services Web site [Internet]. *2008 Physical Activity Guidelines for Americans.* Atlanta (GA): USDHHS; [cited 2010 January 1]. Available from: http://www.health.gov/paguidelines

Capítulo 4

1. American College of Sports Medicine. *ACSM's Resource Manual for Guidelines for Exercise Testing and Prescription.* 6th ed. Philadelphia (PA): Lippincott Williams & Wilkins; 2010. 868 p.
2. American College of Spor ts Medicine, American Dietetic Association, and Dietitians of Canada. Position Stand: Nutrition and athletic performance. *Med Sci Sports Exerc.* 2009;41:709-731.
3. American Heart Association Web site [Internet]. *Heart Disease and Stroke Statistics – 2007 Update At-a-Glance.* [cited 2010 May 26]. Available from: http://www.americanheart.org/downloadable/heart/1166712318459HS_StatsInsideText.pdf.

4. Casa DJ, Armstrong LE, Hillman SK, et al. National Athletic Trainers' Association position statement: fluid replacement for athletes. *J Athl Train.* 2000;35(2):212-224.
5. Curhan GC, Willett WC, Speizer FE, Spiegelman D, Stampfer MJ. Comparison of dietary calcium with supplemental calcium and other nutrients as factors affecting the risk for kidney stones in women. *Ann Int Med.* 1997;126:497-504.
6. Curhan GC, Willett WC, Speizer FE, Stampfer MJ. Beverage use and risk for kidney stones in women. *Ann Int Med.* 1999;128:534-540.
7. Daily Weight Loss Tips. *High Carbohydrates Food Table.* [cited 2010 May 26]. Available from: http://www.dailyweightloss-tips.net/high-carbohydrate-foods-table/.
8. Flegal KM, Carroll MD, Ogden CL, Curtin LR. Prevalence and trends in obesity among US Adults, 1999-2008. *JAMA.* 2010;303(3):235-241.
9. Food and Nutrition Board of the Institute of Medicine. Dietary Reference Intakes for Water, Potassium, Sodium, Chloride, and Sulfate. Washington, DC: National Academy Press; 2005.
10. Food and Nutrition Board of the Institute of Medicine. Dietary Reference Intakes for Energy, Carbohydrate, Fiber, Fat, Fatty acids, Cholesterol, Protein, and Amino Acids. Washington, DC: National Academy Press; 2005.
11. Food and Nutrition Board of the Institute of Medicine Web site [Internet]. Dietary Reference Intakes. Washington, DC: National Academy Press; [cited 2010 May 29]. Available from: http://iom.edu/en/Global/News%20Announcements/~/media/Files/Activity%20Files/Nutrition/DRIs/DRISummaryListing2.ashx.
12. Hamada K, Doi T, Sakura M, et al. Effects of hydration on fluid balance and lower-extremity blood viscosity during long airplane flights. *JAMA.* 2002;287:844-845.
13. Harris J, Benedict F. A biometric study of basal metabolism in man. Washington, DC. Carnegie Institute of Washington. 1919. Publication no. 279.
14. Hulston CJ, Jeukendrup AE. No placebo effect from carbohydrate intake during prolonged exercise. *Int J Sport Nutr Exerc Metab.* 2009;19(3):275-284.
15. Jones JM, Anderson JW. Grain foods and health: a primer for clinicians. *Phys Sportsmed.* 2008;36(1):18-33.
16. Math MV, Rampal PM, Faure XR, Delmont JP. Gallbladder emptying after drinking water and its possible role in prevention of gallstone formation. *Singapor Med J.* 1986:27;531-532.
17. Maughan RJ, Dargavel LA, Hares R, Shirreffs SM. Water and salt balance of well-trained swimmers in training. *Int J Sport Nutr Exerc Metab.* 2009;19(6):598-606.
18. McGinnis JM, Foege WH. Actual causes of death in the United States. *JAMA.* 1993; 270(18):2207-2212.
19. Mifflin MD, St Jeor ST, Hill LA, Scott BJ, Daughterty SA, Koh YO. A new predictive equation for resting energy expenditure in health individuals. *Am J Clin Nutr.* 1990;51:241-247.
20. Minino A, Smith L. National Center for Health statistics, Centers for Disease Control and Prevention, U.S. Department of Health and Human Services. Deaths: preliminary data for 2000. *National Vital Statistics Report*, October 9, 2001, 49(12).
21. National Osteoporosis Foundation Web site [Internet]. *What is Osteoporosis?* Washington (DC):National Osteoporosis Foundation; [cited 2010 May 26]. Available from http://www.nof.org/.
22. Ogden CL, Carroll MD, Curtin LR, Lamb MM, Flegal KM. Prevalence of high body mass index in US children and adolescents, 2007-2008. *JAMA.* 2010;303(3):242-249.
23. Pereira MA, Kottke TE, Jordan C, O'Connor PJ, Pronk NP, Carreón R. Preventing and managing cardiometabolic risk: the logic for intervention. *Int J Environ Res Public Health.* 2009;6(10):2568-84. Epub 2009 Sep 30.
24. Sawka MN, Burke LM, Eichner ER, Maughan RJ, Montain SJ. Stachenfield NS. American College of Sports Medicine position stand: exercise and fluid replacement. *Med Sci Sports Exerc* 2007;39(2):377-390.
25. Slattery ML, Caan BJ, Anderson KE, Potter JD. Intake of fluids and methylxantine-containing beverages: association with colon cancer. *In J Cancer.* 1999;81:199-204.
26. U.S. Department of Health and Human Services Web site [Internet]. *Dietary Guidelines for Americans.* Atlanta (GA):USDHHS; [cited 2010 May 26]. Available from: http://www.health.gov/dietaryguidelines/dga2005/default.htm#2.
27. U.S. Department of Health and Human Services Web site [Internet]. *How to Understand and Use the Nutrition Facts Label.* Atlanta (GA):USDHHS; [cited 2010 May 26]. Available from: http://www.fda.gov/Food/LabelingNutrition/ConsumerInformation/ucm078889.htm.
28. U.S. Department of Health and Human Services and the U.S. Department of Agriculture Web site [Internet]. *Dietary Guidelines for Americans 2010* and *Report of the Dietary Guidelines Advisory Committee on the Dietary Guidelines for Americans 2010.* [cited 2011 February 1]. Available from: http://www.cnpp.usda.gov/DietaryGuidelines.htm.
29. Williams MH. *Nutrition for Health, Fitness, & Sport.* 8th ed. New York (NY): McGraw Hill; 2007. 574 p.

Capítulo 5

1. American Association for Health/American Alliance for Health, Physical Education, Recreation and Dance. Report of the 2000 Joint Committee on Health Education and Promotion Terminology. *Journal of School Health.* 2000;72:3-7.
2. Anspaugh DJ, Hamrick MH, Rosato FD. *Wellness: Concepts and Applications.* 7th ed. New York: McGraw Hill; 2009. 537 p.
3. Baumeister RF, Heatherton TF, Tice DM. *Losing Control: How and Why People Fail at Self-regulation.* San Diego: Academic Press; 1994. 307 p.
4. Cohen S, Doyle WJ, Alper CM, Janicki-Deverts D, Turner RB. Sleep habits and susceptibility to the common cold. *Arch Intern Med.* 2009;169(1):62-7.
5. Deci EL, Ryan RM. *Handbook of Self-determination Research.* Rochester (NY): University of Rochester Press; 2002. 470 p.
6. Moyna NM, Robertson RJ, Meckes CL, Peoples JA, Millich NB, Thompson PD. Intermodal comparison of energy expenditure at exercise intensities corresponding to the perceptual preference range. *Med Sci Sports Exerc.* 2001;33(8):1404-10.
7. National Sleep Foundation site [Internet]. Washington: National Sleep Foundation; [cited 2010 Apr 1]. Available from: http://www.sleepfoundation.org.
8. The Hormone Foundation site [Internet]. Chevey Chase (MD): The Hormone Foundation; [cited 2010 Apr 1]. Available from: http://www.hormone.org.
9. U.S. Department of Health and Human Services. *Survey on Drug Use and Health.* Ann Arbor, MI: U.S. Department of Health and Human Services, Office of Applied Studies; 2008. Available from U.S. GPO, Washington.

Capítulo 6

1. American College of Sports Medicine. *ACSM's Guidelines for Exercise Testing and Prescription.* 8th ed. Philadelphia (PA): Lippincott Williams & Wilkins; 2010. 380 p.
2. American College of Sports Medicine. *ACSM's Resource Manual for Guidelines for Exercise Testing and Prescription.* 6th ed. Philadelphia (PA): Lippincott Williams & Wilkins; 2010. 868 p.
3. U.S. Department of Health and Human Services Web site [Internet]. *2008 Physical Activity Guidelines for Americans.* Atlanta (GA):USDHHS; [cited 2010 January 1]. Available from: http://www.health.gov/paguidelines.

Capítulo 7

1. American College of Sports Medicine. *ACSM's Guidelines for Exercise Testing and Prescription.* 8th ed. Baltimore, MD: Lippincott, Williams and Wilkins, 2010. 380 p.
2. Brill PA, Macera CA, Davis DR, Blair SN, Gordon N. Muscular strength and physical function. *Medicine and Science in Sports and Exercise.* 2000;32:412-416.
3. Chodzko-Zajko W, Proctor D, Fiatarone Singh M, Minson C, Nigg C, Salem G, Skinner J. American College of Sports Medicine postion stand. Exercise and physical activity for older adults. *Medicine and Science in Sports and Exercise.* 2009;41:1510-1530.
4. Guadalupe-Grau A, Fuentes T, Guerra B, Calbet A. Exercise and bone mass in adults. *Sports Medicine.* 2009;39:439-468.
5. Kraemer WJ, Ratamess NA. Fundamentals of resistance training: progression and exercise prescription. *Medicine and Science in Sports and Exercise.* 2004;36:674-688.
6. Kraemer WJ, Ratamess NA, French DN. Resistance training for health and performance. *Curr Sports Medicine Reports.* 2002;1:165-171.
7. Krieger J. Single versus multiple sets of resistance exercise: a meta-regression. *Journal of Strength and Conditioning Research.* 2009;23:1890-1901.
8. Mazzetti SA, Kraemer WJ, Volek JS, et al. The influence of direct supervision of resistance training on strength performance. *Medince and Science in Sports and Exercise.* 2000;32:1175-1184.
9. Myer G, Quatman C, Khoury J, Wall E, Hewett T. Youth vs. adult "weightlifting" injuries presented to United States emergency rooms: accidental vs. non-accidental injury mechanisms. *Journal of Strength and Conditioning Research.* 2009;23:2054-2060.
10. Ratamess N, Alvar B, Evetoch T, Housh T, Kibler WB, Kraemer WJ, Triplett T. Progression models in resistance training in healthy adults. *Medicine and Science in Sports and Exercise.* 2009;41:687-708.
11. Ratamess NA, Faigenbaum AD, Hoffman JR, Kang J. Self-selected resistance training intensity in healthy women: the influence of a personal trainer. *Journal of Strength and Conditioning Research.* 2008;22:103-111.
12. Rhea M, Alavar B, Burkett LN, Ball S. A meta-analysis to determine the dose response for strength development. *Medicine and Science in Sports and Exercise.* 2003;35:456-464.
13. Ruiz J, Sui X, Lobelo F, et al. Association between muscular strength and mortality in men: prospective cohort study. *British Medical Journal.* 2008;337:92-95.
14. Steib S, Schoene D, Pfeifer K. Dose-response relationship of resistance training in older adults: a meta-analysis. *Medicine and Science in Sports and Exercise.* 2010;42(5):902.
15. U.S. Department of Health and Human Services Web site [Internet]. *2008 Physical Activity Guidelines for Americans.* Atlanta (GA):USDHHS; [cited 2010 January 1]. Available from: http://www.health.gov/paguidelines.
16. Weinsier R, Schutz Y, Bracco D. Reexamination of the relationship of resting metabolic rate to fat-free mass and to the metabolically active components of fat-free mass in humans. *American Journal of Clinical Nutrition.* 1992;55:790-794.
17. Williams MA, Haskell WL, Ades PA, et al. Resistance exercise in individuals with and without cardiovascular disease: 2007 update. *Circulation.* 2007;116:572-584.

Capítulo 8

1. Alter, M.J. *Science of Flexibility.* 2nd ed. Champaign, IL: Human Kinetics; 1996. 372 p.
2. American College of Sports Medicine. *ACSM's Guidelines for Exercise Testing and Prescription.* 8th ed. Baltimore (MD): Lippincott Williams & Wilkins; 2010. 380 p.
3. American College of Sports Medicine. *ACSM's Resource Manual for Guidelines for Exercise Testing and Prescription.* 6th ed. Baltimore (MD): Lippincott Williams & Wilkins; 2010. 868 p.
4. American College of Sports Medicine. *ACSM's Resources for the Personal Trainer.* 3rd ed. Baltimore (MD): Lippincott Williams & Wilkins; 2009. 544 p.
5. American College of Sports Medicine. Position stand: the recommended quantity and quality of exercise for developing and maintaining cardiorespiratory and muscular fitness, and flexibility in healthy adults. *Med Sci Sports Exerc.* 1998; 30:975-991.
6. Andersen JC. Flexibility in performance: foundational concepts and practical issues. *Athletic Therapy Today.* 2006;11(3):9-12.
7. Doriot N, Wang X. Effects of age and gender on maximum voluntary range of motion on upper body joints. *Ergonomics.* 2006;49(3):269-281.
8. Haff GG. Roundtable discussion. Flexibility training. *Strength and Conditioning Journal.* 2006;28(2):64-85.
9. Rose D. *Fallproof.* 2nd ed. Champaign (IL): Human Kinetics; 2010. 328 p.
10. U.S. Department of Health and Human Services Web site [Internet]. *2008 Physical Activity Guidelines for Americans.* Atlanta (GA):USDHHS; [cited 2010 January 1]. Available from: http://www.health.gov/paguidelines.

Capítulo 9

1. Adolph KE, Joh AS. Motor development: how infants get into the act. In: Slater A, Lewis M, editors. *Introduction to Infant Development.* New York: Oxford University Press; 2007. p. 63-80.
2. American College of Sports Medicine. *ACSM's Guidelines for Exercise Testing and Prescription.* 8th ed. Philadelphia (PA): Lippincott Williams & Wilkins; 2010. 380 p.
3. American College of Sports Medicine. *ACSM's Resource Manual for Guidelines for Exercise Testing and Prescription.* 6th ed. Philadelphia (PA): Lippincott Williams & Wilkins; 2010. 868 p.
4. Behm DG, Faigenbaum AD, Falk B, Klentrou P. Canadian Society for Exercise Physiology position paper: resistance training in children and adolescents. *Appl Physiol Nutr Metab.* 2008;33:547-561.
5. Centers for Disease Control and Prevention. Youth risk behavior surveillance—United States, 2007. *MMWR.* 2008;57,SS-4.
6. Centers for Disease Control and Prevention Web site [Internet]. Atlanta (GA): Centers for Disease Control; [cited 2010 May 15]. Available from: http://www.cdc.gov/obesity/childhood/index.html.

7. Faigenbaum AD, Micheli LJ. Youth strength training. ACSM current comment [Internet]. [cited 3 June 2010]. Available from: http://www.acsm.org/AM/Template.cfm?Section=Current_Comments1.

8. Ferraro KF, Thorpe RJ, Wilkinson JA. The life course of severe obesity: does childhood overweight matter? *J Gerontol.* 2003:58B(2):S110-S9.

9. Freedman DS, Khan LK, Dietz WH, Srinivasan SR, Berenson GS. Relationship of childhood obesity to coronary heart disease risk factors in adulthood: the Bogalusa Study. *Pediatrics.* 2001;108(3):712-8.

10. Giddings SS, Dennison BA, Birch LL, et al. Dietary recommendations for children and adolescents: a guide for practitioners. Consensus statement from the American Heart Assocítation. *Circulation.* 2005;112:2061-2075.

11. Haskell WL, Lee I-M, Pate RR, et al. Physical activity and public health: updated recommendation for adults from the American College of Sports Medicine and the American Heart Association. *Med Sci Sports Exerc.* 2007;39:1423-34.

12. MacKelvic KJ, Khan KM, McKay HA. Is there a critical period for bone response to weight-bearing exercise in children and adolescents? a systematic review. *Br J Sports Med.* 2002;36:250-57.

13. National Association for Sport and Physical Education. *Active Start: A Statement of Physical Activity Guidelines for Children from Birth to Five Years.* 1st ed. Reston (VA): National Association for Sport and Physical Education; 2002.

14. National Association for Sport and Physical Education. *Active Start: A Statement of Physical Activity Guidelines for Children from Birth to Five years.* 2nd ed. Reston (VA): National Association for Sport and Physical Education; 2009.

15. National Association for Sport and Physical Education. *Physical Activity for Children: A Statement of Guidelines.* 2nd ed. Reston (VA): National Association for Sport and Physical Education; 2004.

16. Ogden CL, Carroll MD, Flegal KM. High body mass index for age among U.S. children and adolescents 2003-2006. *JAMA.* 2008;299(20):2401-5.

17. Telema R. Tracking of physical activity from childhood to adulthood: a review. *Obes Facts.* 2009;3:187-95.

18. Thune I, Furberg A-S. Physical activity and cancer risk: dose-response and cancer, all sites, and site-specific. *Med Sci Sports Exerc.* 2001;33(Supp 6):S530-50.

19. Strong WB, Malina RM, Blimke CJR, et al. Evidence based physical activity for school-aged youth. *J Pediatr.* 2005;146:732-7.

20. U.S. Department of Agriculture Web site [Internet]. Alexandria (VA): US Department of Agriculture; [cited 2010 June 2] Available from: www.mypyramid.gov.

21. U.S. Department of Health and Human Services Web site [Internet]. *2008 Physical Activity Guidelines for Americans.* Atlanta (GA): USDHHS; [cited 2010 January 1]. Available from: http://www.health.gov/paguidelines.

22. U.S. Department of Health and Human Services and the U.S. Department of Agriculture Web site [Internet]. *Dietary Guidelines for Americans 2010* and *Report of the Dietary Guidelines Advisory Committee on the Dietary Guidelines for Americans 2010.* [cited 2011 February 1]. Available from: http://www.cnpp.usda.gov/DietaryGuidelines.htm.

Capítulo 10

1. American College of Sports Medicine. *ACSM's Guidelines for Exercise Testing and Prescription.* 8th ed. Philadelphia (PA): Lippincott Williams & Wilkins; 2010. 380 p.

2. American College of Sports Medicine. *ACSM's Resource Manual for Guidelines for Exercise Testing and Prescription.* 6th ed. Philadelphia (PA): Lippincott Williams & Wilkins; 2010. 868 p.

3. U.S. Department of Health and Human Services Web site [Internet]. *Dietary Guidelines for Americans.* Atlanta (GA):USDHHS; [cited 2010 January 4]. Available from: http://www.health.gov/dietaryguidelines/dga2005/default.htm#2.

4. U.S. Department of Health and Human Services Web site [Internet]. *2008 Physical Activity Guidelines for Americans.* Atlanta (GA):USDHHS; [cited 2010 January 1]. Available from: http://www.health.gov/paguidelines.

5. U.S. Department of Health and Human Services and the U.S. Department of Agriculture Web site [Internet]. *Dietary Guidelines for Americans 2010* and *Report of the Dietary Guidelines Advisory Committee on the Dietary Guidelines for Americans 2010.* [cited 2011 February 1]. Available from: http://www.cnpp.usda.gov/DietaryGuidelines.htm.

Capítulo 11

1. Abbott RD, White LR, Ross GW, Masaki KH, Curb JD, Petrovitch H. Walking and dementia in physically capable elderly men. *JAMA.* 2004;292:1447-1453.

2. American College of Rheumatology. Recommendations for the medical management of osteoarthritis of the hip and knee: 2000 update. In *Arthritis Rheum*, edited by Guidelines. ACoRSoO; 2000. p. 1905-1915.

3. American Geriatrics Society. Exercise prescription for older adults with osteoarthritis pain: consensus practice recommendations. A supplement to the AGS clinical practice guidelines on the management of chronic pain in older adults. *Journal of the American Geriatrics Society.* 2001;49(6):808-823.

4. American Geriatrics Society. The management of persistent pain in older persons. *Journal of the American Geriatrics Society.* 2002;50(6 Suppl):S205-224.

5. Asia Pacific COPE Roundtable Group. *Global Strategy for the Diagnosis, Management, and Prevention of Chronic Obstructive Pulmonary Disease.* Edited by National Heart L, and Blood Institute, Bethesda, MD; 2001.

6. Beach LM, Tennant LK. Personal importance, motivation, and performance of older adults. *Perceptual and Motor Skills.* 1992;74:543-546.

7. Beattie BL, Whitelaw N, Mettler M, Turner D. A vision for older adults and health promotion. *Am J Health Promot.* 2003;18:200-204.

8. Bennett GG, McNeill LH, Wolin KY, Duncan DT, Puleo E, Emmons KM. Safe to walk? Neighborhood safety and physical activity among public housing residents. *PLoS Medicine.* 2007;4:1599-1607.

9. Brewer HB, Jr. New features of the National Cholesterol Education Program Adult Treatment Panel III lipid-lowering guidelines. *Clinical Cardiology.* 2003;26:III19-24.

10. Brignole M, Alboni P, Benditt D, et al. Guidelines on management (diagnosis and treatment) of syncope. *European Heart Journal* 2001;22:1256-1306.

11. Brosse AL, Sheets ES, Lett HS, Blumenthal JA. Exercise and the treatment of clinical depression in adults: recent findings and future directions. *Sports Medicine* (Auckland, NZ). 2002;32:741-760.

12. Chobanian AV, Bakris GL, Black HR, et al. The seventh report of the Joint National Committee on prevention, detection, evaluation, and treatment of high blood pressure: the JNC 7 report. *JAMA.* 2003;289:2560-2572.

13. Chodzko-Zajko WJ, Proctor DN, Fiatarone Singh MA, et al. American College of Sports Medicine position stand. Exer-

cise and physical activity for older adults. *Medicine and Science in Sports and Exercise.* 2009;41:1510-1530.

14. Doody RS, Stevens JC, Beck C, et al. Practice parameter: management of dementia (an evidence-based review). Report of the Quality Standards Subcommittee of the American Academy of Neurology. *Neurology.* 2001;56:1154-1166.
15. Fletcher GF, Balady GJ, Amsterdam EA, et al. Exercise standards for testing and training: a statement for healthcare professionals from the American Heart Association. *Circulation.* 2001;104:1694-1740.
16. Going S, Lohman T, Houtkooper L, et al. Effects of exercise on bone mineral density in calcium-replete postmenopausal women with and without hormone replacement therapy. *Osteoporos Int.* 2003;14:637-643.
17. Gordon NF, Gulanick M, Costa F, et al. Physical activity and exercise recommendations for stroke survivors: an American Heart Association scientific statement from the Council on Clinical Cardiology, Subcommittee on Exercise, Cardiac Rehabilitation, and Prevention; the Council on Cardiovascular Nursing; the Council on Nutrition, Physical Activity, and Metabolism; and the Stroke Council. *Stroke.*2004;35:1230-1240.
18. Haber D, Looney C. Health contract calendars: a tool for health professionals with older adults. *Gerontologist.* 2000;20(2):235-239.
19. Hagen KB, Hilde G, Jamtvedt G, Winnem MF. The Cochrane review of bed rest for acute low back pain and sciatica. *Spine.* 2000;25:2932-2939.
20. Keysor JJ. Does late-life physical activity or exercise prevent or minimize disablement? A critical review of the scientific evidence. *American Journal of Preventive Medicine.* 2003;25:129-136.
21. King AC, Oman RF, Brassington GS, Bliwise DL, Haskell WL. Moderate-intensity exercise and self-rated quality of sleep in older adults. A randomized controlled trial. *JAMA.* 1997;277:32-37.
22. Kunzmann U, Little T, Smith J. Perceived control: A double-edged sword in old age. *Journal Gerontology: Psychological Sciences.* 2002;57B(6):484-491.
23. Larson EB, Wang L, Bowen JD, McCormick WC, Teri L, Crane P, Kukull W. Exercise is associated with reduced risk for incident dementia among persons 65 years of age and older. *Annals of Internal Medicine.* 2006;144:73-81.
24. Locke GR, 3rd, Pemberton JH, Phillips SF. American Gastroenterological Association medical position statement: guidelines on constipation. *Gastroenterology.* 2000;119:1761-1766.
25. McDermott MM, Liu K, Ferrucci L, et al. Physical performance in peripheral arterial disease: a slower rate of decline in patients who walk more. *Annals of Internal Medicine.* 2006;144:10-20.
26. Neff K, King A. Exercise program adherence in older adults: the importance of achieving one's expected benefits. *Medical Exercise Nutrition and Health.* 1995;4:355-362.
27. Nelson ME, Rejeski WJ, Blair SN, et al. Physical activity and public health in older adults: recommendation from the American College of Sports Medicine and the American Heart Association. *Circulation.* 2007;116:1094-1105.
28. Oka R, King A. Sources of social support as predictors of exercise adherence in women and men age 50 to 65 years. *Women Health Research Gender Behavior Policy.*1995;1:161-175.
29. Penninx BW, Messier SP, Rejeski WJ, et al. Physical exercise and the prevention of disability in activities of daily living in older persons with osteoarthritis. *Archives of Internal Medicine.* 2001;161:2309-2316.
30. Pescatello LS, Franklin BA, Fagard R, Farquhar WB, Kelley GA, Ray CA. American College of Sports Medicine position stand. Exercise and hypertension. *Medicine and Science in Sports and Exercise.* 2004;36:533-553.
31. Pollock ML, Franklin BA, Balady GJ, et al. AHA Science Advisory. Resistance exercise in individuals with and without cardiovascular disease: benefits, rationale, safety, and prescription: An advisory from the Committee on Exercise, Rehabilitation, and Prevention, Council on Clinical Cardiology, American Heart Association; Position paper endorsed by the American College of Sports Medicine. *Circulation.* 2000;101:828-833.
32. Remme WJ, Swedberg K. Guidelines for the diagnosis and treatment of chronic heart failure. *European Heart Journal.* 2001;22:1527-1560.
33. Resnick B, Ory MG, Hora K, et al. A proposal for a new screening paradigm and tool called Exercise Assessment and Screening for You (EASY). *Journal of Aging and Physical Activity.* 2008;16:215-233.
34. Sigal RJ, Kenny GP, Wasserman DH, Castaneda-Sceppa C, White RD. Physical activity/exercise and type 2 diabetes: a consensus statement from the American Diabetes Association. *Diabetes Care.* 2006;29:1433-1438.
35. Singh MA. Exercise to prevent and treat functional disability. *Clinics in Geriatric Medicine.* 2002;18:431-462, vi-vii.
36. Singh NA, Clements KM, Fiatarone MA. A randomized controlled trial of the effect of exercise on sleep. *Sleep.* 1997;20:95-101.
37. Stewart AL. Community-based physical activity programs for adults age 50 and older. *Journal Aging Physical Activity.* 2001;9:S71-S91.
38. Stewart KJ, Hiatt WR, Regensteiner JG, Hirsch AT. Exercise training for claudication. *New England Journal of Medicine.* 2002;347:1941-1951.
39. Thompson PD, Buchner D, Pina IL, et al. Exercise and physical activity in the prevention and treatment of atherosclerotic cardiovascular disease: a statement from the Council on Clinical Cardiology (Subcommittee on Exercise, Rehabilitation, and Prevention) and the Council on Nutrition, Physical Activity, and Metabolism (Subcommittee on Physical Activity). *Circulation.* 2003;107:3109-3116.
40. U.S. Department of Health and Human Services Web site [Internet]. *2008 Physical Activity Guidelines for Americans.* Atlanta (GA):USDHHS; [cited 2010 January 1]. Available from: http://www.health.gov/paguidelines.
41. U.S. Department of Health and Human Services Web site [Internet]. *Administration on Aging: Evidence-Based Disease and Disability Prevention Program (EBDDP).* Atlanta (GA): USDHHS [cited 2010 January 27]. Available from: http://www.aoa.gov/AoARoot/AoA_Programs/HPW/Evidence_Based/index.aspx.
42. U.S. Department of Health and Human Services Web site [Internet]. *Be Active Your Way: A Guide for Adults.* Atlanta (GA): USDHHS [cited 2010 January 1]. Available from: http://www.health.gov/paguidelines/adultguide/default.aspx.
43. U.S. Department of Health and Human Services Web site [Internet]. *Dietary Guidelines for Americans.* Atlanta (GA): USDHHS [cited 2010 January 27]. Available from: http://www.health.gov/dietaryguidelines/dga2005/default.htm#2.
44. U.S. Department of Health and Human Services and the U.S. Department of Agriculture Web site [Internet]. *Dietary Guidelines for Americans 2010* and *Report of the Dietary Guidelines Advisory Committee on the Dietary Guidelines for Americans 2010* [cited 2011 February 1]. Available from: http://www.cnpp.usda.gov/DietaryGuidelines.htm.

45. U.S. Preventive Services Task Force. Screening for obesity in adults: recommendations and rationale. *Annals of Internal Medicine.* 2003;139(11):930-932.

46. Weuve J, Kang JH, Manson JE, Breteler MM, Ware JH, Grodstein F. Physical activity, including walking, and cognitive function in older women. *JAMA.* 2004;292:1454-1461.

47. WHO. The Heidelberg Guidelines for Promoting Physical Activity Among Older Persons. Geneva: World Health Organization, 1996.

Capítulo 12

1. American College of Sports Medicine. American College of Sports Medicine position stand: The recommended quantity and quality of exercise for developing and maintaining cardiorespiratory and muscular fitness, and flexibility in healthy adults. *Med Sci Sports Exerc.* 1998;30:975-91.

2. American College of Sports Medicine. *ACSM's Guidelines for Exercise Testing and Prescription.* 8th ed. Baltimore (MD): Lippincott Williams &Wilkins; 2010. 380 p.

3. American College of Sports Medicine. *ACSM's Resource Manual for Guidelines for Exercise Testing and Prescription.* 6th ed. Baltimore (MD): Lippincott, Williams & Wilkins; 2010. 868 p.

4. American Diabetes Association. Position statement. Standards of medical care in diabetes—2007. *Diabetes Care.* 2007;30:S4-S41.

5. American Heart Association Web site. [Internet]. Dallas (TX): American Heart Association [cited 2010 June 16]. Available from: http://www.americanheart.org.

6. American Heart Association Web site. [Internet]. Dallas (TX): American Heart Association [cited 2010 August 4]. Available from: http://www.heart.org/HEARTORG/.

7. Cucherat M. Quantitative relationship between resting heart rate reduction and magnitude of clinical benefits in post-myocardial infarction: a meta-regression of randomized clinical trials. *European Heart J.* 2007;28:3012-19.

8. Dalen JE. Aspirin to prevent heart attack and stroke: what's the right dose? *Am J Med.* 2006;119:198-202.

9. Dutcher JR, Kahn J, Grines C, Franklin B. Comparison of left ventricular ejection fraction and exercise capacity as predictors of two- and five-year mortality following acute myocardial infarction. *Am J Cardiol.* 2007;99:436-41.

10. Ernest CS, Worcester MUC, Tatoulis J, et al. Neurocognitive outcomes in off-pump versus on-pump bypass surgery: a randomized controlled trial. *Ann Thorac Surg.* 2006;81:2105-14.

11. Expert Panel on the Identification, Evaluation, and Treatment of Overweight and Obesity in Adults. Executive summary of the clinical guidelines on the identification, evaluation, and treatment of overweight and obesity in adults. *Arch Intern Med.* 1998;158:1855-67.

12. Falk E, Shah PK, Fuster V. Coronary plaque disruption. *Circulation.* 1995;92:657-71.

13. Ford ES, Ajani UA, Croft JB, et al. Explaining the decrease in U.S. deaths from coronary disease, 1980-2000. *N Engl J Med.* 2007;356:2388-98.

14. Franklin BA. What clients should know about the benefits—and risks—of aspirin therapy. *ACSM's Health & Fitness Journal.* 2001;5:19-22.

15. Franklin BA, Bonzheim K, Gordon S, Timmis GC. Snow shoveling: A trigger for acute myocardial infarction and sudden coronary death. *Am J Cardiol.* 1996;77: 855-8.

16. Franklin BA, Gordon NF. *Contemporary Diagnosis and Management in Cardiovascular Exercise.* Newtown (PA): Handbooks in Health Care, 2009.

17. Franklin BA, McCullough PA. Cardiorespiratory fitness: an independent and additive marker of risk stratification and health outcomes. *Mayo Clin Proc.* 2009;84:776-9.

18. Gao L, Taha R, Gauvin D, Othmen LB, Wang Y, Blaise G. Postoperative cognitive dysfunction after cardiac surgery. *Chest.* 2005;128: 3664-70.

19. Hausenloy DJ, Yellon DM. Targeting residual cardiovascular risk: raising high-density lipoprotein cholesterol levels. *Heart.* 2008;94:706-14.

20. Kodama S, Aaito K, Tanaka S, Maki M, Yachi Y, Asumi M, Sugawara A, Totsuka K, Shimano H, Ohashi Y, Yamada N, Sone H. Cardiorespiratory fitness as a quantitative predictor of all-cause mortality and cardiovascular events in healthy men and women. *JAMA.* 2009;301:2024-35.

21. Lichtenstein AH, Appel LJ, Brands M, et al. Summary of American Heart Association diet and lifestyle recommendations revision 2006. *Arterioscler Thromb Vasc Biol.* 2006;26:2186-91.

22. Little WC, Constantinescu M, Applegate RJ, et al. Can coronary angiography predict the site of a subsequent myocardial infarction in patients with mild-to-moderate coronary artery disease? *Circulation.* 1988;78:1157-66.

23. Lloyd-Jones D, Adams RJ, Brown TM, et al. on behalf of the American Heart Association Statistics Committee and Stroke Statistics Subcommittee. Heart disease and stroke statistics 2010 update: a report from the American Heart Association. *Circulation.* 2010;121:948-54.

24. Lloyd-Jones DM, Hong Y, Labarthe D, et al. on behalf of the American Heart Association Strategic Planning Task Force and Statistics Committee. Defining and setting national goals for cardiovascular health promotion and disease reduction. The American Heart Association's strategic impact goal through 2020 and beyond. *Circulation.* 2010;121:586-613.

25. Lloyd-Jones DM, Leip EP, Larson MG, et al. Prediction of lifetime risk for cardiovascular disease by risk factor burden at 50 years of age. *Circulation.* 2006;113:791-8.

26. McArdle WD, Katch FI, Katch VL. *Essentials of Exercise Physiology.* Vol. 1, 3rd ed. Baltimore: Lippincott Williams & Wilkins; 2005.

27. McCartney N, McKelvie RS, Martin J, Sale DG, MacDougall JD. Weight-training-induced attenuation of the circulatory response of older males to weight lifting. *J Appl Physiol.* 1993;74:1056-60.

28. Palmore EB. Predictors of the longevity difference: a 25-year follow-up. *Gerontologist.* 1982;22:513-8.

29. Sandmaier, M. United States Department of Health and Human Services. National Heart, Lung, and Blood Institute. Your guide to a healthy heart. NIH Publication No. 06-5269. December 2005 [cited June 16, 2010]. Available from: http://www.nhlbi.nih.gov/health/public/heart/other/your_guide/healthyheart.pdf.

30. Suaya JA, Stason WB, Ades PA, Normand S-LT, Shepard DS. Cardiac rehabilitation and survival in older coronary patients. *J Am Coll Cardiol.* 2009;54:25-33.

31. Thompson PD, Franklin BA, Balady GJ, et al. Exercise and acute cardiovascular events. Placing the risks into perspective. *Circulation.* 2007;115:2358-68.

32. U.S. Department of Health and Human Services. Your guide to lowering your blood pressure with DASH. NIH Publication No. 06-4082. Originally Printed 1998, Revised April 2006 [Accessed June 16, 2010]. Available from: http://www.nhlbi.nih.gov/health/public/heart/hbp/dash/new_dash.pdf.

33. U.S. Preventive Services Task Force. Aspirin for the prevention of cardiovascular disease: U.S. preventive services task force recommendation statement. *Ann Intern Med.* 2009;150:396-404.

34. Williams MA, Haskell WL, Ades PA, et al. Resistance exercise in individuals with and without cardiovascular disease: 2007 update. A scientific statement from the American Heart Association Council on Clinical Cardiology and Council on Nutrition, Physical Activity, and Metabolism. *Circulation.* 2007;116:572-84.

35. Williams PT. Physical fitness and activity as separate heart disease risk factors: a meta-analysis. *Med Sci Sports Exerc.* 2001;33:754-61.

Capítulo 13

1. American College of Sports Medicine. *ACSM's Guidelines for Exercise Testing and Prescription.* 8th ed. Philadelphia (PA): Lippincott Williams & Wilkins; 2010. 380 p.

2. Centers for Disease Control and Prevention: Overweight and Obesity. 2010 [cited 2010 January 10]. Available from: http://www.cdc.gov/obesity/index/html.

3. Donnelly JE, Blair SN, Jakicic JM, Manore MM, Rankin JW, Smith BK. American College of Sports Medicine position stand. Appropriate physical activity intervention strategies for weight loss and prevention of weight regain for adults. *Med Sci Sports Exerc* 2009 Feb;41(2):459-71.

4. Seagle HM, Strain GW, Makris A, Reeves RS. Position of the American Dietetic Association: weight management. *J Am Diet Assoc* 2009;109(2):330-46.

5. Thompson JL, Manore MM, Vaughan LA. The role of nutrition in our health. In: *The Science of Nutrition.* San Fransisco: Pearson-Benjamin Cummings; 2008. p. 2-41.

6. Thompson JL, Manore MM, Vaughan LA. Achieving and maintaining a healthful body weight. In: *The Science of Nutrition.* San Francisco: Pearson-Benjamin Cummings; 2008. p. 526-71.

7. USDA. MyPyramid. 2010 [cited 2010 January 5]. Available from: http://www.mypyramid.gov.

8. United States Food and Drug Administration. 2010 [cited 2010 January 1]. Available from: http://www.fda.gov.

9. Wardlaw GM, Smith AM. Energy balance and weight control. In: *Contemporary Nutrition.* 7th ed. New York: McGraw-Hill; 2009. p. 234-79.

10. Wing R, Hill JO. *National Weight Control Registry.* 2010 [cited 2010 January 15]. Available from: http://www.nwcr.ws/.

Capítulo 14

1. American College of Sports Medicine. *ACSM's Guidelines for Exercise Testing and Prescription.* 8th ed. Philadelphia (PA): Lippincott Williams & Wilkins; 2010. 380 p.

2. American College of Sports Medicine. *ACSM's Resource Manual for Guidelines for Exercise Testing and Prescription.* 6th ed. Philadelphia (PA): Lippincott Williams & Wilkins; 2010. 868 p.

3. American Diabetes Association. Position statement: diagnosis and classification of diabetes mellitus. *Diabetes Care.* 2010;33:S62-S69.

4. American Diabetes Association. Position statement: physical activity/exercise and diabetes. *Diabetes Care.* 2004;27:S58-S62.

5. American Diabetes Association. Position statement: standards of medical care in diabetes—2010. *Diabetes Care.* 2010;33:S11-S61.

6. American Diabetes Association Web site [Internet]. Alexandria (VA): American Diabetes Association [cited 2010 May 15]. Available from: www.diabetes.org/foodand-fitness.

7. Barr EL, Zimmet PZ, Welborn TA, et al. Risk of cardiovascular and all-cause mortality in individuals with diabetes mellitus, impaired fasting glucose, and impaired glucose tolerance: the Australian Diabetes, Obesity, and Lifestyle Study (AusDiab). *Circulation* 2007; 116:151-157.

8. Beaser R, Horton E, Mullooly C. Physical activity for fitness. In: Beaser RS, editor. *Joslin's Diabetic Deskbook,* 2nd ed. Philadelphia (PA): Lippincott Williams & Wilkins; 2007. p. 127-152.

9. Campbell AP, Beaser R. Medical nutrition therapy. In: Beaser RS, editor. *Joslin's Diabetic Deskbook,* 2nd ed. Philadelphia (PA): Lippincott Williams & Wilkins; 2007, p. 81-125.

10. Horton E, Steppal J. Exercise in patients with diabetes mellitus. In: Kahn CR, Weir GC, King GL, et al. editors. *Joslin's Diabetes Mellitus.* Philadelphia (PA): Lippincott Williams & Wilkins; 2005. p. 649-657.

11. Jellinger RS, Davidson JA, Blonde L. Road maps to achieve glycemic control in type 2 diabetes mellitus: ACE/AACE Diabetes Road Map Task Force. *Endocrine Practice.* 2007;13:260-268.

12. Knowler WC, Barrett-Connor E, Fowler SE, et al. Diabetes Prevention Program Research Group. Reduction in the incidence of type 2 diabetes with lifestyle intervention or metformin. *N Engl J Med.* 2002;346(6):393-403.

13. Pasani F, Contaldo F, de Simone G, Mancini M. Benefits of sustained moderate weight loss in obesity. *Nutr Metab Cardiovasc Dis.* 2001;11:401-406.

14. Sigal RJ, Castaneda-Sceppa C, Kenny GP, White RD, Wasserman DH. Physical activity/exercise and type 2 diabetes: a consensus statement from the American Diabetes Association. *Diabetes Care.* 2006;29:1433-1438.

15. U.S. Department of Health and Human Services, Centers for Disease Control Web site [Internet]. United States: Centers for Disease Control and Prevention [cited 2009 May 1]. Available from: http://www.cdc.gov/diabetes/pubs/pdf/ndfs_2007.pdf.

16. Zanuso S, Jimenez A, Pugliese G, Corigliano G, Balducci S. Exerciser for the management of type 2 diabetes: a review of the evidence. *Acta Diabetol.* 2010;47:15-22.

Capítulo 15

1. American College of Sports Medicine. *ACSM's Guidelines for Exercise Testing and Prescription.* 8th ed. Philadelphia (PA): Lippincott Williams & Wilkins; 2010. 380 p.

2. Appel LJ, Brands MW, Daniels SR, Karanja N, Elmer PJ, Sacks FM. Dietary approaches to prevent and treat hypertension: a scientific statement from the American Heart Association. *Hypertension* 2006;47:296-308.

3. Bibbins-Domingo K, Chertow GM, Coxson PG, et al. Projected effect of dietary salt reductions on future cardiovascular disease. *N Engl J Med* 2010;362:590-599.

4. Chobanian AV, Bakris GL, Black HR, et al. The seventh report of the Joint National Committee on Prevention, Detection, Evaluation, and Treatment of High Blood Pressure: the JNC 7 report. *JAMA* 2003;289:2560-2572.

5. Lewington S, Clarke R, Qizilbash N, Peto R, Collins R. Age-specific relevance of usual blood pressure to vascular mortality: a meta-analysis of individual data for one million adults in 61 prospective studies. *Lancet* 2002;360:1903-1913.

6. Lloyd-Jones D, Adams RJ, Brown TM, et al. Heart disease and stroke statistics—2010 update. A report from the American Heart Association. *Circulation* 2010;121: 948-954.

7. Meneton P, Jeunema i t re X, de Wa rdener HE, MacGregor GA. Links between dietary salt intake, renal salt handl ing, blood pressure, and cardiovascular diseases. *Physiol Rev* 2005;85:679-715.

8. National Heart, Lung, and Blood Institute Web site [Internet]. Bethesda, Maryland. [cited 2010 July 17]. Available from: www.nhlbi.nih.gov.

9. Pescatello LS, Franklin BA, Fagard R, Farquhar WB, Kelley GA, Ray CA. American College of Sports Medicine position stand. Exercise and hypertension. *Med Sci Sports Exerc* 2004;36:533-553.

10. Sacks FM, Svetkey LP, Vollmer WM, et al. Effects on blood pressure of reduced dietary sodium and the Dietary Approaches to Stop Hypertension (DASH) diet. DASH-Sodium Collaborative Research Group. *N Engl J Med* 2001;344:3-10.

11. Sanders PW. Vascular consequences of dietary salt intake. *Am J Physiol Renal Physiol* 2009;297:F237-243.

12. Sawka MN, Burke LM, Eichner ER, Maughan RJ, Montain SJ, Stachenfeld NS. American College of Sports Medicine position stand. Exercise and fluid replacement. *Med Sci Sports Exerc* 2007;39:377-390.

13. U.S. Department of Health and Human Services and the U.S. Department of Agriculture Web site [Internet]. *Dietary Guidelines for Americans 2010* and *Report of the Dietary Guidelines Advisory Committee on the Dietary Guidelines for Americans 2010* [cited 2011 February 1]. Available from: http://www.cnpp.usda.gov/DietaryGuidelines.htm.

14. U.S. Department of Health and Human Services, National Institutes of Health, and National Heart, Lung, and Blood Institute. Your guide to lowering your blood pressure with DASH. NIH Publication No. 06-4082, 2006. http://www. nhlbi.nih.gov/health/public/heart/hbp/dash/new_dash.pdf.

15. Weinberger MH. Salt sensitivity of blood pressure in humans. *Hypertension* 1996;27:481-490.

16. World Health Organization. WHO Forum on reducing salt intake in populations. Paris, France: World Health Organization, 2006.

Capítulo 16

1. American College of Sports Medicine. *ACSM's Resource Manual for Guidelines for Exercise Testing and Prescription.* 6th ed. Philadelphia (PA): Lippincott Williams & Wilkins; 2010. 868 p.

2. Craddick S, Elmer P, Obarzanek E, Vollmer W. The Dash diet and blood pressure. *Current Atheroschlerosis Reports.* 2003;5(6):484-491.

3. Durstine, J.L. *Action Plan for High Cholesterol.* Champaign (IL): Human Kinetics; 2006. 195 p.

4. Dursine JL, Peel JB. Dyslipidemia. In: Durstine JL, Moore GE, Lamonte MJ, Franklin BA, editors. *Pollock's Textbook of Cardiovascular Disease and Rehabilitation.* Champaign: Human Kinetics; 2008. p. 219-228.

5. Fletcher B, Berra K, Ades, P, et al. Managing abnormal blood lipids: a collaborative approach. *Circulation.* 2005:112(1):3184-3209.

6. Grundy S, Cleeman J, Merz C, Brewer H, Clark L. Implications of recent clinical trials for the National Cholesterol Education Program Adult Treatment Panel III guidelines. *Circulation.* 2004;110(2):227-239.

7. Goraya T, Jacobson S, Kottle T, Frye R, Weston S. Coronary heart disease death and sudden cardiac death: a 20 year population-based study. *American Journal of Epidemiology.* 2003;157(9):763-770.

8. Hammer F, Stewar P. Cortisol metabolism in hypertension. *Best Practices & Research Clinical Endocrinology & Metabolism.* 2006;20(3):337-353.

9. Jeppesen J, Heins H, Saudicani P, Gyntelberg F. High triglyceride/low high-density lipoprotein cholesterol, ischemic electrocardiogram changes, and risk of ischemic heart disease. *American Heart Journal.* 2003;145(1):103-108.

10. Lloyd-Jones D, Adams R, Brown T, et al. Heart disease and stroke statistics—2010 update: a report from the American Heart Association. *Circulation.* 2010;121(7): 46-215.

11. National Institute of Health Web site [Internet]. National Cholesterol Education Program: detection, evaluation, and treatment of high blood cholesterol in adults final report. Bethesda (MD): USDHHS; [cited 2010 April 5]. Available from: http://www.nhlbi.nih.gov/guidelines/cholesterol/atp3full.pdf.

12. Pahan K. Lipid-lowering drugs. *Cellular and Molecular Life Sciences.* 2006;63(10):1165-1178.

13. .S. Department of Health and Human Services Web site [Internet]. *2008 Physical Activity Guidelines for Americans.* Atlanta (GA): USDHHS; [cited 2010 January 1]. Available from: http://www.health.gov/paguidelines.

Capítulo 17

1. Altman R, Asch E, Bloch D, et al. The American College of Rheumatology criteria for the classification and reporting of osteoarthritis of the knee. *Arthritis and Rheumatism.* 1986;29: 1039-1049.

2. American College of Rheumatology Web site [Internet]. *Biologic treatments for rheumatoid arthritis.* American College of Rheumatology [cited 2010 Jan 24]. Available from: http://www.rheumatology.org/public/factsheets.

3. American College of Sports Medicine. *ACSM's Guidelines for Exercise Testing and Prescription.* 8th ed. Philadelphia (PA): Lippincott Williams & Wilkins; 2010. 380 p.

4. Arnett FC, Edworthy SM, Bloch DA, et al. The American Rheumatism Association 1987 revised criteria for the classification of rheumatoid arthritis. *Arthritis and Rheumatism.* 1988;31:315-324.

5. Baker KR, Nelson ME, Felson DT, Layne JE, Sarno R, Roubenoff R. The efficacy of home based progressive strength training in older adults with knee osteoarthritis: a randomized controlled trial. *J Rheumatol.* 2001;28:1655-1665.

6. Barker K, Lamb SE, Toye F, Jackson S, Barrington S. Association between radiographic joint space narrowing, function, pain and muscle power in severe osteoarthritis of the knee. *Clin Rehbil.* 2004;18:793-800.

7. Brandt KD. Osteoarthritis (Rheumatic Disease Clinics of North America). Philadelphia: Elsevier Science Health Science; 2003.

8. Brousseau L, Pelland L, Wells G, et al. Efficacy of aerobic exercises for osteoarthritis (part II): A meta-analysis. *Phys Ther Rev.* 2004;9:125-145.

9. Centers for Disease Control and Prevention. 2001. Prevalence of Arthritis—United States, 1997. *Morbidity and Mortality Weekly Report.* 50:334-336.

10. Cochrane T, Davey RC, Matthes Edwards SM. Randomised controlled trial of the cost-effectiveness of waterbased therapy for lower limb osteoarthritis. *Health Technology Assessment.* 2005;9:iii-76.

11. Ettinger WH Jr, Burns R, Messier SP, et al. A randomized trial comparing aerobic exercise and resistance exercise with a health education program in older adults with knee osteoarthritis. The Fitness Arthritis and Seniors Trial (FAST). JAMA. 1997; 277:25-31.

12. Fitzgerald GK, Childs JD, Ridge TM, Irrgang JJ. Agility and perturbation training for a physically active individual with knee osteoarthritis. Phys Ther. 2002;82:372-382.

13. Häkkinen A, Sokka T, Kotaniemi A, Hannonen P. A randomized two-year study of the effects of dynamic strength training on muscle strength, disease activity, functional capacity, and bone mineral density in early rheumatoid arthritis. Arthritis and Rheumatism. 2001;44:515-522.

14. Häkkinen A, Sokka T, Hannonen P. A home-based two-year strength training period in early rheumatoid arthritis led to good long-term compliance: a five-year follow-up. *Arthritis and Rheumatism.* 2004;51:56-62.

15. Hall A, Maher C, Latimer J, Ferreira M. The effectiveness of tai chi for chronic musculoskeletal pain conditions: A systematic review and meta-analysis. *Arthritis & Rheumatism.* 2009;61:717-724.

16. Hauselmann HJ. Nutripharmaceuticals for osteoarthritis. *Best Pract Res Clin Rheumatol.* 2001;15:595-607.

17. Hochberg MC, Dougados M. Pharmacological therapy of osteoarthritis. *Best Pract Res Clin Rheumatol.* 2001;15:583-593.

18. Mangione KK, McCully K, Gloviak A, Lefebvre I, Hofmann M, Craik R. The effects of high-intensity and lowintensity cycle ergometry in older adults with knee osteoarthritis. *J Geront.* 1999;54(A): M184-M190.

19. McAlindon TE, LaValley MP, Gulin JP, Felson DT. Glucosamine and chondroitin for treatment of osteoarthritis: a systematic quality assessment and meta-analysis. *JAMA.* 2000;283:1469-1475.

20. Messier SP, Loeser RF, Miller GD, et al. Exercise and dietary weight loss in overweight and obese older adults with knee osteoarthritis: The Arthritis, Diet, and Activity Promotion Trial. *Arthritis Rheum.* 2004;50:1501-1510.

21. Millar AL. *Action Plan for Arthritis.* Champaign (IL): Human Kinetics; 2003.

22. Minor MA, Hewett JE, Webel RR, et al. Efficacy of physical conditioning exercise in patients with rheumatoid arthritis and osteoarthritis. *Arthritis Rheum.* 1989; 32:1396-1405.

23. Munneke M, deJong Z, Zwinderman AH, et al. Effect of a high-intensity weight-bearing exercise program on radiologic damage progression of the large joints in subgroups of patients with rheumatoid arthritis. *Arthritis and Rheumatism.* 2005;53:410-417.

24. Proudman SM, Cleland LG, James JM. Dietary omega-3 fats for treatment of inflammatory joint disease: efficacy and utility. *Rheum Dis Clin North Am.* 2008;34:469-469.

25. Schmitt LC, Fitzgerald GK, Reisman AS, Rudolph KS. Instability, laxity, and physical function in patients with medial knee osteoarthritis. *Phys Ther.* 2008;88:1506-1516.

26. Sharma L, Song J, Felson DT, Cahue S, Samieyeh E, Dunlop DD. The role of knee alignment in disease progression and functional decline in knee osteoarthritis. *J Amer Med Assoc.* 2001;286:188-195.

27. Symmons DP. Epidemiology of rheumatoid arthritis: Determinants of onset, persistence and outcome. *Best Pract Res Clin Rheumatol.* 2002;16:707-722.

28. Van den Ende CHM, Vliet Vlieland TPM, Munneke M, Hazes JMW. Dynamic exercise therapy for rheumatoid arthritis (Cochrane Review). In *The Cochrane Library*, Issue 1, Oxford: Update Software. 2002.

Capítulo 18

1. American College of Obstetricians and Gynecologists. ACOG technical bulletin: *Exercise during pregnancy and the postnatal period.* Washington DC: American College of Obstetricians and Gynecologists, 1985.

2. American College of Obstetricians and Gynecologists. ACOG committee opinion. Exercise during pregnancy and the postpartum period. Number 267. American College of Obstetricians and Gynecologists. *Int J Gynaecol Obstet.* 2002;77(1):79-81.

3. American College of Sports Medicine Expert Panel. Impact of physical activity during pregnancy and postpartum on chronic disease risk. *Med Sci Sports Exerc.* 2006;38(5):989-1006.

4. American College of Sports Medicine. *ACSM's Guidelines for Exercise Testing and Prescription.* 8th ed. Philadelphia (PA): Lippincott Williams & Wilkins; 2010, 380 p.

5. Albright CL, Maddock JE, Nigg CR. Physical activity before pregnancy and following childbirth in a multiethnic sample of healthy women in Hawaii. *Women & Health* 2005;42(3):95-110.

6. Alderman BW, Zhao H, Holt VL, Watts DH, Beresford SA. Maternal physical activity in pregnancy and infant size for gestational age. *Ann Epidemiol.* 1998;8(8):513-9.

7. Barakat R, Stirling JR, Lucia A. Does exercise training during pregnancy affect gestational age? A randomised controlled trial. *Br J Sports Med.* 2008;42(8):674-8.

8. Barakat R, Lucia A, Ruiz JR. Resistance exercise training during pregnancy and newborn's birth size: a randomised controlled trial. *Int J Obes (Lond).* 2009;33(9):1048-57.

9. Beddoe AE, Paul Yang CP, Kennedy HP, Weiss SJ, Lee KA. The effects of mindfulness-based yoga during pregnancy on maternal psychological and physical distress. *J Obstet Gynecol Neonatal Nurs.* 2009;38(3):310-9.

10. Boney CM, Verma A, Tucker R, Vohr BR. Metabolic syndrome in childhood: association with birth weight, maternal obesity, and gestational diabetes mellitus. *Pediatrics.* 2005;115(3):e290-6.

11. Boulet SL, Alexander GR, Salihu HM, Pass M. Macrosomic births in the United States: determinants, outcomes, and proposed grades of risk. *Am J Obstet Gynecol.* 2003;188(5):1372-8.

12. Bung P, Artal R, Khodiguian N, Kjos S. Exercise in gestational diabetes: an optional therapeutic approach? *Diabetes.* 1991;40 Suppl 2:182-5.

13. Clapp JF. The morphometric and neurodevelopmental outcome at five years of the offspring of women who continued exercise throughout pregnancy. *J Pediatr.* 1996;129:856-63.

14. Clapp JF. *Exercising through Your Pregnancy.* Omaha (NE): Addicus Books; 2002.

15. Daley A, Jolly K, MacArthur C. The effectiveness of exercise in the management of post-natal depression: systematic review and meta-analysis. *Fam Pract.* 2009;26(2):154-62.

16. Damm P, Breitowicz B, Hegaard H. Exercise, pregnancy, and insulin sensitivity—what is new? *Appl Physiol Nutr Metab.* 2007;32(3):537-40.

17. Duncombe D, Wertheim EH, Skouteris H, Paxton SJ, Kelly L. Factors related to exercise over the course of pregnancy including women's beliefs about the safety of exercise during pregnancy. *Midwifery* 2007;23(4):430-8.

18. Ersek JL, Brunner Huber LR. Physical activity prior to and during pregnancy and risk of postpartum depressive symptoms. *J Obstet Gynecol Neonatal Nurs.* 2009;38(5):556-66.

19. Evenson KR, Siega-Riz AM, Savitz DA, Leiferman JA, Thorp JM, Jr. Vigorous leisure activity and pregnancy outcome. *Epidemiology*. 2002;13(6):653-9.

20. Evenson KR, Savitz DA, Huston SL. Leisure-time physical activity among pregnant women in the US. *Paediatr Perinat Epidemiol.* 2004;18(6):400-7.

21. Evenson KR, Moos MK, Carrier K, Siega-Riz AM. Perceived barriers to physical activity among pregnant women. *Matern Child Health J*. 2009;13(3):364-75.

22. Gavard JA, Artal R. Effect of exercise on pregnancy outcome. *Clin Obstet Gynecol.* 2008;51(2):467-80.

23. Hall DC, Kaufmann DA. Effects of aerobic and strength conditioning on pregnancy outcomes. *Am J Obstet Gynecol.* 1987;157(5):1199-203.

24. Harder T, Rodekamp E, Schellong K, Dudenhausen JW, Plagemann A. Birth weight and subsequent risk of type 2 diabetes: a meta-analysis. *Am J Epidemiol.* 2007;165(8):849-57.

25. Hediger ML, Overpeck MD, McGlynn A, Kuczmarski RJ, Maurer KR, Davis WW. Growth and fatness at three to six years of age of children born small- or large-for-gestational age. *Pediatrics*. 1999;104(3):e33.

26. Hegaard HK, Pedersen BK, Nielsen BB, Damm P. Leisure time physical activity during pregnancy and impact on gestational diabetes mellitus, pre-eclampsia, preterm delivery and birth weight: a review. *Acta Obstet Gynecol Scand.* 2007;86(11):1290-6.

27. Juhl M, Olsen J, Andersen PK, Nohr EA, Andersen AM. Physical exercise during pregnancy and fetal growth measures: a study within the danish national birth cohort. *Am J Obstet Gynecol.* 2010;202(1):63.e1-8.

28. Kaiser L, Allen LH. Position of the American Dietetic Association: nutrition and lifestyle for a healthy pregnancy outcome. *J Am Diet Assoc.* 2008;108(3):553-61.

29. Kramer MS, McDonald SW. Aerobic exercise for women during pregnancy. *Cochrane Database Syst Rev.* 2006;3:CD000180.

30. Mottola MF. Exercise prescription for overweight and obese women: pregnancy and postpartum. *Obstet Gynecol Clin North Am.* 2009;36(2):301-16.

31. Mudd LM, Nechuta S, Pivarnik JM, Paneth N. Factors associated with women's perceptions of physical activity safety during pregnancy. *Prev Med.* 2009;49(2-3):194-9.

32. Narendran S, Nagarathna R, Narendran V, Gunasheela S, Nagendra HR. Efficacy of yoga on pregnancy outcome. *J Altern Complement Med.* 2005;11(2):237-44.

33. Ohlin A, Rossner S. Trends in eating patterns, physical activity and socio-demographic factors in relation to postpartum body weight development. *Br J Nutr.* 1994;71(4):457-70.

34. Owe KM, Nystad W, Bo K. Association between regular exercise and excessive newborn birth weight. *Obstet Gynecol.* 2009;114:770-776.

35. Pivarnik JM, Ayres NA, Mauer MB, Cotton DB, Kirshon B, Dildy GA. Effects of maternal aerobic fitness on cardiorespiratory responses to exercise. *Med Sci Sports Exerc.* 1993;25(9):993-8.

36. Pivarnik JM, Mauer MB, Ayres NA, Kirshon B, Dildy GA, Cotton DB. Effects of chronic exercise on blood volume expansion and hematologic indices during pregnancy. *Obstet Gynecol.* 1994;83(2):265-9.

37. Pivarnik JM, Perkins CD, Moyerbrailean T. Athletes and pregnancy. *Clin Obstet Gynecol.* 2003;46(2):403-14.

38. Rasmussen KM, Catalano PM, Yaktine AL. New guidelines for weight gain during pregnancy: what obstetrician/gynecologists should know. *Curr Opin Obstet Gynecol.* 2009;21(6):521-6.

39. Roberts JM, Pearson G, Cutler J, Lindheimer M. Report of the National High Blood Pressure Education Program Working Group on High Blood Pressure in Pregnancy. *Am J Obstet Gynecol.* 2000;183:S1-S21.

40. Sampselle CM, Seng J, Yeo S, Killion C, Oakley D. Physical activity and postpartum well-being. *J Obstet Gynecol Neonatal Nurs.* 1999;28(1):41-9.

41. Serlin DC and Lash RW. Diagnoses and management of gestational diabetes mellitus. *Am Fam Physician.* 2009;80(1):57-62.

42. Stuebe AM, Oken E, Gillman MW. Associations of diet and physical activity during pregnancy with risk for excessive gestational weight gain. *Am J Obstet Gynecol.* 2009;201(1):58e1-8.

43. Symons Downs D, Hausenblas HA. Women's exercise beliefs and behaviors during their pregnancy and postpartum. *J Midwifery Womens Health.* 2004;49(2):138-44.

44. Symons Downs D, Ulbrecht JS. Understanding exercise beliefs and behaviors in women with gestational diabetes mellitus. *Diabetes Care.* 2006;29(2):236-40.

45. Treuth MS, Butte NF, Puyau M. Pregnancy-related changes in physical activity, fitness, and strength. *Med Sci Sports Exerc.* 2005;37(5):832-7.

46. U.S. Department of Agriculture. MyPyramid Web Site. http://www.mypyramid.gov. Accessed January 29, 2010.

47. U.S. Department of Health and Human Services. *Physical Activity Guidelines for Americans.* http://www.health.gov/paguidelines. ODPHP Publication No. U0036, 2008.

48. Weissgerber TL, Wolfe LA, Davies GA, Mottola MF. Exercise in the prevention and treatment of maternal-fetal disease: a review of the literature. *Appl Physiol Nutr Metab.* 2006;31(6):661-674.

Capítulo 19

1. Cummings SR, Karpf DB, Harris F, et al. Improvement in spine bone density and reduction in risk of vertebral fractures during treatment with antiresorptive drugs. *Am J Med.* 2002;112(4):281-289.

2. Cummings SR, Nevitt MC, Browner WS, et al. Risk factors for hip fracture in white women. Study of Osteoporotic Fractures Research Group. *N Engl J Med.* 1995;332(12):767-773.

3. Eastell R. Treatment of postmenopausal osteoporosis. *N Engl J Med.* 1998;338:736-746.

4. Grodstein F, Manson JE, Colditz GA, Willett WC, Speizer FE, Stampfer MJ. A prospective, observational study of postmenopausal hormone therapy and primary prevention of cardiovascular disease. *Ann Intern Med.* 2000;133(12):933-941.

5. Guyatt GH, Cranney A, Griffith L, et al. Summary of meta-analyses of therapies for postmenopausal osteoporosis and the relationship between bone density and fractures. *Endocrinol Metab Clin North Am.* 2002;31(3):659-679, xii.

6. Hauer K, Specht N, Schuler M, Bartsch P, Oster P. Intensive physical training in geriatric patients after severe falls and hip surgery. *Age Ageing.* 2002;31(1):49-57.

7. Kannus P, Parkkari J, Sievanen H, Heinonen A, Vuori I, Jarvinen M. Epidemiology of hip fractures. *Bone.* 1996;18(1 Suppl): 57S-63S.

8. Keen R. Osteoporosis: strategies for prevention and management. *Best Pract Res Clin Rheumatol.* 2007;21(1):109-122.

9. Kohrt WM, Bloomfield SA, Little KD, Nelson ME, Yingling VR. American College of Sports Medicine position stand: physical activity and bone health. *Med Sci Sports Exerc.* 2004;36(11):1985-1996.

10. Martyn-St James M, Carroll S. A meta-analysis of impact exercise on postmenopausal bone loss: the case for mixed loading exercise programmes. *Br J Sports Med.* 2009;43(12):898-908.

11. Martyn-St James M, Carroll S. High-intensity resistance training and postmenopausal bone loss: a meta-analysis. *Osteoporosis International.* 2006;17(8):1225-1240.

12. Martyn-St James M, Carroll S. Progressive high-intensity resistance training and bone mineral density changes among premenopausal women: evidence of discordant site-specific skeletal effects. *Sports Medicine.* 2006;36(8): 683-704.

13. Reginster JY, Seeman E, De Vernejoul MC, et al. Strontium ranelate reduces the risk of nonvertebral fractures in postmenopausal women with osteoporosis: treatment of peripheral osteoporosis (TROPOS) study. *J Clin Endocrinol Metab.* 2005;90(5): 2816-2822.

14. Sambrook P, Cooper C. Osteoporosis. *Lancet.* 2006;367(9527): 2010-2018.

15. Snow CM, Shaw JM, Winters KM, Witzke KA. Long-term exercise using weighted vests prevents hip bone loss in postmenopausal women. *J Gerontol A Biol Sci Med Sci.* 2000;55(9):M489-491.

16. U.S. Department of Health and Human Services. *Bone Health and Osteoporosis: A Report of the Surgeon General.* Rockville, MD: U.S. Department of Health and Human Services, Office of the Surgeon General; 2004. 436 p. Available from: U.S. GPO, Washington.

17. Weatherall M. A meta-analysis of 25 hydroxyvitamin D in older people with fracture of the proximal femur. *N Z Med J.* 2000;113(1108):137-140.

18. Winters KM, Snow CM. Detraining reverses positive effects of exercise on the musculoskeletal system in premenopausal women. *J Bone Miner Res.* 2000;15:2495-2503.

Índice Remissivo

Observação: Os números de páginas seguidos de *f*, *t* ou *q* indicam que há, respectivamente, uma figura, tabela ou quadro naquela página.

D

E

F

J

L

M

N

R

S

T

U

V

X

Sobre o ACSM

Com mais de 35 mil membros, o **American College of Sports Medicine** (ACSM – Colégio Americano de Medicina Esportiva) é a maior e mais respeitada organização de Medicina Esportiva e Ciência do Exercício no mundo. Fundado em 1954, o ACSM trabalha para promover e integrar pesquisa científica, educação e aplicações práticas da Medicina Esportiva e da Ciência do Exercício, para manter e melhorar o desempenho físico, o condicionamento, a saúde e a qualidade de vida para todas as pessoas ao redor do mundo.

Sobre a organizadora

Barbara A. Bushman, Ph.D., FACSM[1], é certificada como diretora de programação e especialista em Exercício pelo ACSM, e é professora na Universidade do Estado de Missouri. Ela recebeu o título de Ph.D. em Fisiologia do Exercício pela University of Toledo e tem experiência no ensino de identificação de riscos à saúde; de teste e prescrição de exercícios; de anatomia; e de fisiologia. Bushman é editora sênior do *ACSM's Resources for the Personal Trainer*, quarta edição; editora adjunta do *ACSM's Health & Fitness Journal*; e revisora do *ACSM's Medicine & Science in Sports & Exercise*, do *Women & Health* e do *ACSM's Health & Fitness Journal*. É membro *(fellow)* do ACSM desde 1999, onde trabalha na ACSM Media Referral Network.

Bushman é autora principal do livro *Action Plan for Menopause*, assim como de diversos artigos com base em pesquisas. Ela vive em Strafford, Missouri, com seu marido, Tobin. Pratica diversas atividades físicas em seu tempo livre, incluindo corrida, ciclismo, trilha, musculação, caiaque e mergulho.

[1] Fellow of American College of Sports Medicine

Sobre os colaboradores

Christopher Berger, Ph.D., CSCS[1], trabalhava como fisiologista do exercício na Universidade de Pittsburgh, e, agora, leciona sobre o assunto na Universidade George Washington. É membro certificado tanto do ACSM como da National Strength and Conditioning Association (NSCA – Associação Nacional de Força e Condicionamento). Berger é especializado em Metabolismo e Controle de Peso.

Keith Burns, MS[2], é estudante de pós-graduação no Departamento de Ciência do Exercício na Universidade da Carolina do Sul. Seus interesses acadêmicos estão na área de Fisiologia do Exercício Clínico, com foco em pesquisas para compreender melhor como a atividade física diária e o exercício proporcionam benefícios à saúde para pessoas com doenças crônicas e com necessidades especiais.

Wojtek Chodzko-Zajko, Ph.D., faz parte do Departamento de Cinesiologia e Saúde Comunitária da Universidade de Illinois, em Urbana-Champaign. Sua área de pesquisa engloba o efeito dos exercícios e da atividade física na saúde e na qualidade de vida em idosos. Chodzko-Zajko atua em diversas juntas profissionais de consultoria, como o Comitê de Consultoria Científica da Organização Mundial de Saúde (OMS), que desenvolveu as *Guidelines for Physical Activity Among Older Persons (Diretrizes para Atividades Físicas Destinadas à Terceira Idade)*, e a força-tarefa da OMS encarregada do desenvolvimento de uma estratégia para integrar atividade física em um programa completo de envelhecimento ativo. Chodzko-Zajko é o principal pesquisador de projetos a cargo do desenvolvimento de uma estratégia nacional para promover o envelhecimento saudável nos Estados Unidos.

Shawn H. Dolan, Ph.D., RD[3]**, CSSD**[4], é membro do ACSM e da American Dietetic Association (ADA – Associação Dietética Americana). Atualmente, ela é diretora-assistente do Sports Dietetics USA, uma subunidade do Sports Cardiovascular and Wellness Nutrition, um grupo de prática dietética dentro da ADA. Dolan é dieteta esportiva e fisiologista do Comitê Olímpico dos Estados Unidos. Ela trabalha principalmente com o rol de times e esportes técnicos. Antes de trabalhar no Comitê, Dolan foi professora-assistente de Cinesiologia na Universidade do Estado da Califórnia, em Long Beach, na qual ela lecionava Nutrição Esportiva e Bem-Estar, projeto de programa de treinamento de resistência, fisiologia do exercício e bases para o treinamento pessoal.

J. Larry Durstine, Ph.D., é membro *(fellow)* e ex-presidente do ACSM. Ele é um importante professor da Universidade da Carolina do Sul, chefe do Departamento de Ciência do Exercício e diretor dos programas de exercício clínico. Durstine tem mais de 70 pesquisas de referência publicadas, editou 8 livros e escreveu mais de 30 capítulos de livros. Sua área de pesquisa inclui os efeitos da atividade física nos lipídios no sangue e nas concentrações de lipoproteínas. Ele examinou as relações entre o exercício e os novos fatores de risco de doenças cardiovasculares em homens, uma minoria de mulheres e pessoas com doenças crônicas e com necessidades especiais.

Avery Faigenbaum, Ed.D.[5], é membro *(fellow)* do ACSM e da NSCA. Ele é professor na Faculdade de Nova Jersey, no Departamento de Saúde e Ciência do Exercício. A área de pesquisa de Faigenbaum inclui diversas técnicas de treinamento de força, bem como os benefícios da atividade física para jovens em idade escolar. Como pesquisador e praticante no campo da Ciência do Exercício, desenvolveu programas de condicionamento bem-sucedidos para jovens e foi autor de numerosas publicações científicas, capítulos em livros e oito obras, incluindo *Youth Strength Training* (Human Kinetics, 2009).

William B. Farquhar, Ph.D., é membro *(fellow)* do ACSM e professor-associado no Departamento de Cinesiologia e Fisiologia Aplicada, na Universidade de Delaware. Farquhar estuda a regulação da pressão arterial em humanos e leciona Fisiologia em cursos de graduação e pós-graduação. Ele publica suas pesquisas em periódicos científicos e se apresenta regularmente em encontros nacionais nos EUA.

Amy Fowler, BS[6], é membro do ACSM e é certificada por essa instituição como especialista em Exercício e registrada como fisiologista do exercício clínico. Ela coordena a Cardiologia Preventiva no William Beaumont Hospital, em Royal Oak, Michigan. As áreas de interesse de Fowler são saúde do coração da mulher, controle do diabetes e defesa do paciente.

Barry A. Franklin, Ph.D., é diretor do Departamento de Reabilitação Cardíaca e Laboratórios de Exercícios no William Beaumont Hospital, em Royal Oak, Michigan. Ele é professor adjunto na Universidade de Oakland, na Escola de Medicina da Universidade do Estado de Wayne e na Escola de Medicina da Universidade de Michigan. Franklin foi presidente da American Association of Cardiovascular and Pulmonary Rehabilitation (AACVPR – Associação Americana de Reabilitação Cardiovascular e Pulmonar), em 1988, e presidente do ACSM, em 1999. Em 2010, foi designado para o conselho administrativo da American Heart Association (AHA – Associação Americana do Coração). Franklin é antigo editor-chefe do *Journal of Cardiopulmonary Rehabilitation* e, atualmente, tem posição editorial em 17 periódicos científicos e clínicos. Ele escreveu e/ou editou mais de 500 publicações, incluindo 27 livros.

Anthony Giglio, MS, PA-C[7], é médico-assistente e atualmente trabalha na endocrinologia do Sistema de Saúde de St. John, em Springfield, Missouri. Ele é certificado pela National Commission on Certification of Physician Assistants (Comissão Nacional de Certificação de Médicos Assistentes). Giglio é graduado pelo programa Médico-Assistente na Universidade do Estado de Missouri.

Gregory A. Ledger, MD[8]**, FACP**[9]**, FACE**[10], é membro *(fellow)* do American College of Physicians (ACP – Colégio Americano de Médicos) e do American College of Endocrinology (Colégio Americano de Endocrinologia). Atualmente, é chefe do Departamento de Endocrinologia, Diabetes e Metabolismo no Sistema de Saúde de St. John, em Springfield, Missouri. Ledger é membro certificado em Medicina Interna, com certificação de subespecialista em Endocrinologia, Diabetes e Metabolismo. Ele fez residência na Clínica de St. John e também conduz pesquisa clínica nas áreas: Diabetes, Osteoporose e Hiperlipidemia.

Marcus Kilpatrick, Ph.D., é um especialista em Exercício, certificado pelo ACSM, e especialista em Condicionamento para a Saúde. Ele é professor-associado em Ciência do Exercício na Universidade do Sul da Flórida e leciona nas áreas de Psicologia do Exercício e de Avaliação e Prescrição Física. As áreas de pesquisa de Kilpatrick são centradas nas respostas psicológicas ao exercício, incluindo afeto, execução percebida e motivação. Sua pesquisa tem como meta melhor compreensão da experiência em atividade física e facilitar um engajamento por toda a vida no esporte e no exercício.

Laura Kruskall, Ph.D., RD[3], CSSD[4], é membro *(fellow)* do ACSM e especialista em Condicionamento de Saúde, certificada por essa instituição. Ela é diretora de Ciências da Nutrição na Universidade de Nevada, em Las Vegas, e leciona nas áreas de Nutrição Esportiva e Terapia em Nutrição Médica. As áreas de pesquisa de Kruskall incluem os efeitos do exercício e as intervenções nutricionais na composição corporal e no metabolismo de energia. Kruskall é membro do conselho editorial do *ACSM's Health & Fitness Journal* e Consultora em Nutrição para o Canyon Ranch SpaClub e o Cirque du Soleil, em Las Vegas.

A. Lynn Millar, PT[11], Ph.D., é membro *(fellow)* do ACSM. Ela é professora do Departamento de Terapia Física, na Universidade Andrews, em que supervisiona toda a pesquisa de pós-graduação. As áreas de pesquisa de Millar incluem Artrite, Lesões Esportivas em Adolescentes e Exercícios para Pessoas Hospitalizadas. Ela publicou e apresentou uma ampla variedade de tópicos relacionados à terapia e foi autora do livro *ACSM's Action Plan for Arthritis* (Human Kinetics, 2003).

Don W. Morgan, Ph.D., é professor do Departamento de Saúde e Desempenho Humano e diretor do Centro para Atividade Física e Saúde na Juventude, na Universidade Estadual de Middle Tennessee. Fisiologista do exercício, Morgan conduz pesquisas com foco no papel que a atividade física desempenha na melhora da saúde, do condicionamento físico e da mobilidade de jovens e adultos. Morgan é membro *(fellow)* do ACSM e instrutor de Condicionamento em Saúde certificado por essa instituição. É, também, ex-presidente da North American Society For Pediatric Exercise Medicine (Sociedade Norte-Americana de Medicina do Exercício em Pediatria).

Lanay Mudd, Ph.D., tem dois doutorados em Cinesiologia e Epidemiologia da Universidade do Estado de Michigan. Ela é professora-assistente na Universidade Estadual Appalachian e leciona na área de Promoção da Saúde. Seus interesses de pesquisa centram-se nos benefícios para a saúde materna e da criança, associados à atividade física durante a gestação. Especificamente, ela investiga os papéis da saúde e da atividade física durante a gestação e o pós-parto sobre o futuro risco de doença cardiovascular e metabólica na mãe e na criança. Ela também é especialista em Exercício Clínico certificada pelo ACSM.

Jan Schroeder, Ph.D., é professora de Cinesiologia na Universidade do Estado da Califórnia, em Long Beach. Ela é diretora do programa de bacharelado em Ciência do Condicionamento Físico, que especializa alunos para carreiras na indústria do *fitness*. É *personal trainer* certificada e instrutora de exercícios em grupo, lecionando semanalmente no setor privado. Schroeder é autora de mais de 40 pesquisas e artigos aplicados na área de Fisiologia do Exercício e Condicionamento Físico. Sua atual linha de pesquisa tem foco nas tendências da indústria do condicionamento físico, como programação, equipamento e compensação para profissionais da área.

Andiara Schwingel, Ph.D., é professora-assistente de Cinesiologia e Saúde Comunitária, trabalhando na área de Envelhecimento e os Efeitos do Estilo de Vida na Saúde e nas Doenças Crônicas. Seus principais interesses de pesquisa têm foco na maneira pela qual os fatores culturais, nacionais e internacionais afetam o modo como as pessoas envelhecem no mundo, incluindo o desenvolvimento de doenças e de condições crônicas. Ela é professora-assistente na Universidade de Illinois, em Urbana-Champaign, e leciona na área de Envelhecimento e Saúde Internacional. Dirige o Laboratório de Envelhecimento e Diversidade, no qual investiga como promover a saúde em populações latinas idosas nos Estados Unidos.

Lucy Sternburgh, MS[2], é fisiologista clínica registrada do ACSM. Ela trabalha em Cardiologia Preventiva, no Hospital Beaumont, em Royal Oak, Michigan, e é, também, instrutora clínica na Universidade de Oakland, em Rochester, Michigan, no programa Bem-Estar, Promoção de Saúde e Prevenção de Lesão. É certificada pela NSCA como especialista em Força e Condicionamento e pelo ACSM como especialista em Exercício Clínico e em Condicionamento para a Saúde, além de ter certificação como treinadora de Condicionamento Inclusivo pelo ACSM. Ela também é certificada pelo National Wellness Institute (Instituto Nacional do Bem-Estar) como profissional do bem-estar e treinadora.

Stella Lucia Volpe, Ph.D., RD[3]**, LDN**[12], é membro *(fellow)* do ACSM e especialista em Exercício Clínico, certificada por essa instituição. Ela é professora e é chefe do Departamento de Ciências da Nutrição na Universidade Drexel. A doutora Volpe conduz estudos intervencionistas em Exercício e Nutrição, para evitar a obesidade e o diabetes ao longo da vida. Seu trabalho foi publicado em diversos periódicos. Ela faz palestras nacional e internacionalmente. Também é a autora principal do livro *Fitness Nutrition for Special Dietary Needs* (Human Kinetics, 2007).

Kerri Winters-Stone, Ph.D., tem o cargo de professora-associada no Departamento de Nutrição e Ciência do Exercício, na Universidade do Estado de Oregon, e na Escola de Enfermagem da Universidade de Saúde e Ciência do Oregon, e é membro *(fellow)* do ACSM. A pesquisa de Winters-Stone tem foco na melhora da saúde óssea mediante mudanças no estilo de vida, principalmente por meio de programas de exercícios com metas, focando atualmente os efeitos do tratamento contra o câncer em fraturas e risco de fragilidade e na capacidade do exercício de melhorar a saúde em sobreviventes do câncer. Ela é autora do livro *ACSM's Action Plan for Osteoporosis* (Human Kinetics, 2005).

Kara Witzke, Ph.D., é professora-associada e chefe do Departamento de Cinesiologia da Universidade do Estado da Califórnia, em San Marcos. Ela leciona na área de Fisiologia do Exercício para Populações Especiais e sua pesquisa tem como foco o exercício para melhorar a saúde óssea ao longo da vida. Seu projeto de pesquisa atual busca determinar a relação dose-efeito entre o exercício de saltos e a saúde óssea em jovens mulheres, o que pode ser traduzido em uma simples recomendação para ajudar as mulheres a desenvolver e a manter ossos saudáveis. Publicou capítulos em livros sobre o tópico para o ACSM e o American Council on Exercise (ACE – Conselho Americano sobre o Exercício) e artigos no periódico *Medicine & Science in Sports & Exercise.*

[1]CSCS - Certified Strength and Conditioning Specialist; [2]MS - Master of Science; [3]RD - Registered Dietitian; [4]CSSD - Certified Specialist in Sports Dietetics; [5]EdD - Doctor of Education; [6]BS – Bachelor of Science; [7]PA-C - Physician Assistant-Certified; [8]MD - Doctor of Medicine; [9]FACP - Fellow of the American College of Physicians; [10]FACE - Fellow of the American College of Endocrinology; [11]PT - Physical Therapist; [12]LDN - Licensed Dietitian Nutritionist

Sobre o Livro
Formato: 17 × 24 cm
Mancha: 13,1 × 20,2 cm
Papel: Couché 90 g
nº páginas: 424
1ª edição: 2016

Equipe de Realização
Assistência editorial
Liris Tribuzzi

Assessoria editorial
Maria Apparecida F. M. Bussolotti

Edição de texto
Gerson Silva (Supervisão de revisão)
Roberta Heringer de Souza Villar (Preparação do original e copidesque)
Cleide França, Gabriela Teixeira e Jonas Pinheiro (Revisão)

Editoração eletrônica
Évelin Kovaliauskas Custódia (Diagramação)
Human Kinects (Ilustrações)

Imagens
Neil Bernstein (Foto de miolo)
YanLev | Shutterstock (Foto de capa)

Impressão